中、高等卫生职业教育"十三五"规划教材

供护理、助产等专业使用

护理学基础

主 编　王冬梅　刘莉华　张　燕

副主编　张丹丹　张　芬　徐　芳　彭　华

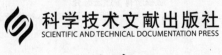

科学技术文献出版社

SCIENTIFIC AND TECHNICAL DOCUMENTATION PRESS

·北京·

图书在版编目（CIP）数据

护理学基础/王冬梅，刘莉华，张燕主编. —北京：科学技术文献出版社，2019.12
ISBN 978-7-5189-6359-1

Ⅰ.①护… Ⅱ.①王… ②刘… ③张… Ⅲ.①护理学 Ⅳ.① R47

中国版本图书馆 CIP 数据核字（2019）第 297440 号

护理学基础

策划编辑：张宪安　责任编辑：薛士滨　张雪峰　责任校对：文　浩　责任出版：张志平

出　版　者　科学技术文献出版社
地　　　址　北京市复兴路15号　　邮编 100038
编　务　部　(010) 58882938，58882087（传真）
发　行　部　(010) 58882868，58882870（传真）
邮　购　部　(010) 58882873
官 方 网 址　www.stdp.com.cn
发　行　者　科学技术文献出版社发行　全国各地新华书店经销
印　刷　者　长沙鸿发印务实业有限公司
版　　　次　2019 年 12 月第 1 版　2022 年 8 月第 2 次印刷
开　　　本　787×1092　1/16
字　　　数　739千
印　　　张　40.25
书　　　号　ISBN 978-7-5189-6359-1
定　　　价　98.00元

《护理学基础》作者名单

主　编　王冬梅　刘莉华　张　燕

副主编　张丹丹　张　芬　徐　芳　彭　华

编　者　（按姓氏笔画为序）

马嫦英　核工业卫生学校

王冬梅　核工业卫生学校

王　莉　核工业卫生学校

方　敏　核工业卫生学校

尹湘红　核工业卫生学校

朱晓琴　核工业卫生学校

刘莉华　核工业卫生学校

刘海燕　核工业卫生学校

李　虹　南华大学附属南华医院

杨　艳　核工业卫生学校

张丹丹　南华大学附属南华医院

张　芬　南华大学附属南华医院

张　燕　核工业卫生学校

陈俊敏　核工业卫生学校

陈　莉　南华大学附属南华医院

欧阳玉娟　核工业卫生学校

胡　茜　核工业卫生学校

徐　芳　核工业卫生学校

郭灿芳　核工业卫生学校

郭逸群　核工业卫生学校

彭　华　湖南交通工程学院

蔡凤玫　湖南护理学校

主编简介

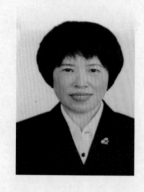

王冬梅 女，主任护师，副教授，湖南省高级职称评审专家。现任湖南省健康服务业协会第一届母婴健康家庭服务分会常务理事。曾任湖南省护理学会第七届、第八届理事，衡阳市护理学会第七、第八届副理事长，湖南省医学科学教育学会第一届护理学教育专业委员会委员，湖南省护理学会"健康教育"专业委员会委员，中国护理管理人才培养项目课程讲师等。从事临床护理、护理管理、护理教育及教学管理35年。举办国家级继续教育项目2期、国家级远程教育项目3项，主持市厅级课题3项，发表学术论文16篇，主编教材3部，任副主编教材1部，参编教材1部。荣获省护理学会优秀论文二等奖、市护理学会优秀论文一等奖及"创新与护理"大赛一等奖。

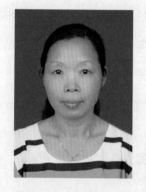

刘莉华 女，1965年8月出生，湖南省衡南县人，中共党员，本科学历，1998年晋升为主管护师，2017年晋升为正高级讲师。现任核工业卫生学校基础护理教学部主任，2008年被评为湖南省护理专业带头人；任湖南省医学教育科技学会，护理学分会第一届理事，衡阳市护理学会理事。1986年至2000年，先后在南华大学附属南华医院心血管内科、呼吸内科、消化内科、内分泌内科、血液内科、肝胆外科、小儿科从事临床护理、护理管理、护理教育和护理研究工作。2000年8月选调到核工业卫生学校从事护理教学工作至今。是一名具有护士执业资格、中等职业学校教师资格、从事临床护理14年、护理教育19年，具备湖南省养老护理员高级考评员、湖南省育婴师考评员资格的名副其实的"双师型"专业教师。近5年，发表教学论文5篇，主持省教育厅重点课题1项，参与省教育厅重点课题1项、一般课题2项，主编教材5本，参编教材3本，在指导学生参加护理技能竞赛中，成绩尤为突出，2018年带领团队获得全国一等奖，实现湖南省中职护理在全国技能竞赛中获一等奖的"零突破"。

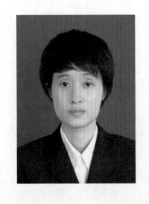

张燕 女，1973年12月出生，副主任护师，南华大学护理本科毕业，医学学士学位。从事护理临床、护理管理、护理教育28年。现任核工业卫生学校护理教研室专任教师，内外科护理教研室主任。曾任湖南省护理学会第八届骨科专业委员会委员，衡阳市护理学会第一届手外科护理专业委员会主任委员。在省级期刊上发表论文7篇，主持校级课题1项、市科技局课题1项，参与省级课题多项。2016年主持并完成省级医学继续教育项目"手外科护理人员专科能力培训"，2017年主持并完成国家级医学继续教育项目"手外科护理人员专科能力培训"，参编完成中职"十二五"规划教材《外科护理技术实训指导》。

前言

  《护理学基础》是从事护理工作所必须掌握的一门专业基础课和专业核心课，是学习临床专科护理的基础课程。通过本课程的学习，学生要掌握护理学基础的基本理论、基本知识和基本技能，同时培养良好的职业态度和职业情感。本着实现"毕业能上岗，上岗能上手，上手能上升"的培养目标，本教材由学校专任教师与医院临床护理专家共同合作完成。按照中、高职护理、助产专业学生职业能力培养的基本规律，接轨护士执业考试，紧贴护理行业要求，以临床工作过程为依据，以护理程序为主线和框架进行编写，旨在推进卫生职业教育产教融合。

  全书共23章，在编写体例上，章前有三维学习目标，情景导入；正文有重点提示，知识链接，拓展与思考；每章后有与护士执业考试题型对应的能力测验。内容包括满足患者生活，如饮食、营养、排泄、活动与休息等；基本诊疗技术，如体温、脉搏、呼吸、血压的测量和注射、输液、输血等技术；无菌技术，消毒隔离技术，病情观察与记录，危重患者的抢救技术等。结合临床护理技术的发展，并包括目前临床普遍应用的护理评估与护理新技术，如患者日常生活评定、压疮的评估与预防、血管通道的维护技术等。

  本教材的编者绝大部分为双师型教师，具有以下特色：①针对性：主要面向中、高职护理专业、助产专业学生，与护士执业考试、护理技能竞赛接轨，用真实的案例诠释深奥的法律条文，通俗易懂，适合中、高职学生的阅读水平；②前瞻性：涵盖技术成熟且临床常用的新技术、新操作，符合国家最新的规范要求，反映临床一线的动态变化，与专业发展同步；③实用性：以临床工作为依据，以情景导入引出每章的学习内容，对重要知识点、操作关键环节进行重点提示，对难点内容进行启发拓展，突出对所学核心知识与技能的理解与掌握；④独特性：突出职业教育的教学特色，反映临床实践过程中的经验积累，对接临床，对接岗位，符合临床实际。

  本书虽经多次修改和审校，由于编者的能力和水平有限，书中如有疏漏和不妥之处，敬请广大师生、读者和护理界同仁提出宝贵意见和建议。编写过程中，我们参阅了大量的文献和专著，部分图片来源于南华大学附属南华医院的现场拍摄，在此一并表示诚挚的谢意！

编　者

目录

第一章 绪 论

【学习要点】

【知识目标】

1. 掌握　护理学的概念，说出国内外护理发展的重要事件。

2. 理解　现代护理学发展三个阶段的主要特点；护理学的基本任务，明确护理专业工作者的责任；各种护理分工方式的优、缺点。

3. 了解　护理学的形成与发展、南丁格尔对现代护理的贡献。

【技能、职业能力培养目标】

1. 明确　依据护理学的实践范畴，识别护理岗位。

2. 熟悉　举例说明护理学的基本任务所涉及的护理活动。

3. 学会　实地调研一家医院，了解护理分工方式，并写出调查报告。

【情感、态度等素质培养目标】

1. 明确　理解护理学的概念和任务，树立热爱生命、关爱生命、优质护理服务的理念，具备护理、助产岗位应有的职业道德。

2. 熟悉　认知南丁格尔对护理学发展的贡献，对护理有简单完整的认识，树立牢固的专业思想，正确的学习目标，良好的学习态度。

3. 学会　具备高尚、灵活、开放的人文精神，表现出爱护、尊重护理对象和严谨、科学的工作态度。

【情景导入】

李某，男性，初中毕业后，报考了护士学校。暑假里同学们聚会，听说他报考了护士学校，纷纷表示好奇，有人说：医生的嘴，护士的腿，护士就是医生的助手，医生让护士干什么就干什么，护士没什么专业。有人说：做护士的都是女生，男生不适合做护士。还有人说：学护士毕业后只能去医院工作。听到这些，李某犹豫了。

同学们的这些说法对吗？为什么？

第一节　护理学的形成

护理学既是最古老的艺术也是最年轻的专业。护理学是以自然科学和社会科学理论为基础，研究维护、促进、恢复人类健康的护理理论知识、技能及其发展规律的综合性应用科学。护理是人类谋求生存的本能和需求，护理学的发展与人类文明的进步息息相关。对护理发展史的学习，能让我们了解护理学的发展规律，预测发展趋势，更好地为护理实践服务。纵观护理学的发展，可以分为以下几个阶段。

一、护理学的形成与发展

【重点提示】
南丁格尔对护理学的贡献，现代护理学三个发展阶段的主要特点。

（一）人类早期的护理

自从有了人类，就面临生、老、病、死的问题，也便有了护理。但19世纪之前，世界各国都没有护理专业。医护一体是古代护理的特点之一，并且深受宗教影响。

1. 自我护理　远古时期，原始人生存条件十分恶劣。在狩猎、械斗等与自然界抗争活动中，发生了疾病、创伤，他们发现动物总是用自己的舌头舔伤口，于是采用动物疗伤的方式进行护理。后来学会了用溪水冲洗伤口，学会火的使用，用烧热的石头热敷患处等。形成了"自我照顾"式的护理。

2. 家庭护理　为了抵御恶劣的生存环境，人们按血缘关系组成氏族公社。当人们生病或受伤时，通常留在家中由具有慈爱本性的母亲或妇女照顾。她们使用一些原始的治疗和护理方法，如伤口包扎、止血、热敷、按摩及饮食调理等，为伤病者解除痛苦，促进康复。形成了原始社会的"家庭式"医护照顾。

3. 家庭式走向社会化、组织式服务　公元初年，随着基督教的兴起，开始了教会1000多年对医护的影响。教徒们在传播宗教信仰和广建修道院的同时，开始了医病、济贫等慈善工作，并建立了医院。一些具有自我牺牲精神的宗教妇女给予老弱病残者护理，使得护理工作从家庭走向社会，是早期护理的雏形。

中世纪的护理发展受到宗教和战争的影响。13—14世纪，罗马天主教皇掌握了欧洲许多国家的宗教大权，控制并管理医院。护理工作主要由修女承担，她们具有良好的奉献精神，但由于未受过专业训练，又没有足够的护理设备，护理工作多限于简单的生活照顾。

4. 护理走向独立的执业之旅　大约公元1400年—1600年，十字军东征沟通了东西方文化，促进了文学、艺术、科学包括医学科学等领域的发展，西方国家称之为科学新发展时代。人们开始从解剖、生理的角度探索疾病。比利时医生维萨里写出了第一部《人体构造》，英国的威廉哈维发现了血液循环的原理。从此治疗疾病有了新的依据，近代医学开始朝着科学的方向发展。为了适应医疗的需要，建立了较多的公立、私立医院，护理逐步摆脱教会的控制，并开始接受部分工作训练，专门照顾伤病者。但是，1517年发生的宗教改革，使护理工作不再由具有仁爱奉献精神的神职人员担任，聘用者多为谋生者。她们既无经验，又未经历过适当的训练，还缺乏热忱，致使护理质量大大下降。护理发展进入了长达 200 年的黑暗时期。

【拓展与思考】

文艺复兴时期，医学开始朝着科学的方向发展，护理发展停滞不前，护理质量下降，进入到黑暗时期。你认为最重要的影响因素是什么？

（二）护理学的诞生

19 世纪初，随着科学和医学的发展与进步，护理工作的地位有所提高，社会对护理的需求日益增加。为满足社会对护理的需求，欧洲开始出现一些护士训练班。1836 年，德国牧师西奥多·弗里德尔在凯撒斯威斯城建立医院并开办女执事训练所，招收年满 18 周岁、身体健康、品德优良的女性给予短期护理训练。现代护理学的创始人弗洛伦斯·南丁格尔曾在此接受了 3 个月的训练。

19 世纪中叶，弗洛伦斯·南丁格尔（1820—1910）首创了科学的护理事业，使护理学逐步走上了科学的发展轨道及正规的教育渠道，这是护理学发展的一个重要转折点，也是护理专业化的开始。南丁格尔被尊称为现代护理的鼻祖。

1. 南丁格尔生平　弗洛伦斯·南丁格尔，英国人，1820 年 5 月 12 日出生于父母的旅行之地——意大利佛洛伦斯城。南丁格尔出身于贵族家庭，自幼受到良好的教育，具有较高的文化修养，精通多国语言，对护理工作有着浓厚的兴趣。1850 年，她不顾世俗的偏见，说服父母，慕名到当时最好的护士训练基地——德国的凯撒斯威斯城，参加了 3 个月的短期护理训练。1853 年，她出任伦敦患病妇女护理会监督，在英国伦敦成立了第一个看护所，开始了护理职业生涯。

1854 年 3 月，英、法、土耳其与俄国爆发了克里米亚战争。英军伤亡惨重，病死率高达 50%。1854 年 10 月 14 日，《泰晤士报》发表了一封来自"战争受难者"的信，信中质问为什么英国没有法国那种"慈善修女"？这篇文章引起了弗罗伦斯·南丁格尔的注意。南丁格尔主动申请，自愿担任战地护士。她带领 38 名护士抵达战地医院，改善医院病房环境，清洗患者伤口，消毒物品；改善饮食；建立阅览室、娱乐室，以调剂士兵的生活；帮助士兵与家人联系，满足伤病员身心两方面的需求。时至深夜，她常常手持油灯巡视病房，安慰重伤员，士兵们亲切地称她为"提灯女神"。经过艰苦卓绝的努力，在短短半年时间里，英军伤员的病死率下降到 2.2%。

1856 年战争结束，南丁格尔回到了英国，受到全国人民的欢迎。英国政府奖励她 44,000 英镑，但南丁格尔用这笔巨额奖金创建了世界上第一所正规的护士学校。1907 年，南丁格尔获得英王授予的功绩勋章，成为英国历史上第一个接受这一最高荣誉的妇女。南丁格尔终身未嫁，1910 年 8 月 13 日逝世，享年 90 岁。

2. 南丁格尔的贡献

（1）首创了科学的护理专业 南丁格尔认为："护理是一门艺术，需要以组织性、实务性及科学性为基础"。南丁格尔确定了护理学的概念、护士的任务，提出了公共卫生的护理思想，并发展了以改善环境卫生、促进舒适和健康为基础的护理环境学说，为护理向正规的科学化方向发展提供了基础，推进护理学成为一门独立的科学。

（2）致力于创办护士学校 1860 年，南丁格尔在英国的圣托马斯医院创办了世界上第一所护士学校——南丁格尔护士训练学校，使护理由学徒式的教导成为一种正式的学校教育，为护理教育奠定了基础。

（3）撰写著作 南丁格尔一生撰写了大量报告和论著，包括《护理札记》《医院札记》《健康护理与疾病札记》等多部专著，阐述其基本护理思想。最著名的是《护理札记》。书中阐述了护理工作应遵循的指导思想和原理，并对环境卫生、个人卫生和对患者的观察等做了详细论述。她强调护士应由品德优良，有献身精神和高尚的人担任。该书被称为护理工作的经典著作。

（4）创立一整套护理制度 南丁格尔提出要采用系统化的管理方式进行护理管理，要求护理人员要有适当的权利以发挥他们的最大潜能；主张"护理人员应由护理人员来管理"；强调护理伦理和人道主义护理理念，要求平等对待每一位患者，不分信仰、种族、贫富，给患者平等的护理。

3. 南丁格尔的荣誉 英国人把南丁格尔看作是国家的骄傲，民族英雄。1867 年，在伦敦滑铁卢广场，建立了克里米亚纪念碑，并为南丁格尔铸造提灯铜像。1907 年，南丁格尔获得英国政府颁发的最高国民荣誉勋章。1912 年，国际护士会将南丁格尔生日（5 月 12 日）定为国际护士节，以激励护士继承和发扬护理事业的光荣传统，以"爱心、耐心、细心、责任心"对待每一位患者，做好护理工作。从 1988 年开始，每年的国际护士节都有一个主题，国际或地区相关组织均围绕这个主题在世界各地开展纪念活动。并在 1912 年召开的第九届国际红十字会上宣布设立南丁格尔奖章，作为各国护士的最高荣誉奖，每 2 年颁发 1 次。奖给那些在护理学和护理工作中做出突出贡献的人士，包括以身殉职的护士，表彰他们在战时或平时为伤、病、残疾人员忘我服务的献身精神。从 1920 年开始颁奖以来，截至 2019 年，我国已有 80 名优秀护士获此殊荣。

【知识链接】南丁格尔誓言

余谨以至诚，于上帝及会众面前宣誓：终身纯洁，忠贞职守。勿为有损之事，勿取服或故用有害之药。尽力提高护理之标准，慎守患者家务及秘密。竭诚协助医生之诊治，勿谋病者之福利。谨誓！

——弗洛伦斯·南丁格尔

【拓展与思考】

南丁格尔让你最为敬佩感动的事迹有哪些？你认为做好护理服务最重要的品质有哪

些？通过学习南丁格尔的事迹，对你从事护理工作有哪些启发？

（三）现代护理学的发展

自南丁格尔创建护理专业以来，护理学经历了由职业向专业发展的历程。1899年国际护士会成立。1901年，美国约翰霍普金斯大学开设专门护理课程。1924年，耶鲁大学首先成立护理学校，毕业时获护理学士学位。学术团体的成立和高等教育的发展是现代护理学的形成标志。从护理学的实践和理论研究来看，护理学的变化和发展可概括地分为三个阶段。

1. 以疾病为中心的阶段（19世纪60年代至20世纪40年代） 这一时期，医学模式是生物医学模式，一切医疗行为都是围绕疾病进行，以消除病灶为基本目标。此期护理的特点：①以疾病为中心；②护理从属于医学，护士是医师的助手；③护理已成为一个专门的职业，护士从业前必须经过专门的训练；④护理工作的主要内容是协助医师诊治疾病、执行医嘱、病情观察并完成常规的治疗及护理技术操作。

以疾病为中心的护理是现代护理学发展初期的必然产物。在长期对疾病护理的实践中，逐步形成了一套较为规范的疾病护理常规和护理技术操作常规。但是，护理工作见病不见人，忽视了人的整体性，束缚了护理专业的发展。

2. 以患者为中心的护理阶段（20世纪40年代至70年代） 1977年，美国医学家恩格尔（Engel GL）提出了"生物—心理—社会医学模式"，认为健康和疾病不仅受到生物因素的影响，还受到心理、社会、精神、文化等诸多因素的制约。他强调对人的关注。此期护理的特点：①以患者为中心，实施生理、心理及社会多方面的整体护理；②医护双方是合作伙伴；③强调护理是一个专业，护理学的知识体系逐步形成；④在整体护理观的指导下，采用护理程序的方法解决患者的健康问题，满足患者的健康需求；⑤护士的工作场所主要还局限在医院内，护理的服务对象主要是患者，尚未涉足群体保健和全民健康。

3. 以人的整体健康为中心的护理阶段（20世纪70年代至今） 随着社会与科学技术的进步与发展，疾病谱已发生了变化。威胁人类健康的急性传染病得到了较好控制，导致人类死亡的主要因素多是与人类生活方式和行为有关的疾病，如心脑血管疾病、恶性肿瘤、意外伤害等。同时，随着人民物质生活水平的极大提高，人们的健康需求也日趋多元化，对护理服务提出了更高的要求，使"以人的健康为中心的护理"成为必然。此期护理的特点是：①以人的健康为中心；②护理学已成为现代科学体系中一门综合自然、社会、人文科学知识，为人类健康服务的应用学科，护理的工作任务由护理疾病转向促进健康；③工作对象由患者扩展到所有人的整个生命阶段；④工作场所由医院扩展到家庭、社区；⑤护士成为向社会提供初级卫生保健的最主要力量。

二、中国护理学的发展历程

【重点提示】
中国护理学发展重要事件。

（一）古代护理

中国的传统医学源远流长，强调"三分治，七分养"，其中"养"即"护理"之意，强调了护理的重要性。许多医学书籍中记载了护理知识及技术，如最早的一部医学经典《黄帝内经》记载的"肾勿食盐""怒伤肝、喜伤心……"等，阐明了疾病与饮食调节、精神因素的关系。唐代孙思邈的《备急千金要方》中提到"凡衣服、巾、栉、枕、镜不宜与人同之"的预防、隔离观点；并以细葱叶去尖，插入尿道，导出尿液，首创了导尿法。明朝李时珍著《本草纲目》中记载除了给患者看病，还为患者煎药、喂药等。这些经典的医药学著作展现了鲜明了护理思想，为我国护理学的发展奠定了丰富的理论和技术基础。但护理寓于医药之中，医、药、护保持不分的状态，护理学未得到独立发展的机会。

（二）近代护理的发展

1. 西方护理的传入与影响（1840—1919）　鸦片战争前后，随着西方列强侵入中国，宗教和西方医学随之进入我国，对我国近代护理学的形成与发展影响较大。

1835年，英国传教士巴克尔（P.Parker）在广州开设了第一所西医院，并于1837年在这所医院以短训班形式培训护理人员。

1884年，曾在南丁格尔护士学校受过教育的美国护士兼传教士麦克尼（L.Mckechnie）来华，在上海妇孺医院推行现代护理，并于1887年开设护士培训班。

1888年，美国护士约翰逊（E.Johnson）在福州一所医院里开办了我国第一所护士学校。

1909年，中国护理界群众性的学术团体"中华护士会"在江西牯岭成立，会长由外籍护士担任。

2. 我国近代护理的发展（1920—1949）　1920年，护士会创刊《护士季报》。北京协和医院和几所大学合办高等护士学校，学制4～5年，对5年制的毕业生授予学士学位，这是我国高等护理教育的开端，中国成为最早开设高等护理教育的国家之一。

1922年，国际红十字会在日内瓦召开，正式接纳中华护士会为第11名会员国。

1931年，在江西开办了"中央红色护士学校"。

1934年，教育部成立护士教育专门委员会，将护士教育改为高等护士职业教育，招收高中毕业生，学制3～4年。从此，护理教育被纳入国家正式教育系统。

1941年，"中华护士学会延安分会"在延安成立。毛泽东同志于1941年和1942年两次为护士题词："护理工作有很大的政治重要性""尊重护士、爱护护士"。促进了中国当代护理学的发展。

至 1949 年，全国共建立护士学校 183 所，有护士 32800 人。

【知识链接】中华护理学会

中华护理学会是中国护理科技工作者的学术性群众团体。成立于 1909 年，原名"中华护士会"，1937 年改为"中华护士学会"，1964 年更名为"中华护理学会"。其倡议人为美籍护士信宝珠。第 1 ~ 8 届会长均为外籍护士，直到 1928 年第 9 届理事会才由中国护士伍哲英担任会长。其宗旨是团结广大护理工作者，为繁荣和发展中国护理科学事业，促进护理科学技术的普及、推广和进步，为保护人民健康服务。中华护理学会作为中国科学技术协会所属全国性学会之一，受中国科协和国家卫健委（原卫生部）双重领导。其总会设在北京，全国三十一个省、市、自治区和香港、澳门特别行政区均设有地方护理学会。2013 年 5 月 8 日中华护理学会获准加入国际护士会。

（三）现代护理的发展历程

新中国成立后，我国护理工作进入一个新的历史时期，特别是在党的十一届三中全会以后，改革开放政策推动了护理事业的进一步发展。2011 年，护理学从临床医学下的二级学科改设为一级学科，为中国护理事业的发展翻开了崭新的篇章。

1. 护理管理体制逐步健全　1979 年，经国务院批准，卫生部颁发了《卫生技术人员职称与晋升条例》，其中明确规定护理人员的技术职称包括：主任护师、副主任护师、主管护师、护师和护士，各级医院开始健全护理管理体制。1993 年，中华人民共和国卫生部颁发《中华人民共和国护士管理办法》，建立了护士执业准入制度。1994 年开始第 1 次注册。1995 年 6 月 25 日，首次正式护士执业考试在全国举行，护士执业管理正式走上法制轨道。2008 年，国务院公布《护士条例》，并于当年 5 月 12 日起施行，明确了护士的权力、义务和执业规则，维护了护士合法权益。医院开始建立三级护理管理制度，各种规章制度、质量标准、管理指标体系、操作规程不断完善，管理方式从经验型转向标准化、规范化和科学化管理。

2. 临床护理实践迅猛发展

（1）临床护理工作方法的改进和变革　1950 年以来，我国临床护理工作一直以疾病为中心，护理技术操作常规多围绕完成医疗任务而定，医护分工明确，护士为医师的助手，护理工作常处于被动状态。20 世纪 80 年代，随着改革开放，逐渐引入国外的护理理念和理论，使临床护理工作开始探讨以患者为中心的责任制护理与系统化整体护理模式。2010 年以来的优质护理将责任制护理和小组护理结合起来，责任到人，为患者提供更加主动的优质护理服务，促进了护理质量的提高和护理事业的发展。

（2）临床护理专科化。随着医学不断分化与深入，高精尖的医疗技术对护理提出了更高的要求。落实《中国护理事业发展规划纲要（2005—2010 年）》中提出的："根据临床专科护理领域的工作需要，有计划地培养临床专业化护理骨干，建立和发展临床专业护士"，2005—2010 年重点培养了重症监护、急诊急救、器官移植、手术室护理、肿瘤患者护理等专业护士。目前，国内已在多个专科领域开展专科护士培训，如伤口 /造口护理、糖尿病护士等。

（3）护理实践更注重科学依据、工作效率和标准化　为进一步指导和规范临床护理实践，改善护理服务，提高临床护理质量和水平，原国家卫生部和总后勤部组织制定了《临床护理实践指南（2011 版）》。这是从国家层面首次颁布临床护理实践规范性文件，不仅明确了临床护理的技术要点，而且更加注重对患者的专业评估、病情观察、人文关怀和健康指导。2013 年 11 月，国家卫健委发布《护理分级》和《静脉治疗护理技术操作规范》两项推荐性卫生行业标准，要求全国各级医院在 2014 年 5 月 1 日起施行。指南的颁布，国家标准的出台，可使广大护理工作者更加规范、科学地实践护理活动，提高护理技术水平，保障患者安全。循证护理的思想与实践，改变了以传统经验为主的护理方法，促进了护理实践的科学性。临床护理路径的实践，不仅让更多的护士考虑如何采用标准的护理计划和路径为患者提供高效率的护理，也为整个医疗团队开展疾病的临床路径管理提供了支持和依据。

3. 护理教育体制逐步完善　1950 年，开设中专护理教育。1983 年，恢复高等护理教育，开设 5 年制护理本科专业，毕业获学士学位。中断了 30 年的中国高等护理教育从此恢复，极大地促进了我国护理学科的发展。此后，其他院校也纷纷开设 4 年或 5年制护理本科教育。1992 年，正式开始招收护理硕士研究生。2004 年，联合培养博士研究生。到目前为止，我国已形成了中专、专科、本科、硕士、博士 5 个层次的护理教育体系。

自 20 世纪 80 年代以来，许多地区开展了多种形式的护理成人教育，体现了护理终身教育，促进了护理人才的培养，为低学历护士继续深造创造了条件。1987 年国家发布《关于开展大学后继续教育的暂行规定》，1996 年卫生部继续教育委员会正式成立，1997年中华护理学会制定护理继续教育的规章制度及学分授予办法，使护理继续教育制度化、规范化及标准化。

4. 护理专业组织日趋成熟　随着护理教育层次的提高，护理研究有了较快的发展。1993 年，中华护理学会设立护理科技进步奖，每 2 年评选一次。护理人员的科研能力和学术水平有了较大的提高。

自 1909 年在江西牯岭创建中华护士会之后，各地护理学会相继成立。1980 年以后，中华护理学会和各地分会多次举办国际学术会议、研讨会等，通过国际交流，开阔了眼界，活跃了学术气氛，促进了护理学科的发展。2013 年 5 月 8 日，中华护理学会加入国际护士会，标志着中国的护理事业真正迈向了国际舞台。

三、护理未来的发展趋势

（一）临床护理专科化

随着现代医学分科越来越细，高新技术的应用不断增多，要求护理人员在某专科领域应具备较高水平与专长，能够独立解决该专科护理工作中的疑难问题；并能指导其他护士工作，成为专科护士，甚至成为临床护理专家、护理治疗专家、护理独立开业者、护理顾问、个案管理者等。

（二）护理工作人性化

以尊重护理对象的生命价值、人格以及尊重个人隐私为核心的人性化护理是未来护理发展的趋势。从重视护理工作任务的完成转变为重视护理对象需要的满足；从重视疾病的护理质量转向身心全方位的护理质量。通过树立以人为本的理念，充分发挥护士的多重角色功能。

（三）护理工作市场化

随着老龄化社会的到来和疾病谱的变化，老年人的护理需求、慢性疾病的长期护理需求增加，形成多元化的护士角色和护理服务需求。护理工作已被推向市场，表现为护理人员的流动和分布由市场供需关系来调节，护理服务的内容和范畴也随市场需求而变化。互联网＋护理服务、"共享护士"平台将大力发展，满足老年人群、慢性病患者的长期护理需求，提供家庭护理、预防保健、健康教育等护理服务。

（四）护理服务优质化

计算机的广泛应用，各种先进护理辅助用具及仪器的应用，给护理工作带来了便捷和高效。临床工作中的全人护理，注重康复和教育咨询，注重护理的连续性，各种心身医学和护理学理论在实践中的应用，都将有利于提升护理对象的服务体验。同时，通过改革护理模式，优化护理分工方式，全面落实护士的责任和义务；强化基础护理，深化护理专业内涵，整体提升护理服务水平。

（五）护理教育国际化、系统化

护理专业受国际化和整个社会政治、经济、科技和文化的影响。为实现护理教育与国际接轨，需要不断完善课程体系建设；建立和完善护理教育制度，健全岗前培训、毕业后教育及继续教育在内的终身教育体系；形成适合护理工作发展需求的人才培养模式。

（六）护理工作法制化

随着人们的维权意识和监督医疗护理实践的能力增强，医疗护理法律和法规的逐步健全，护理工作将更多地受到法律的保障和监督。2008年5月12日开始实施的《护士条例》，以立法的形式，明确各级卫生行政部门、医疗机构在护理工作管理方面的责任，完善护士执业准入制度，规范护士执业行为，保证护理队伍的整体素质。条例强调护士人格尊严、人身安全不受侵犯，护士依法履行职责受法律保护，全社会应当尊重护士。

【拓展与思考】
从护理专业的发展趋势，讨论未来护士角色的演变趋势。

第二节　护理概述

"患者无医，将陷于无望；患者无护，将陷于无助。"我国首位南丁格尔奖得主王琇瑛的这番话道出了护理的价值所在。

一、护理学的概念及基本任务

【重点提示】
护理学的概念、护理学的基本任务、护理学的实践范畴。

（一）护理学的概念

护理学是以自然科学和社会科学为理论基础，研究有关预防保健、治疗疾病及康复过程中护理理论、知识技术及发展规律的综合性应用科学。随着社会的进步、科学技术的迅猛发展、人民生活水平的提高以及健康需求的增加，护理学已经由简单的医学辅助学科逐渐发展成一门独立学科。

（二）护理学的基本任务

1965年6月修订的《护士伦理学国际法》中规定，护士的权利与义务是保护生命，减轻痛苦，促进健康；护士唯一的任务是帮助患者恢复健康，帮助健康人提高健康水平。1978年世界卫生组织（WHO）也指出：护士作为护理的专业工作者，其唯一的任务就是帮助患者恢复健康，帮助健康人促进健康。世界卫生组织专家委员会也提出：护理对健康和疾病的五个阶段均应提供服务。健康维持阶段：帮助人们取得并维持最佳程度的健康状况；疾病易感阶段：保护个体，预防疾病；早期检测阶段：在发病初期，能立即发现问题，凭借早期诊断、早期治疗，延缓病情的发展；临床疾病阶段：解除病痛，给予安慰，临终关怀；疾病恢复阶段：帮助人们解除因疾病所带来的虚弱感，帮助恢复。随着护理学科的发展，护理对象由患者扩展到为个体、家庭、社区，护理工作的范围也由对疾病的护理扩展至生命的全过程，使护理学的任务发生了根本性的改变。目前，护理的基本任务可概括为以下四方面。

1.促进健康 护士帮助个体、家庭和社区人群获取在维持或增进健康时所需要的知识及资源，其目标是帮助人们维持最佳健康水平或健康状态，包括增强人们的健康观念、提高人们对健康的自我管理能力、建立健康的生活方式、指导帮助人们利用健康资源等，均为促进健康的护理活动。

2.维持健康 护士通过一系列的护理活动，帮助护理对象减少或消除不利于健康的因素，避免或延迟疾病发生，防止疾病恶化，减少残疾，促进康复，达到最佳健康状态。这类护理实践活动包括提供疾病自我监测技术、开展妇幼保健的健康教育、增强免疫力、预防各种传染病、改善临床和社区设施等。

3.恢复健康 护士帮助护理对象在患病或有影响健康的问题时，已经出现健康问题的护理对象解决健康问题，改善其健康状况，提高健康水平。

4.减轻痛苦 在临床护理实践中，护士运用护理知识和技能，帮助处于疾病状态的个体解除身心痛苦，包括对临终患者提供临终关怀和照顾，使其能舒适、平静、安详、有尊严地度过人生最后的旅程。

二、护理学的实践范畴

现代科学发展的一个重要特征是自然科学和社会科学相互交叉、相互渗透。这种发展趋势，使护理学日益充实、扩展和更新。护理学属于生命科学范畴，是一门综合性应用学科，主要的领域包括以下几个方面。

（一）临床护理

临床护理服务的对象是患者，包括基础护理和专科护理。

1.基础护理 基础护理是研究并应用护理的基本理论、基本知识和基本技能，结合患者生理、心理特点和治疗、康复的需求，满足患者基本需要的护理。如口腔护理，皮肤护理，饮食护理，病情观察等。

2.专科护理 专科护理是以护理学及相关学科理论为基础，结合各专科患者的特点及诊疗要求，应用专科护理理论和护理技术，对患者进行身心整体护理。如急救护理、烧伤、显微外科、脏器移植、血液透析等专科护理。

（二）社区护理

社区护理是借助有组织的社会力量，将公共卫生学和护理学的知识与技能相结合，以社区人群为服务对象，开展疾病预防、妇幼保健、家庭护理、健康教育、预防接种等工作，提高社区人群的健康水平。社区护理以预防保健为重点，包括防病、保健咨询；心理卫生指导；优生、优育指导；职业病防治和家庭访视等。

（三）护理管理

护理管理是运用现代管理学的理论和方法，对护理工作的诸要素——人、财、物、时间、信息，进行科学的计划、组织、指挥、协调和控制，以提高护理工作效率和质量，保证提供安全有效和优质的护理服务。

（四）护理教育

护理教育是以护理学、教育学理论为基础，研究护理人才培养的规律、方法及模式，有目的地培养适应护理学发展需求的护理人才。分为基本护理教育、毕业后护理教育和继续护理教育3大类。基本护理教育包括中专教育、大专教育和本科教育；毕业后护理教育包括规范化培训及研究生教育；继续护理教育是对从事护理工作的在职人员，提供以学习新理论、新知识、新技术、新方法为目的的终身教育。

（五）护理研究

护理研究是用科学的方法探索未知，回答和解决护理领域的问题，直接或间接地指导护理实践的过程。护理研究多以人为研究对象。

【知识链接】护理学科发展成为一级学科

长期以来，护理作为临床医学二级学科，已对我国护理学科发展，特别是高等护理教育（如学生培养定位、学位授予和培养类型确定等）造成限制。

2011年3月8日，国务院学位办颁布了新的学科目录设置，其中护理学从临床医学二级学科中分化出来，成为一级学科，与中医学、中药学、中西医结合、临床医学等一级学科平行。此次国务院学位办对护理学一级学科的确认，既是对护理人员辛勤付出的肯定，也是对全国护理人员的极大鼓舞，是继国家卫生部将护理列入重点专科项目后，国家对发展护理学科的又一大支持，为护理学科的发展提供了更大的发展空间。

三、护理的工作方式

【重点提示】
各类护理工作方式的特点。

护理工作方式是指护理工作过程中，护理人员的组织形式和工作任务的分配方式。根据护理服务的分工、排班和责任的不同，护理分工方式如下。

（一）个案护理

个案护理是指一位患者所需要的全部护理由一名护士全部负责，即一名护理人员只负责一位患者全部护理的工作方式。适用于危重患者、大手术需要特殊护理（如脏器移植）的患者。工作特点为：护士责任明确，能建立良好的护患关系，全面掌握患者的情况，提供高质量的护理服务。但个案护理成本高，需要耗费人力多。

（二）功能制护理

功能制护理是以完成各项医嘱和常规为主要工作内容，护士长按照护理工作的内容分配护理人员，如"治疗护士""药疗护士""办公室护士"等，各司其职。这是一种流水作业式的工作方式。其优点是护士分工明确，易于组织管理，工作效率高，节省人力；护士长能够依据护理人员的工作能力和特点分派工作。缺点是工作机械，无整体观念，每个人负责患者的一部分需求，护士较少考虑患者的心理社会需求，较难掌握患者的全面情况，患者得不到完整、连续的护理。

（三）小组制护理

小组制护理是将护理人员和患者分成若干小组，一组护理人员负责一组患者的护理方式。小组成员由不同级别的护理人员组成，小组组长负责制订护理计划和措施，指导小组成员共同参与和完成护理任务。这种护理方式有利于充分调动护理人员的潜能，发挥团队合作精神和各级护士的作用，护理人员工作的满意度及地位得到提高，为患者提供综合性护理服务，基本能满足患者的基本需要。缺点是护理工作责任到组而不是到人，护理人员的责任受到影响；同时，患者没有固定的护理人员负责，缺乏归属感。此外，对于组长的组织、业务能力有一定要求。

（四）责任制护理

责任制护理是指由责任护士和辅助护士按护理程序对患者进行系统、全面的整体护理。是以患者为中心，要求从患者入院到出院均由责任护士对患者实行 8h 在岗，24h 负责制的护理。责任护士负责评估患者情况、制订护理计划和实施护理措施，并对护理效果进行及时评价。责任护士不在岗时，辅助护士按照护理计划对患者实施护理。这种护理方式的优点是护士责任明确，能较全面地了解患者情况。缺点是文字记录、书写任务较多，造成人力的消耗；对护士的知识构架有较高的要求；过于理想化，对患者24h 负责难以实现。

（五）系统化整体护理

系统化整体护理是以现代护理观为指导，以护理程序为核心，将临床护理与护理管理的各个环节系统化的护理方式。它是以患者为中心的护理思想影响下出现的护理方式，将系统化、标准化的护理计划、健康教育计划、出院计划等以护理程序为框架制成规范化表格形式，各种护理表格的填写环环相扣，以确保护理服务质量。这种护理方式明确了不同层次的护理人员以及与护理相关的辅助系统（如后勤、医技等）各自不同的角色和职责，是一种患者满意度较高的护理方式。其优点是护士责任感加强，主动性、积极性及潜能得到充分发挥，患者能得到连续、系统的整体护理，显示出护理专业的独立性和护士的自身价值。其缺点是耗费人力较多，各种规范化表格及标准计划的制订有一定的难度。

【知识链接】

将责任制护理和小组护理结合起来，是近年来发展的一种护理方式。将一组护理人员根据不同层次护士的工作能力、技术水平负责不同数量、不同病情轻重的患者，责任到人，并实行 APN 排班，进行整体护理。这种小组式责任制护理工作方式保证了具有不同经验、能力、学历层次的护士在工作中得到合理的分配和使用，能为患者提供更加优质的护理服务，又降低了年资低的护士单独值班潜在的安全隐患，从而最佳地运用了人力资源，也是目前优质护理服务倡导的护理工作模式。

优质护理以患者为中心，改革护理模式，优化分工方式，强化基础护理，全面落实护理责任制，深化护理专业内涵，整体提升护理服务水平。

以上几种护理工作方式，在护理学的发展历程中都起着重要作用。各种护理工作方式是有继承性的，新的工作方式是在原有基础上得以改进和提高的。

【拓展与思考】

责任制护理与功能制护理的最显著的区别是什么？哪种护理分工方式属于生物医学模式下的护理分工？

【课后检测】

一、选择题

1. 南丁格尔首创了科学的护理专业时间是（　　）

A. 16 世纪中叶　　　B. 17 世纪中叶　　　C. 18 世纪中叶　　　D. 19 世纪中叶

E. 20 世纪中叶

2. 我国第一所护士学校创办的时间和地点是（　　）

A. 1887 年福州　　　B. 1887 年广州　　　C. 1888 年福州　　　D. 1888 年广州

E. 1835 年广州

3. 护理学是（　　）

A. 研究人文的科学　　　　　　　　　　B. 研究医学的科学

C. 研究护理技术的科学　　　　　　　　D. 研究社会的科学

E. 与社会、自然、人文科学相互渗透的一门综合性应用科学

4. 符合现代护理观念的是（　　）

A. 护士是医生的助手　　　　　　　　　B. 护理的目标是满足患者的生理需要

C. 护理的对象是个人、家庭、社区　　　D. 护理的任务是防治疾病

E. 护理模式是生物医学模式

5. 护士小张，本周负责全病区患者的生活护理，属于（　　）

A. 个案护理　　　　B. 功能制护理　　　　C. 责任制护理　　　D. 整体护理

E. 小组护理

6. 以人的整体健康为中心的护理阶段的特点，下列说法正确的是（　　）

A. 以患者为中心　　　　　　B. 医学模式为生物医学模式

C. 工作场所在医院　　　　　D. 工作对象由患者扩展到所有人的所有生命阶段

E. 以上都不对

7. 世界上第一所护士学校创建于（　　）

A.1850 年，英国　　B.1854 年，德国　　　C.1860 年，美国　　　D.1856 年，英国

E.1860 年，英国

患儿，男，10 岁，于 2018 年 7 月 10 日，私自与同伴在池塘游泳，约 10 分钟后被救出，查体：患儿昏迷，无生命迹象，四肢冰凉，面色青紫。

8. 作为急诊科护士，你对患儿实施了心肺复苏，属于（　　）

A. 基本护理　　　　B. 专科护理　　　　　C. 救治护理　　　　　D. 基础护理

E. 以上都是

9. 经过抢救，患儿心跳、呼吸恢复，但生命体征不稳定，此时最合适的分工方式是（　　）

A. 个案护理　　　　B. 功能制护理　　　　C. 责任制护理　　　D. 系统化整体护理

E. 以上都是

10. 住院期间，护士每日为患者执行下列护理活动，下列哪一项不是基础护理的内容（　　）

A. 口腔护理　　　　B. 生命体征监测　　　　C. 重症监护　　　　D. 无菌技术操作

E. 皮肤护理

二、案例分析题

通过本章的学习，回答课前情景导入案例的问题。

（王冬梅）

第二章　护士素质与行为规范

【学习要点】

【知识目标】

1. 掌握　慎独的概念、护士素质的要求；护士行为规范。
2. 熟悉　护士的语言行为、非语言行为要求。
3. 了解　素质的概念。

【技能、职业能力培养目标】

1. 明确　运用所学知识能够分析自身素质，取长补短。
2. 熟悉　护患沟通中运用恰当的语言进行沟通。
3. 学习　在护理工作中正确运用体态语言，并能在日常生活中规范自己的行为举止。

【情感、态度等素质培养目标】

1. 明确　树立正确的职业道德标准、培养慎独精神。
2. 学会　具备良好的职业素质和行为习惯，体现人文关怀的精神和专业素养。

【情景导入与任务】

张护士在临近下班时发现某患儿有一个肌肉注射安痛定的医嘱，由于患儿哭闹，家属要求过一会再打，护士不耐烦地说："快点，现在就打，我要下班了。"由于哭闹，针扎在腰上。

想一想，这个护士的行为对吗？你心中"白衣天使"的形象是什么样的？

第一节　护士素质

护理工作的对象是人，而"人"不仅有其生物属性，还有来自于心理，社会文化等诸多方面的社会属性。护士肩负着救死扶伤的使命，而护理对象千差万别，所以要求护士科学地应用知识，为护理对象提供个性化的优质服务。护士素质不仅与医疗护理质量密切相关，而且是护理学科发展的决定性要素。因此，不断提高自身素质是护士的重要任务。

一、素质的概念

狭义的素质是指人的解剖、生理特点，主要是感觉器官和神经系统方面的特点。广义的素质是指人在正常的生理、心理基础上通过后天的教育学习、实践锻炼而形成的品德、学识、思维方式、劳动态度、审美观念、气质、性格特征等方面的修养水平。

二、护士素质的内容

【重点提示】

护士素质的内容。

护士素质是指在一般素质基础上，结合护理专业特性，对护理工作者提出的特殊素质要求。护士素质的基本内容包括思想品德素质、科学文化素质、专业素质、心理素质、身体素质等。良好的职业素质是从事护理工作的基本条件。

（一）思想品德素质

思想品德是指人品、德行及人生观、价值观。以追求人类健康幸福为己任，全心全意为人民服务，是高尚思想品德的集中体现。护士思想品德素质包含政治思想素质和职业道德素质两个方面。

1. 政治思想素质 树立救死扶伤，实行革命人道主义信念和崇高的奉献精神，树立正确的人生观和价值观，做到自尊、自立、自爱、自强，具有为人类健康服务的奉献精神是护士必须具备的最基本的思想政治素质。

2. 职业道德素质 高尚的情操、崇高的护理道德、诚实的品格和较高的慎独修养是护士必须具备的职业道德素质。所谓"慎独"是指护理人员在无人监督、独自工作的情况下，仍能高度自觉，按照一定道德规范行动，尽职尽责地做好工作。慎独讲究个人道德水平的修养，看重个人品行的操守，是儒家风范的最高境界。

（二）科学文化素质

1. 基础文化知识 掌握相应的数、理、化、语文、外语及计算机应用知识，是理解和掌握医学、护理学理论的必备条件，并为终生学习打下良好的基础。

2. 人文科学及社会科学知识 护士应该通过学习人际沟通、礼仪、心理学、伦理学、社会学、法律法规等学科知识，培养自己的观察力、鉴赏力、判断力、表达力、协作和沟通能力以及法律意识。通过不断学习来拓宽自己的知识视野，更好地把握护理对象的心理特点，融洽人际关系，尊重护理对象的人格，以护理对象为中心实施整体护理。

（三）专业素质

1. 专业理论知识　在实际工作中由于护士所在科室不同，需要处理的问题也不尽相同，护士不仅要掌握系统完整的基础护理学知识和内、外、妇、儿等专科护理知识，还要了解和掌握预防、心理保健、康复和营养等多方面的基础知识。

2. 实践操作能力　规范、娴熟的护理实践技能是做好护理工作的基本条件，是降低护理风险，提高护理质量的重要保障。如当护士为患者肌肉注射时，应当做好"三查八对"，注意避免过度暴露患者，应遵守"两快一慢"的原则以减轻患者的痛苦。

3. 业务工作能力　护理工作环境复杂多变，护理人员要有敏锐的观察能力、评判性思维能力、灵活的应变能力、较强的综合分析能力和解决问题能力，才能正确及时地应对不断变化的护理问题。

4. 学习和创新能力　护理事业不断发展进步，护士要适应现代医学模式的转变，关注学科的发展变化，及时更新知识，补充自己知识体系中的欠缺与不足，形成一定的专业知识储备。同时要善于运用创造性思维，发现工作中的问题并能加以解决。

（四）心理素质

护士应具备良好的心境，乐观、开朗、稳定的情绪和较强的自控力。护士要善于调节自己的情绪，始终保持平和的心态，以良好的心境来影响患者，建立良好的护患关系。同事之间应当互相尊重友爱，体现团队协作精神。另外，过硬的心理素质还能够使护士在面对突发事件时沉稳应对，有条不紊地为患者争取更多的救助时间和机会。稳定的情绪，活泼开朗的个性，稳重冷静的处事态度，是护士良好的性格特征。

【知识链接】

心理健康的标志

第三届国际心理卫生大会认为，心理健康环境标志是：①身体、情绪十分协调。②适应环境，人际关系中彼此能谦让。③有幸福感。④在职业工作中能充分发挥自己的能力，过着有效率的生活。⑤自我意识正确。⑥人际关系协调。⑦性别角色分化。⑧社会适应良好。⑩人格结构完整。

（五）身体素质

健康的体魄、充沛的精力等良好的身体素质，是护士顺利完成繁重的护理工作的前提。护士应该注意劳逸结合，均衡营养，锻炼身体。

第二节　护理行为规范

护士良好的行为规范，对患者的身心健康起着重要作用，也对社会人群有一定的影响，良好的护理服务能促进社会物质文明与精神文明建设。

一、护士的语言行为

【重点提示】

护士语言的基本要求。

语言是护士与护理对象交流的最基本、最普遍的形式，是沟通护士与患者思想、情感的重要媒介。护士通过与患者的语言交流可以了解病情，掌握患者的一些心理活动，获得有关病情的第一手资料。因此，护士的语言行为在护理工作中至关重要。掌握最基本的语言沟通技巧，将直接影响护理工作的水平和质量。

【知识链接】语言沟通"六有"

言之有礼：交谈中讲究礼节；言之有序：交谈中条理清晰；

言之有益：交谈中给人启迪；言之有物：交谈中紧扣主题；

言之有理：交谈中符合道理；言之有度：交谈中掌握分寸。

（一）护士语言的基本要求

在日常工作中，护士的言行举止也是护理素质的外在表现。护士的语言除具有一般的语言沟通、人与人之间的关系属性外，还是获得医生和护理对象信任与合作的有效手段。护士的一言一行都会对护理对象产生影响，恰当的语言，不仅能使护理对象得到心理的满足，保持愉快的心情，还能积极配合工作。反之，护士语言的不良刺激，会使护理对象产生紧张、忧郁、恐惧心理甚至丧失信心、拒绝合作。所以，护士的语言，既可以鼓励患者战胜疾病，也可以使病情加重。护士须掌握良好的语言沟通技巧，针对护理对象的受教育程度和理解能力，选择合适的语言进行沟通。

1. 注重语言的规范性　①语言要通俗易懂，避免使用医学术语或医院常用的省略语句；②语音要清晰，护士应讲普通话，吐字要清晰，发音要正确，语调要适中，语速不宜过快。护士还应当掌握当地的方言，以免交流中出现困难；③语义要准确，要正确地传达信息。

2. 注重语言的原则性　护士与护理对象沟通时，要根据不同的对象、不同的情景，采用不同的方式，做到原则性与灵活性的统一，严肃性与亲切性的统一。当患者提出不合理要求时，护士既要诚恳，又要坚决地表明自己的态度，体现原则性；某些特殊情况下，则要体现灵活性。

3. 注重语言的科学性　护士的语言要科学严谨，确保语言内容正确，引用的例证或其他资料都要有可靠的科学依据，交谈中不可夸大或扭曲事实。

4. 注重语言的保密性　注意保护护理对象的隐私，不主动打听与治疗护理无关的患者隐私，对已了解的患者隐私不擅自泄露给无关人员。注意保护医疗秘密，不与患者谈论医护人员的私生活，不非议他人。

5. 注重语言的情感性　亲善是护理人员语言的情感风格。护理人员的情感性语言是对护理人员职业情感的真实反映。

6. 注重语言的委婉性　当需要传递一个坏消息时，使用委婉的语言能够提高信息接收者的承受度。在护理工作中，需要向患者或家属告知预后不良等不好的病情信息时，可以使用委婉性语言。

7. 注重语言的礼貌性　礼貌用语会让护理对象感觉到温馨，亲切自然，有利于护患关系的建立。护士在与护理对象交流的过程中，要使用礼貌用语。护理服务中做到七声：患者初到时有迎声，进行治疗时有称呼声，操作失误有歉声，与患者合作有谢声，遇到患者有询问声，接呼电话有问候声，患者出院有送声。

8. 注重语言的治疗性　治疗性沟通是围绕患者的治疗问题并能对治疗起积极作用所进行的信息传递，其实质是一种有目的的护患沟通。

（二）日常用语要求

1. 招呼用语　护士在工作中应注意称呼得体，语气热情和蔼可亲，对患者的称谓应有区别，有分寸，可视年龄、职业而不同，不可用床号来直接称呼患者，如"您好""谢谢""对不起""×先生""请稍候""再见"等。

2. 介绍用语　当患者初入病区时，护士应主动介绍，如"您好！我是您的责任护士，我叫××有事请找我"。"我给您介绍一下病区环境……"等。

3. 电话用语　护士使用电话时应做到谦虚礼貌，称呼得体，吐字清晰，如打电话时，"请找××医生听电话。"接听电话时"您好！这里是内科病房，请讲。"

4. 安慰用语　安慰用语对患者来说是一种心理和精神上的支持，能够帮助患者树立战胜疾病的信心，护士在使用安慰用语时应该声音温和、语气真诚，使患者听后感到合情合理，能得到依靠和希望，如"您今天气色不错，看上去比前几日好多了！"

5. 道歉用语　当护士在工作中给患者造成痛苦或不便时，恰到好处的道歉，能得到患者的谅解和配合，同时也反映了护士较高的个人素养，如为患者进行静脉穿刺没有成功时，护士可以说："对不起，让您受累了，下次我一定注意。"

6. 征询用语　当护士进行某些操作或询问患者是否需要帮助时，可以使用征询用语。如"我可以开窗通风吗？"

7. 感谢用语　当护士在患者配合下完成护理操作时，使用感谢用语可以体现护士良好的素养。如"谢谢您的配合。""谢谢您的谅解与支持。"

8. 迎送用语　在患者入院时，护士应热情主动地接待患者，起立迎接，表示尊重和欢迎，并护送患者到床边，介绍病区环境、医院的规章制度及同室病友，使患者消除陌生感、紧张感，便于患者尽快融入住院环境。患者出院时，护士应送至病室门口，用送别的话语与患者道别，如"请按时服药""请多保重""请定期来医院复查"等。

（三）护士工作中的常用语言表达方式

1. 指导性语言　护士将与疾病和健康保健相关的内容教给护理对象，使其配合医务人员，以达到健康的目的的一种语言表达方式。

2. 解释性语言　当护理对象提出问题需要解答时，护士采用的一种语言表达方式。

3. 劝说性语言　当患者产生不适合行为时，护士对其采用的一种语言方式。

4. 鼓励性语言　指通过护患交流，增强患者信心的表达方式。常用于病情较为严重且预后较差的患者，由于患者缺乏面对现实的勇气和战胜疾病的信心，消极悲观，甚至拒绝接受治疗时。在临床工作中，经常需要结合治疗中的具体处境和实际问题给予鼓励。

5. 安慰性语言　指使人心情安适的语言。护士在使用安慰性语言时应注意态度要诚恳，对患者的关心和同情要恰如其分，避免过分做作，而是设身处地地为对方考虑。

6. 疏导性语言　主要用于心理疾病的患者，护士在工作中应用疏导性语言能使患者倾吐心中的郁闷，是治疗心理障碍的有效手段。

7. 暗示性语言　暗示是一种普遍存在的现象，在无对抗态度下，用含蓄、间接的方法对人的心理和行为产生影响。暗示心理影响表现为使人按一定的方式行动，或接受一定的信念或意见。恰当地运用暗示，有利于改善患者的心理状态并为其树立信心，对患者的康复起到意想不到的效果。

（四）护理操作中的语言沟通

护士在日常操作中注意专业语言的使用，可以收到良好的护理效果。通过护士的讲解，使患者理解，并感到放心和满意。

1. 操作前解释　①本次操作的目的。②患者需要做的准备。③讲解简单的操作方法以及在操作过程中患者可能出现的感觉。④承诺会尽量减轻其痛苦，表达护士的态度和愿望，取得患者的谅解和配合。

2. 操作中指导　①具体交代患者的配合方法。②使用安慰性和鼓励性语言转移患者的注意力，增强患者的信心。③对于患儿，可使用奖励形式，增强其配合度。

3. 操作后嘱咐　①询问患者感受，是否达到预期效果。②感谢患者配合。③讲解必要的注意事项。

【知识链接】

给准备做腹腔手术的 65 岁男性患者插胃管的解释用语

1. 操作前　评估、查对、解释、征得患者同意

（1）"老人家，您好，我是护士小×，请问您是×床张××，张爷爷吗？"

（2）（查对无误后）："医生准备今天上午9点钟给您做××手术，您都准备好了吗？""您家里的人来了吗？""您还有什么问题吗？"

（3）（解释插胃管的目的）："因为手术要麻醉，用了麻药后，您的肠管会暂时停止活动，肠内的液体和气体就排不出来，您就会肚子胀，所以要先给您插一根胃管，留在胃内，等您的肠胃恢复活动后才能拔出来"。

（4）（介绍插管的过程）："插胃管就是把一根管子从您的鼻孔里插到胃里去"。

（5）（指导配合方法、承诺减轻痛苦）："插的过程中您会有一点点不舒服，开始的时候会有点想吐，您不要紧张，只要大口喘气、做深呼吸、向下吞口水，一会儿就会好的，请您放心，我会很小心的"。

（6）（征得患者的同意）："我现在就给您插胃管，可以吗？"

（患者同意后开始插管）

2. 操作中指导　交代配合方法、安慰性和鼓励性语言转移患者的注意力

（1）插管至10~15cm时嘱患者做吞咽动作，指导："好，请您跟着我的节奏，吞、吞、吞……""很好，就是这样，马上就好了，请再坚持一下。"

3. 操作后　询问感受、安慰、致谢

（1）"胃管已经插好了，您现在感觉好些了吗？"

（2）"您如果想吐，您就大口喘气，向下吞口水。"

（3）"您还有什么问题吗？"

（4）"谢谢您配合我，您好好休息，等会手术室的麻醉师会来接您的。祝您手术顺利！"

二、护士的非语言行为

【重点提示】

倾听技巧，目光语、微笑的正确应用。

非语言沟通是相对于语言沟通而言的，指通过仪表、服饰、面部表情、眼睛、手势、姿势、语气语调、空间距离等非语言方式进行交流与沟通的过程。医学模式的转变，对护士的人文素质提出了更高的要求，无论是病情观察，还是人文关怀，一颦一笑，举手投足间，尽显人文素养。正所谓眉来眼去传情意，举手投足皆语言。可见，非语言沟通在沟通中具有极其重要的作用。

【知识链接】

美国心理学家艾伯特·梅瑞宾提出了一个著名的沟通公式：

沟通的总效果 = 7%的言辞 + 38%的声音 + 55%的表情动作。

（一）倾听

1. 倾听的定义　倾听是指全神贯注地接收和感受对方在交谈时发出的全部信息（包括语言和非语言的），做出全面的理解并做出积极回应的过程。

2. 倾听的含义　用耳听，用眼观察，用嘴提问，用脑思考，用心灵去感受。所以，倾听不仅获得信息，而且了解情感。

3. 倾听技巧　①克服偏见；②全神贯注；③抓住要点；④批判性倾听；⑤适时插话和提问、不急于下结论；⑥注意自己的身体语言；⑦以听为主，辅之以视；⑧复述对方要点。

4. 注意反馈，以适当的反应让对方知道，你正在专注地听①目光接触显露出兴趣十足的模样；②适当地微笑一下；③用言语响应、用声音参与，如"哦！""是啊！"④肢体语言响应，如点头，身体前倾，面朝说话者；⑤记下一些重要的内容；⑥重述说话者刚谈过的话。

【拓展与思考】小故事　大智慧

曾经，有个小国的人到中国来，进贡了三个一模一样的金人，把皇帝高兴坏了。可是这小国的人不厚道，同时出一道题：这三个金人哪个最有价值？

皇帝想了许多办法，请来珠宝匠检查，称重量，看做工，都是一模一样的。

怎么办？使者还等着回去汇报呢。泱泱大国，不会连这个小事都不懂吧？

最后，有一位退位的老大臣说他有办法。

皇帝将使者请到大殿，老臣胸有成竹地拿着三根稻草，插入第一个金人的耳朵里，这稻草从另一边耳朵出来了。第二个金人的稻草从嘴巴里直接掉出来，而第三个金人，稻草进去后掉进了肚子，什么响动也没有。

老臣说：第三个金人最有价值！

使者默默无语，答案正确。

这是为什么呢？

（二）表情

非语言沟通的方式有很多，但心理学家研究发现，在众多的非语言沟通方式中，90%的非语言信息其实是来自面部表情和眼睛，也就是说面部表情和眼睛是非语言沟通的关键。面部表情是沟通中最丰富的表达方式，是极具特征的非语言行为。表情能够清晰地反映一个人的情绪，护士丰富的面部表情可以带给患者真诚亲切、愉悦的情感交流。

1. 目光语　眼睛是心灵的窗户，眼睛能最直接、最完整、最深刻、最丰富地表达人的精神状态和内心活动。护士在工作中，要注意灵活得体地运用眼神，表达理解和爱心，同时也要善于通过与对方眼神交流，了解其内心深处的情感，这样才能建立良好的护患关系。

护患沟通中，护士的眼神应注意：

（1）注视角度　一般来说，视线向下表现权威和优越感；视线向上表现服从、畏惧或胆怯；视线水平表现客观和理智。所以平视，表示平等；斜视，表示失礼；俯视，表示轻视。当与人交谈时，目光应正视对方。护患之间的沟通，最好平视，以示对患者的尊重及护患之间的平等关系。

（2）注视部位 护患沟通，护士注视的部位以患者双眼为上线和唇心为下角构成的倒三角区域，反映出随和、亲切的心态，营造出让人感到轻松自然的社交氛围。

（3）注视时间 护患沟通目光接触的时间应少于全部谈话时间的 30%，但也不超过全部谈话时间的 60%。异性患者，每次目光对视时间不超过 10 秒。

【拓展与思考】

（1）如何理解 "眼睛会说话""眼睛会泄露秘密"？

（2）学生活动 眉目传 "情"

活动规则：两个人一组；用事先制作好的 A4 纸面具蒙住面部，只露出眉毛和眼睛；一方做出各种表情，让对方通过眼睛判断是哪种表情。

2. 微笑 微笑是世界通用的语言。微笑具有一种魅力，是一种服务，是人际交往中的润滑剂。微笑能给人留下良好的印象，能表现自己的自信和魅力。

护士的微笑往往能获得患者的好感和信任，使患者感到亲切温暖。护士的微笑应自然得体、亲切祥和。护士带着亲切的微笑来往于病房，会给患者带来温暖和生命的希望。护士的微笑应发自内心，展现真情，在微笑中为患者传递愉快、安全可信赖的讯号。

微笑练习法：

（1）发音法："一""七""茄子"。

（2）对着镜子调整和纠正微笑。

（3）筷子法。

（4）多回忆美好往事，让微笑发自内心。

【拓展与思考】

微笑有很多好处，面对患者，护士要时刻保持微笑吗？

【情景导入与任务】

一位护士在办公室写护理文书时，看见外面休息室坐着一位老太太似乎很悲伤的样子。她走过去坐在老太太的身边问她有什么需要帮助的，老太太说她老伴得癌症已扩散到全身……说着便流下了眼泪。这位护士静静地注视着老太太，并轻轻地抚摸着她的手。两人默默地坐了几分钟后有人叫这位护士。老太太感激地说："你去忙吧！我已经好过多了！真谢谢你！"

请问护士运用了哪些沟通技巧帮助了老太太？

（三）沉默

沉默可以表达接受、关注和同情，也可以表达委婉地否认和拒绝。护士以沉默的态度表达关心，也是尊重对方的愿望，会很有效。在倾听的过程中，护士可以通过沉默表达对患者的同情和支持，给患者提供思考和回忆的时间，提供宣泄的机会，缓解患者紧张焦虑的情绪并避免其过激的行为。同时沉默也给护士本身提供思考和观察的时间。但是，这并不意味着护士在整个过程中就不说话。当患者情绪受到打击或哭泣时，护士可以说："如果您不想说话，可以不说。我希望能坐在这里陪您一会，好吗？"此时，护士以沉默的态度表示关心，会起到此时无声胜有声的作用。

（四）身体接触

身体接触是非语言沟通的一种特殊形式，包括抚摸、握手、依偎、搀扶、拥抱等。身体接触与心理状态密切相关，可以表达关心、体贴理解、安慰和支持，使患者感到舒适、放松。同时，对儿童的生长发育、智力发育及良好的性格培养具有明显的良性刺激。在专业范围内，审慎地、有选择地使用触摸对沟通交流有促进作用。如当患者焦虑害怕时，护士可以通过紧紧地握住患者的手，表示护士能够理解患者的处境和心理，并且希望去帮助他。如护士抱起一个正在大声哭闹的患儿，并用手轻轻地拍他，会使患儿有一种安全感，同时也能传递一种爱的情感。如当患者痛苦呻吟时，护士主动靠近患者站立，且微微欠身与其对话，适当安抚或为其擦去泪水，会给患者以体恤、安慰的感觉。

（五）人际距离

人际距离指人与人之间的空间距离。人与人之间在面对面的情境中，常因彼此间情感的亲疏不同，而不自觉地保持不同的距离。美国人类学家爱德华·霍尔将人际沟通中的距离划分为以下四个层次。

1. 亲密距离　是指交流双方距离在 0.5m 以内，通常用于父母与子女之间、情人或恋人之间，在此距离上，双方均可感受到对方的气味、呼吸、体温等。护士在为患者测量生命体征，皮肤护理等操作时属于亲密距离，应向其解释或说明，以免产生不安或不适应。

2. 个人距离　交流双方距离在 0.5～1.2m 之间。这种距离让双方都感到自然和舒适，适用于熟人、朋友之间。在护理工作中，这种距离既能表示良好的护患关系，又不至于产生某种程度的亲密感，是护患交流的常用距离。

3. 社交距离　是指交流双方距离在 1.2～3.6m 之间。用于具有公关关系而不是私人关系的个体之间，如上下级之间，顾客与售货员之间，医生与患者之间等。护士在交接班、查房会诊时，多采取社交距离。

4. 公众距离　是指交流双方距离在 3.6m 以上。用于进行正式交往的个体之间或陌生人之间，这些都有社会的标准或习俗。这时双方互动有限，沟通往往是单向的，如演讲、授课、做报告等。在医疗护理中，护士为患者进行集体健康教育，召开工休座谈会等。

三、护士的举止与仪表

【重点提示】

护士的着装规范。

（一）护士的仪表

仪表指人的外表姿容，包括人的服饰、仪容、姿态风度。在护理服务行业中，护士的职业形象是护士内在美与外在美的有机结合。护士不仅要加强内在素质的培养，同时也应注意外在形象的修饰与塑造。而护士的仪容仪表和行为举止是外在美最直接的表达方式。护士应注重仪容仪表的修饰和行为举止的训练，努力塑造良好的护士职业形象，给人以亲切、端庄、大方、纯洁、文明的印象，给患者以安全感和信任感。

1. 妆容　护士淡妆上岗，可给患者一个良好的精神面貌，化妆时宜选择柔和色彩，如橘色、粉色。应达到"妆成有却无"，给人以清新、亮丽、自然活泼、健康之美感。

2. 服饰　护士着装应以端庄大方、干净整洁、搭配协调为原则。

（1）护士帽　护士帽有燕帽和圆帽两种，燕帽用于普通工作区，圆帽则用于无菌操作等较为严格的区域。一般情况下男护士在工作中多佩戴圆帽，女护士多戴燕帽。燕帽应整洁无皱褶距发际 4～5 cm 处戴正、戴稳，用白色或同色发卡固定于帽后，发卡不得显露于帽的正面。头发颜色自然，禁染彩色。头发长度额前不过眉，侧发不过耳后，发不过肩，头发过肩者需用发结或发网束于脑后。需戴圆帽时（手术室、产房、供应室），要求头发全部遮在帽子里面，不露发际，帽檐前不过眉，后不外露头发，不戴头饰，封缝要放在头后，边缘平整（图 2-1 至图 2-3）。

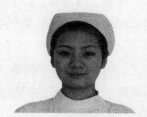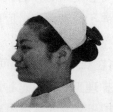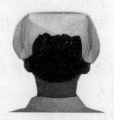

图 2-1　燕帽正确戴法

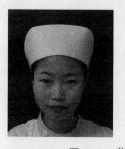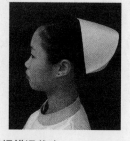

图 2-2　燕帽错误戴法

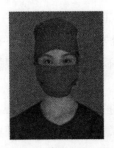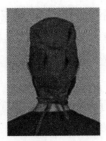

图 2-3　圆帽正确戴法

（2）护士服　在选择护士服时应以浅色为主，服装适体，袖长到腕部。着夏季裙装护士服时，领口袖口裙摆禁止露出衣服，穿肉色或浅色长袜，袜口不能露在裙摆以下，着冬装护士服时，不穿大翻领、带帽衣服，领口平整自然，不穿颜色鲜艳的长裤。（图 2-4）

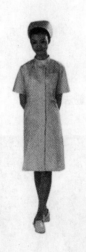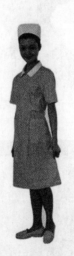

图 2-4　护士服

（3）护士鞋　舒适得体的护士鞋可以使脚部舒适、减轻疲劳，同时也能减少对患者休息的影响。护士鞋应样式简洁要求软底防滑，平底或矮坡跟均可，颜色以白色或乳白色为主，给人一种轻盈、舒适向上的感觉。护士鞋应保持洁净。病区内，禁止穿着高跟鞋或走路时有声响的硬底鞋。（图 2-5）

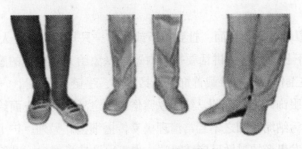

图 2-5　护士鞋

（4）护士袜　无论下身配穿工作裙或工作裤，都要穿护士袜，切不可光脚穿护士鞋。护士袜应以肉色或浅色为宜，与白色护士鞋协调一致。袜口不宜露在裙摆或裤脚的外面，夏季的护士服应穿着长筒丝袜，不可使腿部皮肤裸露，丝袜如有破损要及时更换。

（5）口罩　护士进行无菌操作与隔离护理时必须戴口罩，应根据护士脸型大小及工作场景选择合适的口罩。首先要端正口罩，系带系于两耳或枕后，完全遮盖口鼻，戴至鼻翼上方1cm，四周无空隙。以吸气时口罩内形成负压为适宜松紧，达到有效防护（图2-6，图2-7）。

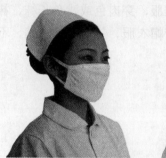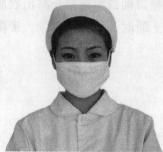

图2-6　口罩的正确戴法

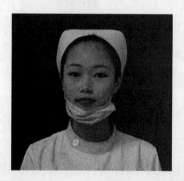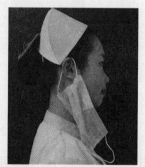

图2-7　口罩错误戴法

戴口罩应注意的问题有：

（1）口罩应及时换洗消毒，保持洁净美观。护士不能将口罩挂于胸前或装入不干净的口袋。

（2）不能将口罩戴到鼻孔下面、扯到颌下或挂在一只耳朵上，使人感觉懒散不雅。

（3）一般情况下长时间与人讲话要摘下口罩，以免给人不礼貌的感觉。

3. 首饰　护士在工作时不应佩戴首饰（包括耳环、手链、戒指），一方面与护士白衣天使形象不符，会与服饰产生不协调，给人以庸俗浅薄之感；另一方面给护士的工作带来不便，而且首饰易藏污纳垢，加之不经常清理极易传播细菌。另外，护士工作时不能涂抹过浓的香水，以防引发患者的过敏反应或哮喘，也不得涂抹指甲油，以免引起反感。

（二）护士的行为举止

1.站姿　护士基本站姿为挺胸、含颌、目视前方，双肩平行稍向后展开，沉肩，两臂自然下垂放于身体两侧或双手交叠（拇指交叉，右手在上，左手在下）放于小腹前（可放于脐下一寸或脐部），提臀，双腿并拢，两脚掌均匀着地，两脚尖略向外展，即双脚呈"V"形或"丁"字站立（图2-8）。护士切忌不雅的立姿，如全身不够端正，双腿叉开过大，手脚随意乱动，表现自由散漫等。护士不得将手放在衣袋内或将手背到身后。

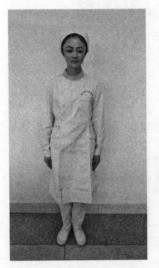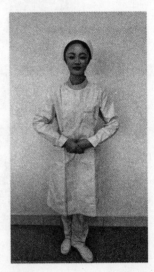

图2-8　站姿

2.坐姿　坐定后人体重心垂直向下，腰部挺直，双肩平正，上身正直。臀部不应坐满座位，大体占据椅面的1/2至2/3的位置。女士入座后双脚并齐，双膝靠拢或微微分开，可视情况向一侧倾斜；两臂自然弯曲，两手心向下，双手交叉，叠放于大腿上、椅子扶手上或桌面上。而男士两腿可略分开，但不宜超过肩宽，小腿垂直落于地面，两手放在两腿接近膝盖的部位或扶手上（图2-9）。

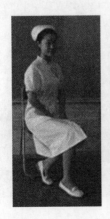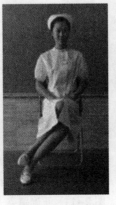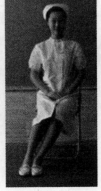

图2-9　坐姿

3. **走姿** 护理人员行走要精神饱满，头正肩平、双目平视、挺胸收腹、足尖向前，双手前后摆动幅度约 30°，两腿靠拢，步伐正直，行走轨迹应呈直线形。步幅在 30cm 左右（通常为自己一只脚的长度），遇有危重患者抢救或病房传出呼唤时，可加快步伐，步履快而有序，增加患者的安全感。禁忌行走时方向不定、瞻前顾后、速度多变、八字步态等。（图 2-10）

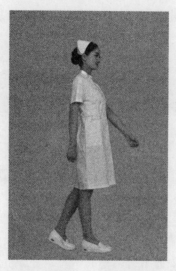

图 2-10 走姿

4. **蹲姿** 正确的蹲姿是一脚在前一脚在后，两腿靠紧，同时屈曲。前脚全脚掌着地，后脚前脚掌着地形成一膝高一膝低的姿势，同步向下蹲下。女性应靠紧双腿，男性可适度分开双腿。切忌双腿下蹲或直腿弯腰翘臀捡取物品，蹲下时不要两腿分开过大，上体尽量保持正直。下蹲后禁忌两膝和臀部朝向过往的行人。（图 2-11，图 2-12）

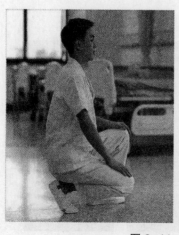
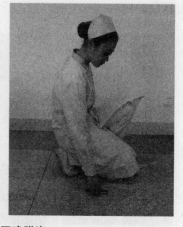

图 2-11 正确蹲姿

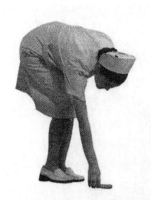
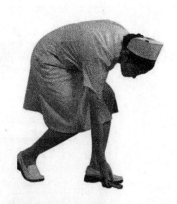

图 2-12　错误蹲姿

5.护理工作的常见姿态

（1）持病历夹　用手握住病历夹的边缘中部，放在前臂内侧，持物手靠近腰部，病历夹的上边缘略内收。一手持病历 1/3 或 1/2 处，右手轻托病历夹右下角。另一只手自然下垂或者轻托病历夹的下方（图 2-13）。

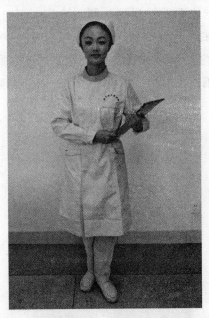

图 2-13　持病历夹

（2）手持治疗盘　身体站直，双眼平视，挺胸收腹，上臂紧靠躯干，肘关节靠近腰部呈直角，身体距离盘边缘约 3 ～ 5cm，双手托住治疗盘两侧边缘的中部，拇指在盘边缘以下，其余四指托住治疗盘的底部，与手臂一起用力。取放和行进都要平稳，不触及护士服，需要开门时不要用脚踹门，可用后背开门（图 2-14）。

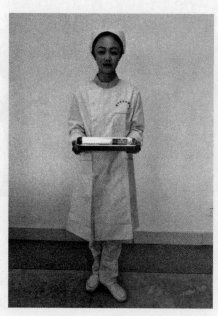

图 2-14　手持治疗盘

（3）推治疗车　护士位于无护栏的一侧，抬头、面向前方，双眼平视，保持上身直立，腰部挺直避免弯曲，应保持治疗车距身体前侧约 30cm，两手扶治疗车左右两侧扶手，肘部自然放松，约成 135°～160°角，行进中随时观察车内物品，注意周围环境，快中求稳，进入病房前应先停车，用手轻轻推开门，才能推车入室至患者床边进行操作（图 2-15）。

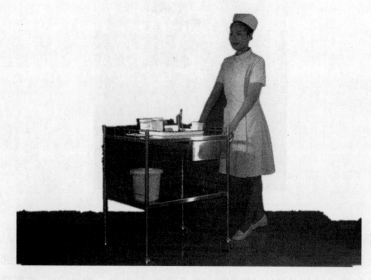

图 2-15　推治疗车

【课后检测】

选择题

1. 护士应具备的专业素质不包括（　　）

　　A. 系统的护理学基础理论　　　　　　　　B. 有较强的实践技能

　　C. 具有敏锐的观察能力和分析能力　　　　D. 有诚实的品格

　　E. 勇于钻研业务

2. 李某，男，25 岁。因患肺炎，需要静脉输液，下列不属于护理操作前解释用语的是（　　）

　　A. 操作目的　　　　　　　　B. 患者准备　　　　　　C. 核对解释

　　D. 谢谢患者的合作　　　　　E. 执行者的承诺

3. 在护患交往中应用较为广泛的交流方式是（　　）

　　A. 表情的交流　　　　　　　B. 动作的交流　　　　　C. 眼神的交流

　　D. 口头语言交流　　　　　　E. 书面语言交流

4. 在提高护士心理素质方面，下列叙述不恰当的是（　　）

　　A. 情绪稳定、宽容豁达　　　B. 丰富的业余文化生活

　　C. 结交知己、与人为善　　　D. 小心从事、避免挫折

　　E. 欣赏自己、积极进取

5. 护士语言要准确、严谨，切合主题，通俗易懂，使患者清楚自己的病情及治疗方法，体现了语言的（　　）

　　A. 安慰性　　　　　　　　　B. 保护性　　　　　　　C. 科学性

　　D. 艺术性　　　　　　　　　E. 保密性

6. 有关护士的仪表素质叙述错误的是（　　）

　　A. 护士的仪表能代表高尚的医德

　　B. 衣服的样式应简洁、大方

　　C. 简单的化妆可以增加护士的自信心

　　D. 护士的姿态应该是文雅、大方

　　E. 护士的步速稍快、步幅小而均匀

7. 对于护士工作发式的描述，正确的是（　　）

　　A. 女护士必须留长发，用头花网套加以固定

　　B. 护士要保持头发干净清爽，前不遮眉、侧不掩耳、后不及衣领

　　C. 护士可以烫发并将头发染成鲜艳的颜色

　　D. 女护士可以佩戴时尚、花哨的发式

　　E. 男护士以干净整洁的短发为宜，最短可剃光头

8. 王某，神经内科一名护士，能及时发现患者病情变化并正确地给予处理，说明该护士（　　）

A. 具有较高的慎独修养　　　　　B. 具有钻研业务的能力

C. 具有较强的实践能力　　　　　D. 具有扎实的理论基础

E. 具有一定的专业能力

9. 下列哪种沟通形式不属于非语言性沟通（　　）

A. 面部表情　　　　　　　　　　B. 手势

C. 交流的空间距离　　　　　　　D. 倾听　　　　　　　E. 健康宣教资料

10. 下列哪项不属于护士的专业素质（　　）

A. 理论知识　　　　　　　　　　B. 操作能力

C. 业务工作能力　　　　　　　　D. 学习和创新能力

E. 遇烦心事要忍耐

11. 护士在给患者测量生命体征时，应采用的距离是（　　）

A. 亲密距离　　　　　　　　　　B. 个人距离　　　　　　C. 社交距离

D. 社区距离　　　　　　　　　　E. 讲演距离

12. 下列哪项不属于非语言交流（　　）

A. 倾听　　　　　　　　　　　　B. 面部表情　　　　　　C. 倾诉

D. 专业性皮肤接触　　　　　　　E. 沉默

13. 可促进有效沟通进行的行为是（　　）

A. 不评论患者所谈的内容

B. 及时陈述自己的观点

C. 对患者的问题迅速做出解答

D. 当患者叙述过多时及时打断患者

E. 患者担心疾病预后时，应立即做出保证

14. 不符合规范坐姿的一项是（　　）

A. 小腿略后收

B. 腰部挺直、双肩平正

C. 臀部占据椅面的 3/4

D. 双臂自然弯曲，双手交叉

E. 男士两腿可略分开

15. 护士端盘的时候，应双手端托治疗盘底缘中（　　）处。

A.1/3　　　　　　　　　　　　B.2/5　　　　　　　　　C.3/4

D.1/2　　　　　　　　　　　　E.2/3

16. 护士送别患者出院时不能说的"礼貌用语"是（　　）

A. 请多保重　　　　　　　　　　B. 欢迎下次再来　　　　C. 您慢走

D. 请按时服药　　　　　　　　　E. 请定期复查

17. 燕帽洁白无皱褶，系戴时高低适中，佩戴端庄，一般距发际多远最为好看，用

白色小发卡固定好（　　　）

　　A.1～2cm　　　　　　　　B.2～3cm　　　　　　　C.4～5cm

　　D.7～8cm　　　　　　　　E.3～4cm

18. 最受欢迎的笑为下列哪种（　　　）

　　A. 轻笑　　　　　　　　　B. 浅笑　　　　　　　　C. 微笑

　　D. 含笑　　　　　　　　　E. 大笑

19. 护理素质中的核心素质是（　　　）

　　A. 道德素质　　　　　　　B. 专业素质　　　　　　C. 心理素质

　　D. 身体素质　　　　　　　E. 文化素质

20. 刘某，女，55 岁。患冠心病入院，护士在与她沟通中难以取得信任，其原因是（　　　）

　　A. 护士与患者充分的沟通　　　　　　　B. 护士处事从容、沉着

　　C. 护士用手势加强信息传递　　　　　　D. 护士有针对性的给予解释

　　E. 护士沟通中表情紧张

（朱晓琴）

第三章　护理学的基本概念

【学习要点】

【知识目标】

1. 掌握　人、健康、环境与护理的概念。
2. 理解　四个基本概念的关系和内涵。
3. 熟悉　影响人健康的因素及科学的生活方式。

【技能、职业能力培养目标】

1. 明确　运用现代健康观和疾病观，发挥在健康保健事业中的作用。
2. 熟悉　举例说明如何通过调控医院环境以满足患者的需要。
3. 学习　运用所学知识，为患者创造安全、舒适的治疗环境。

【情感、态度等素质培养目标】

树立正确的护理价值观，充分认识护理基本概念对护理工作重要的指导价值。

【情景导入与任务】

患者，女，15 岁。一周前因上呼吸道感染，出现发热、咳嗽等症状，经使用抗生素、止咳糖浆等治疗症状好转。今日参加学校组织春游活动，回家后出现鼻塞、打喷嚏、眼睛发痒等症状。2 小时后出现剧烈咳嗽、胸闷难受来院就诊。查体 T：36.8℃，P：96 次 / 分，R：28 次 / 分，BP：110/70 mmHg，神志清楚，口唇发绀，实验室检查：血常规正常，过敏源皮肤点刺试验：灰尘（＋）、黎草花粉（＋），粉尘螨（＋），临床诊断为咳嗽变异型哮喘。患者引发"咳嗽变异型哮喘"的原因是什么？如何对该患者及家属进行健康宣教？

护理学是生命科学中综合自然，社会及人文科学的一门应用性学科，有其独特的理论体系。人、环境、健康和护理四个基本概念构成现代护理理论的基本框架。护理工作内容、研究领域、护士的角色功能与四个基本概念有着非常密切的联系。

第一节　人

人是护理学研究和服务的对象，对人的认识是护理理论与实践的核心和基础，他影响着整个护理概念的发展，并决定着护理工作的性质和任务。

一、人的整体性

【重点提示】

人的整体性，人是一个开放系统。

整体是指按照一定方式、有目的、有秩序排列的各要素（个体）的有机集合体。整体的概念主要强调以下两点：①组成整体的各要素相互作用、相互影响。任何一个要素发生变化，都将引发其他要素的相应变化；②整体的功能大于各个要素功能的简单相加，整体功能的发挥依赖于各个要素功能的正常运转。人是由生理、心理、社会、精神、文化等方面组成的统一整体。任何一个方面的功能失调都会在一定程度上引起其他方面的变化，并对整体造成影响。把人视为统一的整体是现代护理理论体系的核心。护理就是要把人看成一个整体，提供适合个体的最佳护理。

（一）人具有双重属性

人具有生物属性和社会属性。人是生物体，具有生物属性，受生物学规律的影响；人在社会中担当一定的角色，有意识、有思想、有情感、具有创造性劳动能力、过着社会生活等，具有社会属性。人是生理、心理、社会、精神、文化等各方面相统一的整体。生理的疾病会影响人的心理，长期的心理压力会导致各种身心疾患。即使患有同种疾病，不同的人可表现出不同的身心反应；而同样的治疗、护理，也会产生不同的效果和反应。因此，护士在护理过程中应从护理对象的生理、心理、社会、精神、文化等各方面评估护理对象的健康问题，最大限度满足其需要，以取得最佳的护理效果。

（二）人是一个开放系统

根据系统与环境的关系，系统可以分为开放系统和闭合系统。开放系统是指不断地与其周围环境相互作用，进行物质、能量和信息交换的系统。在自然界的生态系统中，人是一个子系统，在复杂的自然和社会环境中生存，不断地与周围的自然环境和社会环境进行着能量、物质和信息的交换，因此，人是一个开放系统。同时，人作为一个生物系统，由呼吸、循环、消化、泌尿、神经等多个子系统组成，各子系统之间也在不断地进行物质、能量和信息交换。人的健康既依赖机体与环境的和谐与适应，亦依赖机体内部各子系统间的平衡与协调。

护士在帮助护理对象维持内环境平衡的同时，应重视环境中的其他因素（人、家庭、社区、社会等）对机体的影响，努力改善环境，使之有利于促进护理对象的健康。同时通过对护理对象的干预，尽可能提高个体对环境的适应性，使护理对象身心更加健康。

（三）人是护理的服务对象

随着现代医学的发展，护理专业取得了很大的进步，成为一门独立的学科。护理的服务对象、服务内容在不断扩大和拓展，护士不仅要注重患者的康复，更要注重维护人的健康。护理的服务对象由原来的患者扩大到全人类，不仅包括患者，还包括健康人；既指个体的人，又指家庭、社区、社会的群体。护理专业功能和护士角色发生了较大变化，护士开始走出医院，走进家庭和社区，护士关心个人和人群的健康状况，护理的最终目标也发生了变化，护理不仅是维持和促进个人的健康，更是力求提高整个人类社会的健康水平。

【拓展与思考】

人的整体性体现了哪些方面？

二、人有基本需要

【重点提示】

人的基本需要。

基本需要是指个体为了维持身心平衡并求得生存、成长与发展，在生理和心理上最低限度的需要。所有人都必须满足其基本需要，才能维持生命。当基本需求得不到满足时，就会出现机体失衡而导致疾病。人的基本需要包括：①生理方面的需求：指与维持人生理功能有关的需求，如氧气、食物、水、睡眠等。②社会方面的需求：指人与人互动的需要，如沟通、交友等。③情感方面的需要：指人有表达自身喜、怒、哀、乐等各种情感的需求。④认知方面的需要：指个体在认知与思考方面的需要，如个体需要不断学习，想探究事物真相，喜欢思考问题等。⑤精神方面的需求：指有关人的精神信仰、精神依托与支持，如祈祷、宗教信仰、佩戴吉祥物等。

人在不同发展阶段，有不同层次的基本需要。护理的目的是帮助护理对象解决健康问题，满足其基本需要，并最终促进护理对象早日独立满足其基本需要。

【拓展与思考】

（1）基本需要有哪些特征？

（2）护士为患者提供基本需要时应考虑哪些问题？

第二节　健康

健康与疾病是人类生命活动质量的一种反映，是医学科学中两个最基本的概念。健康是人类的基本需要和共同的追求目标，是促进人全面发展的必然要求。维护和促进健康是护士的首要责任。护士应明确健康的含义和影响因素，从生理、心理、社会、精神和文化等多层面考虑，实施促进健康的护理活动，提高人类的生命活动质量。

一、健康的概念

【重点提示】

健康新概念提出的四维健康观，影响健康的因素。

健康（health）是一个复杂、多维和不断演变的概念，且因文化背景、个体价值观和社会风俗等因素的差异而有所不同。从人类发展的历史来看，健康概念经过了以下几个阶段的演变过程。

（一）健康观的发展

1. 古代健康观

在古代，人们最初认为生命与健康是由神或上帝主宰，而疾病是鬼神附体。对健康与疾病的判断全凭直觉，认识有一定的主观性。

【知识链接】中西方古代健康观

朴素的中国古代医学将人体分为阴阳两部分，认为阴阳协调平衡就是健康。西方医学认为，生命由土、气、水、火四元素组成，这些元素平衡即为健康。

2. 近代健康观

近代健康观随着医学的发展而不断地完善及进步。

（1）健康就是没有疾病　这一传统的生物个体健康观忽视了人的心理和社会需求，将健康与疾病视为"非此即彼"的关系，未能真正说明健康的实质和特征，忽视了亚健康。

（2）健康是人体正常的功能活动　认为机体各部位的功能正常发挥即是健康。此定义阐述了健康的重要特征，但忽视了精神、心理方面对人体的作用与影响。

（3）健康是人体正常的生理和心理活动　此定义在躯体健康的基础上，增加了精神心理层面，对健康的认识前进了一步，但忽略了人的社会适应性，存在一定的局限性。

3. 现代健康观

现代健康观建立在对人的健康与疾病综合认识的医学模式基础上。

（1）1948年，世界卫生组织（World Health Organization，WHO）将健康定义　"健康不但是没有疾病和身体缺陷，而且还要有完整的生理、心理状态和良好的社会适应能力。"此定义从人的整体出发，重视个体的生物特征，强调人的心理和社会适应能力，提出了适应现代需要的新的健康观。

（2）1989年，WHO又提出了健康新概念　"健康不仅是没有疾病，而且包括躯体健康、心理健康、社会适应良好和道德健康"，首次将"道德健康"纳入健康的内容。新的健康概念涵盖了生理、心理、社会及道德健康四大方面，形成四维健康观。其内涵包括①躯体健康：指身体结构完整和功能良好的状态，躯体没有疾病和残疾；②心理健康：指个体能够正确认识自己，情绪稳定、自尊自爱和积极乐观等；③社会健康：指能有效适应不同环境，胜任个人在社会生活中承担的各种角色；④道德健康：指能按照社会道德行为规范约束自己，履行对社会及他人的义务。

这是一个整体的、全面的、积极向上的健康观。新的健康观说明了人们对健康的理解日趋完善，对自身健康的要求不断提高。

（二）影响健康的因素

人类处在复杂多变的自然和社会环境中，其健康受到多种因素的影响。常见的主要影响因素有以下几种：生物因素、心理因素、环境因素、行为与生活方式、卫生保健服务体系等。

1. 生物因素是影响人类健康的主要因素

（1）生物性致病因素 指由病原微生物引起的传染病、寄生虫病和感染性疾病。随着医学科学技术的发展，通过预防接种、合理使用抗生素等措施，有效地控制和治疗了各种传染病，但病原微生物的危害依然存在。结核、肝炎和艾滋病等传染性疾病依然是危害我国人民健康的主要因素。

（2）生物遗传因素 指由生物遗传因素导致的人体发育畸形、代谢障碍、内分泌失调和免疫功能异常等。某些疾病如糖尿病、高血压、肿瘤有较大的家族遗传倾向。

（3）个体生物学特征 年龄、种族和性别等人群特征，也是影响健康的因素。例如骨质疏松症老年人较年轻人多见，皮肤癌白种人多于其他人种，女性较男性更容易患甲状腺疾病、系统性红斑狼疮等。

2. 心理因素是影响人类健康不可忽视的因素 积极的情绪可以促进健康，延缓衰老；消极的情绪可以损害健康，导致疾病，即心理因素可以治病，也可以致病。

3. 环境因素环境对人类健康影响极大

（1）自然环境：主要指阳光、空气、水、土壤、气候和动植物等，是人类赖以生存和发展的重要物质基础。目前，自然环境中存在许多不利于人类健康的因素，如水污染、雾霾和谷物蔬菜农药残留等。

（2）社会环境：与健康有关的社会环境主要包括政治制度、经济状况、文化教育和科技发展等。比如文化教育会影响人们的健康素养、对健康和疾病的认知、就医行为的即时性和健康教育的接受程度等。

4. 行为与生活方式：对健康产生着积极或消极的影响 良好的生活方式对健康产生积极的影响，如适当的运动、合理的饮食、戒烟限酒、生活规律等；不良的生活方式对健康产生消极的影响，如缺乏锻炼、吸烟酗酒、暴饮暴食、长期静坐、长期熬夜等。

5. 卫生保健服务体系 医疗保健网络是否健全、医疗保健体系是否完善、群体是否容易获得及时有效的卫生保健和医疗护理服务等，均对健康产生较大的影响。

二、疾病的概念

【重点提示】

现代疾病观，疾病对个体、家庭、社会的影响。

在人的生命过程中，疾病（disease）是不可避免的现象，是自然的动态过程。随着医学科技的发展，对疾病的发生、发展、转归有了更深入的研究。护士的职责是预防疾病、维持和促进健康。因此，护士应正确认识和诠释疾病，从生理、心理、社会、精神、文化多层面认识疾病对人的影响，充分发挥卫生保健三级预防的作用，从而帮助人们预防疾病、治疗疾病和恢复健康。

（一）疾病观的发展

1. 古代疾病观

（1）疾病是鬼神附体　古代人的认知能力落后，人们认为疾病是鬼神附体，是神灵对罪恶的惩罚，出现了一系列与鬼神做斗争及求神拜佛的行为。

（2）疾病是机体失衡的结果　我国古代将人体分为阴阳两部分，认为阴阳协调则健康，反之则患病。公元前5世纪，著名的医学家希波克拉底创立了"体液学说"，认为疾病是由于体内血液、黏液、黑胆汁和黄胆汁等四种基本流质失衡所致。

2. 近代疾病观

18～19世纪，随着组织学和微生物学的发展，人们开始从细胞学的角度来认识疾病，指出疾病是致病因素损伤了机体特定细胞的结果，使疾病有了比较科学的定位。此后，人类对疾病本质的认识日趋成熟。比较有代表性的有：

（1）疾病是不适、痛苦与疼痛　疼痛与不适只是疾病的一种表现，并非疾病的本质和全部。

（2）疾病是社会行为，特别是劳动能力丧失或改变的状态　此定义强调的是疾病带来的社会后果，期望从社会学角度唤醒人们努力消除疾病，战胜疾病的意识。

（3）疾病是机体功能、结构和形态的异常　从本质上揭示了许多疾病的奥秘，但此定义过分强调患病部位的结构、形态及功能的改变，忽视了人的整体功能状态的变化。

（4）疾病是机体内稳态的紊乱　这是在整体观指导下对疾病所做的解释，认为所有生命都以维持内环境的平衡为目的。体内生理过程都是维持内稳态平衡。当内稳态紊乱时，机体则表现为疾病。

3. 现代疾病观

现代疾病观对疾病的认识，不仅局限于身体器官的功能与组织结构的损害，还包括人体各器官、各系统之间的联系，人的心理与躯体的联系和人体与环境之间的联系。疾病是机体在一定内外因素作用下引起的某部分的结构形态、代谢和功能的变化，表现为损伤与抗损伤的整体病理过程，是机体内外环境动态平衡的破坏或机体偏离正常状态的过程。从护理的角度讲，疾病是一个人的生理、心理、社会、精神等受损的综合表现，疾病不是一种原因的简单结果，而是人类无数生态因素和社会因素作用的复杂结果。

（二）疾病的影响

1.疾病对个人的影响

（1）正性影响 ①患病之后，患者可暂时解除某些家庭、社会角色，而进入患者角色，这样可以安心休养。②从本次患病中获得经验，会尽量避免或减少致病因素的存在，如注意饮食、起居的合理安排，注意改善卫生习惯，促进健康。

（2）负性影响 ①生理改变：患病后，身体组织器官发生病理生理改变，出现不同的症状和体征，如疼痛、肢体活动障碍等，若患者有不舒适感，可能影响患者的休息和睡眠，甚至影响患者的正常生活和工作；②心理改变：患病后，患者行为和情绪的改变与疾病的性质及严重程度有关。一般来讲，短期的、无生命危险的疾病不会引起明显的行为及情绪的改变；而病情严重尤其是威胁生命的疾病则会引起强烈的行为及情绪反应，如愤怒、恐惧、抑郁等，甚至产生放弃治疗的念头。

2.疾病对家庭的影响

个人是家庭中的一部分，任何一个家庭成员患病，对整个家庭都是一个应激事件，会产生各种影响。

（1）加重家庭经济负担 患病后，使家庭支出增加。有的患者为了减轻家庭的经济负担放弃治疗，影响了疾病的治疗和康复。

（2）增加家庭成员的心理压力 患病后，特别是患严重疾病后，家庭的其他成员需投入很大的精力去照顾患者，加重了家庭成员的心理压力。患者往往会出现情绪激动和行为变化，对家庭成员的精神心理造成刺激，从而形成压力。

（3）造成家庭成员情绪的变化 当患重病，特别是不治之症，对家庭成员的情绪影响很大，会出现许多不良情绪反应，如情绪低落、悲伤、绝望、无助感等。

3.疾病对社会的影响

（1）降低社会生产力 个体患病后暂时或长期免除了其原有的社会责任，必定降低社会生产力。

（2）消耗社会的医疗资源 特别是癌症晚期、植物人状态等，治疗已毫无意义，但在传统的伦理道德的制约下，家属不放弃治疗，医务人员也必须给予治疗，从而造成了社会医疗资源过多的消耗和浪费的现象。

（3）造成疾病传播 某些传染性疾病，如肝炎、结核、艾滋病等，如不采取适当的措施，有可能造成更大范围的传播，严重威胁他人的健康和社会安全。

三、健康与疾病的关系

1.健康与疾病在一定条件下可以互相转化。

2.健康与疾病是动态变化的。

3.健康与疾病可以在个体身上并存。

4.健康与疾病之间没有明确的分界线。健康和疾病总是相对的关系，不是绝对的，二者之间存在"过渡形式"，即所谓的"亚健康"状态。

【知识链接】亚健康的概念

亚健康（sub-health）是近年来国内外医学界提出的一个新概念。WHO认为它是介于健康与疾病之间的中间状态，也称"第三状态"。中华中医药学会2006年发布的《亚健康中医临床指南》指出：亚健康是指人体处于健康和疾病之间的一种状态。处于亚健康状态者，不能达到健康的标准，表现为一定时间内的活力降低、功能和适应能力减退的症状，但不符合现代医学有关疾病的临床或亚临床诊断标准。亚健康的发生与现代社会人们不健康的生活方式及不断增大的社会压力有直接关系。

亚健康应与亚临床疾病相鉴别。后者虽无疾病的症状和体征，但存在生理性代偿或病理性改变的临床检测证据，本质上是疾病。如"无症状缺血性心脏病"，机体没有胸痛等临床表现，但心电图等检查常可发现心肌缺血的客观证据。而亚健康本质上还不是疾病，可能是亚临床疾病的更早期形式。亚健康的发生和发展是个动态的过程，处理得当，身心可向健康转化；反之，则患病。

【拓展与思考】

举例说明疾病对患者和家庭的影响。

第三节　环境

环境是指围绕着人群的空间及其中可以直接、间接影响人类生活和发展的各种自然因素、社会因素的总体。从广义上说，环境是影响机体生命和生长的全部外界条件的总和。在护理学中，环境是护理学的四个基本概念之一，护理学家们赋予了它更深刻的含义。护理学创始人南丁格尔认为环境是"影响生命和有机体发展的所有外界因素的总和，这些因素能够缓解或加重疾病和死亡的过程"；美国护理学家韩德森认为环境是"影响机体生命与发展的所有外在因素的总和"；护理理论家罗伊把环境定义为"围绕和影响个人或集体行为与发展的所有外在因素的总和"。环境可以对人产生积极或消极作用，人也可以影响环境，人与环境间相互作用、相互影响。环境与人类的健康状况息息相关，良好的环境能促进健康，不良的环境会带来危害。

人的环境包括内环境和外环境，内、外环境之间不断地进行物质、信息、能量的交换，并保持动态平衡。

一、环境的分类

（一）内环境

内环境是影响生命和成长的机体内部因素，由生理环境和心理环境组成。

1. 生理环境　人的生理状态，如组成人体的呼吸系统、消化系统、神经系统等。各系统之间通过神经、体液的调节维持生理平衡。当一个系统出现问题时，其他系统会随之发生变化而引起机体整体功能变化。

2. 心理环境　人的心理状态，如情绪、情感、思维、思想等。当生活中出现突发事件或意外挫折时，会引起强烈的心理反应，如果不能做好心理调节产生新的适应，使心理长期处于紧张状态，可使机体机能发生改变，导致某些心身疾病的发生。

（二）外环境

外环境是指影响机体生命和生长的全部外界因素的总和，由自然环境和人文社会环境组成。

1. 自然环境　即生态环境，是存在于人类周围的各种自然因素的总和，也是人类赖以生存和发展的物质基础，包括物理环境（如空气、阳光、水等）和生物环境（动物、植物、微生物等）。

2. 人文社会环境　人们为了提高物质和文化生活而创造的环境，与人类的精神需要密切相关，包括经济条件、政治法律、人际关系、文化教育、宗教信仰、风俗习惯等。文化教育滞后、人际关系不和谐、医疗保健服务体系尚不够完善等都可影响人类的健康。

二、健康与环境的关系

人类的一切活动都离不开环境，人类与环境相互依存、相互影响。在正常情况下，人体与环境之间保持着动态平衡关系，一旦人体的内环境或外环境发生改变，打破了人体与环境之间的平衡关系，就可能增加人体患病的风险。因此，人类在适应和改造环境的同时，要深刻认识到环境改变对人类生存和健康造成的现存的或潜在的危害，并积极探讨环境中影响人类健康的因素。创造出既适应人类生存发展，又与环境协调的空间，以达到和谐统一的最高境界，促进人类健康。

（一）自然环境因素对健康的影响

自然环境对人的影响是其根本性的。良好的自然环境是人类生存和发展的物质基础。人类要改善环境，必须以保护良好的自然环境为前提，否则势必造成严重的负面影响和破坏。

1. 气候对健康的影响　自然界的变迁，异常的气候现象，如台风、干旱、洪水、沙尘暴等可对生态系统造成破坏，给人体健康带来了威胁。另外，风寒、燥热、潮湿等气候与某些疾病的产生有密切关系。持续的高温环境可导致中暑，并有可能导致肾脏、循环系统疾病及脑卒中的危险；极冷的环境有增加呼吸道疾病和发生冻伤的可能。

2. 地形地质对健康的影响　地形地质不同，地壳物质成分不同，各种化学元素含量的多少均会对人类健康产生不同程度的影响。如环境中缺碘会导致地方性甲状腺肿；环境中氟过量会导致氟骨症；地方性砷中毒、克山病等都与当地的地质物质成分的含量有关。

3. 自然环境因素失衡对健康的影响　随着科学技术的发展，人类利用和控制环境的能力不断提高，但同时也给环境带来了污染。如大量工业废弃物和生活废弃物的排放、人工合成的化学物质与日俱增，导致空气、水、土壤等自然环境受到破坏而威胁人类的健康。如空气污染、水污染、土壤污染、噪声污染、辐射等。

（二）社会环境因素对健康的影响

1. 社会经济　社会经济是满足人群的基本需要以及卫生服务和教育的物质基础。社会经济因素对健康的影响往往起着主导作用，涉及人类的衣、食、住、行以及社会、医疗保障等方面。人群的健康水平与社会经济发展水平有密切关系。一方面，社会经济的发展是提高人群健康水平的根本保证；另一方面，社会经济的发展也必须以促进人群健康水平的提高为先决条件。因此，人群健康与经济发展是相互促进的双向作用。

2. 社会阶层　在阶级社会中，必然有社会阶层的存在。社会阶层反映人们所处的不同的社会环境，它蕴含着许多因素，如经济收入、教育程度、价值观念、卫生服务的利用、生活习惯及环境等。由于不同社会阶层存在着上述因素的差异，因此不同社会阶层的健康状况也呈现种种差别。随着我国改革开放的不断深入，社会更加趋于多样化，不同社会群体之间的经济和生活方式的差距逐渐扩大，健康状况也随之出现明显的差异。

3. 社会关系　人是生活在由一定社会关系结合而成的社会群体之中，包括家庭、邻里、朋友、工作团体等，这些基本社会群体共同构成社会网络。社会网络中，人们之间相互关系的协调性及相互支持的程度不仅是影响健康的因素，而且也是健康的基本内容。此外，人们在社会中彼此相处的方式以及其社会联系和社会身份等对健康也具有一定的意义。

4. 文化因素　文化指的是人类在社会历史发展过程中所创造的物质和精神财富的总和。与健康有关的文化因素包括：对症状的感知，偏爱的治疗方式以及实施营养、安全和生活的行为方式等。在人类社会的发展过程中，寻求适应环境的方式是文化的核心。文化的发展促使社会更适宜群体的生存，同时也影响人群的健康状况及疾病的模式。

5. 生活方式　生活方式是人们长期受一定文化、民族、经济、社会、风俗、规范，特别是家庭的影响而形成的一系列生活习惯、生活制度和生活意识。它是个人先天和习惯的倾向，是经济、文化和政治等因素相互作用所形成的。虽然生活方式受自然环境的影响，但它是一种社会行为，或者说是社会文化行为。同时，生活方式又是可以由个人控制的。

6. 卫生服务体系　卫生服务系统的主要工作是向个人和社区提供范围广泛的促进健

康，预防疾病、医疗护理和康复服务，保护和改善人群的健康。由于世界各国的社会发展和经济制度的不同，卫生资源的拥有、分配和利用情况的差距悬殊。鉴于世界半数以上人口的健康状况并非令人满意，而且发达国家和发展中国家之间的健康水平和卫生资源也存在很大的差距，世界卫生组织提出要本着社会公正的精神，采取国家和国际的有效行动，在全世界，特别是在发展中国家实施初级卫生保健。

【知识链接】国际护士会的倡导

1975 年，国际护士会在其政策声明中，概述了护理专业与环境的关系：保护和改善人类环境成为人类为生存和健康而奋斗的一个主要目标。该目标要求每一个人和每一个专业团队都要承担以下职责：保护人类环境，保护世界资源，研究它们的应用对人类的影响及如何避免人类受影响。同时，也明确规定了护士的职责：

1. 帮助发现环境中对人类积极的和消极的影响因素。

2. 护士在与个体、家庭、社区和社会接触的日常工作中，应告知他们如何防护具有潜在危害的化学制品及有放射线的废物等，并应用环境知识指导其预防和减轻潜在性危害。

3. 采取措施预防环境因素对健康所造成的威胁。同时加强宣传，教育个体、家庭、社区及社会对环境资源进行保护的方法。

4. 与卫生部门共同协作，找出住宅区对环境及健康的威胁因素。

5. 帮助社区处理环境卫生问题。

6. 参与研究和提供措施，早期预防各种有害于环境的因素；研究如何改善生活和工作条件。

【拓展与思考】

1. 举例说明环境对健康的影响。

2. 如何指导患者维持良好的内、外环境以维持和促进健康？

第四节　护理

一、护理的概念

【重点提示】

护理的定义，护理的内涵，护理在健康促进及健康保护中的作用。

护理（nursing）一词来源于拉丁文"Nutricius"，包含保护、养育、供给营养、照顾等。护理的概念及定义随着社会需求及环境的变化，以及护理专业的不断发展与完善而演变。

1859 年，南格尔提出护理是把患者置于最佳环境中，主要通过改变环境使机体的本能发挥作用恢复身心健康。

1966 年，弗吉尼亚·韩德森认为护士的独特功能是协助患病的或健康的人，实施有利于健康、健康的恢复或安详死亡等活动。

1980 年，美国护士协会又将护理定义为护理是诊断和处理人类对现存的或潜在的健康问题的反应。这一定义指出：①护理的服务对象是整体的人，既包括患者，也包括健康人，既指个人，又指家庭、社区和全社会。护理的最终目标是提高全人类的健康水平；②护理研究的是人对健康问题的反应，即人在生理、心理和社会各方面的健康反应；③此定义是和护理程序紧密联系的，护士通过应用护理程序进行评估、诊断、计划、实施和评价，完成对护理对象健康问题反应的诊断和处理。这一定义较好地表达了护理学的科学性和独立性，目前被大多数国家护理界认同和采用。

二、护理的内涵

（一）照顾

是护理永恒的主题。照顾护理对象永远是护理的核心。

（二）人道

护理过程中尊重个体，注重人性（视每一位护理对象为具有人性特征的个体，为具有各种需求的人），并做到一视同仁，积极实行救死扶伤的人道主义精神，为人类的健康服务。

（三）帮助

护士与患者是双向的帮助与被帮助的关系　护士用自己的专业知识、技能与技巧提供帮助与服务，满足患者特定的需要。同时，护士在帮助护理对象时也从中积累了工作经验，深化了自身专业知识，提高了自己。

三、护理与健康的关系

护理贯穿于人的生命全过程。通过护理活动，为护理对象创造良好环境，帮助护理对象提高应对和适应环境的能力，尽可能满足护理对象多方面需要，促进机体的健康状况向最佳健康方面转化，从而帮助患者实现"恢复健康，促进健康"的目标。

（一）护理与健康促进的关系

健康促进是促使人们维护和提高他们自身的过程，是协调人类和环境之间的战略，规定了个人与社会对各自健康所负的责任。护士在其中担当着重要的角色。

1. 进行健康教育　用多种方式宣传酗酒、吸烟、不合理用药的危害，宣传防范传染病及安全事故的有效措施，帮助人们树立健康观念、提高健康行为选择的能力。

2. 帮助认识影响健康的因素　帮助护理对象认识卫生习惯、生活方式、环境方面的有害因素，鼓励护理对象主动参与，为制定增强健康和控制慢性病的护理计划提供重要信息，激励人们养成积极的生活方式和行为习惯。

3. 帮助护理对象矫正不良的生活方式和行为　积极与护理对象一同制定全面的健康计划，包括应激处理、运动锻炼、营养常识、合理用药、适应社会等方面。

4. 倡导建立促进健康的环境　现阶段环境污染严重，积极倡导环境保护，消除环境中不利于健康的因素，提高环境质量，努力为服务对象创造一个适合身心休养的环境。

（二）护理与健康保护的关系

健康保护指人们采取行动预防和对抗疾病的过程，其目的是积极地控制不良行为和危险健康的因素，避免疾病，早期发现疾病并控制疾病，减少残疾，保持功能。护士在健康保护中担当着重要的角色。

1. 控制传染病　包括预防传染病扩散，控制传染源、切断传播途径、进行免疫接种等，提高人们对传染病的抵抗力。

2. 开展健康普查　早期发现疾病，例如高血压患者、易患癌人群的筛查等。

3. 维持患者正常的功能形态　尽可能帮助患者满足基本需要，提高健康水平。

4. 预防并发症采取积极有效措施　预防感染、便秘及长期卧床所致的压疮、肌力丧失、关节废用等。

【拓展与思考】

护士如何在"恢复健康、维护健康"中发挥作用？

【课后检测】

一、A1 型选择题

1. 护理学的四个基本概念指的是（　　）

A. 人、环境、保健、护理　　　　　　　　B. 人、健康、环境、护理

C. 健康、社会、护理、环境　　　　　　　D. 预防、康复、治疗、环境

E. 人、预防、保健、护理

2. 生命机体所处的环境可分为（　　）

A. 治疗性环境和护理环境　　　　　　　　B. 大环境和小环境

C. 内环境与外环境　　　　　　　　　　　D. 生理环境和心理环境

E. 自然环境与社会环境

3. 关于人的概念，下列描述不正确的是（　　）

A. 人成为护理专业中最为关注的因素　　　B. 人应对他人健康负责

C. 人是统一的整体　D. 护理中人的范围包括个人、家庭、社区和社会

E. 人是护理活动实践的核心

4. 关于健康与疾病的关系，下列描述哪项是错误的（　　）

A. 健康与疾病是连续的统一体

B. 健康与疾病是一对矛盾的两个侧面

C. 健康与疾病之间能找到明显的界限

D. 健康和疾病之间是一个动态的平衡过程

E. 任何人、任何时期都包含着健康与疾病的成分

5. 关于护理的概念，描述不正确的是（　　）

A. 护理是指帮助患者利用环境获得康复

B. 护理是指帮助健康的人或患者保持或恢复健康

C. 护理只能满足人的一般需要

D. 护理工作必须应用科学方法

E. 照顾永远是护理的核心

二、A2 型选择题

7. 患者陈某，男，16 岁。被诊断为先天性心脏病，由于父亲残疾，靠母亲一人工作养家，一直无法接受介入治疗。影响该患者健康的因素是（　　）

A. 环境因素　　　B. 心理因素　　　C. 生活方式　　　D. 营养状况　　　E. 社会经济因素

8. 患者李某，男性，48 岁。因长期饮酒导致脂肪肝，影响其健康的因素属于（　　）

A. 生物因素　　　B. 生活方式　　　C. 环境因素　　　D. 社会因素　　　E. 心理因素

9. 患者齐某，女性，54 岁。患高血压病 5 年，近 2 个月因小区的老年舞蹈队在自家楼前的花园内排练，鼓乐齐鸣，感到眩晕恶心，脉搏加快，原因是（　　）

A. 噪声的影响　　　　　B. 心情激动兴奋　　　　　C. 室内通风不佳

D. 情绪紧张　　　　　　E. 剧烈运动所致

三、A3 型选择题

（10 ～ 11 共用题干）

患者张某，男性，55 岁，身高 168cm，体重 78kg。因上班时间坐在办公室工作，平时缺乏运动，爱吃高热量的食物，近日公司常规体检查出患有糖尿病。

10. 引起该患者健康问题的因素是（　　）

A. 生物因素　　　B. 环境因素　　　C. 社会因素　　　D. 生活方式　　　E. 心理因素

11. 对于糖尿病的高危人群，进行糖尿病筛选，早期给予治疗，属于（　　）

A. 一级预防　　　B. 二级预防　　　C. 三级预防　　　D. 病因预防　　　E. 病残预防

（张燕）

第四章　护理学理论与相关理论

【学习要点】

【知识目标】

1. 掌握　系统的分类；马斯洛需要层次论的主要内容；压力源的种类，压力反应的过程，适应的层次；自理、自理能力、治疗性自理需要的定义。

2. 熟悉　马斯洛需要层次论的主要观点；塞里的压力与适应学说；影响自理能力的因素。

3. 了解　系统的基本属性；需要的基本特征；压力的防卫；环境理论的基本内容。

【技能、职业能力培养目标】

1. 明确　能正确识别患者的需要，找出影响需要满足的因素，应用马斯洛的需要层次论为患者解决最迫切的需要。

2. 熟悉　应用压力与适应理论，识别压力源，学会为自己解压。

3. 学会　运用奥瑞姆自理理论识别护理对象的自理需要，提供相应的护理系统。

【情感、态度等素质培养目标】

1. 明确　具有高尚、灵活、开放的人文精神，表现出爱护、尊重护理对象和严谨、科学的工作态度。

2. 熟悉　学会系统分析的方法，体会系统分析在生活中的作用，树立系统分析问题的观念，理解系统优化的意义。

3. 学会　最大限度地发挥患者的潜能，恢复自护能力，进行自我照顾。

【情景导入与任务】

孙某，女，25岁，舞蹈演员，因交通事故伤急诊入院，行右下肢截肢清创术。术后 BP 10.0/8.0kPa，P 120 次/分，患者清醒之后，得知伤情，情绪反应强烈，拒绝任何治疗。

问题：

1. 你认为该患者有哪些需要？最迫切的需要是什么？作为一名护士，你应该运用哪种护理学相关理论来帮助她满足需要？

2. 该患者面对的压力源是什么？面对压力患者出现哪些反应？采取了哪些应对方式？你如何应用压力与适应理论协助该患者缓解压力？

第一节　护理学相关理论

理论是对特定领域内某现象的系统、整体的描述。任何学科的基础都是建立在可用于指导实践的理论知识体系之上的。本节就对护理理论有着重要导向作用的社会科学及其他学科理论进行介绍。主要包括一般系统理论、人类基本需要层次理论、压力与适应理论。

一、系统理论

【重点提示】
系统的分类，系统的基本属性。

【知识链接】一般系统论的起源发展
系统思想源远流长，但作为一门科学的系统论，人们公认是美籍奥地利人、理论生物学家 L.V. 贝塔朗菲（L.Von.Bertalanffy）创立的。他在 1932 年提出"开放系统理论"，提出系统论的思想，1937 年提出了一般系统论原理，奠定了这门科学的理论基础。他的论文《关于一般系统论》，到 1945 年才公开发表，他的理论到 1948 年在美国再次讲授"一般系统论"时，才得到学术界的重视。1968 年贝塔朗菲发表的专著《一般系统理论：基础、发展和应用》，被公认为是这门学科的代表作。贝塔朗菲临终前发表了《一般系统论的历史与现状》一文，探讨系统研究的未来发展。

（一）系统理论概念

1.定义　系统是由若干相互影响、相互作用，具有一定结构和功能的要素组成的有机整体。

2.意义

（1）系统是多个要素的集合，每个要素有自己独特的结构和功能。

（2）各要素之间既相互联系又相互作用，组成整体后的系统具备新的功能。

例如：人体的呼吸系统由呼吸道和肺组成，呼吸过程由肺通气、肺换气、组织换气三个环节来完成。它们既相互衔接又同时作用。

（二）系统的分类

1.按组成要素性质分类

（1）自然系统自然形成的系统　如人体系统、生态系统等。

（2）人为系统为达到某种目的而人为建立的系统　如护理质量管理系统。

（3）复合系统即自然系统与人造系统的组合　如导航系统、交通管理系统和人—机系统。

2. 按系统的运动状态分类

(1) 动态系统随着时间的改变而变化的系统 如生态系统。

(2) 静态系统不随着时间的变化而变化 如建筑系统。具有相对稳定性。

3. 按系统与环境的关系分类

(1) 开放系统与周围环境进行物质、能量和信息交换的系统 如教育系统。分为：①输入是指物质、能量和信息由环境流入系统的过程。例如：人体呼吸系统通过吸入空气中的氧，分解体内的有机物，释放能量，供机体进行生理活动需要。②输出是指经系统改变后的物质、信息、能量散发进入环境的过程。例如：人体在呼吸过程中吸入氧，将二氧化碳排出体外。③反馈是指系统的输出反过来又进入系统并影响系统的功能。

(2) 闭合系统不与周围环境进行物质、能量和信息交换的系统 系统的闭合是相对的，没有绝对闭合的系统。

4. 按系统的实际内容分类

(1) 物质系统以物质实体构成的系统 如仪器设备。

(2) 概念系统由非物质实体组成的系统 如科学理论。

（三）系统的基本属性

1. 整体性是一般系统论的核心 体现为系统的整体功能大于系统各要素功能的总和。要增强系统的整体功效，就要发挥每个要素的作用，同时协调各要素与整体和环境之间的相互关系。

2. 相关性 系统各要素之间相互联系、相互影响，其中一个要素的功能和作用的变化，都会引起其他要素或整体系统的功能和作用的改变。如糖尿病可引起中枢神经系统和肾功能的损害。

3. 动态性 系统可随时间的变化而变化。通过与环境进行物质、能量和信息的转换，以适应环境，维持自身的生存与发展。

4. 层次性 系统是按着复杂程度依次排列组成，每个系统都是具有复杂层次的有机体，较简单、低层次的称为次系统，较复杂、高层次的称为超系统。

5. 目的性 维持系统内部各要素的平衡和稳定，以求适应与发展。

（四）系统理论在护理实践中的作用

1. 用系统的观点看人，形成整体护理的思想 护理的对象是人，人是由生理、心理、社会、精神、文化组成的一个整体，是一个自然、开放的系统。人总是不断地与周围环境进行着物质、能量和信息的交换，环境无时无刻不在对人产生影响。因此既要考虑人对环境的适应性，又要关注环境对人的影响。当机体的某一器官或组织发生病变，表现出疾病征象时，护士应如何护理？根据一般系统论，护士不仅应考虑该病变器官或组织的问题，还应考虑到其所在系统的问题，考虑到环境对机体的影响。因此，护士仅仅提供疾病护理是不够的，还应提供包括生理、心理、社会等要素的整体性照顾，即整体护理。由此可见，一般系统论孕育了整体护理思想。

2.护理程序的理论框架　护理程序可以看成一个开放系统，输入的信息是护士经过评估后的患者基本健康状况，经诊断、计划和实施后，输出的信息主要为护理后患者的健康状况。经评估后进行信息反馈，若患者尚未达到预定健康目标，则需要重新收集资料，修改计划及实施，直到患者达到预定健康目标。因此，一般系统论组成护理程序的理论框架。

3.用系统的观点看护理

(1)护理是一个具有复杂结构的系统。护理系统包括医院临床护理、护理管理、护理教育、护理科研等一系列相互关联、相互作用的子系统。

(2)护理是一个开放的系统。护理系统是社会的组织部分，护理系统从外部输入信息，并与社会政治、经济、科技特别是医疗等系统相互影响、相互制约。

(3)护理是一个动态的系统。科学技术的发展、社会对护理需求的不断变化，必然对护理组织形式、工作方法、思维方式提出变革的要求。

(4)护理是一个具有决策和反馈功能的系统。

4.为护理管理提供了理论支持　根据一般系统论，医院护理管理系统是医院整体系统的一个子系统，与医院的其他子系统如医疗、医技、后勤、行政等部门相互联系、相互支持。因此，护理管理者在实施管理过程中运用一般系统论的方法，调整与各部门之间的关系，取得医院行政部领导、医疗和后勤的支持与配合，并不断优化自身内部的管理结构，使护理系统得以高效、合理地运行。

【拓展与思考】
怎样理解人是一个开放的系统?

二、需要层次理论

【重点提示】
需要的分类，影响需要的因素，需要理论对护理的意义。

【知识链接】马斯洛简介
亚伯拉罕·马斯洛是美国著名社会心理学家，第三代心理学的开创者，提出了融合精神分析心理学和行为主义心理学的人本主义心理学。马斯洛需求层次理论是行为科学的理论之一，由亚伯拉罕·马斯洛在1943年在《人类激励理论》论文中所提出。主要作品《人的动机理论》《动机和人格》《存在心理学探索》《科学心理学》《人性能达到的境界》。

（一）需要的概念

1. 需要   有机体、个体和群体对其生存与发展条件所表现的依赖状态，是个体和群体的客观需求在人脑中的反应，是个人的心理活动与行为的动力。

2. 人的基本需要   指个体生存、成长与发展过程中，维持其身心平衡的最基本需求。它是人类共有的，不分种族、性别、年龄。

（二）需要的特征

1. 对象性   人的所有需要都指向一定的对象。对象可以是物质方面，如食物、服饰，也可以是精神方面，如：求知、理想等。

2. 发展性   人体在不同的发展阶段会产生不同的需求。如：学前儿童具有生理需要、活动需要、交往需要、认识需要、尊重需要；5岁儿童的社会需要迅速发展；中学阶段，除物质需要外，安全需要、交往需要、尊重需要、创造需要成为主导需要。

3. 无限性   当一个需要满足后，又会产生新的需要。

4. 社会历史制约性   人的需要的产生与满足受社会、经济、文化习俗、周围环境条件的制约和影响。

5. 共同性与独特性   人的基本需要是人类共有的，但每个人所处的社会环境不同，所属的群体不同，其需要有明显的个体差异。

（三）需要的分类

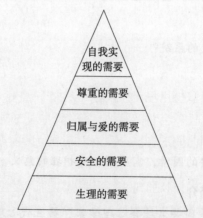

图 4-1   马斯洛的人类基本需要层次示意图

1. 生理的需要   维持生存及种族延续的最基本需要。包括呼吸、食物、活动与休息等。

2. 安全的需要   希望受到保护及免遭威胁。包括生理与心理方面，如人身安全、财产安全、工作职位保障等。

3. 爱与归属的需要　被他人或群体接纳、爱护、关注和支持的需要，包括得到和给予两方面。

4. 尊重的需要　包括自尊与他尊。自尊即个体渴求能力、自信、自主和成就感。另一方面，个体希望受到别人的尊重、信赖和高度评价，即他尊。

5. 自我实现的需要　是最高层次的需要。指个体希望最大限度地发挥潜能，实现理想和报负的需要。马斯洛提出，为满足自我实现需要所采取的途径是因人而异的（图4-1）。

（四）需要的层次理论的基本观点

1. 需要的满足　由高到低，生理的需要必须首先得到满足。

（1）有些需要必须立即且持续地予以满足，而有些需要可以暂时延缓满足。

（2）当较低一层的需要被满足或基本满足后，高一层次的需要便会出现，并逐渐明显。

（3）随着前一层次需要的不断满足，后一层次的需要就会出现。前后层次之间略有重叠。

2. 各需要之间的层次　层次顺序并不是固定不变的，不同的人在不同的条件下会有所不同。

（1）人类基本需要满足的程度与健康是密切联系的，如得不到满足，会引起焦虑、抑郁等负性情绪，导致疾病。

（2）随着层次的上移，其满足的方式和程度差异越大。

（3）层次越高的需要，其满足的方式差异越大。五种需要可以分为两级，其中生理的需要、安全的需要和爱和归属的需要都属于低一级的需要，这些需要通过外部条件就可以满足；而尊重的需要和自我实现的需要是高级需要，他们是通过内部因素才能满足的，而且一个人对尊重和自我实现的需要是无止境的。同一时期，一个人可能有几种需要，但每一时期总有一种需要占支配地位，对行为起决定作用。任何一种需要都不会因为更高层次需要的发展而消失。各层次的需要相互依赖和重叠，高层次的需要发展后，低层次的需要仍然存在，只是对行为影响的程度大大减小。

（五）影响需要满足的因素

1. 内在因素

（1）生理因素　包括疾病、生理缺陷、疲劳、损伤等，这些因素会影响或限制需要的满足。

（2）情绪因素　焦虑、紧张等情绪可以影响需要的满足。

（3）认知因素　认知水平会影响个体对信息的接受、理解和应用，进而影响个体对自身需要的认识和满足。

（4）其他因素　如个人的信仰、价值观、个性特点、文化程度等都会影响个体基本需要的满足程度和方式。

2. 外在因素

（1）社会文化因素　经济状态、物质条件、社会道德观、文化习俗和人际关系等因素均可影响各种需要的满足。

（2）环境因素　环境中的某些物理、化学、生物因素等会影响人基本需要的满足。

（六）需要层次论对护理实践的作用

1. 应用于临床护理

（1）满足患者需求　帮助护士更好地理解和领悟护理对象的言行，识别护理对象未能满足的需要，这些未能满足的需要就是需要护士帮助和解决的护理问题。如患者在住院期间对各种检查和治疗护理工作产生质疑，则表明其安全的需要未能得到满足。

（2）预测护理对象需要　预测护理对象尚未表达的需要，或对其潜在的问题采取预防性的措施。如老年肺部感染患者，痰多、咳嗽无力，有气道梗阻导致氧气的需要得不到满足的风险，需要护理人员立即帮助，以满足生理的需要。

（3）指导收集护理对象资料　指导护士系统地收集患者资料，护士可根据需要层次理论为依据，为患者系统地收集、有条理地收集和整理资料，避免遗漏。

（4）帮助制定护理计划　在制定护理计划时，可按照基本需要的层次，将患者的护理问题分为轻、重、缓、急进行排序，合理地安排护理工作。

注意：在将人类基本需要层次理论运用于护理工作的实践中，护理人员必须把护理对象作为整体的人看待，在满足其低层次需要的同时应考虑其更高层次的需要，切不可把各层次的需要割裂开来。虽然人类有共同的基本需要，但每个人的需要又因人而异，而且，同一个人在其不同的生命阶段其需要也有所不同，护理人员应以发展的眼光识别和满足个体不同的需要，以提供个性化高品质的优质护理服务。

2. 应用于临床其他领域

（1）护理理论　马斯洛的基本需要层次论为护理学提供了理论框架，它是护理程序的理论基础，指导护理实践有效进行。

（2）护理管理　针对护理人员在不同时期、不同阶段、不同层面的需要，实行人性化管理，减轻工作压力，保持身心健康，提高护理工作的质量与效率。

（3）护理教育　马斯洛的基本需要层次论对帮助理解人类的发展，教育管理和个人自身发展有着极其重要的作用，为护理教育提供了理论依据。

（4）护理研究　马斯洛的基本需要层次理论为护理研究拓展了思路，给护理工作者研究不同人群的需要提供了理论依据，具有很好的指导意义。

【拓展与思考】

用人类基本需要层次论分析你的好朋友可能有哪些原因引起尚未满足的需要？

【情景导入与任务】

张护士，女，24岁，本科毕业刚刚分配到某省级医院胃肠外科工作。该病区工作繁忙，护士长为了控制护理质量，每天早晨交班时会对护士工作中的错漏进行点评，并登记作为扣罚奖金的依据，以此提醒大家注意。张护士每天疲惫不堪，也曾经给护士长提过有做得不够的地方。最近，张护士每天下班前反复检查自己的工作有无错漏，晚上难以入睡，甚至梦见出差错而惊醒。请问：

1. 张护士面临的工作压力源有哪些？

2. 该护士自身应如何应对工作压力？

3. 该病区护士长应如何帮助该护士应对工作压力？

三、压力与适应理论

【重点提示】

压力源，压力反应过程，适应的层次。

（一）压力与压力源

1. 压力，又称应激或紧张，是一个复杂的概念 席尔认为压力是人体对环境刺激而产生的非特异性反应，即身体对作用于它的压力源所进行的调整。这种非特异性反应是一种没有选择性、影响全身或大部分系统的反应。拉扎勒斯认为压力是人与环境相互作用出现的一种结果。压力是来自内部或外部环境的压力源的需求超过个人、社会等的适应资源时所产生的结果。目前普遍认为压力是个体对作用于自身的内、外环境刺激做出认知评价后，引起的一系列生理及心理紧张性反应状态的过程，包括刺激、认知评价、反应三个环节。

此定义包括三个方面：刺激、认知评价及反应。

（1）刺激 重点研究能够引起压力反应的刺激物的特点。

（2）认知评价 压力不是环境刺激的直接结果，而是环境刺激通过人的认知评价，只有被评价为紧张性的刺激时，才能引起压力反应。

（3）反应 在压力状态下，人的生理、心理等方面的反应。

【拓展与思考】

刺激、认知评价与反应三者之间的联系。

2. 压力源，也称应激源或紧张源 指任何能使个体产生应激反应的内、外环境的刺激。

（1）躯体性压力源 对个体直接产生刺激作用的各种刺激物。包括：①物理性因素：如噪声、光线、温度；②化学性因素：如药物、空气污染；③生物性因素：如细菌、病毒、寄生虫；④生理性因素：如饥饿、妊娠、更年期的改变等；⑤病理性因素：如手术、外伤、疾病等。

（2）心理性压力源　来自大脑中的紧张信息，包括心理冲突与挫折、不祥的预感、与学习工作有关的压力。

（3）社会性压力源　各种社会现象或人际关系而产生的刺激。如丧偶、失业、人际关系冲突等。

（4）文化性压力源　文化环境的改变对个体产生的刺激，如个体在不同的环境中感受到由于语言文化、风俗习惯等不同而产生的压力。

3.压力反应机体对压力源的反应称为压力反应　压力反应主要表现在以下方面：

（1）生理反应　如心率加快、血压升高、瞳孔缩小、耗氧量增加等。

（2）情绪反应　如焦虑、恐惧、抑郁、愤怒等。

（3）认知反应　如注意力分散、记忆力下降、思维迟钝、判断失误等。

（4）行为反应如一些重复动作（吸烟、来回踱步）、行为紊乱或退化、动作不协调等。

4.压力反应的规律

（1）多种不同压力源中的任何一个压力源就可以引起压力反应。

（2）人们对同一个压力源的反应可以是各种各样的。

（3）大多数人都能设法避免一般性的压力源。

（4）大多数人对极端的压力源的反应方式是相同的。

（5）每个人对压力反应的强度和持续时间可不相同。

（二）塞里的压力与适应理论

塞里（Hans Selye）是加拿大心理学家，被称为"压力学之父"。从 20 世纪 40 年代开始，塞里通过大量的动物实验和科学研究，探讨在压力下生物体的反应，形成了著名的压力与适应理论。其理论的主要观点包括：

1.压力　塞里认为，压力是人体应对环境刺激而产生的非特异性反应，压力源是引起机体全身系统反应的各种刺激。压力源可分为积极压力源和消极压力源。

2.压力反应　塞里主要从生理角度描述了人体面对压力产生的反应，他认为压力的生理反应包括全身适应症候群（general adaptation syndrome, GAS）和局部适应症候群（local adaptation syndrome, LAS）。GAS 是指机体面临长期不断的压力而产生的一些共同的症状和体征，如全身不适、体重下降、疲乏、倦怠、疼痛、失眠、胃肠功能紊乱等。这些症状通过神经内分泌途径产生，涉及身体的各个系统。LAS 是机体应对局部压力源而产生的局部反应，如卧床患者皮肤由于长时间受压而出现压疮。

3.压力反应过程塞里认为 GAS 和 LAS 的反应过程分为 3 个阶段。

（1）警告期　这是压力源作用于身体的直接反应。机体在压力的刺激下，出现以交感神经为主的一系列改变，表现为血糖、血压升高，心跳加快，肌肉紧张增强。这种复杂的生理反应的目的就是动用机体的能量以克服压力。

（2）抵抗期　这是机体内部的防御力量动员起来的表现。机体的防御力量与压力源相互作用，机体与压力源形成对峙。如果机体适应成功，则内环境恢复稳定，心率、血压也恢复正常，人体对外界刺激的敏感性下降；反之，机体出现持续性的损害，继而进入第三阶段。

（3）衰竭期　由于压力源过强或过长时间侵袭机体，使机体的适应性资源被耗尽，故个体已没有能量来抵御压力源，最终出现病理反应，导致个体抵抗力下降、衰竭、甚至死亡。

（三）压力的防卫

1.第一线防卫，目前的身心防卫　包括机体避免与应激源接触，对身心做出调整，使用心理防卫机制，增加对应激能力的抵抗力。①生理防卫：包括遗传因素、身体状况、营养状态、免疫功能等。②心理防卫：心理上对压力做出反应的能力。与个人的性格、智力、教育水平、生活方式、既往经验有关。

2.第二线防卫，自力救助　当一个人面对的压力源较强大，面对第一线防卫能力较弱时，会出现一些身心压力反应。若反应严重，就必须进行自力救助，以防止发生疾病。以下4种自力救助方法可帮助个体减轻压力：①正确对待问题：首先要评估，识别压力源，针对出现的问题及时处理；②正确对待情感：正视压力源的存在，然后进行合理的分析、排解，采用合适的方法及途径处理好自己的情绪；③利用支持力量：当个体经受压力时，家庭、社会的支持对缓解压力所造成的不良影响起着重要作用。此外，获得有关的信息也能减轻焦虑；④减少生理影响：如改善自己的营养状况，良好的身体状况有助于加强第一线防卫。

3.第三线防卫，专业辅助　当个体通过以上方法不能减轻强大的压力造成的影响时，就会产生身心疾病，就必须及时寻求专业人员的帮助。若个体不能及时获得恰当的专业帮助，就会使病情加重，这些疾病本身又可以成为新的压力源。

（四）适应概念与层次

1.适应的概念　生物体以各种方式调节自己以适应环境的一种生存能力及过程。适应是所有生物体的特征，是应对的最终目的。

2.适应的层次

（1）生理适应　指机体通过调整体内生理功能以适应外界环境的变化。包括：①代偿性适应：当外界对人体的需求增加或改变时，人体做出的反应。②感觉适应：指人体在某种固定的连续刺激下，出现感觉强度的减弱。例如"入芝兰之室，久而不闻其香"，就是因为持续受到特定气味的刺激导致对其敏感度降低所致。

（2）心理适应　指人在心理压力的刺激下，通过调整自己的认识、态度与情绪，以减轻心理上的紧张与不安，恢复心理平衡。

（3）社会文化适应　①社会适应：通过调整个体行为，以适应社会的法规、道德观念的要求。如刚参加工作的护士，除了学习专业知识和技能外，还要熟悉工作的环境，遵守医院的规章制度；②文化适应：调整个体的行为，使之符合特定的文化思想、习俗、礼仪规范等要求。如入乡随俗。

（4）技术适应　通过掌握先进的科学技术，控制周围环境中的压力源。如炎热季节，利用空调调节室温，让人感觉舒适。

（五）压力与适应理论在护理中的应用

压力与适应理论使人们认识到压力可成为疾病的原因或诱因，而疾病又可成为新的压力源，从而明确压力与疾病的关系。帮助护理人员识别患者和自身的压力源，寻求适应对策，减轻患者及护士自身工作中的压力。

1. 患者的压力与适应

（1）医院中常见的压力源　①环境陌生：患者对所处医院环境不熟悉，对医院的各种制度不了解，对主管医务人员不了解，对医院的饮食不习惯等；②疾病的威胁：疾病影响身体功能、外表形象、工作生活、甚至威胁生命；③信息的缺乏：患者对所患疾病的诊断、治疗、护理措施不清楚；或医务人员没有及时协助患者满足基本需要，忽视了与患者及家属的沟通；④与外界接触减少：患者因住院与家人、同事分离，担心家人、朋友对自己不够关心，不受医务人员的重视等；⑤经济问题：患者担心住院费用高，自己难以承受；⑥自尊的丧失：疾病失去自理能力，需要他人帮助进食、如厕等，不能保护自己隐私，治疗过程中有时候不能遵照自己意愿行事，患者自我形象改变等。

（2）协助患者应对压力　①协助患者找出压力源：评估压力的程度、持续时间、过去承受压力的经验，以及可以得到的社会支持等；②减少环境的压力：给患者安排适宜的治疗环境，消除有害因素的影响。如向患者介绍医院的环境、有关规章制度、负责的医生护士及同室病友，创造良好的物理和人文环境，让患者尽快适应住院生活，减轻因陌生和孤独带来的心理压力；③患者提供有关疾病的信息：及时向患者提供有关疾病的诊断、治疗、护理及预后等知识，以减少因缺乏有关疾病的知识而造成的压力；④保护患者的自尊：尊重患者，注意保护患者的隐私，协助患者保持良好的自身形象；⑤协助患者建立良好的人际关系：调节病室气氛，鼓励患者与医护人员及同室病友建立良好关系，动员患者的支持系统，给患者以帮助和支持，使患者树立信心，发挥主观能动性，更好地配合治疗及护理。

2. 护士的压力与适应

（1）护士工作中的压力　①繁重而紧张的工作：护理人员不足、知识与技术不断更新、不规律的作息、高强度的工作负荷等；②复杂的人际关系：护患关系、医护关系、护士与家属的关系、同事之间的关系等；③高压高风险的工作：细菌、病毒侵袭，药物不良反应、辐射等危险和其他医源性损伤。

（2）适应对策　①减少压力刺激：合理安排工作与生活，减少因时间紧张而产生的压力；改善人际关系，以诚相待，宽以待人，适当社交，提高自己社会交往的能力；②正确评价压力源：不同价值观的人对压力源有不同的认识，并会引起不同的反应。因此，应树立正确的价值观，采取积极的认知方式，即在看到事物不利方面的同时更应看到有利的方面，以增强自信，正确对待问题，正确对待情感，培养积极的工作和生活态度；③减轻压力反应：生活中大多数压力是无法避免的，只有提高对身心压力的承受力，才能减轻压力反应，保持身心的健康。例如：适当休息与规律运动，休息可使身心两方面得到放松。经常进行有规律的运动，可以控制体重、促进肌肉放松、减轻压力反应。加强饮食营养，不但可以维系生命，还可以使人在遇到压力时，各个组织器官更有潜力应付各种情况的变化。运用各种放松技巧，常用的有深呼吸训练、听音乐、肌肉放松训练、引导想象放松训练、言语想象暗示放松训练等方法，以降低个体交感神经系统的亢奋。采取积极的应对方式，通过"问题解决"的应对方式，消除压力源；采取"回避"的应对方法，远离压力源；"再评价"的应对方式，改变认知态度，换角度去认识生活事件；采取"求助"的应对方式，寻求社会支持；"放松"应对训练，有助于调节自主神经功能，控制与压力有关的不良症状；采用"转移"的应对方式，分散注意力，缓解紧张压力和不良的情绪。④寻求专业帮助：当个体遇到强度过大的压力时，通过以上方法不能减轻压力造成的影响时，容易罹患身心疾病。此时必须及时寻求专业人员的帮助，由医护人员有针对性地提供药物治疗、心理治疗、健康教育，以提高应对能力，有利于疾病的痊愈。

【拓展与思考】

记录自己一周内所面临的压力源，并记录自己对压力的反应，对这些压力进行分析，评估一下自己应对压力的方法是否有效。

第二节　护理理论

【情景导入与任务】

周某，男，48岁，教师。急诊心电图检查提示为急性前间壁心肌梗死，由平车推送入院。入病房监护室时，患者表情痛苦，面色苍白，四肢冰冷。家属述说患者持续心前区疼痛1小时，同时伴随后背及双肩放射性疼痛。经溶栓等治疗，患者病情好转，生命体征平稳，拟出院，出院前患者问他以后是否可以打篮球，请问：

该患者在入院和出院前分别存在哪些自理缺陷？如何护理？

一、南丁格尔的环境理论

南丁格尔的环境理论，描述了环境对个人健康的重要性，环境概念是南丁格尔理论的核心思想。她认为，护理工作本身并不是一种治疗活动，而是帮助患者处于合适的环境中，使患者自我恢复。南丁格尔把机体看作是处于物理、心理、社会三个环境中的人，而护理就是要通过改变环境，使机体处于最佳状态的非治疗性活动。

（一）环境理论对护理学基本概念的阐述

南丁格尔认为护理中人、健康、环境、护理这四个基本概念是相互影响的，但环境是主要因素。环境影响人体，同时人体有能力对抗疾病，护理人员有责任改善环境。护理的目标就是把患者安置在最有利于疾病恢复的环境中，使健康成为一个自我恢复的过程。

（二）环境理论的基本内容

1. 主要概念

（1）环境 影响生命和机体发展的所有外界因素的总和，这些因素都能够缓解或加重疾病的发展和死亡。南丁格尔的环境理论认为，环境包括物理环境、社会环境、心理环境。

（2）物理环境 指除患者本身以外，影响健康及疾病过程中所有的疾病因素，包括：①清洁：指患者的皮肤、护士的手和环境的清洁等；②空气：新鲜的空气，对患者很重要；③通风：注意环境的通风，开窗让室内的空气清新，注意不要着凉；④光线：光线充足，是住房健康的条件之一；⑤噪声：对患者康复具有一定影响；⑥温暖：注意为患者保暖；⑦食物：保持清洁卫生，注重食物搭配，为患者提供足够营养。保证食物的质，而不仅仅是量。

（3）心理环境 南丁格尔理论认为消极的环境会影响患者的情绪，而温暖的阳光、诱人的食物会刺激人的情绪。

（4）社会环境 南丁格尔理论没有明确的社会环境概念，但纯净的水、排水设备及清洁等因素直接影响疾病的预防和社区的死亡率。

2. 环境理论的理论架构 环境理论主张，护理可通过提供舒适而安全的环境，来促进患者的康复，保证患者的修复过程不受妨碍。

（三）环境理论在护理中的应用

1. 护理评估 评估物理环境、心理环境、社会环境等各方面因素对疾病的影响。
2. 护理诊断 确定由环境因素所致的健康问题。
3. 护理计划 根据患者存在的健康问题，建立护理目标和护理计划。
4. 护理措施 提供有利于患者身心健康的舒适环境，通过护理干预措施提高患者对环境的适应能力，以促进康复。
5. 护理评价 对患者所处的环境因素进行干预后，患者健康状况改变的效果。

二、奥瑞姆自理理论

【重点提示】

自理理论结构，自理缺陷理论结构，护理系统理论结构，自理理论与护理实践的关系。

【知识链接】奥瑞姆简介

奥瑞姆是美国著名的护理理论家，1914年出生于美国，1932年初级护理教育毕业，1939年获护理学士学位，1945年获护理教育硕士学位。1959年发表了《护理是对人类提供自理照顾的职业》一文，1971年出版了其理论代表著作《护理：实践的概念》，对护理实践具有重要的指导作用。1976年获乔治城大学荣誉博士学位。

（一）自理理论的基本内容

奥瑞姆自理理论解释了什么是自理，以及人有哪些自理需求，包括：自理理论结构、自理缺陷结构、护理系统结构3个相关理论结构。奥瑞姆认为自理活动是个体为了满足自身的需要而采取的有目的行动，在正常情况下，人有能力满足自己的各种需要，即人有自理能力。

1. 自理理论结构

（1）自理　自理是个体为维持自身的结构完整和功能正常，维持正常的生长发育过程，所采取的一系列自发的调节行为。

（2）自理能力　自理能力是人所具有的从事自我照顾的能力。自理能力与年龄、发展情况、生活经历、社会文化、健康状况以及可得到的条件相关。正常情况下，成人能主动照顾自己，小儿、老人、患者、残障人的自理需要通过部分或全部的帮助才能满足。奥瑞姆认为人的自理能力主要包括：①重视和警惕危害健康因素的能力；②控制和利用体能的能力；③适当变换体位的能力；④认识疾病和防止复发的能力；⑤正确对待疾病的态度；⑥对健康问题的判断能力；⑦学习和运用疾病治疗和康复相关知识和技能的能力；⑧与医务人员进行有效沟通并配合治疗的能力；⑨安排自我照顾行为的能力；⑩寻求有效社会支持和帮助的能力。

（3）自理需求　自理需求是指为满足自护需要而采取的所有活动。包括三部分：①一般的自理需求，是所有人在生命周期的各个发展阶段都存在的，与维持自身结构正常和功能完整有关的需求。有6个方面：摄入足够的空气、水及食物；排泄代谢产物；维持活动与休息的平衡；正常的社交活动；避免有害因素对机体的影响；促进人的整体功能与发展；②发展的自理需求，是指在一般发展过程中的特殊需要，包括：1）与发展过程中某一段有关的自理需要，如婴幼儿的预防接种，良好的饮食和排泄习惯。老年人要避免过硬食物等；2）与发展过程中可能会发生的生活事件有关的调节需要。如失学、失业、失去亲人，接受新工作等；③健康不佳时的自理需要，是指在疾病、损伤或特殊病理变化等情况下或在诊疗过程中产生的自理需要。

（4）治疗性自理需求　自理总需求介绍了人类三个方面的全部自理需求。而治疗性自理需求是针对某个个体当前正面临的自理需求，是需要采取行动予以满足的需求。因此，评估某患者的治疗性自理需求时，需要护士针对该患者的具体情况，分析目前存在哪些尚未满足的需求。

2.自理缺陷理论结构　奥瑞姆理论模式的核心部分。阐述在人的自理能力缺陷时，决定是否需要护理的标准，即当护理需要大于自理能力时就需要护理照顾。

3.护理系统理论结构　主要阐述如何通过护理系统帮助个体满足其自理总需要。

护理系统是在人出现自理缺陷时护理活动的体现，是依据患者的自理需要和自理能力制定的。根据患者的自理需要和自理能力的不同，结合护士的职责标准，奥瑞姆设计了三种护理补偿系统。（图4-2）

（1）全补偿系统　患者没有自理能力，一切自理需要完全依赖护士完成。适用于下列三种患者：①患者完全没有自理能力，如：昏迷的患者。②患者意识清楚，知道自己的自理需要，但体力上不能完成。如：高位截瘫患者、急性心肌梗死急性期。③患者具备完成自理需要的体力，但存在精神障碍，不能做出有关自理的合理判断和决定。如老年痴呆患者、精神分裂症患者。

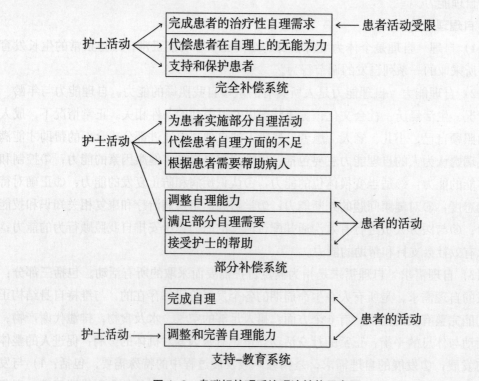

图4-2　奥瑞姆护理系统理论结构示意图

（2）部分补偿系统　患者有能力完成一部分自理需要，在满足自理需求时，既需要护士提供护理，也需要患者自己采取自理活动，二者都起作用。如手术后患者。

（3）支持教育系统　患者完成全部自理活动，但需要在护士协助下作出决策，控制行为，学习知识和技能。护士不直接参与活动，而是提供教育、支持和指导，提高患者的自理能力。如糖尿病患者、高血压患者。

（二）奥瑞姆自理理论中的四个基本概念

1. 人　奥瑞姆认为人是整体的，其自理活动包括生理、心理、精神、社会这几个方面。人的自理能力通过学习和实践而不断发展。

2. 健康　健康是最大限度地自理，自理对维持健康状态是必需的。

3. 环境　人生活在社会中都希望能进行自我管理，为他人提供帮助。自我帮助和帮助他人都是有价值地活动。

4. 护理　是一门集科学、艺术与技能相结合的学科，是预防自理缺陷发展并为有自理缺陷的人提供帮助。

（三）奥瑞姆自理理论在护理中的应用

1. 评估患者的自理能力和自理需要　确定患者存在哪些方面的自理缺陷以及原因。决定患者需要的帮助，以维持生命和恢复健康。奥瑞姆强调必须重视评估患者及家属的自理能力，使他们参与护理活动，尽快帮助患者达到自理。

2. 选择恰当的护理系统，制定护理计划　根据患者的自理需要和自理能力，选择恰当的护理系统，结合患者的自理需要制定详细的护理计划。

3. 实施护理措施　在评估自理能力和需要的基础上，护士根据护理计划提供正确的护理措施，观察和评价患者的反应，并根据患者的自理能力和自理需要的改变，适时调整护理方案。

【应用举例】

患者李某，男，69 岁，因突发右侧肢体乏力，意识障碍 2 小时入院。诊断：1. 脑出血；2. 高血压。入院时测体温 36.5℃，脉搏 68 次／分，呼吸 21 次／分，血压 234/76mmHg，浅昏迷，右上肢肌张力高，肌力 2 级，右下肢肌力 2 级。住院一周后神志转清，住院四周后，病情平稳，准备出院。出院时神志清楚，血压 124/68mmHg，右上肢 1 级，右下肢肌力 3 级。请用奥瑞姆护理系统分析此患者的护理。

1. 完全补偿护理系统　脑出血急性期患者，病情较重，应绝对卧床休息。护士应密切观察生命体征及病情变化，保持呼吸道通畅，吸氧，注意体位的变换，预防压疮和坠积性肺炎。早期良肢位，预防关节畸形。加强口腔、皮肤等基础护理。以治疗护理代替自理。

2. 部分补偿护理系统　脑卒中患者因肢体偏瘫，生活无法全部自理，护士和家属应根据患者的自理能力，恰当地帮助患者利用现存的自身功能达到部分生活自理，如进食、洗漱、如厕等，督促患者主动进行康复锻炼。

3. 支持教育系统　患者对突发疾病导致肢体偏瘫，生活不能自理，难以接受，易产生恐惧、悲观、消极的情绪。护士及家属应充分理解患者的心理变化，予以安慰和劝说，帮助患者正确认识疾病的康复过程，加强健康教育（包括疾病知识、出院后的饮食、药物治疗及功能锻炼），掌握自我护理技巧，提高患者的自理能力。

【拓展与思考】

一个妇女从怀孕到分娩各个阶段分别会处在哪些护理系统中？

【课后测试】

一、选择题

1. 根据需要层次论，下列需要排列优先顺序正确的是（　　）

A. 水电解质平衡、感官刺激、发挥自我潜能、受到赞扬、友情

B. 氧气、活动、免受伤害、良好人际关系、有尊严

C. 尊重、休息、营养、友谊、家庭和睦

D. 睡眠、增加生活乐趣、营养、有尊严、爱情

E. 循环、免受伤害、体温、娱乐、事业有成

2. 由心理社会因素引起的压力源是（　　）

A. 强光　　　B. 细菌感染　　　C. 剧毒药　　　　D. 人际关系　　　E. 放射线

3. 满足患者自尊的需要，下列方法中最恰当的是（　　）

A. 入院介绍及健康教育

B. 提供良好的住院环境

C. 关心、重视患者的特征及个人习惯

D. 过硬的护理技术

E. 以上都是

4. 耐心解答患者关于疾病情况的疑问，是为了满足患者（　　）

A. 生理需要　　　B. 安全需要　　　C. 爱与归属的需要

D. 自尊的需要　　　E. 自我实现的需要

5. "饿死不受嗟来之食"体现了人的哪种需要（　　）

A. 生理需要　　　B. 安全需要　　　C. 爱与归属的需要

D. 自尊的需要　　　E. 自我实现的需要

6. 压力源与压力反应的一般规律中，以下错误的是（　　）

A. 多种压力源可引起一种压力反应

B. 人们对同一个压力源的反应可以是各种各样的

C. 大多数人都能设法避免一般性压力源

D. 对极端的压力源和灾难性事件，大部分人都会以类似的方式反应

E. 压力源的挑战无论在何种情况下都是有害的

7. 根据奥瑞姆的自理理论，护士教会患者胰岛素注射方法属哪种补偿系统（　　）

A. 完全补偿系统　　B. 部分补偿系统　　　　C. 护理教育系统

D. 支持教育系统　　E. 自理防御系统

8. 南丁格尔护理理论的核心是（　　）

A. 护理　B. 环境　　C. 健康　D. 人　E. 疾病

9. 奥瑞姆认为婴幼儿期的需要，包括养成良好的进食，排泄习惯等，应考虑是属于
（　　）

A. 发展的自理需要　　　　B. 健康欠佳时的自理需要

C. 一般自理需要　　　　　D. 治疗性自理需要　　　　E. 以上都不是

10. 奥瑞姆理论的中心内容是（　　）

A. 自理　　　B. 适应　　C. 环境　　　D. 人际关系　　　E. 系统

11. 一个人到陌生的环境中生活，由于语言、风俗习惯、信仰、社会价值观念等方面的改变而引起的心理冲突，这种压力属于（　　）

A. 身体性　　　B. 心理性　　C. 社会性　　　D. 文化性　　　E. 以上都不是

12. 医疗护理操作前未向患者解释，操作时患者非常紧张，此压力源属（　　）

A. 缺少信息　　　B. 不被重视　　C. 丧失自尊　　　D. 环境陌生　　　E. 疾病威胁

13. 患者王某，男，40岁，因患"严重精神分裂症"而入院治疗，护士应按何种护理活动给予帮助（　　）

A. 全补偿　　　B. 部分补偿　　　C. 指导　　　D. 教育　　　E. 支持

14. 患者男，72岁，因重症肺炎呼吸衰竭住院，予呼吸机辅助呼吸，患者的病室环境应特别注意的是（　　）

A. 加强通风　　　B. 保持安静　　C. 调节适宜的温湿度

D. 合理采光　　　E. 关闭窗户避免受凉

（15～17题共用题干）

患者唐某，因外伤致右下肢截肢。患者因此痛苦万分，失去生活信念。在医生护士的关怀与鼓励下，重新树立生活信心，积极配合治疗，现在不仅生活自理，还有了一份合适的工作。请问：

15. 唐某的压力源来自（　　）

A. 疾病威胁　　　B. 环境陌生　　　C. 缺少信息　　　D. 丧失自尊　　　E. 社会舆论

16. 唐某的压力反应属于（　　）

A. 心理防卫　　　B. 生理防卫　　C. 自力救治　　　D. 环境反应　　　E. 心理反应

17. 唐某最终通过哪道防线抵抗压力（　　）

A. 正确对待问题　　　　　B. 正确对待情感　　　　　　C. 利用现有的支持力量

D. 减少压力的心理影响　　E. 求助于医护人员

（18 ～ 20 题共用题干）

患者林某，女，58 岁，因胸闷、心悸 2 小时入院，既往有"冠心病"3 年，护士为患者提供的合适的医院环境。

18. 适宜的病室湿度为（　　）

A. 20 ～ 30%　　　B. 40 ～ 50%　　　C. 30 ～ 40%　　　D. 50 ～ 60%　　　E. 60 ～ 70%

19. 日间病室的噪声控制在（　　）

A. 80dB 以下　　B. 60dB 以下　　　C. 40dB 以下　　　D. 100dB 以下　　　E. 120dB 以下

20. 病室通风的目的不正确的是（　　）

A. 调节室温、湿度　　　　　B. 保持清新空气　　　　　C. 降低空气中的微生物密度

D. 增加氧含量　　　　　E. 避免噪声刺激

二、思考题

21. 一般系统论的观点在护理领域的应用有哪些？

22. 举例说明人类基本需要层次论在护理操作中的应用？

23. 分析医院中有哪些常见的压力源可以对患者造成压力？

24. 举例说明奥瑞姆对人的自理需求是如何分类的？

25. 如何运用奥瑞姆自理模式中的护理系统理论为患者提供护理服务？

（陈莉）

第五章　护理程序

【学习要点】

【知识目标】

1.掌握　护理程序的概念，护理诊断的概念、陈述方式和类型。

2.理解　图示护理程序的基本步骤及其关系，识别主观资料与客观资料，区分护理诊断与合作性问题医疗诊断，依据护理诊断排序的原则找出首优问题，明确护士在合作性问题中的责任。

3.了解　护理程序的特点及意义。

【技能、职业能力培养目标】

1.明确　能正确的收集资料，并对资料进行整理分析，完成入院护理评估单的书写。

2.学会　学会正确的护理诊断排序，找出首优问题，明确护理的重点。

3.熟悉　能根据预期目标制定合适的护理措施，正确实施。

4.学会　学会将护理评价贯穿于护理的全过程。

5.明确　运用护理程序相关知识进行临床案例分析。

【情感、态度等素质培养目标】

1.明确　具备护理、助产岗位应有的职业道德，熟悉应用护理程序中与护理对象、家属之间的道德准则。

2.明确　具备高尚、灵活、开放的人文精神，养成爱护、尊重护理对象和严谨、科学的工作态度。

3.熟悉　能感知护理程序促进护理学专业的发展，树立牢固的专业思想，正确的学习目标，良好的学习态度。

4.学会　学习评判性思维的临床思维方法和科学地认识、分析和解决问题的工作方法。

【情景导入与任务】

母亲节快到了，你打算给妈妈一个惊喜，可是最近特别忙，来不及亲手制作礼物，在这种情况下，你将如何处理？

评估　妈妈喜欢什么、是否容易得到、价格、你有多少钱？

诊断　可能无法送出妈妈心仪的礼物。

计划　向他人求助。

实施　得到帮助购买或共同制作礼物。

评价　妈妈惊喜了吗？

生活中，你还能想出哪些有程序的事例？你都是如何应对的？

第一节　护理程序概述

护理的主要任务是帮助健康护理对象维护健康、促进健康，帮助患者减轻痛苦、恢复健康。为确保护理人员能有效解决护理对象的问题，必须有一套系统、完整的思维方法来确认问题，并提供有效且兼顾护理对象个体差异的解决方法，这个方法的核心即是"护理程序"。护理程序为护理行为提供了正确的逻辑思维方式和科学的确认问题、解决问题的工作方法，护理人员熟练应用护理程序是提高护理质量的重要手段。

一、护理程序的概念和特点

【重点提示】

护理程序的概念，护理程序的特点。

（一）护理程序的概念

护理程序是以促进和恢复服务对象的健康为目标所进行的一系列有目的、有计划的护理活动，是一个综合的、动态的、具有决策和反馈功能的过程，对护理对象进行主动的、全面的整体护理，使其达到最佳健康状态。由护理评估、护理诊断、护理计划、护理实施、护理评价五个步骤组成。

（二）护理程序的特点

1. 以护理对象为中心，突出个性化护理　护士运用护理程序进行工作时，充分考虑护理对象的个体特性，根据护理对象生理、心理和社会等方面的需要来计划护理活动。同种疾病的患者存在的健康问题可能不同，同一患者不同的阶段需求也不同，预期目标不同，护理活动也不同。

2. 具有特定目标　护理程序通过识别及解决护理对象的现存的及潜在的健康问题，帮助护理对象满足需要，使护理对象恢复或达到最佳的健康状况为特定目标。

3. 以科学理论为依据　护理程序以现代护理观为指导，以系统论为框架，并运用其他学科的相关理论为理论基础，如需要理论、控制论、信息交流论和解决问题论等。

4. 具有系统性、动态性、决策性和反馈性等特征　护理程序包括五个步骤，使护理活动遵循一定顺序有计划地进行，但并不是将 5 个步骤执行一遍就完成了。需要随着护理对象对健康的反应变化及时做出评价并采取相应的护理措施，采取了护理措施后的结果又将反过来影响和决定下一步的护理决策和措施，护理人员通过周而复始地运用护理程序来组织护理工作，直到护患关系结束为止。

5. 普遍适用性 尤论护理对象是患者、家庭还是健康人，无论护理工作的场所是医院还是社区，护士都可以依据护理程序进行工作。

【知识链接】护理程序的发展历史

1955 年，美国护理学者莉迪亚·海尔第一次描述了护理是一个程序过程。

1961 年奥兰多撰写了《护士与患者的关系》一书，首次使用了"护理程序"一词。

1967 年尤拉和渥斯完成了第一部权威性的《护理程序》教科书，将护理程序发展成四个步骤，即评估、计划、实施、评价。

1977 年美国护理学会正式发表声明，把护理程序列为护理实践的标准，使护理程序走向合法化。

20 世纪 80 年代初期，美籍华裔学者李式鸾博士来华讲学，将护理程序引入我国。1994 年经美籍华裔学者袁剑云博士来华介绍，全国部分医院开始试点建设以护理程序为核心的系统化整体护理的"模拟病房"。2002 年袁剑云博士又在我国介绍以护理程序为基本框架的临床路径，促进了护理程序在我国护理工作中的运用。

二、护理程序的意义

护理程序是一种有理论依据的、有目标的，系统地、动态地、科学地确认问题、分析问题和解决问题的工作方法和思想方法，是一种系统地解决问题的过程。

（一）对护理专业的意义

1. 促进了护理专业的成熟和发展 护理程序是系统化整体护理的核心，是优质护理实践的基础。护士运用护理程序在识别和解决护理对象的健康问题过程中，不断思考，有利于促进护士建立评判性思维方式；护士运用护理程序的过程中，独立地做出判断并解决问题，锻炼了护士的决策能力；护理程序的运用，要求护士不断扩展自己的知识面，从而培养护士的学习能力，促进护士在职教育和继续教育的发展。

2. 提高了护理质量 护理程序帮助护士有效地利用时间和资源，为护理工作提供了指南。护士按照程序工作，危及生命的问题优先解决，使护理服务有重点、有次序，保证了护理工作紧张有序地进行，改变了护士以往被动执行医嘱的工作局面。

3. 完善了护理管理体制。

4. 推进了护理教育改革 护理程序在课程的组织、教学内容的安排、教学方法的应用等方面促进教学模式的转变。

5. 推动了护理科研的进步 护理程序的思维方式，符合事物的发展规律，具有科学性。护理程序引导科研的方向，使护士更注重于将护理对象作为一个整体的人来考虑研究的重点和方向。

（二）对护理人员的意义

1. 增强了工作的主动性　护理程序引导护理人员依据步骤进行有效的资料收集，从护理对象存在的护理需求中，总结护理问题，归纳护理诊断，运用评判性思维进行分析判断，创造性地设计解决问题的方法，改变了被动执行医嘱的工作局面。

2. 明确了护理工作的职责范畴和标准。

3. 提高了护士的专业能力　护理程序为护理行为提供了正确的逻辑思维方式和科学的确认问题、解决问题的工作方法，建立了以目标为导向的作业流程。

4. 体现了护士的自身价值　护理程序以行为科学、人文科学、心理和社会科学为理论依据，真正体现了护理工作的科学性、专业性和独立性。

（三）对护理对象的意义

1. 护理对象是护理程序的直接受益者　护理程序以护理对象为中心，以解决护理对象的健康问题为目标。

2. 使护理对象获得个性化护理　护理程序通过对护理对象的评估，确定护理对象的健康问题，针对其具体的健康问题制定个性化的护理计划，计划实施后，依据护理对象的行为结果评价护理效果，强调护理对象的个性化护理。在护理过程中，努力争取护理对象的理解及参与，使护理对象从被动接受护理转变为主动配合甚至参与护理。

3. 护理对象接受持续性护理　以解决护理对象的健康问题为目标导向的作业流程，确保护理对象接受持续性的照顾。

【拓展与思考】

护理程序从哪些方面体现具有系统性、动态性、决策性和反馈性等特征？

【工作情景与任务】

患者，王某，男，78岁，患肺源性心脏病13年，此次因受凉引发肺炎而住院接受治疗。入院时患者神志清楚，主诉疲乏无力、头痛、头晕，生活不能自理。护理体检：体温39.6℃，脉搏108次/分，血压148/102mmHg。患者情绪烦躁，痰液黏稠不易咳出，口腔内有一约0.5cm大小的溃疡。

1. 分析并列出此患者需要解决的健康问题有哪些？

2. 根据健康问题做出相应的护理诊断。

3. 针对首优问题制定护理计划。

4. 对护理计划执行情况进行评价。

第二节　护理程序的步骤

护理程序是一种科学的确认问题、解决问题的工作方法和思维方法，包括护理评估、护理诊断、护理计划、护理实施、护理评价五个步骤。它们之间相互联系、相互依赖、相互影响，是一个循环往复的过程，每个步骤的顺利进行都有赖于上一步骤的正确性，评估和评价贯穿于护理程序的各个步骤。

一、护理评估

【重点提示】
护理评估的重要性，资料的类别，收集资料的方法。

护理评估是护理程序的第一步，是护士通过与护理对象交谈、观察、护理体检等方法，有目的、有计划、系统地收集护理对象的资料，为护理活动提供可靠依据的过程。护理评估是护理程序的基础。护理人员须具备敏锐的观察力、良好的逻辑思维能力、批判性思维能力。评估的过程包括收集资料、分析整理资料和记录资料。评估时收集的资料是否准确、全面，将直接影响护理诊断的确立、护理计划的制订、护理措施的实施以及护理目标的实现。护理评估还是一个连续不断的动态过程。护士与护理对象第一次见面开始，每次与护理对象的接触都会随时评估，搜集有关病情变化和对健康问题反馈的资料，以便及时发现问题，调整护理计划，直到患者出院或护理照顾结束时才终止。因此，护理评估贯穿于护理程序的全过程。

（一）收集资料的目的

1. 为医生诊断和治疗提供有关信息。
2. 为护理诊断提供依据。
3. 为护理活动提供可靠依据。
4. 为准确评价护理效果提供依据。
5. 为护理教学和科研积累资料。

（二）资料的来源

1. 直接来源　健康资料的直接来源是护理对象本人，也是健康资料的主要来源。
2. 间接来源

（1）护理对象的家属及其他关系密切者，如亲属、朋友、同事、邻居、老师、保姆等。对于意识障碍、婴幼儿、重症疾病的护理对象，家庭其他成员或重要关系人可作为主要的信息来源。

（2）其他卫生保健人员，如医师、营养师、治疗师、其他护理人员等。护士应尽可能地与其他卫生保健人员进行沟通。

（3）目前或既往的健康记录或病历，如儿童预防接种记录、健康体检记录或病历，可以提供有关护理对象现在和既往的健康状况以及治疗的相关信息。

（4）医疗、护理的有关文献记录。

（三）资料的类型

1. 主观资料　主观资料即患者的主诉，包括护理对象所感觉的、所经历的以及看到的、听到的、想到的内容的描述，是通过与护理对象及有关人员交谈获得的资料，也包括亲属的代诉。如头晕、胸口闷、肢体麻木、恶心、我担心病治不好等。

2. 客观资料　客观资料是护士通过观察、体检、借助其他仪器检查或实验室检查等所获得的护理对象的健康资料，如身高、体重、体温、血压、呼吸困难、黄疸等。

（四）资料的内容

1. 一般资料　包括姓名、性别、年龄（出生年月）、职业、民族、文化程度、婚姻状况、家庭住址、电话号码、联系人、收集资料的时间等。

2. 现在的健康状况　包括主诉、现病史、本次入院的主要原因、入院方式、医疗诊断等。

3. 既往的健康状况　如患病史、住院史、家族史、手术及外伤史、过敏史等。

4. 生活状况及自理程度　包括饮食情况，睡眠状况，排泄形态，烟酒等特殊嗜好、清洁卫生、自理能力、活动情况等，女性还应了解月经史和婚育史。

5. 护理体检　包括生命体征、意识状态、身高、体重、皮肤黏膜、瞳孔、四肢活动、营养状态，以及心、肝、肾等的主要阳性体征。

6. 心理状况　患者对疾病的认识或态度，是否有负罪感、无能为力、孤独等心理感受，是否有恐惧、焦虑、沮丧等情绪反应，对康复的信心，对护理的要求，希望达到的健康状态，患者的人格类型，应对能力，近期生活中的应激事件（如离婚、丧偶）等。

7. 社会方面的资料　包括工作情况、目前享受医疗保健情况、经济状况、家庭成员对患者的态度和对疾病的认识、社会支持系统状况等。

（五）收集资料的方法

主要有四种，分别是观察法、护理体检、交谈和查阅资料。

1. 观察　观察是指护士利用自己的感官或借助一些简单的诊疗器具如听诊器、血压计、体温计等，系统地、有目的地收集护理对象有关资料，并对健康资料的价值做出判断的过程。观察是一个连续的过程，护士从第一次接触护理对象时就意味着观察的开始，并随时进行观察。一个有经验的护士能敏锐地发现护理对象的变化并做出适当的反应。常用的观察方法如下：

（1）视觉观察　视觉观察是通过视觉了解护理对象一般状况的最基本的收集资料的方法。如观察精神状况、营养发育状况、面容与表情、皮肤、黏膜、呼吸方式、呼吸节律和速率、体位、步态等。

（2）触觉观察　触觉观察是一种通过手的感觉来判断护理对象某些器官或组织物理特征的方法。如皮肤的温度和湿度，脉搏的节律、速率、强弱，脏器的形状与大小，肿块的位置、大小及表面性质等。

（3）听觉观察　听觉观察主要通过耳朵来辨别护理对象身体不同部位发出的各种声音，如说话时的语调、婴儿的哭声、咳嗽的声音、呼吸时发出的哮鸣音、喉头的痰鸣音、组织器官的叩击音等，也可借助听诊器听诊心音、呼吸音、肠鸣音、血管杂音等。

（4）嗅觉观察　嗅觉观察是通过嗅觉辨别发自护理对象各种气味，如来自体表、呼吸道、胃肠道或呕吐物、分泌物、排泄物等的异常气味，以判断疾病的性质和变化。

2. 护理体检　护理体检是护士通过视诊、触诊、叩诊、听诊和嗅诊等方法，对护理对象进行全面的体格检查，是评估收集客观资料的方法之一。其目的是收集与护理有关的健康资料，以评估患者的健康状况，了解健康需求，而与病理生理学诊断有关的体检由医生来做。例如一位偏瘫患者，护士体检的重点是检查双侧肢体活动、感觉和肌张力等情况，以评估其感觉功能、活动状态和对自理能力的影响；而医生必须针对整个神经系统进行检查，才能全面了解其病变部位、发病原因和病情程度等全面的病理状况。体检可按从头到脚的顺序进行，也可按身体各系统的顺序进行。

3. 交谈　交谈是收集主观资料的最主要方法。通过交谈，收集有关护理对象健康状况、对疾病或生命过程的反应以及家庭社会有关情况的信息，让护理对象直接参与健康问题的确定以及护理计划的制订，并可给护理对象提供精神和心理上的支持，有助于建立良好的护患关系。临床上交谈有正式和非正式两种，正式交谈是事先通知护理对象，有计划、有目的地交谈，如入院后的护理评估。非正式交谈是指护士日常工作中与患者进行的随意而自然的交谈，这样的谈话往往让患者感觉亲切自然，更容易说出真实的感受和想法。

交谈的注意事项：

（1）选择安静、舒适、不受干扰、有利于谈话的环境。

（2）说明交谈的目的及需要的时间。

（3）引导护理对象抓住交谈的主题，但不要随意打断对方的话题。

（4）避免使用护理对象难以理解的医学术语，避免暗示性和刺激性的提问。

（5）注意倾听，适当使用非语言沟通技巧，如点头、会意的微笑等。

（6）尊重护理对象的隐私，不愿表述的内容不得追问或套问。

（7）护理对象在极度痛苦或病情危急时，不宜交谈。

4. 查阅资料　包括查阅病历、各种辅助检查结果、有关记录等。

（六）资料的整理与记录

1. 资料的整理、分类　评估所得的资料内容庞杂，需要采用适当方法对其进行整理、分类，以便于护士能清楚、快速地从中发现问题。临床常用的分类方法有以下几种：

（1）按 Maslow 的需要层次论进行分类

1）生理需要　生理需要指人类最基本的需要，如空气、水、食物、休息与睡眠、活动、排泄、性、适宜的温度等。如呼吸道阻塞，大小便失禁，睡眠形态紊乱等。

2）安全需要　安全需要包括生理上的安全和心理上的安全。如担心得不到良好的治疗和护理，对手术的恐惧，对各种检查和治疗感到害怕，对医务人员不信任，担心经济问题等。

3）爱与归属的需要　爱与归属的需要指个体需要去爱别人，去接纳别人，同时也需要被别人爱，被集体接纳，免受孤独、被遗弃痛苦。如想家，思念亲人，害怕孤独，喜欢有人来探望等。

4）尊重的需要　尊重的需要包括自尊、被尊敬和尊重他人。尊重的需要得到了满足，使人有价值、有成就、充满自信，否则就会产生无助感和自卑感，如因疾病导致自卑感。

5）自我实现的需要　如担心住院会影响工作、学习等。

（2）按功能性健康形态分类，即北美护理诊断协会（NANDA）人类反应形态分类法 II 的诊断性分类。包括 13 个领域。

1）促进健康　促进健康是对健康和功能状态的认识，获得健康的生活方式或最佳的健康状况的能力。

2）营养　摄入并应用营养素以满足生理需要和健康的能力，如消化、吸收、代谢。

3）排泄　泌尿系统、消化系统、呼吸系统、皮肤黏膜。

4）活动与休息　进行必要的生活活动以及获得充分的睡眠与休息的能力。

5）感知与认知　对来自内部和外部的信息感知、整合和反应的能力。如注意、定向能力、感觉与感知、认知、沟通。

6）自我感知　对自我的认识和整合、调整自我的能力。如自我概念、自尊、自我形象。

7）角色关系　建立和维持人际关系的方式和能力。

8）性与生殖　满足性别角色要求与功能特点的能力，如性别认同、性功能、生育。

9）应对与应激耐受性　处理环境变化和生活事件的方式和能力，如创伤后反应、应对反应。

10）生活准则　面对社会、生活中发生的事件的个人观点、行为方式和所遵循的原则，包含价值、信念、价值与信仰和行动的一致性。

11）安全与防范 避免危险，寻求安全的、促进成长的环境的能力。

12）舒适 身体舒适、环境舒适、社会舒适。

13）成长与发展 机体和器官的生长和功能系统的发展完善。

（3）按 Gordon 的 11 个功能性健康形态分类

1）健康感知 – 健康管理形态 健康感知—健康管理形态是指个体或家庭对健康的认识，如健康知识、健康行为等。

2）营养 – 代谢形态 营养—代谢形态是指食物和液体的摄入情况，如饮食种类、营养状态等。

3）排泄形态 如排尿、排便情况等。

4）活动 – 运动形态 活动—运动形态是指日常活动能力、活动方式、活动量等。

5）睡眠 – 休息形态 睡眠—休息形态是指睡眠休息放松情况，如每日睡眠情况。

6）认知 – 感知形态 认知—感知形态是指个人的舒适感、对疾病的认识、感知能力。

7）自我感受 – 自我概念形态 自我感受—自我概念形态是指对自我的主观认识、自我评价，如个人的情感反应。

8）角色 – 关系形态 角色—关系形态是指家庭关系、工作关系和社会关系等。

9）应对 – 应激耐受形态 应对—应激耐受形态是指对伤害、威胁或挑战等非常规性刺激的反应形态、应对方式等。

10）性 – 生殖形态 性—生殖形态是指对性别的确认及女性的月经、生育情况的了解。

11）价值 – 信仰形态 价值—信仰形态是指信仰、信念和价值观等。

2.复查核实

为保证所收集到的资料是真实、准确的，需要对一些不清楚或有疑点的资料进行复查核实、补充、完善。

（1）核实主观资料 运用客观方法进一步验证主观资料。如患者诉"我感觉在发热"，护士就应测量体温，获得准确的体温值。

（2）澄清含糊的资料 对内容不够完整或不够确切的资料，进一步取证和补充，以保证资料的完整性和准确性。如患者诉"有呕吐"，就需要进一步询问呕吐的具体情况，以及呕吐的次数，呕吐物的颜色、量、气味，呕吐的方式等。

3.分析资料

分析的目的主要是发现健康问题并找出相关因素，做出护理诊断。

（1）找出异常 分析资料时，可采取与正常值做比较，与患者健康时状态做比较的方法，找出具有临床意义的线索。

（2）找出相关因素和危险因素 发现异常后，并进一步找出引起异常的相关因素。危险因素通常是指护理对象目前虽处于正常状态，但存在着促使其向异常转化的因素。危险因素可以是生理的，也可以是心理的、社会的，它们都会对健康产生影响。因此，找出危险因素可以帮助护士预测今后护理对象可能发生的问题。

4. 资料记录

目前，各医疗机构通常使用"入院评估表"进行记录。患者入院评估表不仅便于护士记录患者的资料，还可指引护士收集资料，避免遗漏。此表格目前尚无统一的格式，各医院、各病区根据资料的分类方法及专业特点自行设计格式记录。资料的记录格式应符合以下要求：

（1）反映不同专科疾病的特点。

（2）能够及时准确地反映护理对象的情况。

（3）简洁明了，方便护士记录。

资料记录还应注意：记录要及时、准确，反映护理对象的实际情况，避免护士的主观判断；主观资料应尽量用患者自己的原话，并加上引号，如"我感到胸口发闷"；客观资料要使用专业术语，描述的词语应确切，尽可能量化、可测，避免使用"好、佳、尚可、增加、严重"等无法量化的词语，如对睡眠的记录，写"患者睡眠严重不足"就不如记录"患者夜间睡眠 4h，白天感觉疲惫"。

【拓展与思考】

1. "我感觉在发热"属于主观资料还是客观资料？

2. 举例说明护理评估贯穿于护理程序的全过程。

二、护理诊断

【重点提示】

护理诊断的概念，护理诊断的陈述方式，护理诊断与医疗诊断及合作性问题的区别。

护理诊断是护理程序的第二步，是护士运用评判性思维的方式确定护理对象的健康问题，也就是找出和确定护理诊断的过程。

（一）护理诊断的概念

目前护理诊断的概念是北美护理诊断协会在 1990 年第 9 次会议上提出并通过的，即护理诊断是关于个人、家庭或社区对现存的或潜在的健康问题或生命过程反应的一种临床判断。也就是说，护理诊断是指护士通过护理评估后，基于对护理对象的躯体、心理、家庭和社会状况的了解，判断出需要采用护理手段解决的健康问题，据此做出的诊断。

【知识链接】护理诊断的起源

护理诊断起源于 1970 年，护理专家认为护理人员对患者的健康问题应有一致性的描述用语，以方便彼此间沟通并能确认照护的连续性与照护品质，同时能针对患者相同问题进行持续评估、资料收集，掌握患者病情变化趋势。

1960 年 Abdellaha 提出 21 个标准化健康问题，形成了标准化架构的雏形。而后全美各地专家组成北美护理诊断学会（NANDA），2002 年更名为国际北美护理诊断学会。

至今，学会每 2 年更新一次诊断库，最新版是 2015—2017 版，包含 13 个构面共 235 个诊断。

（二）护理诊断的组成

NANDA 确定的护理诊断由名称、定义、诊断依据以及相关因素 4 部分组成。

1. 名称 是对护理对象健康问题的概括性描述。如体温过高。

2. 定义 是对护理诊断名称的一种清晰、正确的描述，并以此与其他护理诊断作鉴别。NANDA 用定义的方式确定每一个护理诊断的特性。如体温过高的定义是体温高于正常范围的状态。

3. 诊断依据 诊断依据是做出护理诊断的临床判断标准，通常是相关的症状、体征及有关病史。诊断依据按其在特定诊断中的重要程度分为必要依据、主要依据和次要依据。必要依据是指做出某一护理诊断时必须具备的依据；主要依据是指做出某一护理诊断通常需要存在的依据（约 80% ~ 100% 的护理对象会具备此依据）；次要依据是指对做出某一护理诊断有支持作用，但不一定每次做出该诊断时都存在的依据，是护理诊断成立的辅助条件。

4. 相关因素 相关因素是指影响个体健康状况的直接因素、促发因素或危险因素。一个护理诊断可以有多个相关因素，不同相关因素采取的护理措施不同，确定相关因素是制订护理措施的依据。相关因素包括病理生理因素、治疗因素、情境因素、年龄因素等。

（1）病理生理方面 如"有窒息的危险"的相关因素可能是喉头水肿。

（2）治疗方面 如化疗患者头发脱落，可以导致患者出现"自我形象紊乱"。

（3）情景方面 指涉及环境、有关人员、生活经历、生活习惯等方面的因素。如"感知性便秘"的相关因素可以是液体量摄入不足、饮食结构不合理或缺乏活动。

（4）年龄方面 如低效性呼吸形态与新生儿呼吸中枢发育不成熟有关。

5. 护理诊断举例

（1）名称 体温过高

（2）定义 个体处于体温高于正常范围的状态。

（3）诊断依据 主要依据：体温高于正常范围。次要依据：皮肤潮红、发热；心率和脉搏增快；可有抽搐或惊厥发生。

（4）相关因素

1）病理生理因素 各种感染性和非感染性疾病。

2）治疗因素 药物引起血管收缩而影响散热过程。

3）情境因素 剧烈运动，暴露于炎热、高温的环境过久等。

4）年龄因素 新生儿或老年人。

（三）护理诊断的类型

从对护理诊断名称的判断，可以将护理诊断分为 3 类。

1. 现存的护理诊断　现存的护理诊断是指护理对象目前已经存在的健康问题，其护理重点是尽快地消除或减轻患者的反应，监测病情进展的情况。如"体温过高"。

2. 危险的护理诊断　危险的护理诊断是指问题暂未出现但有危险因素存在，若不采取护理措施将极有可能发生问题，护理重点是降低危险因素，预防问题的发生。如"有误吸的危险"就属于这一类诊断。

3. 健康的护理诊断　健康的护理诊断是指个人、家庭、社区从特定的健康水平向更高的健康水平发展的护理诊断，陈述方式为"潜在的……增强""执行……有效"。如"潜在的社区应对增强""执行治疗方案有效"。

【知识链接】关于健康的护理诊断

健康不仅是没有疾病和不虚弱，而且是身体、心理、社会功能三方面的完满状态。健康教育、健康促进也是护理工作的任务之一。"健康的护理诊断"是护士在为健康人群提供护理时可以用到的护理诊断。健康的护理诊断 1994 年才被 NANDA 认可，其应用仍在探索中。

（四）护理诊断的陈述方式

护理诊断的陈述　护理诊断的陈述是书写护理诊断时的书写格式，包括三个要素：问题（P）即护理诊断的名称；症状或体征（S）；相关因素（E），多用"与……有关"来陈述，又称 PSE 公式。有三部分、两部分或一部分 3 种陈述方式。

（1）三部分陈述（PSE）　常用于现存问题的护理诊断。

护理诊断陈述：健康问题（P）+症状或体征（S）+原因（E）

例如，气体交换受损（P）　发绀、呼吸困难（S），与阻塞性肺气肿有关（E）。

（2）两部分陈述（PE 或 SE）　多用于潜在的护理诊断。

例如，有皮肤完整性受损的危险：与长期卧床有关。

（3）一部分陈述（P）　常用于健康的护理诊断。护理诊断陈述时只有诊断本身。

例如，母乳喂养有效（P）。

（五）书写护理诊断时应注意的问题

1. 护理诊断所列问题应简明、准确、陈述规范。

2. 对相关因素的陈述必须准确、具体，能为制订护理措施提供方向　同一个护理诊断，可以因相关因素的不同而需要采取不同的护理措施。如"清理呼吸道无效"这一护理诊断的相关因素可能是"与痰液黏稠、无力咳出有关"，也可能是"与术后咳嗽引起疼痛有关"，二者采取的护理措施不同。

3. 一个护理诊断只针对一个健康问题。

4. 护理诊断描述的应是护理对象的健康问题，避免与护理目标、护理措施、医疗诊断相混淆　如不应把护理措施"补液"当护理诊断，写成"补液：与发热有关"，而应写成"体液不足：与发热有关"。也不要将诊断依据当成护理诊断，如"呼吸困难：与痰液黏稠不易咳出有关"，而应写成"清理呼吸道无效：与痰液黏稠无力咳出有关"。

5. 以收集的资料为诊断依据。

6. 所列的护理诊断是护理措施能解决的或部分解决的。

7. 护理诊断不应有容易引起法律纠纷的描述　如不应写成"有皮肤完整性受损的危险：与护士未定时给患者翻身有关"。

（六）护理诊断与合作性问题

合作性问题的概念

合作性问题是由护士与医生共同合作才能解决的问题，多指因脏器的病理生理改变所致的潜在并发症。确认合作性问题可以早期预防并发症，减少病死率。

值得注意的是，并不是所有的并发症都是合作性问题。能够通过护理措施干预和处理的，就属于护理诊断，而非合作性问题；而不能通过护理措施预防或独立处理的并发症，就属于合作性问题。对于合作性问题，护士应将监测并发症发生、发展情况作为护理的重点，以便及时发现，并与其他医务人员合作共同处理以减少发生的问题。合作性问题的陈述以固定的方式进行，即"潜在并发症：……"，可简写为"PC：……"。如"潜在并发症：出血性休克"。或"PC：出血性休克"。在书写合作性问题时，护士应注意不要漏写"潜在并发症"，以便与医疗诊断相区别。（见表 5-1）

【知识链接】合作性问题的由来

1983 年，琳达·尤亚尔·卡本尼图提出了合作性问题这一概念。她认为护士需要解决的问题可分为两大类：一类是经护士直接采取措施就可以解决的，属于护理诊断；另一类是需要护士与其他健康保健人员尤其是医生共同合作解决的，护士在解决此类问题的过程中主要承担监测职责。为了与医疗诊断区别，称为潜在并发症。

表 5-1　护理诊断与合作性问题的区别

项目	护理诊断	合作性问题
陈述方式	PSE 公式	潜在并发症……
预期目标	问题是否得到解决	问题或反应是否被及时监测，并得到及时的处理
护理措施	针对相关因素做直接护理处理	预防、监测并发症的发生、发展
处理者	护士能独立用护理手段	护士与医生合作处理

（七）护理诊断与医疗诊断的区别和联系

医疗诊断是对一个疾病、一组症状体征的叙述，是用一个名称来说明疾病的原因、病理生理改变，以便指导治疗措施。护理诊断是叙述护理对象由于病理生理、心理状态改变所引起的现存的或潜在的影响健康的护理问题，是制定护理措施的依据。两者区别见表 5-2。

表 5-2　护理诊断与医疗诊断的区别

项目	护理诊断	医疗诊断
诊断核心	护理对象对健康问题或生命过程问题的反应	对患者病理生理变化的一种临床判断
问题状态	现存的或潜在的	多是现存的
适应对象	个体、家庭、社区	个体
稳定性	随护理对象反应的变化而动态变化	一般在病程中保持不变
决策者	护理人员	医生
职责范围	在护理职责范围内	在医疗职责范围内进行
举例	胸痛：与心肌缺血缺氧有关	冠心病

【拓展与思考】

1. 有关知识缺乏的护理诊断的陈述方式也用 PSE 公式吗？

2. 找准护理诊断的相关因素有什么意义？

三、护理计划

【重点提示】

护理诊断排序的原则，护理措施的分类。

护理计划是以护理诊断为依据，为解决护理诊断中确定的健康问题，制定预期目标，设计护理措施实施方案的过程。其目的是为了使护理对象得到个性化的护理，保持护理工作的连续性，促进医护人员之间的交流，并利于评价。一般按四个步骤进行。

（一）排列护理诊断的优先顺序

一般情况下，护理对象可以同时有多个护理诊断（包括合作性问题），需要对这些诊断进行排序，按轻、重、缓、急安排护理工作，把对护理对象生命和健康威胁最大的问题放在首位，使护理工作能够高效、有序地进行。

1. 排列顺序

（1）首优问题　直接威胁护理对象生命，需立即采取行动的问题。如肺部感染患者"清理呼吸道无效",如果不及时采取措施,将直接威胁患者的生命。急危重患者在紧急状态下,常可能同时存在多个首优问题。

(2) 中优问题 指虽不直接威胁护理对象的生命,但能造成躯体或精神上损害的问题。如"皮肤完整性受损""活动无耐力"等。

(3) 次优问题 人们在应对发展和生活中的变化所产生的问题,与此次发病关系不大,不属于此次发病所反映的问题,往往不是很急迫,可稍后解决。如急性期可把"营养失调:高于机体需要量""知识缺乏"列为次优问题,待护理对象进入到恢复期后再给予处理。

2. 排列护理诊断顺序应注意的问题

(1) 优先解决直接威胁护理对象生命的问题。

(2) 按照马斯洛的需要层次论,优先解决低层次的需要,后解决高层次需要。

(3) 在不违背原则的前提下,考虑护理对象的意愿,尊重护理对象的选择。因为护理对象最了解自己的需求,最具有发言权。因此,在与治疗、护理方案不冲突的情况下,尽可能参考护理对象的意见,使护患双方对护理诊断的排列顺序达成共识。

(4) 优先解决现存的护理诊断,但不要忽略潜在的有危险的问题。"危险的护理诊断"和"潜在并发症",虽然目前没有发生,但并不意味着不重要。有时,它们常常也被列为首优问题而需立即采取措施或严密监测。如 II 度以上的喉梗阻患者有窒息的危险,护士须立即采取措施,降低梗阻的危险因素,预防窒息的发生并严密监测。

(5) 护理诊断的先后顺序并不是固定不变的,是随着疾病的进展、病情及护理对象反应的变化而发生变化。例如,当患者生理功能障碍,造成氧气、水、食物等最低限度的需要不能满足时,这些低层次的需要就是最先需要解决的问题,而当这些低层次的需要得到满足以后,就会产生更高层次的需要。

(6) 护理诊断的排序并不完全是护理工作的顺序,不是只有前一个护理问题完全解决之后,才开始解决下一个护理问题。在临床实际工作中,护士可以安排同时解决几个问题,但其工作重点及主要精力还应放在需要优先解决的问题上。

（二）设立预期目标（预期结果）

预期目标是指护理对象在接受护理后,期望能够达到的健康状态或行为的改变,即最理想的护理效果。制定预期目标的意义在于指导护士为达到目标中所期望的结果去计划护理措施,并为评价护理效果提供标准。

1. 目标的种类 根据实现目标所需的时间长短可将护理目标分为短期目标和长期目标。

(1) 近期目标 指在较短的时间内(一般少于 1 周)就要实现的目标,如 24 小时内患者能下地独立行走 50m。

(2) 远期目标 指需要较长时间才能实现的目标。远期目标有利于护士针对一个长期存在的问题采取连续的护理行动。如"住院期间患者皮肤保持完整"。

2.陈述方式 预期目标的陈述由五部分组成。

（1）主语 主语应是护理对象或护理对象的一部分，如护理对象的皮肤、体重、体温等。如"一个月内，患者能借助双拐行走 100m"。

（2）谓语 指护理对象将能够完成的行为动作。此行为必须是可以观察到的，如"一个月内，患者能借助双拐行走 100m"。

（3）行为标准 是护理对象完成该行为动作所要达到的程度。如"一个月内，患者能借助双拐行走 100m"。

（4）时间状语 是指护理对象完成该行为动作所需要的时间，也为护理评价限定了时间。如"一个月内，患者能借助双拐行走 100m"。

（5）条件状语 指护理对象在完成某行为动作所需具备的条件状况。如"一个月内，患者能借助双拐行走 100m"。

3.陈述预期目标的注意事项

（1）目标陈述应是护理对象的目标，是护理行为的结果。目标主语必须是护理对象或护理对象的一部分。如"护士在出院前教会患者皮下注射胰岛素"，主语是护士而非患者，正确的陈述为"出院前患者学会皮下注射胰岛素"。

（2）目标应具有针对性，一个目标只针对一个护理诊断，但一个护理诊断可以有多个目标。

（3）目标应切实可行，在护理对象能力可及的范围内，通过护理措施可以达到。

（4）时限性，目标应有具体时间限定，其中的行为标准应具体，可测量、可评价。

（5）目标应与其他专业人员的治疗相一致。

（6）应让护理对象参与目标的制定，使护患双方共同努力以保证目标的实现。

（7）关于潜在并发症的目标，可以这样叙述：护士能及时发现并发症的发生并积极配合处理。

4.制定护理措施

护理措施是护士为帮助护理对象达到预期目标所需要采取的具体护理行为、手段及其实施方法。针对护理诊断所陈述的相关因素，选择合适的措施。

（1）护理措施的分类

1）独立性的护理措施 护士独立决策并采取的措施，即护士在职责范围内，根据所收集的资料，经过独立思考、判断所决定的措施。如协助洗漱、进食、如厕、活动等帮助患者完成日常生活和协助完成自理活动的措施。

2）依赖性的护理措施 护士遵医嘱执行的措施。如安定 10mg,im。

3）协作性的护理措施 护士与其他医务人员之间合作完成的护理活动。如护理人员与营养师一起制定患者的饮食营养计划。

（2）护理措施的内容 包括饮食护理、基础护理、病情观察、护理体检及手术前后护理、心理护理、功能锻炼、健康教育、执行医嘱、对症护理等。护理措施应根据护理对象的实施情况而制定，专为适合某护理对象的护理需要而提出，重点是促进健康、维持功能正常、预防不良反应的发生、满足基本需要。

（3）制定护理措施的注意事项

1）必须以科学的理论为依据，以科学思维为基础，以医学基础知识、行为科学知识、社会科学知识为依据。

2）必须符合实际。护理措施应符合护理对象的年龄、体力、病情、认知情况及自己对改变目前状况的愿望，针对预期目标，体现个性化护理。一个护理目标可通过多项护理措施来实现。

3）必须明确、具体、全面、切实可行，必须有频次量化概念，包括量、频次、时间三个维度，同时要考虑现有的设备条件、人力资源、技术水平是否能够满足实施所制定的措施需要。如在教产妇为新生儿洗澡的健康教育中，具体的措施应是适合家庭环境下的操作方法，而不是在医院如何操作。

4）必须保障患者的安全，使患者乐于接受。

5）必须与医疗工作协调一致，与其他医护人员相互协商、相互配合。

6）鼓励护理对象及家属参与制定护理措施。

5.护理计划成文　护理计划是将护理诊断、护理目标、护理措施等各种信息按一定格式组合形成的护理文件。护理计划一般都制成表格形式，各医院的格式不完全相同。无论采用何种格式，只要能够真实反映患者的情况，对护理活动起到指导作用，既方便又能如实记录即可。护理计划随着护理对象情况的变化、护理效果的优劣不断补充调整，是对护理对象的健康问题做出诊断和处理的动态记录，体现出护理对象健康变化情况。护理计划也是护士之间以及护士与其他医务人员之间相互交流信息的工具。

【拓展与思考】

1.当患者同时呼吸道阻塞和体液不足时，优先解决哪个问题？

2.护理目标一定要写明主语吗？

3.举例说明一个护理诊断可以有多个护理目标。

四、实施

实施是为达到护理目标而将计划中的各项措施付诸行动的过程，通过实施解决护理问题。实施的质量如何与护士的知识、能力息息相关。一般情况下，实施应在护理计划之后进行，但对急、危重症患者，护士只能先在头脑中迅速形成一个初步的护理计划并立即采取紧急救护措施，再书写护理计划。

（一）实施的步骤

1. 准备 在实施护理措施之前，护理人员应明确以下几个问题：

（1）再次评估护理对象。因为护理对象的情况是不断变化的，实施前的再次评估保证了措施更具有针对性。

（2）熟悉、理解并审修护理计划。明确实施的目的、实施的内容和实施的方法，以及可能发生的并发症及其预防等。护士必须将可能发生的并发症做出充分预想，预防或减少对护理对象的损伤，确保安全。

（3）合理安排人力、物力和时间。

2. 执行计划 在实施阶段，护理的重点是着手落实已制定的措施。执行护理措施过程中，护理人员重点要维持护理对象的安全、隐私、自主、尊严与舒适；同时，必须遵守国家相关法律、法规及标准作业规范、指南等；运用护理操作技术、沟通技巧进行护理，及时、准确地完成护理，以达到解决问题的目标。此外，护士也要及时评价实施的质量、效果，并继续收集资料。

3. 实施后记录 护士要把各项护理活动的内容、执行时间、结果及患者的反应及时、完整、准确地记录，形成护理病程记录。有利于了解患者的身心状况，反映护理效果，为护理评价做准备。总而言之，写所做的，做所写的。

（二）实施的方法

1. 责任护士直接为护理对象提供护理。
2. 与其他医护人员合作完成护理措施。
3. 教育护理对象及其家属共同参与护理 在教育过程中应根据护理对象及其家属的年龄、文化程度、对改变目前状况的态度和信心、护理对象目前的健康状况和能力，采用适当的方法和通俗的语言，以取得良好效果。

【拓展与思考】
实施过程中，怎么体现个性化护理？

五、评价

评价是将护理对象的健康状况与预期目标进行有计划的、系统地比较，作出判断的过程。通过评价，了解护理对象是否达到预期的护理目标，护理活动是否有效。需要注意的是，护理评价是一种动态的评价过程，而非护理程序的最后一步。实际上，评价贯穿在整个护理过程中。在护理程序的每个阶段，护理人员通过评价，发现新问题，做出新诊断和计划，或对原有计划进行修改，从而使护理程序循环往复地进行下去。

（一）评价方式

按照评价的主体不同

（1）自我评价　由责任护士对分管的护理对象进行评价。

（2）上级评价　护理部、护士长、护理教师、护理专家对责任护士或科内护理工作质量的检查评定。

（3）护理查房　是评价护理程序实施效果的护理活动。

（二）评价内容

1.护理过程的评价　护理过程的评价是评价护士在进行护理活动中的行为是否符合护理程序的要求。如护理程序工作方法的理解与运用情况、护理措施实施情况等是否符合标准。

2.护理效果的评价　护理效果的评价是评价中最重要的方面。核心内容是评价护理对象的行为和健康状况的改善是否达到预期目标。

3.评价目标实现程度　护理目标的实现程度一般分为：目标完全实现、目标部分实现、目标未实现。

（三）评价步骤

1.收集资料　收集有关护理对象目前健康状况的资料。

2.比较、判断护理效果　按目标陈述中所规定的期限，将护理对象目前的健康状况与护理目标进行比较，衡量目标实现与否的程度。判断目标实现与否的程度可分3种：①目标完全实现；②目标部分实现；③目标未实现。

3.分析原因　如果目标部分实现或未实现，应探寻原因。可从以下几方面进行分析：①所收集的资料是否真实、准确、全面。②护理诊断是否正确；诊断依据是否存在；相关因素是否正确。③目标是否合理；是否超出了护理专业范围；是否超出了护理对象的能力和条件。④护理措施的制定是否恰当；护理措施是否针对相关因素。⑤护理措施的执行是否有效；护理措施是否已经认真执行；护理对象是否配合。

4.修订护理计划　评价的目的就是及时发现问题，不断地对护理计划进行修订。对护理计划的调整包括以下几种方式。

（1）停止　对已经完全实现的目标及已解决的问题，应停止相应的护理诊断和护理措施。

（2）修订　对仍旧存在的护理问题，需要重新评估收集资料，分析造成目标未完全实现的原因，修正不适当的护理诊断、预期目标和护理措施。

（3）增加　对出现的新问题，在收集资料的基础上做出新的诊断和制定新的目标与措施，进行新一循环的护理活动，直至最终达到护理对象的最佳健康状态。

（4）删除　对不存在或判断错误的诊断，经重新评估确认后，予以删除。

【拓展与思考】

1. 护理评价是护理程序的最后一步，是不是只有到最后阶段才进行评价？

2. 护理评价的依据是什么？

3. 护理评价的标准是什么？

第三节　护理病案的书写

护理程序在应用过程中，护理对象的有关资料、护理诊断、预期目标、护理措施、效果评价，均应以书面形式进行记录，就构成了护理病案。

一、患者入院护理评估单

【重点提示】

入院护理评估单的书写 PIO 记录。

患者入院时由接诊护士对患者进行全面评估，并填写入院评估单，目的是了解病情、识别风险、分析原因并建立完整的基础资料，为确认问题和未来比较做参考。各医院、各专科各有不同，基本患者包括：患者基本信息、生活状况及自理程度、体格检查、心理社会方面情况、专科特点和专科情况等。（表 5-3）

表 5-3　入院护理评估

姓名：	科别：	床号：	住院病历号：

一、一般资料

性别：　　　　年龄：　　　　　职业：　　　　　民族：

籍贯

文化程度：　　　婚姻状况：□已婚□未婚□离异□其他　宗教：

家庭地址：

联系人：　　　　与患者关系：　　　　联系电话：

入院时间：___ 年 __ 月 __ 日 __ 时 __ 分

入科时间：___ 年 __ 月 __ 日 __ 时 __ 分　通知医师时间：___ 年 __ 月 __ 日 __ 时 __ 分

入院方式：□步行□扶助□轮椅□平车□背送□抱送□其他

入院陪送：□家人□朋友□其他

入院医疗诊断：

（续表）

二、健康评估

既往病史：□无 □住院 □手术

所患疾病名称

过敏史：□无 □有 过敏药物： 过敏食物： 其他：

家族史：高血压：□无 □有 糖尿病：□无 □有 精神病：□无 □有 遗传病：□无 □有

饮食习惯：□正常 □异常

嗜好：□烟 □酒 □其他

睡眠：□正常 □入睡困难 □易醒 □失眠 £药物 □其他

大便：□正常 □便秘 □腹泻 □造瘘 □便血 □陶土便 □失禁 □其他

小便：□正常 □尿失禁 □尿潴留 □外引流 □其他

带管情况：□无 □有

生命体征：体温 ℃脉搏_____次/分呼吸 次/分血压_____mmHg

意识状态：□清醒 □嗜睡 □昏睡 □浅昏迷 □深昏迷

皮肤温度：□正常 □热 □冷 □湿冷

皮肤颜色：□正常 □苍白 □潮红 □黄疸 □其他

皮肤完整性：□完整 □破损 □压疮 压疮情况： □其他

活动与安全：□自如 □障碍 □瘫痪 □医疗限制

自理能力：□无须依赖 □轻度依赖 □中度依赖 □重度依赖

压疮评估：□无危险 □低度危险 □中度危险 □高度危险 □极度危险

跌倒/坠床评估：□低度危险 □中度危险 □高度危险

疼痛评估：□无痛 □轻度疼痛 □中度疼痛 □重度疼痛

感觉：视力：右眼：□正常 □异常 □其他

左眼：□正常 □异常 □其他

听力：右耳：□正常 □异常

左耳：□正常 □异常

情绪：□正常 □悲伤 □焦虑 □孤独 □恐惧 □兴奋 □其他

住院顾虑：□无 □有

就业状态：□固定职业 □丧失劳动力 □失业 □待业 □其他

对本次住院治疗的期望（描述）：

三、专科评估：

_____

_____

评估护士： 评估时间： 年 月 日 时

【知识链接】

2010 年开展的优质护理服务，卫生行政部门及各医疗机构更加重视患者的生活护理及安全管理，一些评估工具广泛应用于临床，进行护理评估。

【拓展与思考】

1. 是不是所有的新患者入院，都要先完成入院评估单资料的收集与填写？

2. 患者住院期间的护理评估重点收集哪些信息？

3. 当护理对象出现生理和心理危象时，如病情突然变化时，重点评估什么？

二、护理计划单

根据患者入院护理评估，做出护理诊断，按首优—中优—次优问题的顺序将患者的护理诊断列于计划单上，并设定各自的预期目标，制定相应的护理措施。如出现新的护理诊断，及时做出相应护理计划并做好记录。见表 5-4 护理计划单。

表 5-4　护理计划单

科别	病室	床号		姓名		住院号			
							效果评价		
开始日期	停止日期	护理诊断	护理目标	护理措施	签名	日期	结果	评价者签名	

三、护理记录单

护理记录单是护士根据医嘱和病情，对患者住院期间护理过程（病情观察、护理措施与效果及健康教育等）客观记录的护理文书。记录要求及时、准确、真实、重点突出，以便于其他医务人员了解患者的健康问题及进展情况，也是护理工作效果与质量检查的评价依据，还可以为护理科研提供数据、资料。

1. 记录的内容

（1）患者的身心状态、出现的病情变化与新的健康问题。

（2）所采取的治疗、护理措施。

（3）实施护理措施后患者及家属的反应及护理观察到的结果。

2. 记录格式　可采用 PIO 记录方式。PIO 的含义是：P（problem）代表问题；I（intervention）代表措施；O（outcome）是结果。

举例　　P：体温过高（39.5℃）：与肺部感染有关。

I：①温水擦浴；②头部冰枕；③每 4 小时测体温 1 次；④观察病情变化。

O：患者体温降至 38.4℃。

【拓展与思考】

1. 护理记录的频次的主要依据是什么？

2. 如果发现患者的健康问题一直未得到解决，也就是说未达到预期目标，该怎么办？

四、健康教育计划单

患者在住院期间，护士对其进行健康教育，帮助患者了解疾病相关知识及自我护理知识，达到更高水平的身心健康。

其主要内容有：①医院规章制度：如查房时间、探视制度、陪床制度、膳食制度等。②病室环境：作息时间、卫生间使用、贵重物品的保管及安全注意事项、呼叫器的使用等。③相关疾病知识宣教：相关检查、治疗、用药知识介绍指导，术前宣教、术后指导、康复指导，出院患者健康指导等。④相关疾病的重点及患者自我护理知识指导：如饮食、功能锻炼等。

五、出院护理评估单

患者出院护理评估单是护士根据患者住院期间和出院时的评估，对护理活动和患者健康状态的最终评价，推测患者出院后的需要，为患者制定出院指导。

1. 护理小结　护理小结是患者在住院期间，护士按照护理程序进行护理活动的概括记录。包括护理问题是否解决；护理目标是否达到；护理措施是否落实；护理效果是否满意。

2. 健康教育　针对患者所患疾病现状及可能面临新的问题，在生活习惯、饮食、休息、功能锻炼、药物治疗、复查等方面进行出院指导。

【拓展与思考】

患者出院指导，重点依据什么来确定具体内容？

【课后检测】

一、选择题

1. 有关"护理程序"概念的解释，哪项不妥（　　　）

A. 是指导护士工作及解决问题的工作方法

B. 其目标是增进或恢复服务对象的健康

C. 是以系统论为理论框架

D. 是有计划、有决策与反馈功能的过程

E. 是由估计、诊断、计划、实施四个步骤组成

2. 属于护理程序评估阶段的内容是（　　）

A. 收集分析资料　　　　　　　B. 确定预期目标　　　　　　C. 制定护理计划

D. 实施护理措施　　　　　　　E. 评价护理效果

3. 护士对住院患者的评估应在（　　）

A. 入院时进行　　　　　　　　B. 医嘱要求时进行　　　　　　C. 患者要求时进行

D. 患者入院和出院时进行　　　E. 自患者入院时开始至出院为止进行

4. 护理诊断的内容是针对患者（　　）

A. 疾病的种类　　　　　　　　B. 疾病的病理过程　　　　　　C. 疾病的病理变化

D. 对健康问题的反应　　　　　E. 疾病潜在的病理过程

5. 以下不属于护理诊断的是（　　）

A. 体液不足：与腹泻、呕吐有关

B. 体温过高：与感染毒素吸收有关

C. 颅内压增高：与脑损伤有关

D. 活动无耐力：与贫血导致供氧不足有关

E. 尿潴留：与脊髓麻醉抑制排尿反射有关

6. 护理诊断 PSE 公式中的 P 代表（　　）

A. 患者的现病史　　　　　　　B. 患者的既往史　　　　　　C. 症状体征

D. 患者的健康问题　　　　　　E. 相关因素

7. 有关护理诊断陈述正确的是（　　）

A. 一个患者首优的护理诊断只能有一个

B. 护士可参照马斯洛需要层次论排序

C. 首优护理诊断解决后再解决中优问题

D. 现存护理诊断必须排在危险护理诊断之前

E. 对某个患者而言护理诊断的先后次序是固定不变的

8. 属于护理程序计划阶段内容的是（　　）

A. 分析资料　　　　　　　　　B. 提出护理诊断　　　　　　C. 确定护理目标

D. 实施护理措施　　　　　　　E. 评价患者反应

9. 患者女性，54 岁。患"肝硬化"6 年，现呕血 600mL，心慌乏力，脉搏细速。体检：精神萎靡，皮肤干燥。体温 36.7℃，脉搏 108 次／分，呼吸 24 次／分，血压 80／60mmHg。属于主观资料的是（　　）

A. 皮肤干燥　　　　　　　　　B. 心慌乏力　　　　　　　　C. 脉搏细速

D. 呕血 600ml　　　　　　　　E. 体温 36.7℃

10. 李女士，48 岁，因严重脑外伤住院，评估有以下健康问题，你认为应优先解决

的健康问题是（　　）

　　A. 皮肤完整性受损　　　　　　B. 尿失禁　　　　　　　　C. 清理呼吸道无效

　　D. 营养缺乏　　　　　　　　　E. 语言沟通障碍

　　（11~14 题为共用题干）陆先生，72 岁，因右下肢股骨颈骨折入院，给予患肢持续牵引复位，患者情绪紧张，主诉患肢疼痛。

11. 健康资料的主要来源是（　　）

　　A. 患者家属　　　　　　　　　B. 患者本人　　　　　　　C. 同事

　　D. 医师　　　　　　　　　　　E. 朋友

12. 评估患者后，护士应首先解决的健康问题是（　　）

　　A. 躯体移动障碍　　　　　　　B. 焦虑　　　　　　　　　C. 生活自理缺陷

　　D. 疼痛　　　　　　　　　　　E. 有皮肤完整性受损的危险

13. 属于患者客观资料的是（　　）

　　A. 担心好不了　　　　　　　　B. 睡不着　　　　　　　　C. 腿很痛

　　D. 想吐　　　　　　　　　　　E. 发热

14. 护士为其进行护理评估。属于主观资料的是（　　）

　　A. 担心好不了　　　　　　　　B. 实验室检查结果　　　　C. 护士用手触摸到的感受

　　D. 护士用眼睛观察到的资料　　E. 对其进行身体评估得到的资料

15. 护士发现某患者缺乏预防哮喘复发的知识，正确的护理诊断是（　　）

　　A. 知识缺乏　　　　　　　　　B. 知识缺乏：与哮喘发作有关

　　C. 知识缺乏（特定的）　　　　D. 知识缺乏：缺乏有关预防哮喘复发的知识

　　E. 知识缺乏：与预防哮喘复发的知识有关

16. 刘某，女，50 岁，糖尿病住院，下列护理目标陈述正确的是（　　）

　　A. 患者的免疫能力增强

　　B. 患者了解糖尿病饮食的知识

　　C. 护士教会患者注射胰岛素的正确方法

　　D. 患者学会测尿糖

　　E. 患者的糖尿病彻底痊愈

17. 某女，70 岁，心力衰竭，心功能四级，医嘱：立即静脉缓慢注射西地兰 0.4mg 加 50% 葡萄糖 40mL，此属于（　　）

　　A. 非独立性护理措施　　　　　B. 独立性护理措施　　　　C. 辅助性护理措施

　　D. 依赖性护理措施　　　　　　E. 协作性护理措施

18. 属于独立性护理措施的是（　　）

　　A. 持续低浓度低流量吸氧　　　B. 地西泮 2.5mg,qn　　　　C. 胸腔穿刺术护理

　　D. 更换卧位 q2h　　　　　　　E. 大量不保留灌肠 st.

19. 属于相关因素的是（　　）

A. 有皮肤完整性受损的危险　　　B. 腹胀、腹痛　　　　　C. 母乳喂养无效

D. 焦虑　　　　　　　E. 与长期卧床有关

20. 患者女性，23 岁。因急性心肌炎入院，护士进行评估收集资料，全部属于主观资料的是（　　　）

A. 气促、感觉心慌、心率快　　　B. 心悸、疲乏、周身不适

C. 心动过速、气促、发热　　　D. 感觉心慌、发热、疲乏

E. 心动过速、发热

二、案例分析题

患者男性，68 岁，慢性支气管炎 25 年，主诉发热、咳嗽、咳黄色黏液痰 3 天，自觉咳嗽无力，痰液黏稠不易咳出，稍微活动即感呼吸困难。有烟酒嗜好，吸烟 45 年，每天 1 包，难以戒除。体检：T38.5℃，精神萎靡，皮肤干燥，口唇略发绀，肺部听诊可闻及干、湿啰音。

1. 请分别罗列出主观资料和客观资料。

2. 写出可能的护理诊断并进行排序。

3. 首优问题是什么？并针对首优问题制定护理目标和护理措施。

（王冬梅）

第六章 护理法规和护理管理

【学习要点】

【知识目标】

1. 掌握　护士的权利、义务，护士、护生的法律责任。
2. 熟悉　护理实践中的法律责任，医疗事故和护理差错的预防和处理。
3. 了解　护理立法的意义、护理法的种类。

【技能、职业能力培养目标】

1. 明确　护理人员自身的法律责任（可以做什么、禁止做什么），法定义务及权利（应该做什么），懂得如何运用法律保护好患者和自己。
2. 学会　懂得如何运用法律处理好医疗工作中遇到的纠纷。

【情感、态度等素质培养目标】

1. 明确　具有良好的护理法规观念，保证护理工作合法、规范进行。
2. 熟悉　提高综合素质，满足依法治国和促进护理事业发展的需要。

【情景导入与任务】

某护士值夜班，例行工作完成，患者都安静入睡，护士伏桌闭眼休息。一患儿父亲发现病情变化，急忙到护士站告诉护士，护士随之来到病房，见小儿病情变化，马上找来值班医生共同抢救。但未能抢救过来，事后患儿父亲指责该护士上班打瞌睡失职，理由是病情变化应该是由护士发现，而不是由家属发现，护士则辩解并未入睡，病情变化不一定都能及时发现。请讨论：

1. 家属的指责的理由是否能够成立？
2. 护士的解释是否合理？
3. 此事提示在临床工作中应该注意哪些方面？
4. 该事件属于哪一种法律问题？

第一节 护理立法

一、护理立法的历史与现状

护理立法是指国家立法机关依照法定程序，制定、修改或废止有关护理活动的规范性文件，以国家强制力保证实施，旨在维护公众健康，并规范护理活动，包括护士注册、护士执业活动、护理服务等涉及护士管理及调整这些活动产生的各种社会关系的法律法规总称。护理法是指国家、地方及专业团体等颁布的有关护理教育和护理服务的一切法令、法规。护理立法起始于20世纪初，各国为了消除当时护理工作的混乱现象，保证医疗护理质量，保证护理向专业化方向发展，先后颁布了适合本国政治、经济、文化特点的护理法。

（一）国外护理立法的历史和现状

1919年，英国率先颁布了《英国护理法》，这是历史上第一部护理法。随后，荷兰、意大利、美国、加拿大、波兰等国也相继颁布了护理法或护士法。1947年，国际护士委员会发表了一系列有关护理立法的专著。日本于1948年正式颁布了护士法。1953年，世界卫生组织（WHO）发表了第一份有关护理立法的研究报告。1968年，国际护士委员会发布了护理立法史上划时代的文件——《系统制定护理法规的参考指导大纲》，为各国制定护理法必须涉及的内容提供了权威性的指导。2000年，WHO调查了121个国家，制定了护理法或护士法的有78个国家。近年来，许多国家反复修改完善了本国的护理法，在2001年，美国护士学会通过了《护士权利法案》。

（二）我国护理立法的历史和现状

新中国成立后，我国一直没有建立严格的护士法律制度，只是先后颁布了一些涉及护士管理方面的法规、规章。1979年，原国家卫生部颁发《卫生技术人员职称及晋升条例（试行）》及《关于护理工作的意见》。1981年，原卫生部颁发《关于在卫生技术人员职称及晋升条例（试行）中增设主管护师职称等几个问题的通知》。1982年，由原卫生部颁布了《医院工作制度》和《医院工作人员职责》，相应规定了护理工作制度和各级各类护士职责。1988年，原卫生部颁布了包括护士在内的《医务人员医德规范及其实施办法》，加强对医务人员职业行为的规范。1993年3月26日原卫生部颁布了《中华人民共和国护士管理办法》，自1994年1月1日起实施。该办法就护士的资质、注册、审批、奖惩等方面进行了规定，确立了职业资格考试制度和护士执业许可制度。1997年，原卫生部颁发《关于进一步加强护理工作的通知》及《继续护理教育试行办法》。此外，我国香港特别行政区制定了《香港护士注册条例》；台湾地区颁布了《护理人员法》及其实施细则。全国许多省、自治区、直辖市先后制定了《中华人民共和国护士管理办法》的地方性实施细则。2008 年 1 月 23 日国务院颁布了《护士条例》，于 5 月 12 日起正式实施。2008 年，我国提出了"健康中国 2020"战略，并提出实现"人人享有基本医疗卫生服务"的奋斗目标，为更好地保障基本医疗服务中每个人权利和义务的实现，十一届全国人大常委会立法规划指定基本医疗卫生保健法。随着我国医疗服务市场的开放及护士国际交流范围的日益扩大，迫切需要护理立法的完善，出台《护士管理法》是极为必要和紧迫的。

二、护理立法的意义

1. 使护理管理法制化，保障护理安全，提高护理质量　护理法的实施，使护理管理法制化，从而保证了护理工作的稳定性及连续性，防止护理差错事故的发生，保证了护理工作的安全及护理质量的提高。

2. 促进护理教育及护理学科的发展　护理法集中最先进的法律思想及护理观念，为护理专业人才的培养和护理活动的开展制定了法制化的规范及标准，并且通过细化护士的法定义务和执业规范，使护理工作中无法分辨的正确与错误，合法与非法等，在法律的规范下得到统一。促使护理专业向现代化、专业化、科学化、标准化的方向发展。

3. 促进护理教育的发展　护理法规定的护士资格、注册、执业范围等，是不可变更的。以法律的手段促进护理人员不断学习和更新知识，保障了护理人员接受护理学继续教育的权利和义务，从而促进护理专业的整体发展。

4. 明确了护士的基本权益，使护士的执业权益受到法律的保护　通过护理立法，护理人员的地位、作用和职责范围有了明确的法律依据，护理人员从事正常护理工作的权利、履行自己的法定职责等方面最大限度地受到法律的保护。

5. 促进护理人员素质的提高　护理立法有利于为护士的道德规范提供行为准则，有利于提高整体护理质量、加强法制与自我保护意识，促进护理人员素质的提高。

6. 有利于维护患者及所有服务对象的正当权益。护理立法有利于护士尽最大努力履行自己的职责。对于不合格或违反护理准则的行为，患者可根据护理法追究。

三、护理法的种类和功能

（一）护理法的种类

护理法是保障护士及公众合法权益的依据，涉及的方面较广，在护理教育、护理实践、护理管理、护理研究等方面均有涉及。各国现行的护理法规，基本上分为：

1. 国家主管部门通过立法机构制定的法律法令　可以是国家卫生法的一部分，也可以是根据国家卫生法制定的护理专业法。如《中华人民共和国护士管理办法》《护士条例》。

2.由政府和地方行政主管部门制定的规章制度和规范　如根据卫生法制定的各种与护理相关的法规条款：原卫生部颁布的《护士执业注册管理办法》。

3.专业团体的规范标准　是政府授权各专业团体（如护理学会）制定的有关会员资格的认可标准和护理实践的规定、章程、条例等。规定了护士能做什么，不能做什么，各种操作的流程和规范的要求。

4.工作机构有关的要求、政策和制度　各级医疗机构对护理工作的规章制度，比如护理工作规范要求、护理标准手册、相关的政策制度等。

此外，如劳动法、教育法、职业安全法等，对护理实践也具有重要意义。

（二）护理法的功能

护理法的主要功能如下：

1.保障护理行为的合法性。

2.将护理专业人员的责任与其他医药卫生人员的责任相区别。

3.界定自主性护理措施的范围。

4.保证护理标准并帮助护士在法律范围内对其护理行为负责。

（三）与护理密切相关的法

1.刑法　是处理侵犯公共安全和利益行为的法律规范，也是规定犯罪、刑事责任和刑罚的法律。护士的职业过程中，以下行为触犯了刑法：如护士违规使用毒麻药品获利、编造虚假的疫情在网络传播、盗窃、杀人、虐待患者、出售患者信息获利等，将收到严厉的惩处。

2.民法　是调整公民之间人身和财产关系的法律规范的总称。如护士在工作中的疏忽大意、侵犯患者隐私、医疗事故、攻击和殴打等，属于民法处理的范畴。

3.卫生法　是国家制定或认可并由国家强制力保证实施的，旨在保护人体健康的法律规范的总和。包括：食品安全、医疗卫生、医疗事故处理、卫生防疫、药品器械管理、从业资格、突发公共卫生事件的应急处理等。卫生法是我国法律体系的重要组成部分，是可以调整卫生法律关系，维护医疗卫生秩序的法律制度。

第二节　护士执业注册相关的法律法规

护理工作必须由有护理专业教育背景，具备护理专业知识与技能，并通过护理人员执业考试，具有护士执业资格的人来承担，并实行护士执业资格统一管理。建立护士执业资格考试制度和护士执业许可制度，以法律的手段保证了护理质量及公众的医疗安全。我国从1994年开始实行全国护士执业水平考试，每年一次。2008年1月23日，国务院第206次常务会议通过的《护士条例》是国务院专门制定的一部有关护士的行政法规，其目的是保障护士合法权益，规范护理行为，促进护理事业发展。

一、护士执业需具备的条件

护士执业，应当经执业注册取得护士执业证书。申请护士执业注册，需具备下列条件。

1.具有完全民事行为能力　民事行为能力是公民从出生到死亡时止，独立地以自己的行为为自己或他人取得民事权利和承担民事义务的能力。

2.达到学历要求　在中等职业学校、高等学校完成国务院教育主管部门和国务院卫生主管部门规定的普通全日制3年以上的护理、助产专业课程学习，包括在教学、综合医院完成8个月以上护理临床实习，并取得相应学历证书。

3.通过国务院卫生主管部门组织的护士执业资格考试。

4.符合国务院卫生主管部门规定的健康标准　无色盲、色弱、双耳听力障碍；无精神病；无影响履行护理职责的残疾、疾病等。

二、护士的执业资格考试

国家护士执业资格考试是评价申请护士执业资格者是否具备执业所必需的护理专业知识与工作能力的考试。护士应当通过国家统一的护士执业资格考试后才能注册。护士执业资格考试是为贯彻国家人事部、原卫生部《关于加强卫生专业技术职务评聘工作的通知》等相关文件的精神，于2001年开始正式实施的，每年举行1次。2003年，职称考试与执业资格考试合并。

报考条件：在中等职业学校、高等学校完成国务院教育主管部门和国务院卫生主管部门规定的普通全日制3年以上的护理、助产专业课程学习，在教学、综合医院完成8个月以上护理临床实习，并取得相应学历证书的，可以申请参加护士执业资格考试。

三、护士的法定权利和义务

随着我国首部保护护士劳动者劳动权益的法规《护士条例》的出台，护士的合法权益有了强有力的法律保证，其中《护士条例》第三章明确规定了护士享有的法定权利以及执业中的法定义务。

（一）护士的法定权利

1.护士有执业的权利，有按照国家有关规定获取工资报酬、享受福利待遇、参加社会保险的权利。任何单位或者个人不得克扣护士工资，降低或者取消护士福利等待遇。

2.护士有获得与其所从事的护理工作相适应的卫生防护、医疗保健服务的权利。从事直接接触有毒有害物质、有感染传染病危险工作的护士，有依照有关法律、行政法规的规定接受职业健康监督防护的权利；患职业病的护士，有依照有关法律、行政法规的规定获得赔偿的权利。

3. 护士有按照国家有关规定获得与本人业务能力和学术水平相应的专业技术职务、职称的权利；有参加专业培训、从事学术研究和交流、参加行业协会和专业学术团体的权利。

4. 护士有获得疾病诊疗、护理相关信息的权利和其他与履行护理职责相关的权利，可以对医疗卫生机构和卫生主管部门的工作提出意见和建议。

（二）护士的法定义务

1. 护士有遵守法律、法规、规章和诊疗技术规范的义务。

2. 护士如发现患者病情危急，有义务立即通知医师；在紧急情况下应以抢救垂危患者生命为先，有义务先行实施必要而有效的紧急医疗救护操作；发现医嘱违反法律、法规、规章或者诊疗技术规范规定的，有义务及时向开具医嘱的医师提出异议；必要时，还应向该医师所在科室的负责人或者医疗卫生机构负责医疗服务管理的人员报告。

3. 护士有尊重、关心、爱护患者，保护患者隐私的义务。

4. 护士有义务参与公共卫生和疾病预防控制工作。发生自然灾害、公共卫生事件等严重威胁公众生命健康的突发事件，护士有义务服从县级以上人民政府卫生主管部门或者所在医疗卫生机构的安排，参加医疗救护。

四、护士的法律责任

护士在执业中必须遵守职业道德和医疗护理工作的规章制度及技术规范，正确执行医嘱，对患者进行科学的护理。

护士在执业活动中有下列情形之一的，由县级以上地方人民政府卫生主管部门依据职责分工责令改正，给予警告；情节严重的，暂停其 6 个月以上 1 年以下执业活动，直至由原发证部门吊销其护士执业证书。护士被吊销执业证书的，自执业证书被吊销之日起 2 年内不得申请执业注册。

1. 发现患者病情危急未立即通知医师的。

2. 发现医嘱违反法律、法规、规章或者诊疗技术规范的规定，未依照规定提出或者报告的。

3. 泄露患者隐私的。

4. 发生自然灾害、公共卫生事件等严重威胁公众生命健康的突发事件，不服从安排参加医疗救护的。

5. 护士在执业活动中造成医疗事故的，依照医疗事故处理的有关规定承担法律责任。

【拓展与思考】

李某，49岁，因车祸导致"重型颅脑损伤"而入院行急诊手术。术后医生下医嘱"监测生命体征q1h"。凌晨4点左右，患者血压开始不稳定，并逐渐下降。但当时夜班护士在观察记录时并未意识到患者已发生了病情变化，也未叫值班医生处理，凌晨5点时，当她再去观察患者的生命体征时，发现患者血压已降到70/40mmHg，再叫值班医生抢救，抢救无效，患者最终死亡。请讨论：

1. 该事件属于哪一种法律问题？

2. 如何避免类似事件的发生？

【情景导入与任务】

护士小张在值夜班时，未严格执行查对制度，将1床患者的液体输给2床。输液10分钟后，患者出现烦躁不安、胸闷气短等症状，紧急处理后症状缓解。由于发现及时，未给患者造成损害。事后，小张害怕家属告发，私自与家属签订协议，赔偿患者精神损失费1000元。10天后，患者病情恶化死亡。家属用该协议状告小张，索赔20万元。

1. 小张的行为是否为医疗事故？为什么？

2. 应如何处理？如果你是小张，该怎么做？

第三节　与护士临床工作相关的法律法规

一、医疗事故处理条例

【重点提示】

医疗事故的构成要素，医疗事故早期现场处置。

我国最新的《医疗事故处理条例》于2002年2月20日国务院常务会议通过，于2002年9月1日起公布施行，共七章六十三条。

医疗事故是指医疗机构及其医务人员在诊疗护理工作中，违反医疗卫生管理法律、行政法规、部门规章和诊疗护理规范、常规，直接造成患者人身损害，如死亡、残废、组织器官损伤导致功能障碍的事故。是否为医疗事故需要医疗事故鉴定委员会鉴定才能认定。

医疗事故的构成要素有：①医疗事故的主体必须是取得合法资格的医疗机构及其医务人员；②必须在医疗过程中发生，而且由医务人员的过失造成；③构成医疗事故的行为必须是违法的且造成了不良后果，行为和后果之间必须有直接联系。

临床工作中，以下情况不属于医疗事故：①紧急情况下为抢救垂危患者生命而采取紧急医学措施造成不良后果；②在医疗活动中由于患者病情异常或患者体质特殊而发生不良后果；③在现有医学科学技术条件下，发生无法预料或不能防范的不良后果；④无过错输血感染造成不良后果；⑤因患方原因延误医疗导致不良后果；⑥因不可抗力造成不良后果；⑦虽有诊疗、护理错误，但未造成患者死亡、残废、功能障碍。

（一）医疗事故等级

根据对患者人身造成的损害程度将医疗事故分为四级：

一级医疗事故：造成患者死亡、重度残疾。

二级医疗事故：造成患者中度残疾、器官组织损伤导致严重功能障碍。

三级医疗事故：造成患者轻度残疾、器官组织损伤导致一般功能障碍。

四级医疗事故：造成患者明显人身损害的其他后果。

【知识链接】医疗事故案例警示

患者，女，76 岁，因"慢性支气管炎并发感染，肺心病及肺气肿"入院。入院后由护士甲为其静脉输液。甲在患者右臂肘上 3cm 处扎上止血带，当完成静脉穿刺固定针头后，由于患者的衣袖滑下来将止血带盖住，所以忘记解下止血带。随后甲要去给自己的孩子喂奶，交护士乙继续完成医嘱。乙先静脉推注药液，然后接上输液管进行补液。在输液过程中，患者多次提出"手臂疼""滴速太慢"等，乙认为疼痛是由于药物刺激静脉所致，并且解释说："因为病情的原因，静脉点滴的速度不宜过快。"经过 6h，输完了 500mL 液体，由护士丙取下输液针头，发现局部轻度肿胀，以为是少量液体外渗所致，未予处理。静脉穿刺 9 个半小时后，因患者局部疼痛而做热敷时，家属才发现止血带还扎着，于是立即解下来并报告护士乙，乙查看后嘱继续热敷，但并未报告医生。止血带松解后 4h，护士乙发现患者右前臂掌侧有 2cm×2cm 水泡两个，误认为是热敷引起的烫伤，仍未报告和处理。又过了 6h，右前臂高度肿胀，水泡增多而且手背发紫，护士乙才向医生和院长报告。院长组织会诊决定转上级医院，因未联系到救护车暂行对症处理。两天后，患者右前臂远端 2/3 已呈紫色，只好乘拖拉机送往上级医院。为等待家属意见，转院后第三天才行右上臂中下 1/3 截肢术。术后伤口愈合良好，但因患者年老体弱加上中毒感染引起心、肾功能衰竭，于术后一周死亡。经医疗事故鉴定委员会鉴定，结论为一级医疗责任事故。

（二）医疗事故的处理

1. 医疗事故报告　发生医疗事故，当事人应当立即向科室负责人报告，科室负责人及时逐级上报，相关部门人员接到报告后，应当立即进行调查、核实，并向患者通报、解释。发生重大医疗过失行为，如患者死亡或可能为二级以上的医疗事故或导致 3 人以上人身损害后果等，医疗机构应当在 12 小时内向所在地卫生行政部门报告。

2. 医疗事故早期现场处置

（1）收集保管好相关原始资料　发生医疗事故争议时，死亡病例讨论记录、疑难病例讨论记录、上级医师查房记录、会诊意见、病程记录应当在医患双方在场的情况下封存和启封。封存的病历资料可以是复印件，由医疗机构保管。

(2) 封存现场实物　疑似输液、输血、注射、药物等引起不良后果的，医患双方应当共同对现场实物进行封存和启封，封存的现场实物由医疗机构保管。

(3) 保存病历资料　防止涂改、伪造、隐匿、销毁或者抢夺病历资料。

(4) 及时补记病历　如因抢救急危患者，未能及时书写病历的，有关医务人员应当在抢救结束后 6 小时内据实补记，并加以注明。

3. 医疗事故的鉴定与处理条例　规定由医患双方协商解决医疗事故争议，需要进行医疗事故技术鉴定的，由双方当事人共同委托负责医疗事故技术鉴定工作的医学会组织鉴定。医学会组织专家鉴定组依法依规、科学公正地进行鉴定。

4. 医疗事故的解决　医疗事故的解决方式有三种，包括协商处理，卫生行政部门处理和法院诉讼。

5. 医疗事故后期处理　包括医疗事故的查处、经济赔偿、善后工作、总结经验教训。医疗事故赔偿，应当考虑医疗事故等级、医疗过失行为在医疗事故损害后果中的责任程度、医疗事故损害后果与患者原有疾病状况之间的关系，确定具体赔偿数额。

（三）举证倒置与护士的法律责任

1. 举证责任　是指诉讼当事人对其主张的事实，提供证据予以证明及证明不了时需要承担的一种法律责任。包括举证的行为责任和举证的后果责任。《我国民事诉讼法》规定"谁主张、谁举证"。

2. 举证倒置　是指当事人提出主张，由对方当事人否定其主张而承担举证责任的一种举证分配形式。是举证责任分配原则的例外，是在举证较难和保护弱者情况下的一种规定。根据最高人民法院《关于民事诉讼证据的若干规定》："因医疗行为引起的侵权诉讼，由医疗机构就医疗行为与损害结果之间不存在因果关系和医疗过错承担举证责任"。

3. 举证倒置与护士的法律责任　根据举证倒置的要求，在医疗护理行为引起的侵权诉讼案中，护士要证明发生的护理行为合法，证明自己无过错。因此，护士应该具备相关意识，在日常工作中注意维护患者及自身权益，规范记录，收集保存各种资料，降低职业风险。

【知识链接】举证倒置

刘某 2000 年曾经因受伤在医院住院时输过血，18 年后被查出感染丙肝。刘某认为，家人的丙肝抗体均呈阴性，所以自己没有其他感染丙肝的途径，怀疑是住院那次输血导致自己得了丙肝。于是希望该医院能够赔偿自己。医院方面表示，刘某当年并没有在该医院输血，中间相隔时间太久，刘某得丙肝和在该医院治疗之间没有必然的因果关系。刘某与医院多次协商未果后，将医院告上法庭。庭审中，被告医院否认原告刘某在该院输血的事实，但未提供证据证明其主张。因此法院判决被告医院赔偿原告刘各项损失共计 5 万余元。

法院审理认为，刘某作为成年人，其父母、爱人、子女的丙肝抗体均呈阴性，可以排除性传播和母婴传播的可能。丙肝病毒进入人体后，会有一段时间的潜伏期，最长可达20年，且没有任何症状。在审理过程中被告医院虽否认原告刘某在本院输血的事实，但没有提供有效的证据证明该院不存在医疗过错。因此认定刘某感染丙肝与被告医院的诊疗行为存在因果关系，推定医院存在过错，应当承担相应责任。

【情景导入与任务】

某教学医院在带教过程中，未经患者（年轻女性）同意，使患者会阴暴露于二十几位青年学生之前，女患者因此将医院告上法庭。请问：

1. 女青年的起诉理由能否成立？

2. 它属于哪一种法律问题？

3. 在护理工作中如何尊重、保护患者？

二、侵权责任法

【重点提示】

临床护理中常见的侵权行为

为了更好地维护公民合法权益，《中华人民共和国侵权责任法》于2009年12月26日通过，自2010年7月1日起实施。

1. 侵权　指侵害了国家、集体或者他人的财产及人身权利，包括生命权、健康权、自由权、肖像权、隐私权、知情同意权、名誉权等，给他方造成损失的行为。侵权行为分为有意侵权行为和无意侵权行为。

（1）有意侵权　分为威胁他人身体、侵犯他人身体、侵犯隐私权、诽谤4种类型。

（2）无意侵权　疏忽大意和渎职是常见的两种无意侵权行为。前者是行为人因不专心履行职责而造成客观上的过失行为；后者是行为人在履行职责过程中的失职导致当事人受到伤害。

2. 临床护理中常见的侵权行为

（1）在护理工作中未履行解释、告之和咨询等义务　如护理人员在护理患者，患者提出问题时，解释不到位，缺乏耐心，态度生硬、冷淡。

（2）在护理工作中无视或忽视患者的权益，渎职造成患者的伤害　护士渎职认定的指标：①护士有义务提供恰当的护理给患者；②护士未履行职责；③患者受到伤害；④护士没有履行职责而造成患者的伤害。

（3）在护理实践中侵犯隐私权　表现为四个方面：①未经患者知情同意，随意使用患者的姓名获取利润。②不正当的侵入，如将治疗护理过程拍摄照片、录音。③扩散患者的资料。④发表攻击性的虚假信息。例如未征得患者同意，请护生观察治疗护理过程或者将治疗护理过程拍照录音，或者将患者的照片等资料发至网络等。但要注意的是，如果发生下列情况，医务人员必须如实上报有关患者的信息：①出生和死亡资料；②虐待妇女、儿童、老人；③传染病和传播性疾病，如艾滋病、非典型肺炎、白喉等；④暴力事件如枪伤或刀伤。

在护理工作中有一些情况不属于侵权，如为了检查治疗需要，对患者实施隔离或限制患者的饮食或活动范围。这种情况容易被误认为侵权，护士应做好解释工作。

【知识链接】知情同意

知情同意是指在医疗护理过程中，患者在获得关于自己疾病治疗和护理措施利弊等信息的前提下做出同意接受和拒绝该项治疗和护理的书面承诺。知情同意的内涵包括：①提供给患者的信息是真实和可以理解的，签署人是自愿的；②在接受特殊诊断程序、内外科治疗或临床实验前须由患者或法定责任人签署知情同意书；③在抢救患者的紧急情况下，如果患者没有能力，且其法定责任人不能及时到场的情况下，没有知情同意，医务人员也可以实施抢救措施。

【拓展与思考】护士侵权案例的启示

案例1　侵犯患者隐私权

2016年，某院一名患者正在做妇科彩超检查，护士拍摄患者检查的照片后发布到自己做微商的微信群里。随后患者在网络发布投诉信《某院护士到处公布患者隐私》引发社会广泛讨论，该护士的行为已经涉嫌侵犯患者隐私。

护理人员与患者的接触比其他医务人员更为密切，如在护理卧床患者时，在获得其高度信任的基础上，被同意检阅其信件，但对书信往来和个人隐私，还有患者的病历资料，护理人员都应持慎重态度为之保密，如随意谈论，造成扩散，则应视为侵犯了患者的隐私权。

案例2　泄露患者个人信息

李先生喜得贵子，孩子刚出生10天，就接到影楼打来电话要登门赠送大礼包，该影楼称是某妇幼医院的第三方合作单位，婴儿信息全部来自医院。经公安局调查，这些婴儿信息是该院新生儿科的一名护士向外出售的。

非法倒卖公民信息是犯罪行为。国家机关或者金融、电信、交通、教育、医疗等单位的工作人员，违反国家规定，将本单位在履行职责或者提供服务过程中获得的公民个人信息，出售或者非法提供给他人，情节严重的，处三年以下有期徒刑或者拘役，并处或者单处罚金。

第四节　护理工作中常见的法律问题及应对

【重点提示】

护士的法律责任，护理法律问题防范。

一、护士的法律责任

1.处理及执行医嘱　合法执行医嘱是护士对患者实施评估及治疗的法律依据。在处理医嘱时，护士要对医嘱仔细核查，确定无误后，准确及时地执行，不能错误或机械地执行医嘱。

（1）一般情况下，护理人员应严格执行医嘱，随意篡改医嘱或无故不执行医嘱均属违法行为。

（2）如果护理人员对医嘱有疑问，应向开医嘱的医生询问以证实医嘱的准确性。

（3）护理人员如果发现医嘱有明显的错误，有权拒绝执行医嘱。

（4）如果护士向医生指出医嘱中的错误，医生仍执意要求护士执行医嘱，护理人员应报告护士长或上级主管部门。

（5）如果护理人员明知医嘱有错误，但未提出质疑，或护理人员由于疏忽大意而忽视了医嘱中的错误，由此造成的严重后果，应由护理人员与医生共同承担法律责任。

（6）为了保护患者和自己，护士在执行医嘱时还应注意以下几点：①如果患者对医嘱提出疑问，护士应再次核实医嘱的准确性并向患者做好解释。②患者病情发生变化时，护士根据自己的专业知识及临床经验判断是否应暂停医嘱时，护士应及时与医生协商。③非抢救情况下，一般不执行口头或电话医嘱。在急诊抢救患者等特殊情况下，若医生下达口头医嘱，护士应向医生大声复述一遍，核实无误后方可执行。在执行医嘱后，应尽快记录医嘱的时间、内容，当时患者的情况等，并让医生及时补写书面医嘱。④慎重对待"必要时"等形式的医嘱。⑤对于不清楚、不完整的医嘱，护士有责任确认医嘱是否正确，是否安全适当。

2.护理文书　护理文件是护士对患者的病情和实施护理措施的原始文字记载，具有法律效应，应及时、客观、准确和完整。

在医疗纠纷案处理中，医疗机构需要承担一定的举证责任，护理文书作为病历的组成部分，可作为鉴定的重要依据。当涉及法律纠纷时，完整、规范的护理记录可以为护士免于法律诉讼提供充分的依据。任何丢失、隐匿、篡改、添删、伪造或销毁原始记录的行为，都是违法的。

3.药品管理　护士要妥善放置和保管使用药品，窃取、倒卖麻醉药品和物品是违法行为。

（1）药品应根据种类与性质妥善放置，设专人负责。

（2）定期检查药品质量，如发现变质，过期，药瓶的标签与瓶内药品不符，标签污染模糊等，不得使用。

（3）血清制品、疫苗、某些抗生素和胰岛素应置于冰箱保存。

（4）对控制使用的药品，如麻醉、镇静和抗精神病药品按特殊药品管理规定保管和使用，护士只能凭专用处方领取及应用这些药物，如发生护士挪用、倒卖或自己使用毒麻药品则可能构成贩毒、吸毒罪。

4. 器材管理

（1）保持所有的医疗器材处于功能状态。

（2）掌握仪器的操作程序，按照操作程序使用。

（3）对不熟悉的仪器不要随意使用。

（4）指导患者使用器械时，应使用操作指南并保证所指导的操作程序是正确的，在允许患者使用仪器前，要求患者回示使用仪器的方法。

（5）护士应通过在职教育更新与保持有关仪器安全使用的知识和技能。

（6）其他物品管理：护士在工作中还可接触各种医疗用品、办公用品等，有时还会保管患者的一些物品。若护士利用职务之便，将这些物品据为己有，情节严重者，可被起诉犯有盗窃罪。

【知识链接】违反毒麻药品管理

某卫生院护士长郭某某自 2013 年起，先后 8 次向吸毒人员杨某、司某以每支 40 元的价格贩卖哌替啶 42 支，非法获利 1680 元。犯罪嫌疑人郭某某涉嫌贩卖毒品罪。

5. 护理质量标准　护理质量是指护理人员为患者提供护理技术服务和基础护理服务的效果，直接反映护理工作的内涵。各类护理工作的质量标准、操作程序和规范是供护士共同遵守的护理行为准则，是衡量护理服务质量和技术质量的尺度。护理工作中按标准、程序、规矩运作是实现质量目标的根本途径，任何标准、程序、规范都是经过实践统筹的最佳选择，不可任意更改。护理质量标准包括护理技术操作质量标准、护理管理质量标准、护理文书书写质量标准及临床护理质量标准等四大类。临床常用的病房护理工作质量标准有：病室管理合格率、基础护理质量合格率、急救药品器材准备合格率、特级和一级护理质量合格率、护理文书书写合格率、无菌操作与消毒隔离等。

6. 实施护理操作　在护理工作中，护士可能独立完成操作，也可能委派他人实施。独立完成护理活动时，应明确自己的职责范围及工作规范。若超出自己职能范围或没有遵照规范要求进行护理，而对患者产生了伤害，护士负有不可推卸的法律责任。护士委派他人实施护理时，须明确被委托人有胜任此项工作的资格、知识及能力。否则，由此产生的后果，护士本人仍负有不可推卸的责任。

7. 与犯罪有关的潜在性问题

（1）渎职罪　由于护理人员的责任心不强而给患者造成痛苦，残疾或者死亡的，则构成渎职罪。如：护理人员不按医疗操作规程，在未做青霉素皮试的情况下，直接给患者注射青霉素，造成过敏性休克死亡者为渎职罪。

（2）受贿罪　受贿罪是指国家工作人员利用职务上的便利，为行贿人牟取私利，而非法索取、接受其财物或不正当利益的行为。护理人员若主动向患者索要"红包"或贵重物品，则构成受贿罪。

（3）贩毒罪　若护理人员利用自己工作之便，将临床用于晚期癌症或术后镇痛的盐酸哌替啶、吗啡类等麻醉品，提供给一些不法分子倒卖或吸毒者，则构成参与贩毒罪。

二、护生的法律责任

护生是正在学习的护理学生，尚未获得护士执业资格，只能在专业教师或注册护士的指导下，对患者按操作规范实施护理。

护生的法律责任包括：①熟悉并遵守所在实习医院的医疗护理政策、制度和操作规程；②不得单独进行任何护理操作，若未在带教老师的带领下，擅自行事并造成患者的损害时，应承担法律责任；③对自己未曾学习或自认不熟悉的操作应告知带教护士，如果带教老师执意要求护生执行，护生有权拒绝；④由于患者病情变化很快，特别是急救情况下，应及时向带教护士或相关护士汇报患者的病情变化，即使并不能确定这些变化的临床意义；⑤在临床工作中要注意保护患者的生命权、知情权和隐私权。

带教护士对护生负有指导和监督的责任，若由于给护生指派的工作超出其能力范围，而发生护理差错或事故，带教护士应负主要的法律责任，护生自己负相关的法律责任，其所在的医院也应负相应的法律责任。

【思考与拓展】

一产科护士带实习生值夜班，老师让她从壁橱里拿葡萄糖给婴儿配葡萄糖水，护生从壁橱最低层取出3瓶粉剂，并拿出其中已用过的一瓶问："这是不是葡萄糖"？她头也未抬便说："是"，护生便将该粉剂配成水喂了3名婴儿，次日凌晨，3名婴儿先后出现呼吸衰竭，虽经积极抢救，仍相继死亡。后经查婴儿死于亚硝酸钠中毒，是护生误将亚硝酸钠当成葡萄糖喂给婴儿，该护士认为该粉剂在橱底存放多年，未出现过问题，护生不应该拿到，而未引起重视，也未加锁。请讨论

1.该事件属于哪一种法律问题？

2.要避免此类事件的发生，应加强哪些方面的工作？

3.在此事件中，带教老师及学生各应承担什么责任？

三、护理实践中法律问题的防范

（一）加强法制观念

临床工作中，护士必须知法、懂法、守法，明确自己在工作中的法律责任，充分认识到护理行为时刻都受到法律的制约，任何对患者合法权益的损害，侵犯者都要承担相应的法律责任。因此，护士需要不断学习相关法律知识，强化法制观念，保护护患双方

的合法权益。

（二）依法执业

在强化法制观念的基础上，护士应该将掌握的法律知识应用到护理实践中去，依法从事护理服务工作，准确履行护士职责。

1. 加强护理管理　管理者应按标准合理配置人力，在杜绝无证上岗的同时减少护士超负荷工作状态，将安全隐患最大限度地消除。同时采取多种形式，培训护士学习相关法律。

2. 尊重患者的合法权益　在护理工作中应尊重患者的各种权利，包括隐私权、知情同意权、选择权等。护士在做任何操作时都必须履行告知义务，征得患者同意。在为进行颈外静脉穿刺置管术、经外周中心静脉置管术等侵入性、有创性操作时，还须患者签署知情同意书。若患者不接受则应尊重其意见，并在病历当中记录，必要时由患方签字。

3. 规范护理行为　护士在工作中应不断学习并严格执行专业团体及工作单位的护理操作规程及质量标准要求，依法执业，持证上岗。工作中应控制关键环节，避免和杜绝护理缺陷及差错发生。

4. 促进信息沟通　护士应经常与患者、医生、其他护士及有关医务人员互相沟通，建立起良好的护患关系，及时准确地交流与治疗护理有关的情况及资料。交流过程中需及时澄清一些模糊不清的问题，确保患者的安全，获得患者的理解与支持，减少法律纠纷的发生。

5. 做好护理记录　全面、准确的护理记录在保护患者和医务人员切身利益的同时，也给解决医疗纠纷提供依据。护士应及时、全面、真实、客观、准确地做好各项护理记录。

（三）参加职业保险

职业保险是护士保护自己从业及切身利益的重要措施之一。护士参加职业保险，保险公司在规定的范围内为护士提供法定代理人，在败诉后代护士向受害人支付赔偿金，可减轻护士的经济损失。它虽然不能完全消除护士在护理纠纷或事故中的责任，但在一定程度上可以帮助护士减轻事故对护士所造成的负担。目前，许多国家的护士都参加了职业责任保险。

【拓展与思考】

某护生在临床实习第6个月，各项操作基本都已经掌握，这时带教老师安排其独自去给患者打肌注，护生该怎么办？如果拒绝，应该怎么和老师说？

第五节 医院护理管理

【重点提示】
医院护理管理的组织原则。

一、医院护理管理的组织原则

医院护理管理组织形式既分工又合作，有效地运用护理人员的工作能力，高效地完成护理目标。必须遵循的基本原则有：

1. 等级和统一指挥的原则 将组织的职权、职责按照上下级关系划分，上级指挥下级，下级听从上级指挥组成垂直等级结构，实现统一指挥。如护理组织上划分为护理部主任—科护士长—护士长—护士的管理等级结构。

2. 专业化分工与协作的原则 分工协作是提高劳动效率的基本手段。分工可以使每个人专注于自己领域内的工作，有利于提高工作和创新效率，同时也有助于人才个体经验的积累和知识的完善，人才群体的协作又可以达成个体之间的优势互补，产生一种集群生产力和创造力，这是人才个体单独、离散的能力无法比拟的。

3. 管理层次的原则 要做到组织有效地运转，组织中的层次应越少越好，命令路线越短越好。组织层次的多少与管理宽度相关，相同人数的组织，管理宽度大则组织层次少，反之则组织层次多。比如护理管理模式由原来的三级管理变成扁平式二级管理模式。

4. 有效管理幅度的原则 管理幅度是指不同层次管理人员能直接领导的隶属人员人数，管理幅度应是合理有限的。层次越高，管理的下属人数应相应减少。护理管理中，护理部主任、科护士长、护士长的管理幅度要适当和明确，管理幅度过宽，管理的人数过多，任务范围过大，使护理人员接受的指导和控制受到影响，管理者则会感到工作压力大；如果管理幅度过窄，管理中又不能充分发挥作用，造成人力浪费。

5. 职责与权限一致的原则 为了实现职、责、权、利的对应，要做到职务实在，责任明确，权利恰当，利益合理。遵循这一原则，要有正确的授权，组织中的一些部门或者人员所负责的任务，应赋予相应的职权。授予的权利不应大于或小于其职责，下级也不能超越自身的权利范围。

6. 集权分权结合原则 集权能够强化领导作用，有利于协调组织的各项活动。分权是把权力分配给每一个管理层和管理者，使他们在自己的岗位上就管理范围内的事情做出决策。

7. 任务和目标一致的原则 强调各部门的目标与组织的总目标保持一致，各部门或者科室的分目标必须服从组织的总目标。只有目标一致，才能同心协力完成工作。例如护理部的目标必须根据医院总体目标制定，并始终保持一致。病房、门诊、手术室等护理管理目标必须服从护理部的总体目标。

8. 稳定适应的原则　组织的稳定是相对的，建立起来的组织不是一成不变的，随着组织内外环境的变化做出适应性地调整。

9. 精干高效原则　组织必须形成精简高效的组织结构形式、以社会效益和经济效益作为自身生存和发展的基础。

10. 执行与监督分设原则　执行机构与监督机构分开设立、赋予监督机构相对独立性，才可能发挥作用。监督力度的切实有效性取决于它有多大的独立性。

二、医院常用的护理质量标准

（一）护理质量标准体系结构

根据控制工作的基本类型质量三级结构理论，护理质量标准体系包括要素质量、环节质量和终末质量。

护理质量标准体系及包含的指标要求是会随着医院管理和护理专业水平的发展不断修订和完善的，是不断变化的。根据医院分级管理标准，不同等级医院的护理质量标准及指标略有差异。

（二）临床护理的质量标准

1. 责任制度护理效果评价　责任制护理应以患者为中心，在护理过程中运用医学、护理、心理、社会等学科的知识，观察分析患者的全面健康情况，进行有计划的、系统的护理，从而提高护理质量与护理人员的素质。标准：①责任护士应做到十知道，即知道患者床号、姓名、诊断、病情、治疗、阳性结果、护理、饮食、过敏史、心理需要。②实施护理程序，给患者以身心整体护理。③有完整的护理病历。护理措施有效果评价及护士长签字。

2. 特级护理、一级护理（详见第八章）

3. 急救物品完好率　合格率为 100%。标准：①急救用品、药品完整无缺、处于备用状态。②两及时：及时检查维修，及时领取补充。③四固定：定人保管、定时核对、定点放置、定量供应灭菌物品。

4. 基础护理合格率　合格率为 90%～95%。包括晨晚间护理、口腔护理、皮肤护理、分级护理、出入院护理等。

标准为：清洁、整齐、舒适、安全、安静、无并发症。

5. 消毒灭菌　合格率 100%。

三、医院护理质量缺陷及管理

（一）护理质量缺陷

护理质量缺陷是指在护理活动中，出现技术、服务、管理等方面的失误。一切不符合质量标准的现象都属于质量缺陷。护理质量缺陷表现为：护理纠纷、差错、事故等。

1. 导致护理质量缺陷的常见原因

（1）违反有关规章制度　如不认真执行查对制度，执行医嘱不严格，违反交接班制度，违反值班制度等。

（2）违反操作规程

1）注射、输液中的问题：没有严格无菌操作、输液过快、量过大，违反药物配伍禁忌，空气栓塞、断针、注射部位感染等。

2）常规护理中的问题：如未按护理要求进行护理，无医嘱处理患者，未按护理规范和操作常规等。

（3）专业知识不扎实，能力欠缺。

（4）风险意识淡薄。

2. 护理质量缺陷的控制　在护理安全管理中，要本着预防第一的原则，做好环节安全的管理，重视事前控制，做好流程改造和系统改进。抓住隐患苗头，重点分析，改进工作。对容易出现差错的人、环境、环节、时间、部门要做持续地改进。

（二）护理差错

护理差错是指护理人员在诊疗护理工作过程中，由于责任心不强、粗心大意、不按规章制度和操作规程办事或者专业技术能力低下，给患者的身体健康造成一定的影响，延长了治疗时间，但是未造成严重不良后果，或者有不良后果但未构成医疗事故的行为。

1. 护理差错的种类　任何护理差错都会影响治疗工作的进行或给患者带来不应有的痛苦和不良后果。因此，如何减少或控制护理差错事故是护理管理的重要内容和重要目标，也是护理管理者和研究者应该积极探讨和解决的问题。护理临床工作中常见的护理差错总结如下：

（1）严重护理差错：在护理工作过程中，因责任心不强，粗心大意、不按规章制度等原因造成差错，患者未因此死亡或者伤残，但造成一定的痛苦，延长住院时间，影响治疗效果均属严重护理差错。

（2）一般护理差错：在护理工作过程中，因责任心不强，粗心大意、不按规章制度或因技术过失而造成差错，对患者造成直接或间接影响，但未造成不良后果。

2. 护理差错的报告与处置　（1）为了实现最大限度地收集、分析、交流、共享安全信息，医院应树立"安全文化"新理念，建立不以惩罚为手段的护理不良事件自愿报告机制，促进管理系统的持续改进。

（2）发生差错后，要积极采取补救措施，以减少或消除由于差错引起的不良后果。

1）登记制度：①科室建立专用登记本，及时登记护理差错、缺陷等，妥善保管。②登记工作由本人或护士长进行。③登记内容：原因、时间、经过、当事人姓名及其定性、处理情况等。④每月对登记本的内容进行分析、归类，找出护理工作中的薄弱环节和改进措施。

2）报告制度：①逐级上报：当事人向护士长报告，护士长向护理部报告，一般差错24小时内上报，严重差错事故立即上报。②疑似输液、输血、注射药物等引起不良后果的医疗事故争议，医患双方当场对实物进行封存，妥善保存。③事故差错责任人应及时记录发生事故差错的经过、原因、后果，并在3天内提交给护理部。

（3）发生严重差错事故的各种记录、检验报告及造成事故的药品，器械等均应妥善保管，不得擅自销毁，以备鉴定。

（4）差错发生后，组织本科室护理人员进行讨论，以提高认识，吸取教训，改进工作，并确定事故性质，提出处理意见和防范措施。情节严重者按规定给予行政或者经济处罚。

（5）发生差错的单位或个人，如不按规定报告或有意隐瞒，事后经领导或他人发现，须按情节轻重给予处理。

（6）护理部应每月进行差错分析，年终进行差错评价，制定持续改进防范措施。

【思考与拓展】

患者女性，52岁，农民，2006年5月2日10：00不幸摔伤致右侧股骨粉碎性骨折，于当日15：00收入某医院骨科住院治疗，经过积极术前准备，于5月5日8：00在持硬麻下行钢板内固定术，术后患者恢复顺利，已基本进入康复期。7月8日早晨，总务班护士发现患者住院账户上已经欠费，便到病房通知家属和患者，当时家属表现出很无奈的神情，向护士诉苦说已经花掉的2万多元大多数是从亲戚处借来的，现在家里已经没有一点积蓄，以后还要供两个孩子读书，还要凑钱给妻子取钢板，说完后马上就把妻子托付给护士和同病房的一位家属，自己回家借钱去了。在晚上11：50左右，患者从10楼跳楼自杀身亡。请问：此患者跳楼的原因可能是什么？护士是否对此事承担责任？此事件是否定位为医疗事故？为什么？作为临床护士，你认为这次事件的深刻教训是什么？

【课后检测】

一、选择题

1.《护士条例》2008年1月31日由国务院颁布，实施时间起自（　　　　）

A.2008年5月12日　　　　　　B.2008年1月12日　　　　　　C.2010年5月12日

D.2010年7月1日　　　　　　E.以上都不是

2. 护士执业注册的有效期为（　　　）

A.2 年　　　　　　　　　　　　B.5 年　　　　　　　　　　　　C.8 年

D.10 年　　　　　　　　　　　　E. 以上都不是

3. 某护士，在湖南省进行护士执业注册 3 年，因工作调动，欲往广东省某医院继续从事护理工作。现在应办的申请是（　　　）

A. 护士执业注册申请　　　　　　B. 注销护士执业注册申请

C. 护士延续注册申请　　　　　　D. 重新申请护士执业注册

E. 护士变更注册申请

4. 护士申请延续注册的时间应为（　　　）

A. 有效期届满前半年　　　　　　B. 有效期届满前 30 日　　　　C. 有效期届满后 30 日

D. 有效期届满后半年　　　　　　E. 以上都不是

5. 护士在紧急情况下为抢救患者生命实施必要的紧急救护，应该做到以下几点，除了（　　　）

A. 必须依照诊疗技术规范　　　　B. 必须有医师在场指导

C. 根据患者的实际情况和自身能力水平进行力所能及的救护

D. 避免对患者造成伤害　　　　　E. 以上都不是

6. 重大医疗事故的报告时限为（　　　）

A.12 小时　　　　　　　　　　　B.18 小时　　　　　　　　　　C.1 天

D.2 天　　　　　　　　　　　　　E.3 天

7. 被吊销执业证书的，几年内不得申请护士执业注册（　　　）

A.1 年　　　　　　　　　　　　　B.2 年　　　　　　　　　　　　C.4 年

D.5 年　　　　　　　　　　　　　E.6 年

8. 申请注册的护理专业毕业生，应在教学或综合医院完成临床实习，其时限至少为（　　　）

A.6 个月　　　　　　　　　　　　B.8 个月　　　　　　　　　　　C.9 个月

D.10 个月　　　　　　　　　　　E.12 个月

9. 护士发现医师医嘱可能存在错误，但仍然执行错误医嘱，对患者造成严重后果，该后果的法律责任承担者是（　　　）

A. 开写医嘱的医师　　　　　　　B. 执行医嘱的护士　　　　　　C. 医师和护士共同承担

D. 医师和护士无须承担责任　　　E. 不能确定

10. 可以组织护士专业培训的机构是（　　　）

A. 护士所在的医疗卫生机构　　　B. 卫生行政部门　　　　　　　C. 学术团体

D. 以上都是　　　　　　　　　　E. 以上都不是

11.《护士条例》的根本宗旨中，以下哪项不是（　　　）

A. 维护护士合法权益　　　　　　B. 促进护理事业发展，保障医疗安全

C. 规范护理行为　　　　　　　　D. 保持护士队伍稳定

E. 保障人体健康

12. 护士因认为药物无误，没有进行查对，导致输错药物而致使患者死亡。其行为属于（　　）

A. 渎职罪　　　　　　　　B. 过失犯罪　　　　　　　　C. 故意犯罪

D. 疏忽大意　　　　　　　E. 受贿

13. 关于申请护士执业注册，下列说法错误的是（　　）

A. 申请人向拟执业所在地的省级人民政府卫生主管部门提出申请

B. 护士执业注册的受理期限为 20 个工作日

C. 护士执业注册证书包含有效期信息

D. 护士执业注册证书不包含护士执业地点信息

E. 符合国务院卫生主管部门规定的健康标准：无色盲、色弱、双耳听力障碍

14. 以下属于护士权利的是（　　）

A. 遵守法律、法规、规章和诊疗技术规范的规定

B. 保护患者隐私

C. 对医疗卫生机构和卫生主管部门的工作提出意见和建议

D. 发现患者病情危急，立即通知医生

E. 以上都是

15. 行导尿术时护士未用屏风遮挡，导致投诉。其行为应视为（　　）

A. 侵权　　　　　　　　B. 过失犯罪　　　　　　　　C. 受贿

D. 渎职罪　　　　　　　E. 无过失行为

16. 患者有损害，因下列哪项情形，推定医疗机构没有过错（　　）

A. 违反法律、行政法规、规章

B. 隐匿或者拒绝提供与纠纷有关的病历资料

C. 伪造、篡改或者销毁病历资料

D. 患者或者其近亲属不配合医疗机构进行符合诊疗规范的诊疗

E. 违反其他有关诊疗规范的规定

17. 护士执业注册被吊销，是指（　　）

A. 是基于特定事实的出现，有卫生行政部门依据法定程序收回护士执业注册证书

B. 不具备取得护士执业注册的条件而取得护士执业注册的，由有关行政机关予以吊销

C. 具备取得护士执业注册的条件，但因执业注册所依据的法律、法规、规章修改或废止，或客观情况发生重大变化，基于公共利益的需要，由有关行政机关予以吊销

D. 护士取得执业注册后从事违法活动，行政机关依法予以吊销执业注册

E. 护士离开护理岗位后停止执业注册

18. 护士执业注册应具备的条件不包括（　　）

A. 必须在教学、综合医院完成 12 个月以上护理临床实习

B. 在中等职业学校、高等学校完成教育部和卫生部规定的全日制学习，并取得相应学历证书

C. 通过国务院卫生主管部门组织的护士执业资格考试

D. 符合国务院卫生主管部门规定的健康标准

E. 具有完全民事行为能力

19. 违反护理操作工作制度及操作规程的做法是（　　）

A. 加压输液时守护患者

B. 值班医生不在，护士根据经验自行开药

C. 严格执行查对制度

D. 严格执行交接班制度

E. 严格执行无菌操作

20. 不属于医疗事故的情况是（　　）

A. 肌内注射致患者坐骨神经损伤，留下腿部残疾

B. 患者在加压输液时因无人守护，致患者发生空气栓塞而死亡

C. 护士严格询问过敏史和家族史后进行青霉素皮试，患者在皮试后突然死亡

D. 患者按铃后，护士没有及时应铃导致患者摔倒而骨折

E. 门诊护士换药时未严格执行无菌技术导致患者伤口交叉感染

21. 以下可定义为医疗事故的是（　　）

A. 及时并严格遵照心肺复苏指南抢救心搏骤停患者未成功

B. 注射维生素 B_{12} 时患者出现过敏性休克，抢救无效死亡

C. 术前乙肝表面抗原阴性，手术中输血 2 个月后发生乙型病毒性肝炎

D. 车祸后肇事者逃逸未及时呼叫 120，致伤者抢救不及时死亡

E. 急救车在转送患者过程中，遇山体滑坡受阻，导致抢救不及时致患者死亡

22. 护士未认真核对，将患者液体输错，但及时发现未造成不良后果，该行为属于（　　）

A. 意外事故　　　　　　B. 二级乙等医疗事故　　　　　C. 三级甲等医疗事故

D. 四级医疗事故　　　　E. 不属于医疗事故

23. 某医院在为患者体检时发现其感染艾滋病病毒，不能采取的措施是（　　）

A. 应立即向当地卫生防疫机构报告

B. 身体约束

C. 不歧视艾滋病病毒感染者

D. 对艾滋病病毒感染者进行医学随访

E. 遵守标准防护原则，严格执行操作规程和消毒管理制度，防止发生艾滋病医院感染和医源性感染

24. 关于护理立法的意义，错误的是（　　）

A. 有利于维护服务对象的正当权利

B. 促进护理管理法制化

C. 有利于促进全民健康

D. 促进护理人员不断学习和接受培训

E. 促进护理教育及护理学科的发展

25. 护士小王在操作时没有严格执行"三查"和"七对"，误将应给3床患者注射的青霉素给4床的青霉素过敏患者注射，造成患者死亡，此事故属于（　　）

A. 不属于医疗事故　　　　　B. 一级医疗事故　　　　　C. 二级医疗事故

D. 三级医疗事故　　　　　　E. 四级医疗事故

26. 患者，男性，35岁，急性阑尾炎。急诊手术，手术情况正常，后因缝合羊肠线不为其机体吸收导致伤口愈合不良，近1个月治疗后获得痊愈。依据《医疗事故处理条例》的规定，该患者被拖延近1个月后才得以痊愈这一客观后果，应当属于（　　）

A. 二级医疗事故　　　　　　B. 三级医疗事故　　　　　C. 正常医疗现象

D. 因患者体质特殊而发生的医疗意外　　　　　E. 一级医疗事故

27. 护士输液时查对不严格，混淆了患者的药液，导致一位患者因青霉素过敏性休克而死亡，其行为属于（　　）

A. 过失犯罪　　　　　　　　B. 渎职罪　　　　　　　　C. 侵权行为

D. 受贿　　　　　　　　　　E. 疏忽大意

28. 患者，女性，34岁，因"不孕症"就诊。行各项检查后，发现患者患有梅毒。门诊护士将此信息告知了科室的其他护士和其他来就诊的患者。该护士的行为属于（　　）

A. 侵犯了患者的公平权　　　B. 侵犯患者的隐私权　　　C. 侵犯患者的同意权

D. 侵犯患者的生命健康权　　E. 侵犯患者风险知情权

（29～30题共用题干）

患者，男性，23岁，行腹外疝修补术后。医嘱：青霉素160万U，vd。当班护士未做青霉素皮肤过敏试验，即给患者输入青霉素，导致患者过敏性休克死亡。

29. 医疗事故预防措施不包括（　　）

A. 设立医疗质量监控部门人员

B. 加强职业道德教育

C. 严格控制探视

D. 提高护理人员的知识和技术水平

E. 持续质量改进

30. 该事件属于（　　）

A. 医疗事故　　　　　　　　B. 护理质量缺陷　　　　　C. 责任心不强

D. 护理差错　　　　　　　　E. 医疗纠纷

二、案例分析题

某病区护士值夜班，一晚期癌症患者发生病情变化，其家属找到护士时，护士正在抢救另一患者，患者病故后，家属对医院服务不满，将医院告上法庭。理由是当病区有多个危重患者时，仅安排一个护士值班，以致不能及时抢救，导致患者死亡。医院则认为该患者属于疾病晚期临终阶段，即使及时抢救也不一定能挽救其生命。

1. 患者家属起诉理由是否能够成立？

2. 如果要医院举证的话，将如何提供证据？

3. 医院管理和护理工作有没有问题？

4. 值班的护士有责任吗？如果你是该护士，面对此类情形，应该怎么做？

(张丹丹)

第七章　医院与住院环境

【学习要点】

【知识目标】

1. 掌握　医院的任务、门诊和急诊的护理工作、病区的环境管理。
2. 理解　医院环境的分类、门诊和急诊护理的工作特点。
3. 了解　医院的任务、种类。

【技能、职业能力培养目标】

1. 明确　具有完成一般门诊患者的护理工作的能力。
2. 熟悉　具有为急诊患者提供及时、准确的护理工作的能力。
3. 学会　能举例说明如何通过物理环境以满足患者的需要。

【情感、态度等素质培养目标】

1. 明确　具有严谨求实的工作态度，对患者关心体贴，确保患者安全。
2. 熟悉　具有关心患者，并与患者进行良好沟通的素质。
3. 学会　具有以"人的健康为中心"的护理服务理念。

【情景导入与任务】

情景导入：患者，男，65岁，农民。3个月前出现胸部闷胀、疼痛、咳嗽不易止，痰少、白色，偶有血丝，近一周咳嗽加重、痰量增多，自己服用感冒药效果不佳，于是去乡镇卫生院就诊，既往身体健康，无药物过敏史，吸烟30余年，12支／日。体格检查：胸部X线示右肺上叶团块状阴影。血常规示 WBC 7.5×10^9/L,Hb 120g/L。自发病以来，精神食欲欠佳，体重下降5kg。乡镇医生建议向上级医院转院治疗。请问：

1. 患者问城市和农村大大小小的医院很多，他去什么样的医院？
2. 到了医院，他先去哪个部门？怎么看病？

第一节　医院

医院是对人民群众或特定人群进行防病治病的场所，具备一定数量的病床设施、相应的医务人员和必要的设备，通过医务人员的集体协作，达到对住院、门诊或急诊患者实施科学和正确的诊疗护理为主要目的的卫生事业机构。

一、医院的任务

【重点提示】

医院的任务是以医疗工作为中心。

1982年原卫生部颁布的《全国医院工作条例》提出，医院的任务是"以医疗为中心，在提高医疗质量的基础上，保证教学和科研任务的完成，并不断提高教学质量和科研水平。同时做好扩大预防、指导基层和计划生育的技术工作。"

（一）医疗

医疗是医院的中心任务。医院的医疗工作应该以诊疗和护理两个方面为主体，同时与医技部门密切配合形成一个完整的医疗服务体系。

（二）教学

教学是医院的一项重要任务，开展并做好临床教学工作是广大医护人员义不容辞的责任。医院的教学任务主要包括：一是针对医学院校学生的临床教学和毕业实习及毕业后的专科培训；二是本院在职人员的继续教育，不断提高服务质量与技术水平；三是对下级医疗机构人员的培训、进修教育和技术指导。

（三）科研

科研是提高医院医疗和教学质量的重要基础。通过开展科研工作，可以解决临床上的疑难问题，对提高医疗护理水平及推动整个医学科学的发展都有重要意义。

（四）预防保健和社区卫生服务

随着医院职能的不断扩大，人们对健康的需求越来越强烈。医院既要对患者进行诊疗，也要对健康人进行预防保健和社区卫生服务。如进行健康教育、健康咨询及疾病普查等工作，倡导健康的生活方式，加强自我保健意识，提高人民群众的生活质量。

二、医院的种类

（一）医院的分类

1.按收治范围可划分为综合性医院和专科医院。

（1）综合性医院：在各类医院中占较大比例，是指设一定数量的病床、各类临床专科（如内科、外科、儿科、妇产科、眼科、耳鼻喉科、皮肤科等）、医技部门（如药剂、检验、影像等）以及相应人员与设备的医院。

（2）专科医院：为诊治各类专科疾病设置的医院，如妇产医院、儿童医院、口腔医院、传染病医院、肿瘤医院、皮肤病医院、精神病医院等。

2. **按特定任务划分**　指有特定任务和服务对象的医院，如军队医院、企业医院等。

3. **按所有制**　可划分为全民、集体、个体所有制医院，中外合资医院，股份制医院等。

4. **按经营目的**　划分为非营利性医院和营利性医院。

5. **按地区**　可划分为城市医院、农村医院。

（二）医院的分级

根据原卫生部提出的《医院分级管理标准》，将医院划分为一、二、三级，每级又分为甲、乙、丙等，三级医院增设特等，共分为三级十等。

1. **一级医院**　是指直接向一定人口的社区提供预防、医疗、保健、康复服务的基层医院。如农村乡、镇卫生院，城市街道社区卫生服务中心等。其主要功能是直接对人群提供一级预防，在社区管理多发病、常见慢性病患者并对疑难重症患者做好正确转诊，协助上级医院做好中间和院后服务，合理分流患者。

2. **二级医院**　是指向多个社区提供综合医疗卫生服务和承担一定临床教学、科研任务的地区性医院。如一般市、县医院，省、直辖市的区级医院和一定规模的厂矿、企事业单位的职工医院。其主要功能是参与指导对高危人群的监测，接受一级转诊，对一级医院进行业务技术指导。

3. **三级医院**　是跨地区甚至全国范围提供医疗卫生服务的医院，是具有全面医疗、教学、科研能力的医疗预防技术中心。如国家、省、市直属的市级大医院、医学院的附属医院。其主要功能是提供专科（包括特殊专科）的医疗服务，解决危急、疑难重症，接受二级转诊，对下级医院进行业务技术指导和培训人才；完成培养各种高级医疗专业人才的教学和承担省级以上科研项目的任务；参与和指导一、二级预防工作。

三、医院的组织结构

根据我国医院的组织结构模式，医院由三大系统构成：诊疗部门、辅助诊疗部门、行政后勤部门。各部门之间既分工明确、各尽其责，又相互协调、相互合作。（图 7-1）

1. **诊疗部门**　是医院的主要业务部门。包括门诊、急诊、住院部的各个临床科室。（图 7-2）

2. **辅助诊疗部门**　以专门技术和设备辅助诊疗工作，是医院的重要组成部分。如药剂科、检验科、病理科、影像诊断科、手术室、消毒供应中心等。

3. **行政后勤部门**　是对医院的人、财、物进行管理的职能部门。它既包括对医疗、护理工作管理的业务部门，如医务科，护理部等；还包括对医院整体进行管理的其他职能部门，如院长办公室、人力资源部、财务科、科教科、信息科、后勤保障部、保卫科、设备科等。

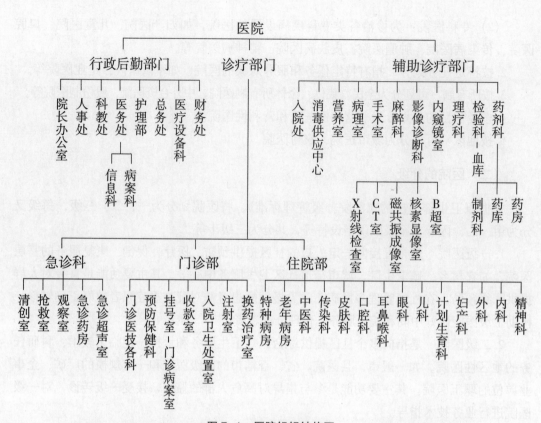

图 7-1　医院组织结构图

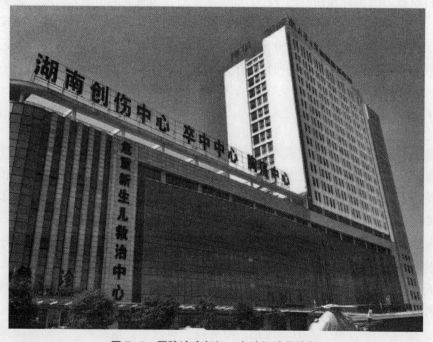

图 7-2　医院诊疗部门：急诊门诊住院部

【拓展与思考】

分组参观各类医院，分析一、二、三级医院各有什么特点，谈谈对医院的整体印象。

【情景导入与任务】

情景导入：患者，男，李某，57岁，既往有慢性阻塞性肺疾病病史10年，上周由于气温下降，受凉后引起咳嗽、咳痰，由家属扶送到医院就诊。请问：

1. 你作为一个门诊护士，如何帮助患者顺利就诊呢？

2. 该患者在候诊过程中出现了呼吸困难，此时你该如何处理？

3. 患者送入急诊科，作为急诊护士，在医生未到之前，你应做哪些应急处理？在抢救过程中如何配合抢救及记录？

第二节　门诊部

门诊部是医院面向社会的窗口，是医院医疗工作的第一线。门诊部的医疗护理工作质量直接影响公众对医院的认识和评价。如何将门诊护理工作做得更好，让每位患者都能满意而归，是每个门诊护士值得思考的问题。

【重点提示】

门诊的设置与布局要求门诊护理的工作特点。

门诊是医院直接为公众提供诊断、治疗和预防保健服务的场所，是患者进行治疗、诊断的第一站。门诊护士应该主动为就诊患者服务，使患者能得到及时地诊断和治疗。

一、门诊的设置和布局

门诊除设有和医院各科室相对应的诊室外，还设有挂号处、候诊室、分诊科室、治疗室等，并配有药剂、检验等医技科室。诊室内配备诊察床，床前设有遮挡设备，室内设有洗手池和诊断桌，各种检查用具、处方、化验及检查申请单等放置有序。治疗室内备有急救物品和设备，如氧气、电动吸引器、急救药品等。

门诊的设施和布局以方便患者为目的，突出公共卫生为原则。做到流程优化、布局合理、设施安全、标识醒目、整洁安静，并体现医院对患者的人文关怀。

二、门诊护理工作

1. 预检分诊　在大部分综合性医院门诊大厅都设有预检分诊，患者来到医院都先通过导诊护士或分诊护士分诊后再进行挂号。预检分诊的护士应具有丰富的临床实践经验和良好的职业道德，接诊时应主动热情，先简要询问病史、经观察病情后，做出初步判断，给予合理的分诊挂号指导。对传染病或疑似传染病患者，应分诊到隔离门诊。

2. 安排候诊与就诊　患者在护士的指导下挂号后，分别到各科门诊候诊处等候就诊。为保证患者候诊、就诊顺利，护士应做好下列工作：

（1）做好开诊前的准备　检查候诊、就诊环境，备齐诊疗过程中所需要的各种器械及诊疗用物。

（2）开诊后，按照挂号先后顺序安排就诊。收集整理初诊、复诊病案和辅助检查报告单。

（3）根据患者病情需要，测量体温、脉搏、呼吸、血压等，并记录在门诊病案上，必要时可协助医生进行诊查工作。

（4）随时观察候诊患者的病情变化，如遇高热、剧痛、呼吸困难、出血、休克、意识丧失等患者，应立即安排提前就诊或送急诊处理，必要时配合医生进行抢救；对病情较重或年老体弱者，可适当调整就诊顺序，让其提前就诊。

（5）指导就诊患者正确留取标本，耐心解答患者及家属提出的有关问题。认真听取患者及其家属的意见，不断改进门诊护理工作。

（6）门诊结束后，做好诊疗用物整理及消毒工作。

3. 健康教育　充分利用候诊时间对患者进行健康教育。内容可根据不同季节、不同科室、不同疾病特点进行调整。采用讲座、黑板报、图片、录像或发放健康教育宣传手册等不同方式开展健康教育。对患者提出的询问应耐心、热情地予以解答。

4. 治疗　工作执行需在门诊进行的治疗，如注射、换药、导尿、灌肠、穿刺等。治疗中严格遵守无菌操作和消毒隔离原则，认真执行操作流程，执行"三查八对一注意"，以确保患者治疗安全、有效、及时。

5. 消毒隔离　门诊患者集中且流动性大、病种复杂，容易发生交叉感染，因此对消毒隔离工作具有很高的要求。对传染病或疑似传染病的患者执行严格的隔离措施，防止传染病传播扩散，并按规定做好疫情报告工作。门诊走廊、诊室、候诊处、治疗室等各部门及其用物做好清洁、消毒工作。

6. 保健工作　经过培训的护士可直接参与健康教育、健康体检、疾病普查、预防接种等保健工作，以满足人们日益增长的卫生保健需求。

【知识链接】导诊分诊护士的作用

1. 引导作用　大多数患者初次到医院就诊，对医院环境陌生，不清楚就医流程，常常盲目的来回往返，导诊护士的引导，可为患者带来便捷，缩短就诊时间。

2. 咨询作用　许多综合性大医院分科较细，初诊患者不清楚自己的病情应该看哪个科，难以准确选择科室，导诊护士根据患者的主诉迅速判断患者到相关诊室就诊。

3. 管理作用　因为门诊患者多、流动性大，以及患者就医心切等因素，时常会有不必要的拥挤和误会发生，导诊护士通过疏导、沟通和管理，合理安排患者的就诊及检查等。

4.观察作用 作为导诊护士要了解门诊患者的大致情况，随时观察患者，安抚患者情绪，做好解释工作。对病情较重或老年患者合理安排优先就诊，必要时陪同缴费检查；病情突然发生变化者，及时报告，协助抢救；防止患者摔伤等意外事件的发生。

5.分诊作用 导诊护士每日提前到岗做好准备工作，了解当日出诊专家，通知挂号人员。根据病人情况引导挂号，让患者能及时、正确就诊。

6.健康教育的作用 导诊护士必须具备健康教育能力，对常见病、多发病适时进行健康教育，科学、客观地解答患者提出的各种问题，提供包括服药、休息、饮食、功能锻炼等医疗知识的咨询。

三、门诊护理的工作特点

1.管理任务繁重 门诊的护理工作任务多而重。大多数患者初次到医院就诊，本身身体就存在各种不适，加上对医院环境和就诊程序不熟悉，更加容易焦虑、急躁。为了使患者能够有序就诊，及时得到有效的诊断与治疗，护士要解答患者的各种疑问，缩短候诊时间，科学合理地安排就诊，还需要指引患者化验、取药、各项检查和治疗等具体工作。

2.接待患者数量多 应急变化多门诊的人数、病种、疾病轻重缓急，难以预测，门诊护理人员必须随时做好应急准备和临时调度的潜力和能力，以适应门诊的变化。

3.诊疗时间短 门诊患者要求接诊快，检查详细，诊疗正确合理，存在着患者数量与服务质量的矛盾。需要加强科学管理，依靠门诊护理人员的合理安排及指导。

4.防止交叉感染 人群杂、病种多患者及陪护者来自社会各阶层，患者中涉及病源面广，有一般急慢性疾病、感染性疾病患者，也有年老体弱者、婴幼儿和抵抗力较低的患者。由于在就诊前难以鉴别和隔离，易造成交叉感染。

5.诊疗环节 多从患者挂号、候诊、就诊、检查、取药、治疗等一连串的多个环节组成的流程，其中任何一个环节的障碍都可给患者带来不便，引起患者不满，产生护患矛盾，甚至发生医疗纠纷。因此，门诊护士要做好各个环节的指导服务，给患者提供相应的信息，耐心细致地解决患者的问题。

6.诊室多医护人员变换多 门诊诊室几乎涉及所有临床科室，各科室派出的门诊医生流动变化较快。因此，门诊护理工作的特点是要落实到提高质量上，通过各种管理措施，改善设施条件，利用信息网络技术，提高工作效率，克服不利因素。提高护理人员的素质，改善门诊服务质量，切实防止和克服"三长一短"现象（即：挂号时间长、候诊时间长、检查处置取药时间长，诊察时间短），要做好门诊的导诊服务，简化就诊手续，尤其为行动不变的患者提供帮助，这是提高医院满意度和医疗质量不可忽视的一个重要方面。

【知识链接】护理专科门诊

护理专科门诊（Nurse-Led Clinics，NLCs）作为一种高级护理实践模式，是以护士为主导的、在门诊开展的正式有组织的卫生保健服务提供形式，指导患者掌握专科疾病及慢性病居家自我护理技能，拓展从住院至门诊、院内至家庭的连续服务，以满足就诊患者及其家庭的健康服务需求。护理专科门诊护士能够胜任在特定的健康照护领域提供高级护理实践的要求，独立或与多领域的卫生服务团队成员合作以发挥作用。目前，我国三级医院护理专科门诊主要开设 PICC 护理门诊，伤口/造口/失禁护理门诊，糖尿病健康教育门诊，围产期保健护理门诊和腹膜透析护理门诊等。

【拓展与思考】

1. 医院如何应用信息技术来优化就诊流程方便患者就诊的？

2. 你如何看待护理门诊？

第三节　急诊科

【重点提示】

急诊护理管理，急诊护理的工作特点。

急诊是医院诊治急、危、重症患者的场所，是抢救患者生命的第一线。急诊实行24 小时开放服务，对危重患者及意外灾害事件，提供及时、有效的医疗护理服务，最大限度地降低病死率、伤残率。急诊的任务是使急诊患者得到及时、准确地诊治，危重患者得到及时的抢救。急诊护士应具有良好的身体和心理素质，具备一定的抢救知识和经验，技术熟练、动作敏捷。

一、急诊的设置和布局

急诊一般设有预检分诊处、各科急诊诊疗室、抢救室、治疗室、急诊手术室、急诊监护室、急诊观察室、清创室、药房、化验室、X 射线室、急诊超声室、心电图室、挂号室及收费室等，形成一个相对独立的单元。(图 7-3)

急诊环境以方便患者就诊为目的，以最大限度地缩短候诊时间，争取抢救时机，提高抢救效率为原则。急诊环境应宽敞、明亮、整洁，各分区设有明显的标志，路标指向清楚，便于患者就诊和救治。急诊护理的组织管理和技术管理达到标准化、程序化、制度化。

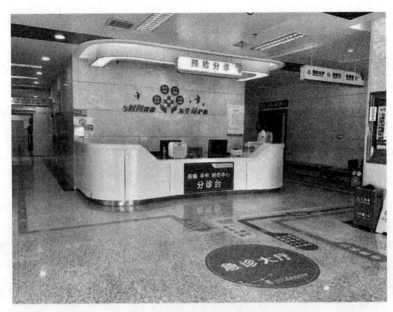

图 7-3 急诊科的布局与标识

二、急护理工作

1.预检分诊 要求快速准确做出分诊判断。

（1）患者被送到急诊科，负责出迎的急诊护士应立即上前帮助转运患者到诊疗室。预检护士要做到"一问、二看、三检查、四分诊"，快速准确地做出判断，立即通知相关专科医生进行诊治。

（2）如遇急危重症患者，应立即通知值班医生和抢救室护士并送往抢救室进行抢救。

（3）对传染病或疑似传染病的患者将其安排到隔离室就诊。

（4）如遇意外灾害事故，应立即通知护士长和相关部门快速启动应急预案并配合救治伤员。

（5）如遇法律纠纷、刑事案件、交通事故等，应尽快通知医院保卫部门或直接与公安部门取得联系，保留有效证据，并请家属或陪送者留下，以协助相关部门了解情况。

2.抢救工作 包括抢救物品准备和配合抢救。

（1）抢救物品准备 一切抢救物品要求做到"五定一率"，即定品种数量、定地点放置、定专人保管、定期消毒灭菌、定期检查维修和急救物品完好率 100%。急诊护士必须熟练掌握各种抢救物品和设备的性能和使用方法，以及常用的抢救物品，保证所有的抢救物品处于良好备用状态。急救物品常规包括一般物品、无菌物品、急救药品、抢救设备：①一般物品：血压计、听诊器、手电筒、扳手、电极片、皮肤消毒剂、棉签、压脉带、胶布、输液贴、夹板、剪刀、砂轮等；②无菌物品：留置针、敷贴、输血器、输液器、各种型号注射器及针头、导尿包、吸氧装置、气管插管及气管切开包、开口器、吸痰包、胃管、纱布、无菌手套等；③急救药品：肾上腺素、异丙肾上腺素、阿托品、洛贝林、尼可刹米、利多卡因、多巴胺、西地兰、呋塞米、去甲肾上腺素、地塞米松、氨茶碱、葡萄糖酸钙、纠正水、电解质紊乱及酸碱平衡失调类药物以及各种输入液体等；④抢救设备：中心供氧装置、中心吸引装置、除颤仪、心电监护仪、呼吸机、超声检查机、全自动洗胃机、多功能抢救床、负压吸引器、氧气瓶、简易呼吸器、注射泵、输液泵等。

（2）配合抢救　急诊护士应积极配合医生，进行抢救工作。（详见第21章）

3. 病情观察　急诊应设急诊观察室（留观室），设有一定数量的观察床，主要收治一些暂时不能搬动、不能确诊、病情危重且暂时住院困难或经短时间观察、治疗后可以返回的患者。留观时间一般为3～7天。留观室的护理工作包括：

（1）护士应对留观的患者进行入室登记、建立病案，认真填写各项护理记录，书写病情观察报告。

（2）对留观的患者要主动巡视和观察，及时执行医嘱，做好各项护理工作，加强心理护理。

（3）做好留观患者及其家属的管理工作。

三、急诊护理的工作特点

1. 危重患者多，病情急，时间紧，周转快，工作繁忙　急诊患者发病急骤、来势凶险，病情变化快，来诊时间、人数、病种及危重程度均很难预料，因此随机性大、可控性小，尤其遇有交通事故、集体急性中毒、传染病流行等，患者常集中就诊。所以急诊工作十分繁忙，要求急诊所有工作突出一个"急"字，要争分夺秒、迅速处理，做到紧张而有秩序。这决定急诊护士应有巨大的潜能，投入高速度、高效率的工作。

2. 病种复杂　急诊患者的病种众多，病种复杂，经常涉及多器官、多系统、多学科。因此急诊护士要有高效的组织协调能力，扎实的理论基础、娴熟的操作技能，以便能及时准确地分诊判断，通知相关科室的医生进行抢救。

3. 易感染性　急诊患者因无选择性，常有传染病患者，易造成交叉感染。因此，要特别注意无菌操作和严格执行消毒隔离制度。

4. 涉及违法及暴力事件多　急诊患者因交通事故、服毒自杀、醉酒、打架斗殴等原因就诊较多，经常涉及违法及暴力事件。因此，在救治患者过程中，一定要控制好患者的行为，要遵守医疗法规，同时要有高度的自控力，防止发生医患冲突。

【知识链接】急诊预检分诊分级标准（2018年版）

Ⅰ级为急危患者，需要立即得到救治，直接进入复苏区。急危患者是指正在或即将发生生命威胁或病情恶化，需要立即进行积极干预。

Ⅱ级为急重患者，往往评估与救治同时进行，立即监护生命体征，10min内得到救治，安排患者进入抢救区。急重患者是指病情危重或迅速恶化，如不能立即进行治疗则危及生命或造成严重的器官功能衰竭，或短时间内进行治疗可对预后产生重大影响。

Ⅲ级为急症患者，需要在短时间内得到救治，优先诊治安排患者在优先诊疗区候诊（观察室），30min 内接诊，若候诊时间大于 30min，需再次评估急症患者存在潜在的生命威胁，如短时间内不进行干预，病情可能进展至威胁生命或产生十分不利的结局。

Ⅳ级为亚急症或非急症患者，按顺序在诊室就诊，60min 内得到接诊；亚急症患者存在潜在的严重性，此级别患者到达急诊一段时间内如未给予治疗，患者情况可能会恶化或出现不利的结局，或症状加重及持续时间延长；非急症患者具有慢性或非常轻微的症状，即便等待较长时间再进行治疗也不会对结局产生大的影响。

【拓展与思考】

1. 抢救患者时，如何执行医嘱？

2. 午夜 12 点，你在巡视患者过程中，发现患者病情突然发生变化，危及生命，值班医生尚未赶到，此时，你应该怎么做？

【情景导入与任务】

情景导入：患者，王某，男，56 岁。今晨，患者突发呼吸困难，端坐位，咳粉红色泡沫痰，大汗淋漓，面色青紫，四肢湿冷，不能平卧而入院。患"冠心病"12 年，近 2 周常感胸闷。体格检查：T36.8℃，P110 次 /min，R30 次 /min，BP100/60mmHg，神情紧张，烦躁不安。查体：两肺满布湿啰音和哮鸣音。初步诊断为急性肺水肿，被收治入呼吸内科。请问：

1. 该患者最好安排在什么样的病房？

2. 如何为患者创造一个舒适的住院环境？

3. 如果病室温、湿度过低对此患者有什么影响？

第四节　住院部

病区是住院患者接受诊疗、护理及康复休养的场所，是属于某一科室的相对独立管理的医、教、研的工作场地，每个病区收住病种为临床一个或几个医疗专科的病种。病区的环境设置、布局都要以服务对象为中心，病区环境的优劣直接影响着医疗、护理、教学、科研任务的完成和患者的身心健康。因此，创造一个整洁、安静、舒适、安全的病区环境，对促进患者早日康复尤为重要。

一、病区的设置和布局

每个病区设有病室、危重病室、抢救室、治疗室、护士站、医生办公室、配餐室、盥洗室、厕所、库房、医护休息室和示教室等，有条件的病区还可设置患者娱乐室、会客室等。

病区的结构与布局要求：符合医学服务要求，有利于提高治疗、护理效果，有利于患者休息、舒适和恢复健康。护士站一般设在病区的中心位置，与抢救室、危重病室及治疗室邻近，以便护士观察病情、抢救患者和准备物品。根据医院条件，每个病区设30～40张病床、每间病室设1～3张病床、床与床之间的距离不少于1米，两床之间应设床帘，以保护患者的隐私。病室除设有基本的病床、床旁桌椅、遮挡设备外，还可设置中心供氧装置和中心吸引装置、呼叫系统、电视、物品柜等。病室的设置和布局向居家化发展有利于患者放松、促进患者舒适和康复。（图7-4）

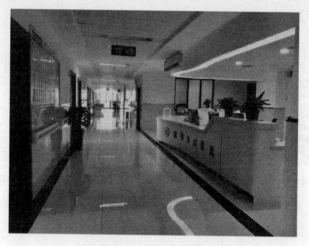

图7-4　病区的布局

【拓展与思考】

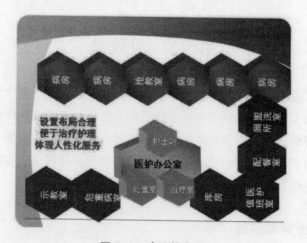

图7-5　病区的布局

请分析图片中的布局是否合理，有哪些优点？你有什么更好的建议？（图7-5）

二、病区的环境管理

【重点提示】

病区的物理环境。

病区环境是医务人员为患者提供医疗和护理服务的场所，按照环境的性质划分，可分为物理环境和社会环境。随着社会经济的发展，人们对生活质量的要求越来越高，追求美观舒适的生活环境，病区环境的优劣直接影响着患者的身心健康和治疗效果。因此，创造和维护病区适宜的环境是护理人员的重要职责。当病区环境不能满足患者的康复需求时，护理人员应采取适宜的措施对其进行调控。

（一）物理环境

物理环境指医院的建筑设计、基础设施以及医院外观等为主的物质环境。医院的物理环境是影响患者身心舒适的重要因素，它对增进医疗效果，帮助患者适应患者角色具有不可忽视的作用，因此，保持病室整洁、安静、舒适、安全是护士的重要职责，其管理的重点有以下几个方面：

1. 整洁 主要指病区的空间环境及各类陈设的规格统一，布局整齐；各类设备和用物设置合理，清洁卫生。要求达到避免污垢积存，防止细菌滋生，给患者以干净、舒适、美感的目的。保持病区环境整洁的措施有：

（1）病区陈设齐全，规格统一，布局合理，摆放整齐，方便取用。

（2）做到物有定位，用后归位。

（3）及时清理环境，病区内墙、地面及所有物品采用湿式清扫法，保持清洁。

（4）及时清除治疗、护理后的废弃物及患者的排泄物。

（5）保持患者及病床单位清洁，床单、被套及衣裤及时更换。

（6）非生活及医疗护理必需品不得带入病区。

2. 安静 安静的环境能减轻患者的烦躁不安，使患者身心得到充分休息和睡眠，同时也是患者康复，医务人员能够专心投入工作的重要保障。当人的健康状况不良时，对声音的耐受能力下降，即使是美妙的音乐也会视为噪声。凡是不悦耳、不想听，使人生理及心理产生不舒服的声音都属于噪声。衡量声音强度的单位是"分贝"（dB）。世界卫生组织（WHO）规定，白天病区较理想的噪声强度应维持在 35～40dB。我国环境保护部于 2008 年在《社会生活环境噪声排放标准》中规定："医院病房白天噪声控制在 40dB 以下，夜间控制在 30dB 以下"。一般噪声强度达到 50～60dB 时，就会产生相当的干扰、影响休息和睡眠；长时间处于 90dB 以上环境中，能导致耳鸣、血压升高、焦躁、易怒、头痛、失眠等症状；当声音强度达到或超过 120dB 时，可造成听力丧失或永久性失聪。因此，为给患者创造一个安静的环境，护理人员应做到：

（1）工作人员在说话、行动与工作时尽量做到"四轻"，即说话轻、走路轻、操作轻、开关门轻。

（2）电话、手机、呼叫系统等使用消音设置，或将音量调至最低。

（3）病区的桌椅脚应钉上橡胶垫，推车的轮轴、门窗交合链应定期滴注润滑油。

（4）向患者及家属宣传保持病室安静的重要性，共同创造一个安静的修养环境。

3. 舒适　舒适的环境主要指患者能置身于温、湿度适宜、空气清新、阳光充沛的环境中，护理人员通过对病室温度、湿度、通风、采光、装饰等调控，增强患者舒适感。

（1）温度　适宜的温度有利于患者休息、治疗、康复，也有利于护理工作的进行。普通病室温度保持在18℃～22℃为宜，婴儿室、手术室、产房、老年病室保持在22℃～24℃为宜。病室温度过高会使神经系统受到抑制、干扰消化和呼吸功能，不利于机体散热，使患者感到烦躁，影响体力恢复；病室温度过低则使患者畏缩，缺乏动力、肌肉紧张而产生不安，甚至受凉感冒。

病室应配备室温计，以便护士能够随时观察室温变化并给予调节，满足患者身心舒适的需要。护士应充分利用医院的设备，根据患者的病情需要对室温进行调节。夏天气温较高，采用风扇、空调设备调节室温；冬天气温较低，采用暖气、空调或其他取暖设备保持合适的室温。同时，护理人员在进行各项护理操作时，应尽量避免患者不必要的暴露，以防止患者受凉。

（2）湿度　湿度指空气中含水分的程度。病室湿度一般指相对湿度，即在一定温度条件下，空气中水汽压与相同温度下饱和水汽压的百分比。温度会影响皮肤蒸发散热的速度，从而影响患者的舒适感。病室的相对湿度以50%～60%为宜。湿度过高或过低都会给患者带来不适感。湿度过高时，机体水分蒸发减少，出汗受到抑制，患者感到潮湿、闷热、不适，尿量增加，对患心脏、肾脏疾病的患者尤为不利；湿度过低时，空气干燥，机体水分蒸发快、可导致口干舌燥、咽痛、烦渴等表现，对气管切开、呼吸道感染、急性喉炎患者尤为不利。

病室应备湿度计，以便护士能够随时观察湿度变化并给予调节，满足患者身心舒适的需要，当室内湿度过低时，可用加湿器、地面洒水、暖气上放置湿毛巾等措施；当室内湿度过高时，采用开窗通风或空调设备等。

（3）通风　通风可以增加室内空气流动，调节室内温湿度、保持空气清新，增加空气中的含氧量、降低二氧化碳浓度和微生物的密度，减少呼吸道疾病传播。因此，病室应定时通风换气、一般每次通风时间为30min左右。通风效果与通风面积（门窗大小）、室内外温差、通风时间和室外气流速度有关。冬天通风时应注意患者保暖，避免对流风。

（4）光线　充足的光线可使患者感到舒适、愉快，并有利于病情的观察和诊疗、护理工作的进行。光线不足可出现眼睛疲劳、头痛、视力受损，影响患者的活动，甚至发生意外。病室采光有自然光和人工光两种，护士根据治疗、护理和患者需求予以满足。适量的日光照射，能使血管扩张、血流增快、改善皮肤和组织的营养状况，使人食欲增加，舒适愉快。此外，阳光中的紫外线有强大的杀菌作用，并可促进机体内部合成维生素D。采用自然光源时，应注意阳光不宜直射眼睛，防止引起目眩，午睡时应用窗帘遮挡光线。为了夜间照明及保证特殊检查和治疗护理的需要，病室需备相应的人工光源。病室除普通照明灯外，还应装有地灯，在患者睡眠时开启，既可以减少对患者睡眠的干扰，还可以保证夜间巡视工作的正常进行。

(5) 装饰 优美的环境让人感觉心情舒适、愉快。病室装饰以简洁、美观为主。医院装饰应根据不同护理对象的需求合理选择，如儿科病区的墙壁采用柔和的暖色，再配一些可爱的卡通图案；护士服装采用粉红色，可使病儿感到温馨甜蜜，减轻儿童的恐惧感；手术室选用绿色或蓝色，使患者安静、产生信任感。可在病室内外及走廊摆放鲜花（过敏性疾病病室除外）绿色植物，既美化环境，又增添生机。病床、桌、椅、窗帘、被套、床单等趋向家居化，以满足患者的需要。(图7-6)

4. 安全 安全是指无危险、无伤害的环境。在马斯洛的人类基本需要层次理论中，安全是个体满足生理需要后的第二层次需要。每个人都需要安全，对患者而言，安全尤为重要。医院是一个特殊的场所，本身就存在许多不安全的因素。因此，护理人员在护理工作中应采取有效措施，预防和消除一切不安全的因素，安全保障好，可以避免意外事故，增加患者的信任感。

(1) 避免各种因素所致的躯体损伤 1) 避免机械性损伤：如病室、浴室、厕所地面防滑，减少障碍物，并设呼叫系统；走廊、浴室、厕所设扶手，对意识不清、烦躁不安、偏瘫患者及婴幼儿等患者应使用床栏、约束带等进行保护，以防坠床；对长期卧床初次下床或活动不便的患者应注意搀扶，以防跌倒。2) 避免温度性损伤：在应用冷、热疗法时，应按操作要求进行，必要时在床旁守护，以防冻伤、烫伤事件发生；注意易燃易爆物品的安全使用及保管，有防火设施及安全通道。3) 避免生物性损伤：有效的灭蚊、蝇、蟑螂等措施。

(2) 避免医源性损伤 由于医护人员言语及行为不当，对患者造成生理、心理上的损伤，称为医源性损伤。如缺乏责任心，对患者不尊重，服务态度恶劣，护理操作不规范、动作粗暴等造成患者心理及生理性的损伤。因此，护士在为患者进行治疗和护理时，应严格遵守操作规程，防止护理差错、护理事故的发生。

(3) 预防院内交叉感染 严格执行预防、控制医院感染的各种制度，如消毒隔离制度、患者入院卫生处置制度、无菌技术操作原则、消毒灭菌效果监测制度等。

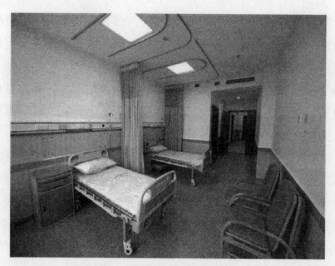

图 7-6 病房设施与环境

（二）社会环境

病区是社会的一个特殊组成部分。对初次住院的患者来说，病区陌生的人际关系和规章制度会使之感到不适应。护士应帮助患者尽快适应新环境，建立和维持良好的人际关系，促进康复。

1. 人际关系 人际关系是在彼此交往的过程中形成的、建立在个人情感基础上的彼此为寻求满足某种需要而建立起来的人与人之间的互相吸引或排斥的关系。人际关系的好坏对患者的康复起着重要作用，它可以直接或间接地影响患者的情绪、治疗和康复。影响其身心健康。最重要的人际关系包括医护关系、护患关系和病友关系。

（1）医护关系 医护关系是指医生与护士之间在医疗护理工作中因分工合作而形成的一种工作性质的人际关系。医生的诊疗活动和护士的护理工作既有区别，又有联系；既有分工，又有合作，两者相互依存，相互补充，相互促进。和谐融洽的医护关系有利于提高医疗护理质量、建立积极稳定的医护团队，有利于医学事业的发展、促进患者的康复。建立良好的医护关系要做到相互理解，彼此尊重；相互制约，彼此监督；密切配合，团结协作；加强沟通，协商一致。

（2）护患关系 护患关系是以护士为主体的群体与以患者为中心的群体之间建立起来的一种工作性、专业性和帮助性的人际关系。良好的护患关系有利于患者的病情康复。因此，护理人员应做到：尊重患者，一视同仁，一切以患者为中心，从患者的利益出发；技术娴熟，提供安全、及时、有效的优质护理服务，增强患者的安全感、信任感；举止端庄，语言文明，注重语言修养，帮助患者树立战胜疾病的信心；态度和蔼，乐观开朗，关心体贴患者。

护士在护患关系中占主导地位，这就意味着护士行为直接影响着护患关系的好坏，那么在工作中怎样才能建立良好的护患关系呢？护理人员应从以下几方面努力：①语言：语言是心理护理的重要手段。护理人员应善于正确运用语言，与患者进行有效沟通，使护士得到信任，有助于减轻患者的紧张、恐惧心理，使之保持稳定情绪；②行为举止：在医疗护理活动中，医护人员的行为及其操作技术，受到患者的密切关注，是患者对自身疾病和预后认识的主要信息。因此，医护人员的仪表和神态应该沉着、庄重而不失热情、关切；护士操作娴熟，严格执行三查八对制度，操作应稳、准、轻、快，熟练的护理操作技术不仅使患者获得安全感，而且会使患者对护士产生敬意。反之，护士工作不熟练，业务水平不高等会使患者产生不信任的心理，患者的不安全感增强，甚至产生怀疑、反感，不利于护理工作的开展，导致护患关系的紧张；③工作态度：严肃认真，一丝不苟的工作态度可以使患者获得安全感、信赖感。治疗和护理的效果与患者对医护人员的信任程度有很大的关系。因此，护士通过自己的工作态度来取得患者的信任是相当重要的。患者是一个完整而独特的个体，患者的年龄、信仰、文化背景以及过去的经历、价值观等都应受到护理人员的尊重；④情绪：护理人员在工作中的情绪对患者有很大的感染力，护士的积极情绪可以使患者乐观开朗，消极的情绪会使患者变得悲观焦虑。因此，护理人员要学会控制自己的情绪，时刻以积极的情绪去感染患者，为患者提供一个安全、舒适、优美、令人愉悦的心理环境。

(3) 病友关系 病室中的每个患者都是社会环境中的一员，在共同的治疗、康复和生活中，他们相互照顾、帮助，并交流疾病治疗、护理常识和生活习惯等，有利于消除患者的陌生感和不安全感，增进患者间的友谊和团结。护士应该协助病友间建立良好的情感交流，善于发现消极情绪的出现，注意应用正确的方式消除不良情绪，如耐心解释，正确引导等。积极的病室气氛可以促进患者尽快适应医院环境，有利于疾病恢复。对于病情轻重不一的患者，尽量安置在不同的房间，避免不良因素相互影响。

2. 医院规章制度 医院为了保证医疗、护理工作的顺利开展及预防医院内感染等而制定各种规章制度，健全的医院规章制度能为患者创造一个良好的治疗环境，达到帮助患者恢复健康的目的。如入院须知、探视制度、陪护制度等。

医院规章制度既是对患者行为的指导，也是一种约束，会对患者产生一定的影响。因此，为了使患者尽快适应医院环境，促进疾病的康复。护理人员应向患者耐心解释每一项规章制度的内容和执行的必要性，使其自觉遵守医院的规章制度，促进早日康复。

(1) 耐心解释，取得理解 向患者及家属解释每一项院规的内容和执行各项院规的必要性，得到他们的理解，以取得患者及家属的主动配合，自觉遵守各项规章制度。

(2) 允许患者对周围环境有部分的自主权 患者入院后，凡事都要遵从医生护士的安排和院规的约束，容易产生压抑。因此，在维护院规的前提下，尽可能让患者对个人环境拥有自主权，并对其居住空间表示尊重，如进门时先敲门，为患者服务时先取得其同意等。

(3) 满足患者需求，尊重探视人员 鼓励并尊重前来探视患者的家属和朋友，以减轻患者的孤独感。如果探视者不受患者的欢迎，或探视时间不适当，影响医疗护理工作，则要适当地劝阻和限制，并给予解释，以取得患者、家属及探视者的理解。

（4）及时提供有关信息与健康教育在做各项操作前后或过程中，应给予适当的解释和心理支持。同时鼓励患者参与护理计划的制定，以增强患者自我价值感和控制力，这样可以消除其困惑、恐惧等心理反应，使患者能够积极主动配合治疗护理。

（5）保护患者的隐私权，为患者进行治疗护理工作时，应该适当遮挡患者，保护患者隐私。护士有义务为患者的诊断、检查结果、治疗与记录等信息保密。

（6）鼓励患者自我照顾，对于生活能力受限、需依靠他人照顾的患者，护士应主动巡视，关心，及时帮助并鼓励患者参与自我照顾，帮助其恢复自信心和自我保护能力，有利于患者早日康复。

【拓展与思考】

1. 如何为患者创造一个安全舒适的环境？

2. 病区内有哪些人际关系？如何建立良好的护患关系？

【课后检测】

一、选择题

1. 医院的任务不包括（　　）

A. 医疗工作   B. 教学工作   C. 科学研究

D. 制订卫生政策   E. 预防保健和社区卫生服务

2. 属于我国城市医疗卫生网中一级医院的是（　　）

A. 区级中心医院   B. 卫生学校   C. 市妇幼保健所

D. 街道卫生院   E. 医学院的附属医院

3. 不属于候诊室护士工作范畴的是（　　）

A. 根据病情测量生命体征并记录于门诊病案上

B. 收集整理各种检验报告

C. 随时观察候诊者病情变化

D. 候诊患者多时，协助医生诊治

E. 按先后顺序叫号，安排就诊

4. 遇有交通事故，急诊科预检分诊护士应立即通知（　　）

A. 家属   B. 总值班   C. 医务科

D. 护士长   E. 医院保安部门

5. 抢救室管理物品应做到"五定"，其内容不包括（　　）

A. 定品种数量   B. 定点安置，定人保管   C. 定期消毒灭菌

D. 定期检查维修   E. 定时使用

6. 抢救时间的记录不包括（　　）

A. 患者到达的时间　　　B. 医生到达的时间　　　C. 抢救措施落实的时间

D. 病情变化的时间　　　E. 家属到达的时间

7. 患者休养的适宜环境是（　　）

A. 产妇病室应注意保暖，不能开窗通风，以免产妇着凉

B. 支气管扩张患者室内湿度在 35% 左右

C. 婴儿室冬季室温 22℃ ~ 24℃

D. 破伤风患者室内光线应充足，通风良好

E. 哮喘患者病房应摆放鲜花和绿色植物

8. 下列患者需要较高病室湿度的是（　　）

A. 产妇　　　　　　　　B. 心力衰竭　　　　　　C. 气管切开

D. 上消化道出血　　　　E. 糖尿病

9. 关于噪声的描述，错误的是（　　）

A. 病区应避免噪声，保持安静

B. 白天病区较理想的声音强度应维持在 40 ~ 50dB

C. 声音强度达到 50 ~ 60dB，患者可感到疲倦不安

D. 长时间暴露在 90dB 以上环节可导致疲倦、焦躁、头痛、头晕

E. 当声音强度达到或超过 120dB 时可造成听力丧失或永久性失聪

10. 关于病室的装饰，不妥的是的（　　）

A. 儿科病区使用暖色

B. 手术室尽量用白色，便于清洁

C. 病室走廊可摆放绿色植物

D. 普通病室内可适当摆放鲜花

E. 监护病房内不宜放置鲜花

11. 患者女，50 岁。因右上腹慢性疼痛来医院就诊。对前来就诊的患者，门诊护士应首先（　　）

A. 查阅病历资料　　　　B. 预检分诊　　　　　　C. 配合医生进行检查

D. 用药指导　　　　　　E. 心理安慰

12. 护士在候诊室巡视时，发现一名患者精神不振，诉说肝区隐痛、疲乏、食欲差，可见巩膜黄染。护士应（　　）

A. 转急诊室诊治　　　　B. 安排提前就诊　　　　C. 将患者转至隔离门诊

D. 给患者测量生命体征　　E. 安慰患者，不要着急焦虑

13. 患者男，45 岁。候诊时看到墙壁上贴有宣传高血压知识的海报。这属于门诊工作的（　　）

A. 管理工作　　　　　　B. 健康教育　　　　　　C. 治疗工作

D. 保健门诊　　　　　　　E. 预检分诊

14. 某护士到产房实习，巡视过程中发现产房的温度与湿度有偏差，应调节为（　　）

A. 室温 15℃～18℃，相对湿度 40%～60%

B. 室温 18℃～20℃，相对湿度 45%～50%

C. 室温 18℃～22℃，相对湿度 50%～60%

D. 室温 20℃～22℃，相对湿度 45%～50%

E. 室温 22℃～24℃，相对湿度 50%～60%

15. 患者男，59 岁。因心力衰竭入院。患者呼吸困难，护士为其打开窗户通风，其目的与下列哪一项无关（　　）

A. 调节室内温度　　　　　B. 降低微生物密度　　　　　C. 避免噪声刺激

D. 调节室内的湿度　　　　E. 增加室内空气中氧含量

16. 患者男，40 岁，建筑工人。从高空坠落致骨盆骨折，大量出血，送入医院急诊科。抢救患者的过程中，护士进行的下列工作中不正确的是（　　）

A. 口头医嘱复诵后再执行

B. 用完的空安瓿应及时丢弃

C. 抢救后应及时请医生补写医嘱

D. 抢救记录字迹清晰、准确

E. 医生未到时先建立静脉通道

17. 患者男，60 岁。肝硬化伴腹水。因突发大量呕血急诊入院。消化内科无床位，在急诊观察室留观患者留观时间一般为（　　）

A.6～12 小时　　　　　　B.7～24 小时　　　　　　C.24～48 小时

D.48～72 小时　　　　　E.3～7 天

（18～20 题共用题干）

小王是急诊科护士，在上夜班中，一个被砍伤的患者被送入院，大量出血，经询问得知其在抢劫过程中受伤。

18. 小林应立即通知（　　）

A. 护士长　　　　　　　　B. 公安部门　　　　　　　C. 医院领导

D. 家属　　　　　　　　　E. 自己朋友

19. 在值班医生未到达之前，小林应做的措施不包括（　　）

A. 止血　　　　　　　　　B. 给患者使用止血药物　　　C. 测量血压

D. 吸氧　　　　　　　　　E. 请陪送者留下

20. 急诊的急救物品完好率要达到（　　）

A.100%　　　　　　　　　B.99%　　　　　　　　　　C.95% 以上

D.90% 以上　　　　　　　E.90%

二、案例分析题

患者，女，曹某，46 岁。因呼吸功能减退，行气管切开术，进行人工呼吸。患者的意识清楚，情绪急躁易怒。请问：

1. 此患者所在病室适宜的温度、湿度是多少？

2. 如果病室温、湿度过低对此患者有什么影响？

3. 如何满足该患者的安全需要？

（蔡凤玫）

第八章　患者入院和出院的护理

【学习要点】

【知识目标】

1. 掌握　患者入病区的初步护理工作，分级护理的内容。
2. 理解　省力原则及搬运患者的要点，各种铺床法的异同。
3. 熟悉　患者入院和出院护理工作内容。

【技能、职业能力培养目标】

1. 明确　能正确完成各类铺床操作。
2. 熟悉　能正确完成卧床患者更换床单操作。
3. 学会　能正确使用轮椅、平车运送患者。

【情感、态度等素质培养目标】

1. 明确　具有高尚、灵活、开放的人文精神，表现出关爱、尊重患者的工作态度。
2. 熟悉　操作过程中，能始终保护患者隐私。
3. 学会　操作过程中，做到动作轻柔、态度和蔼、与患者沟通有效。

【情景导入与任务】

今天上午九点急诊科接诊一位男性患者，65岁，体重75kg。自述带孙女玩耍时不小心跌倒，左侧小腿疼痛。入院检查：患者意识清楚，生命体征平稳，CT检查结果确诊为"胫骨骨折"。

1. 正确运送患者入病区。
2. 为患者提供入院护理。
3. 根据患者的病情区别护理级别，掌握护理要点。

第一节　患者床单位的准备

一、患者床单位与设备

床单位是指在患者住院期间，医疗机构提供使用的家具和设备，它是患者在住院期间休息、睡眠、治疗与护理等活动的最基本的生活单位。床单位的设备和管理要以患者舒适、安全、有利于治疗和康复为前提。

床单位的固定设备有床、床褥、床垫、枕芯、棉胎或毛毯、大单、被套、枕套，需要时加橡胶单、中单，床旁桌、床旁椅、床上小桌，床头设备带上有照明灯、呼叫器、中心供氧装置、负压吸引装置等设施。（图 8-1）

一、病床单位的设施

1. 病床　病床应符合实用、耐用、舒适、安全原则。一般病床长 200cm、宽 90cm、高 60cm，床头、床尾可摇起或支起，设有脚轮，便于移动。电动多功能护理床，患者可通过按钮自行控制床的升降或改变体位。（图 8-2）

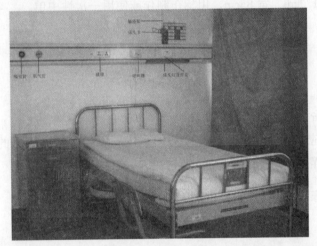

图 8-1　床单位设施

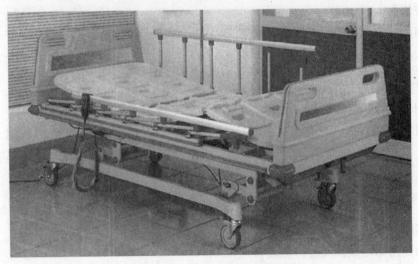

图 8-2　电动多功能护理床

2. 床上用品

床垫：长宽与床规格相同，厚 9 ~ 10cm，用棕丝或海绵作垫芯，垫面布料牢固防滑。

床褥：长宽与床规格相同，用棉花作褥芯，置于床垫之上。

枕芯：长 60cm、宽 40cm，内装荞麦皮、木棉或人造棉等。

棉胎：长 210cm、宽 160cm，一般用棉花胎、人造棉或羽绒。

大单：长 250cm、宽 180cm，用棉布制作。

被套：长 230cm、宽 170cm，用棉布制作，尾端开口处有系带。

枕套：长 65cm、宽 45cm，用棉布制作。

橡胶中单：长 85cm、宽 65cm，长的两端加棉布 40cm。

(9)中单：长 170cm、宽 85cm，用棉布制作或使用一次性中单。

二、铺床法

【重点提示】

床单、被套折法，备用床、暂空床、麻醉床的目的、铺法。

铺好的病床应符合安全、舒适、整齐、耐用的原则。临床常用的铺床法有：备用床、暂空床、麻醉床。

（一）备用床

【目的】

保持病室整洁、美观，准备迎接新患者。

【评估】

1. 病床单位设施　是否齐全，完好无损。

2. 床上用品　是否齐全、清洁，符合规格并适应季节需要。

【计划】

1. 护士准备　着装整洁，洗手，戴口罩。

2. 用物准备　床、床垫、床褥、大单、棉胎、被套、枕芯、枕套、床刷、床刷套（微湿）、床旁桌、床旁椅、生活垃圾桶、医疗垃圾桶。检查床、床垫功能是否完好，调整床高度。

3. 环境准备　病室整洁、通风，病室内无患者进餐或治疗。

【实施】

铺备用用床法操作流程，见表 8-1。

表 8-1　铺备用床法

操作流程	操作说明
1. 移开桌椅	◆移开床旁桌，距床 20cm，便于操作 ◆移床旁椅至床尾治疗车处，椅背与治疗车外侧平齐，距床 15cm，便于操作 ◆从床头向床尾湿式清扫床褥
2. 翻垫铺褥	◆清扫床褥，再从床尾向床头三折床褥，放于床旁椅上。清扫原则：床头至床尾，床中线至床外缘 ◆横轴法或纵轴法翻转床垫 ◆将床褥平床头平铺于床垫上。床褥中线与床面中线对齐
3. 铺大单	◆将大单纵、横中线与床面纵、横中线对齐放于床褥上，先床头后床尾打开，先近侧后对侧打开。先铺近侧床头，右手托起床垫一脚，左手伸过床头中线，将大单平塞入床垫下。 ◆四步折角铺大单（图 8-3）在距离床头约 30cm 处，（1）向上提起大单边缘，使其与床边垂直，呈一等边三角形，以床沿为界，将三角形分为上下两部分；（2）将上半三角形覆盖于床上；（3）下半三角形平塞于床垫下；（4）上半三角形翻下平塞于床垫下 ◆同法铺好近侧床尾大单 ◆双手拉平大单中部，掌心向上，将大单平塞于床垫下。大单平紧，美观 ◆转至床对侧，同法铺好对侧大单
4. 套被套 "S" 式	◆将被套齐床头放于大单上，分别向床尾、近侧、对侧展开，开口向床尾，中线与床尾中线对齐，将被套开口端的上层打开至 1/3 处，利于棉胎放入被套 ◆将折好的 "S" 型棉胎置于被套开口处，将棉胎上缘拉至被套封口处，棉胎角装入被套角处，将竖折的棉胎展开，与被套边平齐，于床尾处拉平棉胎及被套，系好带子
卷筒式	◆被套反面向外，齐床头放置，分别向床尾、床两侧打开，开口向床尾，中线与床中线对齐。将棉胎平铺于被套上，上缘与被套封口边齐 ◆将棉胎与被套一并从床头卷向床尾，再由开口端翻转至床头，于床尾处拉平棉胎和被套，系好带子。棉胎角与被套顶角吻合、平整、充实 ◆将盖被的两侧从床头向床尾、先对侧再近侧向内与床沿平齐折成被筒，将尾端向内折叠，与床尾平齐。盖被上端距床头 15cm，被筒内面平整
5. 套枕套	◆于床尾处或治疗车上套好枕套，四角充实，系带，开口背门，横放于床头盖被上，枕芯与枕套角平整、充实
6. 桌椅归位	◆移回床旁桌椅，治疗车放置至指定位置，保持病室整齐、美观（图 8-4） ◆洗手，取口罩

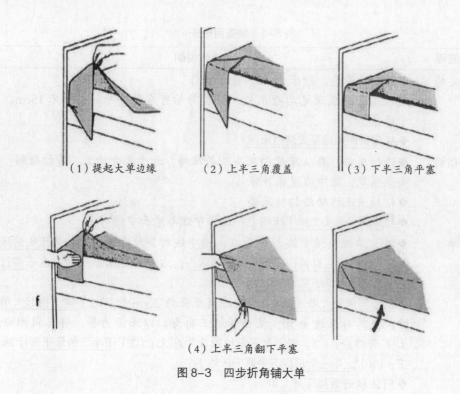

（1）提起大单边缘　　（2）上半三角覆盖　　（3）下半三角平塞

（4）上半三角翻下平塞

图8-3　四步折角铺大单

【评价】

1. 操作熟练，方法正确，遵循节力原则。

2. 病床整洁、美观，符合实用、耐用、舒适、安全的原则。

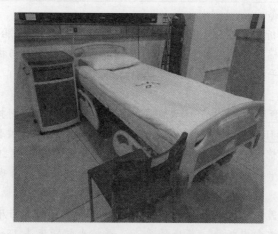

图8-4　备用床

【小结】

1. 操作重点　实施中加下划线的地方为操作重点。

2. 注意事项

（1）床铺　应实用、耐用、舒适、安全、美观。

（2）大单、被套、枕套 应平、整、紧、实、美。

（3）动作轻稳 避免抖动、拍打等动作，防止尘埃飞扬。

（4）暂停铺床 患者进餐或接受治疗时暂停铺床。

（5）铺床时遵循节力原则 ①操作前：备齐用物，顺序放置。②铺床前：固定床的脚轮，调整床高度。③铺床时：身体尽量靠近床，上身保持直立，两脚前后或左右分开，两膝稍弯曲，降低重心，扩大支撑面，增加身体的稳定性。操作过程中使用肘部力量。

（二）暂空床

【目的】

供新入院或暂离床活动的患者使用，保持病室的整洁、美观。

【评估】

1. 病床单位设施 是否齐全，完好无损。

2. 床上用品 是否齐全、清洁，符合规格并适应季节需要。

3. 患者的病情 是否可以暂时离床活动。

【计划】

1. 护士准备 着装整洁，洗手，戴口罩。

2. 用物准备 同备用床，必要时备橡胶单和中单。检查床、床垫功能是否完好，调整床高度。

3. 环境准备 同备用床。

【实施】

铺暂空床法操作流程，见表8-2。

表8-2 铺暂空床法

操作流程	操作说明
1. 移开桌椅	◆同备用床法
2. 翻垫铺褥	◆同备用床法
3. 铺大单	◆同备用床法
4. 套被套	◆同备用床法
	◆将盖被的被头向内反折1/4，再扇形三折于床尾，并使各单平齐
5. 套枕套	◆同备用床法
6. 桌椅归位	◆移回床旁桌椅，治疗车放置至指定位置，保持病室整齐、美观（见图8-5）
	◆洗手，取口罩

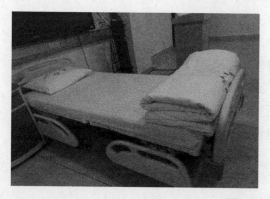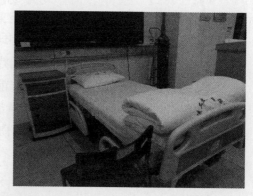

图 8-5 暂空床

【评价】

1. 操作熟练，方法正确，遵循节力原则。

2. 病床整洁、美观，符合实用、耐用、舒适、安全的原则。

3. 橡胶单、中单位置合适，符合病情需要。

4. 盖被折叠正确，患者使用方便。

【小结】

1. 操作重点　实施中加下划线的地方为操作重点。

2. 注意事项

（1）暂停暂休　患者进餐或接受治疗时暂停铺床。

（2）操作时　运用人体力学原理，防止职业损伤。

（3）操作中　动作轻稳，避免尘埃飞扬。

（4）避免　橡胶单直接接触患者皮肤，引起患者不适。

（三）麻醉床

【目的】

1. 便于接受和护理麻醉手术后患者。

2. 使患者安全、舒适，预防并发症。

3. 保护床上被褥不被血液、排泄物或呕吐物等污染。

【评估】

1. 病床单位设施　是否齐全，完好无损、通畅。

2. 床上用品　是否齐全、清洁，符合规格并适应季节需要。

3. 患者麻醉术前后　患者的诊断、病情、手术和麻醉方式，术后需要的治疗和护理等物品。

【计划】

1. 护士准备　着装整洁，洗手，戴口罩。

2.用物准备

（1）床上用物　同备用床，另备橡胶单和中单各2条。

（2）麻醉护理盘　①治疗盘内备张口器、压舌板、舌钳、牙垫、治疗碗、镊子、通气导管、输氧导管、吸痰导管、纱布数块。②另备手电筒、血压计、听诊器（或心电监护仪）、治疗巾、胶布、棉签、弯盘、护理记录单、笔。

（3）其他用物　必要时备输液架、吸痰装置、给氧装置、胃肠减压器、负压吸引器、输液泵、注射泵等。

3.环境准备　同备用床。

【实施】

铺麻醉床法操作流程，见表8-3。

表8-3 铺麻醉床法

操作流程	操作说明
1.移开桌椅	◆移开床旁桌，距床20cm ◆移床旁椅至床尾治疗车处，椅背与治疗车外侧平齐，距床15cm ◆拆除原有枕套、被套、大单等物，放于治疗车下层或护理车污物袋内 ◆从床头向床尾湿式清扫床褥
2.翻垫铺褥	◆同备用床法
3.铺大单	◆同备用床法铺好近侧大单
4.铺胶单、中单	◆将一橡胶单和中单上缘距床头45～50cm处铺好。根据病情和手术部位需要，可将另一橡胶单和中单铺在床尾或床头（如铺在床头，上端齐床头，下端压在中部橡胶单和中单上，边缘塞于床垫下；如铺在床尾，下端与床尾平齐），防止呕吐物、分泌物或伤口渗液污染病床 ◆转至床对侧，同上法铺好各单
5.套被套	◆同备用床套好被套 ◆将盖被纵向三折叠于床的一侧，开口处向门，便于患者术后被移至床上
6.套枕套	◆于床尾处或治疗车上套好枕套，四角充实，系带，开口背门，横立于床头上
7.桌椅归位	◆移回床旁桌，将麻醉护理盘置于床旁桌上，输液架置于床尾正中，床旁椅放置至盖被侧，避免妨碍将患者移至床上，治疗车放置至指定位置，保持病室整齐、美观（见图8-6） ◆洗手，取口罩

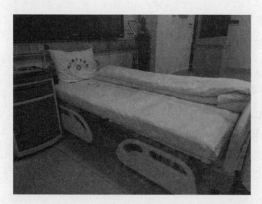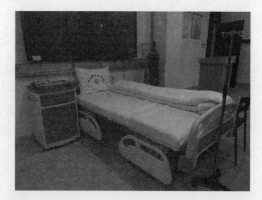

图 8-6　麻醉床

【评价】

1.操作熟练，方法正确，遵循节力原则。

2.病床整洁、美观，符合实用、耐用、舒适、安全的原则。

3.橡胶单、中单位置合适，符合病情需要。

4.用物准备能满足手术后患者治疗、护理需要。

【小结】

1.操作重点　实施中加下划线的地方为操作重点。

2.注意事项

（1）同暂空床各项注意事项。

（2）应更换清洁被单，保证术后患者舒适，避免感染的发生。

（3）橡胶单和中单按患者需要放置。

（4）麻醉未醒的患者应去枕平卧，头偏向一侧。

【拓展与启示】

1.橡胶中单与中单的位置与什么有关？

2.麻醉床被服开口为什么要面向门？

3.麻醉床枕头为什么要立于床头？

【各单折叠法】

1.大单　正面朝上（内），纵向对折 2 次，边与中线对齐，再横向折 2 次。

2.被套　折叠法同大单。

3.棉胎　两边向内纵向 3 折，床头向横向 S 形 3 折。

4.橡胶单、中单　正面朝内，先对侧向近侧纵向对折 1 次，再近侧向对侧纵向对折 1 次，最后床尾向床头横折。

【拆各单法】

1.移开床旁桌椅。

2. 拆下枕套，置于污物袋内，枕芯放于椅面上。

3. 一手抬起近侧床垫中部，另一手自垫下向床头松单，随即换手向床尾垫下松单。

4. 将近侧棉被松开。

5. 转至对侧，同法松开大单、棉被。

6. 解开被套系带，从被套开口处将棉胎一侧纵行向上折叠 1/3，同法折对侧棉胎，手持棉胎前端，呈"S"形折叠，将折好的棉胎拉出，放于椅面上。

7. 将大单、被套、枕套由两端和两侧污面向内卷起。

8. 将枕芯、棉胎放回床垫上，移回床旁桌椅。

9. 污单放入污物袋送洗。

第二节　运送患者法

凡不能自行活动的患者，在入院、出院、外出检查治疗或室外活动时，护士可酌情选用轮椅、平车、医用过床易（器）或担架等工具运送患者。在运送过程中，护士正确运用人体力学原理，减轻护患双方疲劳，确保安全。

一、轮椅运送法

【目的】

1. 运送　运送不能行走但能坐起的患者。

2. 帮助　帮助患者离床活动，促进血液循环和体力恢复。

3. 改善　改善患者心理状态。

【评估】

1. 患者　年龄、病情、体重、病损部位、肢体活动状态等。

2. 患者　心理状况、理解合作程度。

3. 轮椅各部件的性能　是否良好。

4. 室外的温度和环境　是否良好。

【计划】

1. 护士准备　着装整洁，洗手，戴口罩。

2. 患者准备　患者了解轮椅运送的目的、配合方法、注意事项，愿意配合。

3. 用物准备　根据病情准备好轮椅、毛毯、别针、软枕等。

4. 环境准备　通道通畅，无障碍物，地面平整或防滑，便于通行。

【实施】

轮椅运送法操作流程，见表8-4。

表8-4 轮椅运送法

操作流程	操作说明
*坐轮椅 1.核对解释	◆核对患者的床号、姓名、腕带，确认患者，避免差错 ◆向患者和家属解释操作目的、过程、注意事项，取得患者配合 ◆<u>推轮椅至床旁，面向床头</u>，椅背与床尾平齐，<u>翻起脚踏板，制动车闸</u>，防止轮椅滑动，保证患者安全
2.协助起床	◆协助患者坐起并穿上外衣、鞋袜。寒冷季节注意患者保暖 ◆冬天可将毛毯铺于轮椅上，毛毯上端高过患者颈部15cm
3.坐上轮椅	◆患者双手环抱护士肩部，护士双手抱患者腰部，助其下床 ◆嘱患者扶住轮椅扶手，转身坐入轮椅，翻下脚踏板，脱鞋后患者双脚置于其上 ◆将毛毯翻折围在患者颈部，用别针固定，两侧用毛毯围住双臂做成两个袖筒各用别针固定在腕部，再用毛毯将身体和下肢包裹好 ◆<u>嘱患者双手放于扶手上，身体尽量后靠坐稳，不可前倾</u>（图8-7） ◆整理床单位，铺暂空床。保持病室整齐、美观
4.运送患者	◆松开车闸，推患者至目的地。推行中密切观察患者病情变化，下坡时嘱患者抓紧扶手，保证患者安全
*下轮椅 1.固定轮椅	◆轮椅推至床尾，面向床头，制动，翻起脚踏板，松解毛毯。防止患者摔倒
2.协助回床	◆协助患者站立、起身、坐于床缘 ◆协助患者脱去鞋袜及保暖外衣，取舒适体位，盖好盖被。观察患者病情 ◆推轮椅至原处放置

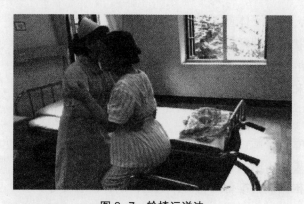

图8-7 轮椅运送法

【评价】

1.运送过程中 患者安全、舒适，主动配合。

2. 护士　操作规范，动作轻稳、协调、省力。

【小结】

1. 操作重点　实施中加下划线的地方为操作重点。

2. 注意事项

（1）使用轮椅前要认真检查各部件性能，保证正常使用，确保患者安全。

（2）患者上下轮椅时，固定好车闸，患者尽量靠后坐。运送过程中，嘱咐患者双手抓紧轮椅扶手；推轮椅的速度应控制，下坡时要减速，并保持平稳，使患者感觉舒适。患者下肢如有关节疼痛、水肿、溃疡，应在脚踏板上垫软枕。

（3）运送过程中注意观察患者的病情。

（4）根据室外温度适当增加衣服，注意保暖，防止受凉。

二、平车运送法

【目的】

运送不能起床的患者入院、做各种特殊检查、治疗、手术或转运等。

【评估】

1. 患者　年龄、病情、体重、肢体活动受限状况等。

2. 患者　病损部位与合作程度。

3. 平车性能　是否良好。

4. 室外温度和环境　是否良好。

【计划】

1. 护士准备　着装整洁，洗手。

2. 患者准备　患者了解平车运送的目的、配合方法、注意事项，愿意配合。

3. 用物准备　根据病情和季节准备好平车、垫子、毛毯、枕头，必要时备木板或中单。

4. 环境准备　环境宽敞，无障碍物，地面平整或防滑，便于通行。

【实施】

平车运送法操作流程，见表8-5。

表8-5　平车运送法

操作流程	操作说明
1. 核对解释	◆核对患者的床号、姓名、腕带，确认患者，避免差错 ◆向患者和家属解释操作目的、过程、注意事项，取得患者配合
2. 安置导管	◆妥善安置患者身上的各种导管和输液装置，避免脱落、受压堵塞或液体逆流

（续表）

操作流程	操作说明
3. 搬运患者	**挪动法** 适用于病情允许，能够在床上配合的患者 ◆移开床旁桌椅，协助患者穿衣并助其移至床边 ◆将平车与病床纵向紧靠，大轮靠床头，固定车闸或护士抵住平车，防止平车滑动，保证患者安全 ◆协助患者依次移动上身、臀部、下肢于平车上，患者头部位于大轮端，根据病情安置舒适体位（回床时先移下肢，再移臀部，最后移上身） **一人搬运法** 适用于病情允许，体重较轻的患者或患儿（图 8-8） ◆移开床旁桌椅，协助患者穿衣 ◆推平车至床尾，使平车头端与床尾呈钝角（图 8-9），固定车闸，防止平车滑动 ◆将患者双手置于胸腹间，协助其移至床边 ◆护士一手自患者腋下伸至对侧肩部，另一手至患者大腿下，患者双臂交叉于护士颈部后；护士抱起患者，移步转向平车，先将患者臀部轻放于平车中央，再放脚及上半身 **二人搬运法** 适用于病情较轻，不能活动或体重较重的患者（图 8-10） ◆移开床旁桌椅，协助患者穿衣 ◆推平车至床尾，使平车头端与床尾呈钝角，固定车闸，防止平车滑动 ◆护士甲、乙站在床的同侧，将患者双手置于胸腹部，协助其移至床边 ◆护士甲一手托住患者的头、颈、肩部，另一手托住患者的腰部；护士乙一手托住患者的臀部，另一手托住患者的腘窝，由一人发出口令，两人同时抬起，使患者身体向护士侧倾斜，移步将患者轻放于平车中央。注意缩短搬运距离，省力 **三人搬运法** 适用于病情较轻，不能活动或体重较重的患者（图 8-11） ◆移开床旁桌椅，协助患者穿衣 ◆推平车至床尾，使平车头端与床尾呈钝角，固定车闸，防止平车滑动 ◆护士甲、乙、丙站在床的同侧，将患者双手置于胸腹部，协助其移至床边 ◆护士甲一手托住患者的头、颈、肩部，另一手托住患者的背部；护士乙一手托住患者的腰部，另一手托住患者的臀部，护士丙一手托住患者的腘窝，另一手托住小腿，由一人发出口令，三人合力抬起，使患者身体向护士侧倾斜，移步将患者轻放于平车中央。三人同时抬起患者，应使患者头部处于较高位置，并保持平稳移动，减少意外伤害 **四人搬运法** 适用于颈椎、腰椎骨折或病情危重的患者（图 8-12） ◆移开床旁桌椅，在患者腰部、臀部下铺帆布单或大单。搬运骨折患者，平车上应放置木板，固定好骨折部位 ◆将平车与病床纵向紧靠，大轮靠床头，固定车闸，防止平车滑动 ◆护士甲站于床头，握于大单头端，或托住患者的头、颈、肩部；护士

操作流程	操作说明
	乙站于床尾，握于大单尾端，或托住患者的双腿；护士丙、丁分别站于病床及平车两侧，紧握大单。由一人发出口令，四人同时抬起患者，将患者轻移于平车中央。搬运者应协调一致，随时观察患者的病情变化。<u>搬运颈椎损伤的患者，头颈部应保持中立位，严禁摆动</u>
	◆协助患者在平车上躺好，用被单或盖被包裹患者，先足部再两侧，头部盖被折成45°角。患者保暖、舒适，包裹整齐、美观
	◆系好安全带，防止患者坠落
	◆整理床单位，铺暂空床。保持病室整齐、美观
4.运送患者	◆松开车闸，推患者至目的地。推行时，护士位于患者头部，随时观察患者病情变化；进出门时，避免碰撞房门；推行中，平车小轮在前，转弯灵活，速度不可过快；上下坡时，患者头部应位于高处，减轻患者不适，并嘱患者抓紧扶手，保证安全；颅脑损伤、颌面部外伤及昏迷患者应将头偏向一侧，<u>颈椎损伤的患者，头部应保持中立位</u>

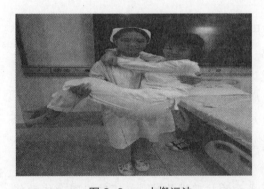

图8-8　一人搬运法

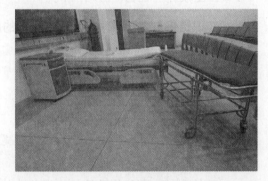

图8-9　平车转运

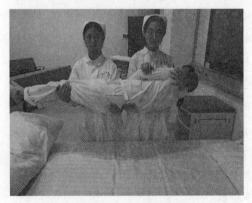

图8-10　双人搬运法

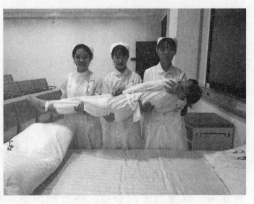

图8-11　三人搬运法

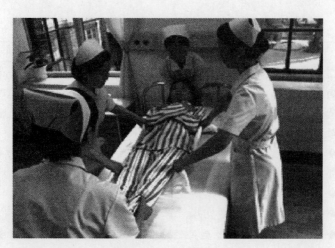

图 8-12　四人搬运法

【评价】

1.患者舒适度　患者在搬运和运送过程中感觉安全、舒适，维持治疗。

2.护士动作　轻稳、协调、节力。

【知识链接】力学原理在护理实践中的应用

1.利用杠杆作用　人体活动主要是由骨骼、关节和肌肉，在神经和其他系统的配合下共同完成的。骨骼起着杠杆的作用，关节是运动的枢纽，肌肉是运动的动力。一般来讲，杠杆分为三类：平衡杆杆，省力杠杆，速度杠杆。

2.扩大支撑面　协助老人移动体位时，应尽量扩大支撑面，如老人侧卧时，应两臂屈肘，一手放于枕旁，一手放于胸前，两腿前后分开，上腿弯曲在前，下腿稍伸直以扩大支撑面，稳定老人的卧位。

3.降低重心　在取位置低的物体或进行低平面的护理操作时，双下肢应随身体动作的方向前后或左右分开，同时屈膝屈髋。上身近似直立的下蹲姿势，可以降低了重心，减少弯腰，减轻腰部负荷，背部也不易疲劳，又使重力线在扩大了的支撑面内保持了身体的稳定性。同时利用重心的移动完成操作，做到节力。

4.减少身体重力线的偏移程度　在提物品、抱起或抬起患者移动时应尽量将物体或患者靠近身体，使重力线落在支撑面内，增加稳定性。

5.尽量使用大肌肉或多肌群　进行护理操作时，能使用整只手时，避免只用手指进行操作，如端治疗盘时，应五指分开，托住治疗盘并与手臂一起用力，由于多肌群用力，故不易疲劳。能使用躯干部和下肢肌肉力量时，尽量避免只使用上肢的力量。

6.用最小量的肌力做功　移动重物时应注意平衡，有节律并计划好所要移动的位置和方向，以直线方向移动，尽可能用推或拉代替提取。

7.合理运用压力与摩擦力。

【小结】

1. 操作重点　实施中加下划线的地方为操作重点。

2. 注意事项

（1）使用平车前要认真检查各部件性能，保证正常使用，确保患者安全。

（2）搬运患者前妥善安置各种导管，避免扭曲、脱落、受压，保持引流通畅。

（3）搬运患者时护士从床头按身高排列，身高者托患者的上半身，使患者头部处于高位，以减轻不适；动作轻稳、协调一致，运用节力原理，扩大支撑面，降低重心，增加稳定性，保证患者安全、舒适。

（4）护士运送时站在患者头部，便于观察病情，保证患者的持续性治疗不受影响；注意给患者保暖，避免受凉。

（5）患者卧于平车中央，头部位于大轮端，上下坡时保持患者头部应始终在高处，以免引起不适；颈下垫软枕或衣物，四肢不可靠近平车边缘，以免碰撞造成损伤。

（6）推平车进出门时，应先打开门，不可用平车撞门，以免震动患者和损坏设施。

（7）搬运颈椎损伤的患者时取仰卧位，在颈部垫小枕，并在两侧用小枕或沙袋固定，保持头颈中立位，沿身体纵轴向上略牵引或患者自己双手托头部，缓慢移至平车上，如搬运不当可导致高位脊髓损伤，严重者死亡。

（8）搬运骨折患者时，平车上需垫木板，并固定好骨折部位后再搬运；有输液管和引流管的患者，应保持通畅；颅脑损伤、颌面部外伤和昏迷患者，应将头偏向一侧。

三、担架运送法

担架是急救时运送患者最基本、最常用的工具，特点是运送患者平稳、舒适，且体积小，乘坐各种交通工具上下方便。

担架运送的目的、操作与平车运送法相同。由于担架位置低，运送患者时应由两人将担架抬起与病床平齐，便于搬运患者，运送时步伐一致，确保平稳。

担架运送患者时应注意：

1. 患者仰卧于担架中央，四肢不可靠近担架边缘，以免碰撞造成损伤。颈下垫软枕或衣物。如为帆布担架，患者应仰卧使脊柱伸直。

2. 胸、颈椎损伤的患者使用硬板担架。

3. 疑似颈椎损伤的患者注意保持头颈中立位，防止头颈左右移动。

4. 注意观察运送途中患者的病情变化，保持呼吸道通畅，防止舌后坠阻塞呼吸道，防止分泌物、呕吐物吸入气管引起窒息。

【知识链接】医用过床易（图 8-13）

医用过床易（过床器）是将患者在手术台、推车、病床、CT 台之间换床、移位、护理的最佳工具，使患者平稳安全地过床，并减轻其被搬运时的痛苦，能避免在搬运过程中造成不必要的损伤。

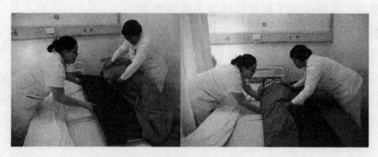

图 8-13　过床易的应用

【拓展与思考】

1. 搬运疑似颈、腰椎损伤及骨折患者应注意哪些？

2. 转运患者过程中，采取哪些措施减少患者不适？

3. 转运患者过程中，护士如何观察患者病情并确保患者安全？

第三节　患者入院的护理

入院护理是指患者经门诊或急诊医生诊查后，因病情需要住院观察、检查和治疗，经诊查医生签发住院证后，护理人员对其进行的一系列护理活动。

一、入院程序

【重点提示】

病情紧急患者的入院手续办理。

入院程序是指门诊或急诊患者根据医生签发的住院证，自办理入院手续至进入病区的全过程。

（一）办理入院手续

患者或家属凭医生签发的住院证到住院处办理入院手续，如填写入院登记表、缴纳住院保证金等。住院处为患者办理入院手续后，应立即通知病区值班护士，根据患者病情做好接收新患者的入院准备工作。对于病情危重或需急诊手术的患者可先入院或急诊手术后再补办入院手续。

（二）实施卫生处置

根据医院条件、患者病情及身体状况进行卫生处置。如理发、沐浴、更衣、修剪指

（趾）甲等。急、危、重症患者或即将分娩者可酌情免浴；遇有虱虮者，应先行灭虱虮处理，再做常规卫生处置；对于传染病患者或疑似传染病的患者，应送隔离室处置。患者换下的衣服和不需要的物品（包括贵重钱物）可交给家属带回或按手续在住院处存放。

（三）护送患者入病区

住院处护士携门诊病历护送患者入病区。根据患者病情选用不同的护送方式，如步行、轮椅、平车或担架运送。护送时应保证患者的安全及卧位的舒适并注意保暖，不可中断吸氧、输液等必要治疗。护送患者入病区后，应与病区值班护士就患者的病情、治疗、护理措施、卫生状况、物品等进行交接。

二、入病区后的初步护理工作

【重点提示】
入院程序。

（一）一般患者的入院护理

1. 准备床单位　病区护士接到住院处通知后，应立即根据患者病情准备床单位，将备用床改为暂空床，酌情加铺橡胶单和中单。同时备好患者所需物品，如便器、热水瓶等。

2. 迎接新患者　病区护士应热情接待新患者，安置患者到指定床位。向患者及家属做自我介绍，说明自己的工作职责，同时介绍主管医生和同室病友。

3. 通知医生诊查　通知主管医生诊查患者，必要时协助体检。

4. 执行入院护理常规

（1）病区介绍　包括病区环境、护士长、护士、规章制度（如作息、陪护、探视时间）、床单位及相关设备（如呼叫系统）的使用方法等情况。

（2）测量生命体征和体重　为新入院的患者测量体温、脉搏、呼吸、血压和体重。

（3）建立住院病历及填写有关表格　①排列住院病历顺序：体温单、医嘱单、入院记录、病史及体格检查、病程记录（包括手术、分娩记录单等）、会诊记录、各种检验检查报告单、护理病历、住院病例首页、住院证、门诊病历。②用蓝（黑）钢笔逐页逐项填写住院病历眉栏、页码及各种表格。③在体温单40℃~42℃之间的相应时间栏内，用红钢笔纵行填写入院时间。并记录首次体温脉搏、呼吸、血压和体重值。④填写患者入院登记本、诊断卡、床头（尾）卡，并为患者佩戴手腕带。⑤有条件的医院可生成患者信息化条形识别码。

（4）执行医嘱　根据医嘱执行各项治疗和护理措施，并通知营养室准备膳食。

（5）留取标本　指导常规标本留取的目的、时间、方法及注意事项。

（6）完成入院护理评估　在患者入院 24 小时内收集患者相关健康资料，完成入院护理评估单，制定初步护理计划。

（二）急危重患者的入院护理

1. 准备床单位　病区护士接到通知后，应立即根据患者病情准备床单位，将备用床改为暂空床，酌情加铺橡胶单和中单。如为急诊手术患者应备好麻醉床，病床尽量安置在危重间或抢救间。

2. 通知医生并做好抢救准备　应立即通知相关医生做好抢救准备，同时准备好急救药品和物品，如氧气、吸引器、输液物品、各种无菌包等。

3. 交接患者　应与护送人员详细交接患者的病情、治疗情况及物品。对于语言障碍、听力障碍、意识不清及婴幼儿等患者，需暂留陪护人员，以便询问患者病史等相关情况。

4. 积极配合抢救　护士应积极观察患者的病情变化和生命体征，积极配合医生急救并做好记录。在医生未到之前，护士应根据病情做出初步判断，给予相应的紧急处理，如建立静脉通路、吸氧、吸痰、止血等。

三、分级护理

【重点提示】
不同护理级别的适用对象及护理要点。

【知识链接】分级护理的背景
分级护理制度创立于解放初期，护理前辈于 1954 年创造性地提出根据患者病情分轻、重、危三级，这是"三级护理"的分级护理制度的初始。

1982 年，将分级护理制度作为一项基本的医院管理制度，并提出按照患者病情轻重急缓，护理级别分为特级和一、二、三级 4 个等级。

2009 年，提出依据疾病的轻重急缓和患者的自理能力，将患者的自理能力首次作为分级护理依据之一。

2011 年，将病情等级与患者自理能力的能级综合衡量确定患者的护理级别，补充和细化了分级标准的内容和依据，使分级护理在临床上更具有可操作性、科学性、可行性。

分级护理是护理工作一项重要的管理制度，分级护理制度明确了各级护理级别的综合依据与临床护理要求，是护理人员依法实施护理的依据。它不仅能客观界定患者病情的轻重缓急与自理能力以及对护理的不同要求，同时也能够反映护理工作的责任、技能、风险与量的多少。

（一）分级方法

1. 患者入院后应根据患者病情严重程度确定病情等级。
2. 根据患者 Barthel 指数总分，确定自理能力等级。
3. 根据病情等级和（或）自理能力等级确定患者护理分级。
4. 临床医护人员应根据患者病情的轻、重、缓、急和自理能力的变化动态调整患者护理分级。

【知识链接】分级护理相关术语和定义

护理分级：患者在住院期间，医护人员根据患者病情和（或）自理能力进行评定而确定的护理级别。

自理能力：在日常生活中个体照料自己的行为能力。

日常生活活动：人们为了维护生存及适应生存环境而每天反复进行的、最基本的、具有共性的活动。

Barthel 指数 Barthel lndex ，Bl（巴塞尔指数）对患者日常生活活动的功能状态进行测量，个体得分取决于对一系列独立行为的测量，总分范围在 0～100。

（二）分级依据与护理措施

为贯彻落实《护士条例》，进一步加强医院临床护理工作，规范临床分级护理及护理服务内涵，保证护理质量，保障患者安全。国家卫计委法制司颁发了国卫通〔2013〕6 号文，提出从 2014 年 5 月 1 日起正式实施护理分级标准。依据患者的病情和自理能力，分为四个级别，分别为特级护理、一级护理、二级护理、三级护理（表 8-6）。

表 8-6 分级护理

护理级别	适用对象	护理要点
特级护理	◆病情危重，随时可能发生病情变化需要进行抢救的患者 ◆重症监护患者 ◆各种复杂或大手术后、严重创伤或大面积烧伤的患者 ◆其他有生命危险，需要严密监护生命体征的患者	◆专人 24 小时护理，严密观察病情变化，监测生命体征，备好抢救用物和药品 ◆根据医嘱，正确实施治疗、给药措施 ◆准确测量出入量 ◆根据病情正确实施基础护理和专科护理，如口腔护理、压疮护理、气道护理、管路护理等 ◆保持患者的舒适和功能体位 ◆实施安全措施和床旁交接班

（续表）

护理级别	适用对象	护理要点
一级护理	◆病情趋向稳定的重症患者 ◆手术后或治疗期间需要严格卧床的患者 ◆生活完全不能自理且病情不稳定的患者 ◆生活部分自理，病情随时可能发生变化的患者	◆每小时巡视患者，观察患者病情变化，测量生命体征； ◆根据医嘱，正确实施治疗、给药措施 ◆根据病情正确实施基础护理和专科护理，如口腔护理、压疮护理、气道护理、管路护理等 ◆实施安全措施 ◆提供护理相关的健康指导
二级护理	◆病情稳定，仍需卧床的患者 ◆生活部分自理的患者	◆每2小时巡视患者，观察患者病情变化，测量生命体征； ◆根据医嘱，正确实施治疗、给药措施 ◆根据病情正确实施护理措施和安全措施 ◆提供护理相关的健康指导
三级护理	◆生活完全自理且病情稳定的患者 ◆生活完全自理且处于康复期的患者	◆每3小时巡视患者，观察患者病情变化，测量生命体征； ◆根据医嘱，正确实施治疗、给药措施 ◆提供护理相关的健康指导

【拓展与思考】

如何理解依据患者的自理能力确定护理分级？

四、新入院患者的心理需要

新入院的患者，无论患有何种疾病，由于环境的改变，对疾病的认识不足及疾病所致的不适等，给患者带来极大的心理压力。不同的患者，由于所患疾病、年龄、职业、文化背景、生活经历不同，其心理特点也不同。入院后首先接触的是护士，护士能否根据患者的需要有针对性地做好入院护理，建立良好的护患关系，对于患者积极配合医疗，建立战胜疾病的信心至关重要。

有研究表明：新入院患者，迫切希望知道有关自己疾病检查和治疗方面的知识，以便更好地配合治疗与护理；而后才会熟悉医院内的生活环境，以获得身心安全感；最后才是关心和遵守医院的各种制度，保持良好的自我形象。

因此，在做入院患者心理护理时，应充分考虑患者的需要。

建立良好的第一印象，热情接待，主动自我介绍，提供真诚的服务，举止端庄、稳重，给患者以信任感。

向患者介绍其主管医生，简要说明将要进行的检查和诊疗，必要时解释其目的、方法和注意事项等。

帮助患者熟悉环境。介绍环境及病房相关设施的使用方法；介绍同室病友；站在患者的立场介绍医院的各项规章制度，使患者了解遵守各项制度是为了维护良好的工作秩序和休养环境。

评估新入院患者引起心理问题的原因，了解患者的心理需求。有针对性地进行心理护理，帮助患者，取得患者配合。

第四节　出院护理

出院护理是指患者出院前后护理人员对其进行的一系列护理活动。出院护理的内容包括通过健康教育改善患者的身心健康，尽快适应社会生活，患者出院后护士整理文件，消毒床单位及患者使用过的其他物品，整理好病房环境。

一、出院前的护理

（一）通知患者和家属

护士根据出院医嘱提前通知患者和家属，并协助其做好出院准备。

（二）进行健康教育

评估患者的身心需要，根据其恢复情况，进行针对性指导，如患者出院后在饮食、服药、休息、功能锻炼和定期复查等方面的注意事项，必要时向患者和家属提供出院指导的书面资料。

（三）做好心理护理

评估患者的身心需要，进行针对性地安慰和鼓励，增强其康复的信心。

（四）征求患者意见

征求患者和家属对医院工作的意见，以便改进工作，不断提高医疗服务质量。

二、出院当日的护理

（一）执行出院医嘱

1.停止一切医嘱，注销各种执行单　如服药卡、治疗卡、饮食卡、注射卡等，撤去诊断卡、床头（尾）卡。

2.遵医嘱　领取患者出院后需继续服用的药物，将药物交给患者或家属，同时给予用药知识指导。

3.填写出院通知单　通知患者和家属持通知单到住院处办理出院手续。

4.填写出院时间　在体温单40℃～42℃之间相应的时间栏内，用红笔纵行填写出院时间。

5.填写出院登记本　填写患者出院登记本。

（二）协助整理用物

归还寄存的物品，收回患者住院期间所借物品并消毒处理。

（三）护送患者出院

依照患者身体情况采取合适的方式护送其出院。

三、出院后的处置

（一）床单位及病室处理

1.处理　撤去病床上的污被套，放入污物袋，送洗衣房处理。

2.消毒　用消毒液擦拭床、床旁桌和床旁椅。非一次性痰杯、脸盆须消毒浸泡。

3.消毒　将床垫、床褥、枕芯、棉胎等用紫外线照射或臭氧机消毒，也可置日光下曝晒。

4.通风　病室开窗通风，更换室内空气，传染性疾病患者的床单位及病室均按传染病终末消毒处理。

5.准备　铺好备用床迎接新患者。

（二）整理出院病历

按出院病历顺序整理病历，交病案室保存。(参见第二十二章　第一节)。

四、出院后的回访

（一）回访方式

1.电话回访。

2.短信回访。

3.直接上门护理。

4.电子邮件回访。

（二）回访的主要内容

目前病情、服药情况、锻炼情况、生活情况、健康指导、病情变化后的处置意见、定期复诊等专业技术性指导，并认真记录患者的反馈信息。

（三）注意事项

1. 回访患者时　语言要亲切，态度诚恳，要有耐心和爱心。

2. 回访　回访者应有正确的医疗和保健知识，能给予患者正确的指导，做到热情、礼貌、不与患者发生争执。回访前先了解患者的基本信息，包括患者的姓名、年龄、性别、转归、疾病诊断等。回访时要先介绍自己，再确认对方身份，并说明目的。回访结束时对患者或家属的配合表示感谢，等对方挂机后再挂电话。

3. 回访时　对于患者的提问应耐心听取并按语言规范慎重回答，对于治疗原则问题不清楚的不得随意敷衍；对于不能马上解决或解释不清的问题应采取另行答复、预约专家、回院复查等方法。

【课后检测】

选择题

1. 住院处办理入院手续的根据是（　　）

A. 单位介绍信　　　　　　B. 转院证明　　　　　　C. 门诊病历

D. 住院证　　　　　　　　E. 公费医院特约单

2. 休克患者入病室后护士首先应是（　　）

A. 填写各种卡片

B. 通知医生、配合抢救、测量生命体征

C. 询问病史，评估发病过程

D. 通知营养室，准备膳食

E. 介绍病室病友

3. 一般患者出院后，所用毛毯应如何处理（　　）

A. 送洗衣房清洗　　　　　B. 日光曝晒半小时

C. 高压蒸汽消毒　　　　　D. 紫外线照射 1 小时

E. 乳酸熏蒸法消毒

4. 有关分级护理的说法，正确的是（　　）

A. 一级护理适用于病情危重随时观察的患者

B. 特别护理应每 15～30min 巡视患者一次

C. 二级护理适用于病情危重需要绝对卧床休息的患者

D. 三级护理适用于生活基本能自理的患者

E. 二级护理应每隔 3 小时巡视患者一次

5. 两人帮助患者翻身时，下列哪项是错误的（　　）

A. 禁止拖拉患者　　　　　　B. 颈椎和颅骨牵引的患者可放松牵引

C. 两人动作协调一致　　　　D. 应托起患者头部

E. 翻身后患者肢体处于功能位

6. 将患者从病床移动至平车时，应注意使平车头端和床尾呈（　　）

A. 直角　　　　　　　　B. 平行　　　　　　　　C. 锐角

D. 钝角　　　　　　　　E. 对接

7. 王先生，58 岁，因糖尿病酮症酸中毒急诊入院，急症室已给予输液、吸氧，现准备用平车送病房，护士运送途中应注意（　　）

A. 继续输液、吸氧，避免中断　　　　　　　　B. 拔管暂停输液、吸氧

C. 暂停吸氧，输液继续　　　　　　　　　　　D. 暂停输液，吸氧继续

E. 暂停护送，酸中毒好转后再送入病房

8. 李先生，因心前区疼痛急诊入院，出现烦躁不安，面色苍白，血压 80/50mmHg，脉搏 110 次 / 分，入院护理的首要步骤是（　　）

A. 准备急救药品，等待医生到来

B. 询问病史，确立护理问题

C. 填写各种卡片

D. 通知医生、配合抢救，测量生命体征

E. 介绍病区，吸氧

9. 护士小张和小刘需将不能自理的患者由病床移至平车上外出治疗，她们在移动患者时正确的做法是（　　）

A. 两人弯腰抱住患者后移动

B. 两人在同侧托抱起患者，尽量靠近自己的身体后移动

C. 两人双腿并拢用力抬起患者逐渐移动

D. 两人手臂伸直，托住患者移动

E. 两人一人托起头部，一人托起脚步移动

10. 一肺炎患者出院后，病床单元处理哪项不妥（　　）

A. 拆下被服送洗

B. 垫褥、棉胎置日光下曝晒 6 小时

C. 痰杯、便盆浸泡于消毒溶液中

D. 床单元用消毒液擦拭

E. 立即铺好暂空床

11. 患者，女，42 岁，因糖尿病住院，由值班护士接待，下列做法哪项不妥（　　）

A. 介绍环境，消除陌生感　　　　B. 工作负责周到，让患者放心

C. 耐心安慰，消除焦虑　　　D. 对患者提出的疑问予以科学合理的解答

E. 满足患者提出的任何需要

12. 一产妇，妊娠 7 个月顺产一婴儿，应给予婴儿哪项护理（　　）

A. 特级护理　　　　　　　　B. 一级护理　　　　　　　　C. 二级护理

D. 三级护理　　　　　　　　E. 个案护理

（13、14 题共用题干）

患者陈某，男性，34 岁，因上消化道出血急诊入院，患者烦躁不安，面色苍白，四肢厥冷，血压 80/50mmHg，脉搏 110 次 / 分。

13. 入院护理的首要步骤是（　　）

A. 询问病史，了解护理问题　　　B. 准备急救药品，等待医生到来

C. 置休克体位，测生命体征　　　D. 热情接待，给患者留下良好印象

E. 填写各种卡片，完成护理病程记录

14. 此患者应给予的护理级别是（　　）

A. 特级护理　　　　　　　　B. 一级护理　　　　　　　　C. 二级护理

D. 三级护理　　　　　　　　E. 监护

（15、16 题共用题干）

患者陈某，男性，38 岁，因急性胃穿孔急诊入院，患者剧烈腹痛，表情痛苦。

15. 住院处的护理人员接收患者后应（　　）

A. 卫生处置

B. 通知医生并立即术前准备

C. 立即通知病区值班医生、护士

D. 了解患者有何护理问题

E. 介绍医院规章制度

16. 此患者患者应给予的护理级别是（　　）

A. 特级护理　　　　　　　　B. 一级护理　　　　　　　　C. 二级护理

D. 三级护理　　　　　　　　E. 监护

（刘海燕）

第九章　休息与活动

【学习要点】

【知识目标】

1. 掌握　影响休息和睡眠的因素、失眠的原因，关节活动练习的目的，促进睡眠的措施。

2. 理解　活动的意义，活动受限对机体的影响。

3. 了解　住院患者睡眠的特点。

【技能、职业能力培养目标】

1. 熟悉　能正确判断各种睡眠失调的临床表现。

2. 熟悉　能采取适当的护理措施协助患者休息。

3. 学会　能运用正确的方法评估患者的活动情况。

4. 学会　能正确判断患者的肌力和机体活动能力的级别。

5. 学会　能采取恰当、有效的护理措施协助患者活动，做到态度认真、方法正确、动作轻柔、操作规范、患者舒适。

【情感、态度等素质培养目标】

1. 学会　能运用护理程序解决患者存在或潜在的健康问题。

2. 熟悉　具有严谨、细微、主动、果敢、敏捷、实事求是的工作态度，全面掌握患者病情和思想动态，为患者提供全面整体的护理。

3. 明确　具有良好的沟通能力，对患者关心体贴，确保安全。

4. 明确　具有以"人的健康为中心"的护理服务理念。

【情景导入与任务】

《唤醒护理》中有一段这样的描述：有一次，我在一家医院的 ICU 查房，看到护士正在给一个患者喂粥，当时我就问这名护士：这个患者能不能自己吃饭？护士非常快地回答：不能！我又问为什么？护士回答：他昨天才做完一个大手术。我说就凭这一条吗？她说：是。接下来我又问她：你知不知道患者要想自己吃饭需要具备什么条件？

请您回答张中南教授的问题。

第一节　休息

休息与活动哪个重要？休息与活动是人类生存和发展的基本需要之一。健康人适当的休息与活动可以消除疲劳、促进身心健康；患者适当的休息与活动是减轻病痛、促进康复的基本条件。护士应在实际工作中根据患者的具体情况，发现并解决患者休息与活动方面存在的问题，满足需要，促进康复。

【重点提示】
有效休息是指充分的身心放松和充足的睡眠

一、休息的概念

休息是指机体在一定时间内相对的活动减少，使人从生理上和心理上得到松弛，消除或减轻疲劳，恢复精力和体力的过程。不论是对患者还是对健康人来说，休息都具有非常重要的意义：①休息可以减轻或消除疲劳，缓解精神紧张和压力；②休息可以维持机体生理调节的规律性；③休息可以促进机体正常的生长发育；④休息可以减少能量的消耗；⑤休息可以促进蛋白质的合成及组织修复。

二、休息的形式与条件

休息的形式多种多样，包括从工作中暂时解脱片刻，或运动后的静止。对于不同的人，休息有不同的含义。如从事脑力劳动的人的休息方式可以是散步、游泳等体力活动；从事活动的运动员的休息方式是读书、看报、听音乐等脑力活动。总之，休息是个体的智力、身体和精神都处于一种更新、恢复的状态。

无论什么形式的休息，都应满足以下三方面的条件：

（一）生理上的舒适

生理上的舒适有助于促进放松，是良好休息的前提。因此，在休息前必须将患者身体上的不舒适感减至最低程度。

（二）心理上的安宁

个体的心理情绪状态可直接影响到休息的质量。如情绪激动、焦虑、紧张等均可造成失眠。住院患者由于种种原因可产生焦虑和忧郁，因此，护理人员要与患者进行良好地沟通和交流，帮助患者保持心境平和、安宁的状态。

（三）充足的睡眠

得到休息的最基本的先决条件是充足的睡眠。虽然每个人所需要的睡眠时间有较大的区别，但都有最低限度的睡眠时数。满足了一定的睡眠时数，才能得到真正的休息。

三、协助患者休息的措施

（一）保持身体的舒适

一些遭受病痛折磨的患者需要特殊的促进舒适的措施，如按摩、热敷、支撑性包扎或变换体位等。此外，提供患者个人卫生护理可增进其舒适感。

（二）保持心理的放松

护士应与患者进行有效沟通，并对患者进行正确引导，帮助患者消除恐惧、焦虑的情绪状态，以恢复平静、稳定的心态，建立对治疗的信心，这都有利于提高休息和睡眠的质量。

（三）维持环境的和谐

根据患者的习惯，尽可能为之创造清洁、通风、安静、温湿度适宜、光线幽暗、没有噪声的良好环境。对多人合住病室的患者睡觉前应注意拉拢床帘，调暗病室的灯光。医务人员平时工作中除要做到"四轻"外，还要有计划地安排护理工作，并尽量减少晚间交谈以降低环境对睡眠的影响。

（四）确保充足的睡眠

患者住院后，原有的休息和睡眠规律常常被打乱，因此应针对患者的不同情况，帮助其建立适宜的休息和睡眠周期。指导患者日间进行适当的活动，如运动、娱乐和其他社交活动等以保持日间的清醒。同时，尽量保证患者有充足的休息和睡眠时间，在患者睡眠时避免因一些非必须任务而唤醒患者。此外，与其他辅助科室合作，协商安排患者的诊断性检查和治疗的时间，以保证患者的休息时间。

【拓展与思考】

1. 通过学习本节知识，谈谈你该如何做到"劳逸结合"？

2. 如何为患者提供良好的休息条件？

李阿姨，63 岁，退休教师，因"贫血"入院，生病前喜欢绘画和书法。入院后确诊"再生障碍性贫血"目前正接受化学治疗。责任护士发现患者一入院就出现"睡眠形态紊乱"，邻床家属开玩笑说：半夜醒来翻身见到阿姨瞪大眼睛直视着她，被吓一跳。而李阿姨本人也深受不能入睡和半夜醒来就无法再入睡的困扰，主诉：每天一到傍晚就不由自主地担心晚上怎么办？要怎么熬到天亮？请问：如何解决患者的"睡眠形态紊乱"？

第二节　睡眠

睡眠是最自然的休息方式。通过睡眠，人的嗅、视、听、触等感觉功能暂时减退，骨骼肌反射运动和肌张力减弱，同时伴有一系列自主神经功能的改变（表现为血压下降，心率减慢，体温下降，代谢率降低，呼吸变慢等）。睡眠对于人的健康是极为重要的，中医养生认为"睡觉"是养生第一要素。如果睡眠的时间不足或质量不高，就会对健康产生不良影响，使身体的疲劳难以恢复，严重者可能影响大脑的功能。如何保证健康的睡眠，成了当代人最为关注的问题。

【重点提示】
影响睡眠的因素和各种睡眠失调的临床表现；促进睡眠的护理措施。

一、正常睡眠的需求

（一）睡眠的生理特点

睡眠是一种周期现象，一般每 24 小时为一个循环周期。当人在睡眠时，身体的活动、感觉、知觉等减退。自主神经功能可出现一系列改变，如呼吸变慢、心率减慢、血压下降、瞳孔缩小、代谢率降低等。

（二）睡眠的分期

睡眠是由几个睡眠周期组成。每一周期均由快速动眼期（rapid eye movement, REM）与非快速动眼期（non rapid eye movement, NREM）睡眠时相组成，后者也称慢波或安静睡眠。慢波睡眠时相又分为四期，分别是 NREM 第 Ⅰ 期（过渡期）；NREM 第 Ⅱ 期（浅睡期）；NREM 第 Ⅲ 期（熟睡期）；NREM 第 Ⅳ 期（深睡期）。睡眠各阶段的变化见表 9-1。

表 9-1　睡眠各阶段变化

睡眠分期		特点	生理表现	脑电图（EEG）
NREM 期	第 Ⅰ 期	可被外界的声响或说话声惊醒	全身肌肉松弛，呼吸均匀，脉搏减慢	低电压 α 节律，频率为 8 ～ 12 次 / 秒
	第 Ⅱ 期	进入睡眠状态，但仍易被惊醒	全身肌肉松弛，呼吸均匀，脉搏减慢，血压、体温下降	出现快速、宽大的梭状波，频率为 14 ～ 16 次 / 秒

（续表）

睡眠分期	特点	生理表现	脑电图（EEG）
第Ⅲ期	睡眠逐渐加深，需要巨大的声响才能使之觉醒	肌肉十分松弛，呼吸均匀，心跳缓慢，血压、体温继续下降	梭状波与δ波交替出现
第Ⅳ期	为沉睡期，很难唤醒，可出现梦游和遗尿	全身松弛，无任何活动，脉搏、体温继续下降，呼吸缓慢均匀，体内分泌大量生长激素	缓慢而高的δ波，频率为1～2次/秒
REM期	眼肌活跃，眼球迅速转动，梦境往往在此时期出现	心率、血压、呼吸大幅度波动，肾上腺素大量分泌。除眼肌外，全身肌肉松弛，很难唤醒	呈不规则的低电压波形，与第Ⅰ期相似

（三）睡眠的需要

对于睡眠量的需要因人而异，一个健康人每晚睡眠的平均时数约7.5小时。一般而言，睡眠的需要量与年龄成反比。如婴儿期每日需要睡眠时间为16～20小时，青少年期为9～10小时，成年期为7～8小时，老年期则为6～7小时。睡眠还受个性、健康状况、生活习惯、职业等因素的影响。睡眠是一个复杂的过程，想要得到最佳的睡眠，不仅需要足够的睡眠时数，同时睡眠的时间应与机体的昼夜性节律相吻合。

二、影响休息与睡眠的因素

（一）生理因素

1. 年龄　睡眠的需要量与年龄成反比。

2. 内分泌变化　妇女经前期或月经期会感到疲劳，出现睡眠增加。绝经期女性由于内分泌的变化会引起睡眠紊乱。

3. 疲劳　适度的疲劳有助于入睡，但是过度疲劳则会入睡困难。

4. 昼夜性节律　因时差等原因导致昼夜节律被扰乱时，会影响睡眠，通常需要3～5天才能恢复正常。

5. 个人习惯　睡前的一些习惯，如洗热水澡、喝牛奶、听轻音乐等有助于睡眠，这些习惯被改变可能影响睡眠。

（二）病理因素

身体的舒适是获得休息与睡眠的先决条件。身体不适或受疾病的影响（如心脑血管疾病、胃肠疾病、内分泌疾病），以及手术后均易引起失眠。精神分裂症、强迫症等患者，常常处于过度的觉醒状态。

（三）环境因素

环境太吵、太亮、太热或太冷、湿度太大、陌生的环境等都会影响睡眠，导致睡眠不佳。

（四）心理因素

工作、生活中的压力或疾病所致的紧张、焦虑都会影响睡眠。

（五）药物因素

许多药物会影响个体的睡眠。如某些感冒药因其含有的成分导致人昏昏欲睡；安眠药可帮助个体入睡，如长期服用一旦停药后往往会导致对药物的依赖或使睡眠障碍更加严重。

（六）其他因素

个体自身情况的变化会影响其睡眠。一些食物的摄入也会改变睡眠状况，如肉类、乳制品和豆类中含有较多 L- 色氨酸，能促进入睡；少量饮酒促进放松和睡眠，但大量饮酒会抑制 REM 睡眠；浓茶和咖啡使人兴奋，会干扰睡眠；睡觉姿势不当会影响睡眠。

三、常见的睡眠障碍

睡眠障碍又称睡眠失调，是指睡眠量及质的异常，或在睡眠时出现某些临床症状，包括影响入睡或保持正常睡眠能力的障碍，如睡眠减少或睡眠过多，以及异常的睡眠相关行为。常见的有下列几种：

（一）失眠

是临床上最常见的一种睡眠障碍，主要表现为难以入睡、难以维持睡眠状态。患者常主诉没有休息好，清醒时或白天感到疲乏、昏昏欲睡、激动不安；有黑眼圈，经常打呵欠；有轻度的一过性眼球震颤，轻微手颤。根据引起失眠的原因不同，可分为原发性失眠与继发性失眠：原发性失眠是一种慢性综合征，包括难以入睡、睡眠中多醒或早醒，慢波睡眠第Ⅱ、Ⅳ时相减少；继发性失眠常因精神紧张、环境不适、身体障碍等引起。

（二）发作性睡眠

这是一种特殊的睡眠失调，特点是控制不住的短时间的嗜睡。在发作性睡眠的人中约有 70% 的人会出现"猝倒"现象，表现为肌张力部分或全部的丧失，导致严重的跌伤；患者因情绪急剧变化，约有 25% 的人在发作性睡眠时有生动的、充满色彩的幻觉和幻听。发作过后，患者常感到精力得到恢复。目前认为发作性睡眠是异相睡眠失调。

（三）睡眠过度

指睡眠时间过长，表现为过多的睡眠，可持续几小时或几天，难以唤醒。此症多发生于多种脑部疾病，如脑血管疾病、脑外伤、脑炎等，也可见于糖尿病、过量使用镇静剂和心理失调如忧郁的患者。

（四）睡眠性呼吸暂停

是一种在睡眠期间发生自我抑制、没有呼吸的现象，分为中枢性和阻塞性呼吸暂停两种类型。中枢性呼吸暂停是由于中枢神经系统功能不良造成的。见于颅脑外伤、药物中毒等。阻塞性呼吸暂停则出现在严重、频繁、用力地打鼾或喘息之后，由于上呼吸道阻塞病变引起，肥胖者由于脂肪堆积在咽喉、舌根部对气道造成阻塞引起。两种类型的睡眠型呼吸暂停都可能导致动脉血氧饱和度降低、低氧血症、高血压及肺动脉高压。研究表明，睡眠性呼吸暂停是心血管疾病的危险因素。

（五）睡眠剥夺

是指当睡眠受到干扰或被打断时，睡眠数量和质量下降，以及睡眠时间安排昼夜颠倒。疾病、情绪应激、药物、环境干扰及因轮班工作而改变睡眠时间均可导致睡眠剥夺。

（六）其他

1.睡行症 又称梦游症，主要见于儿童，以男性多见。是指睡眠中突然爬起来进行活动，然后又睡下，醒后对睡眠期间的活动全然不知。睡行症多发生于 NREM 的第 3、4 时相，可通常在入睡后的前 2～3 小时发生。

2.睡惊症 又称为夜惊，是一种睡眠中突然出现的睡意朦胧的短暂惊恐状态。常发生于 4～12 岁的儿童。临床表现为小儿在睡眠中突然喊叫，坐起，惊叫，两眼直视或紧闭，手足乱动，或从床上跳下，表情紧张，气急，颤抖，意识模糊，不认识父母，数分钟后安静下来，继续入睡。

3.梦魇 是指睡眠时出现噩梦，表现为惊叫或幻觉有重物压身，不能举动，欲呼不出，恐惧万分，胸闷如窒息状，突然惊醒，醒后对梦境内容能回忆片段，发作后依然入睡。

4. 遗尿　是指 5 岁以上儿童在日间或夜间仍不能控制排尿。与大脑未发育完善有关，睡眠前饮水过多或过度兴奋也可诱发。

四、住院患者的睡眠特点

住院患者的身心健康状态发生变化的同时，加上住院事件本身对患者来说就是一个应急源，因此，患者原有的睡眠形态会受到影响，主要表现以下两方面：

（一）睡眠节律的改变

表现为昼夜性节律去同步化又称节律移位，是指患者正常的昼夜性节律遭到破坏，睡眠与昼夜性节律不协调。要维持机体处于最佳的功能状态，必须将休息与活动的时间安排与其昼夜性节律相同。

（二）睡眠质量改变

睡眠质量是各睡眠时相持续的时间、睡眠深度及睡眠效果三方面协调一致的综合体现。

1. 睡眠减少　入睡时间延长、睡眠持续时间缩短、总睡眠时间减少。

2. 睡眠中断　睡眠时相转换次数增多，不能保证睡眠的连续性。

3. 诱发补偿现象　当慢波睡眠的第Ⅲ、Ⅳ期和快波睡眠减少时，会在下一个睡眠周期中得到补偿，特别是慢波睡眠的第Ⅳ期优先得到补偿，同时分泌大量的生长激素，弥补因觉醒时间增加造成的能量消耗。但快波睡眠不足时症状更加严重，患者会出现知觉、人格方面的紊乱。

五、促进睡眠的措施

（一）满足患者的身体舒适

为使患者舒适入睡，就寝前做好晚间护理，检查身体各部位引流管、牵引、敷料的情况，必要时更换敷料；帮助患者处于正确的睡眠姿势。如有疼痛时可酌情给予镇痛剂，解除腹胀、尿潴留等，尽量减轻患者不适。

（二）减轻患者的心理压力

护士要善于观察患者，及时发现和了解患者的心理变化，与患者共同讨论影响睡眠的原因，解决患者的睡眠问题。针对不同年龄患者的心理特点给予个性化的护理措施。

（三）创造良好的睡眠环境

根据患者的习惯，为其创造清洁、安静、通风、温湿度适宜、光线幽暗、没有噪声的睡眠环境。合理安排护理工作的时间，尽量减少对患者睡眠的影响。常规护理工作应安排在白天，并应避免在患者午睡时进行。夜间执行护理操作时，应尽量间隔 90 分钟，以避免在一个睡眠周期中发生睡眠中断的现象。注意病室的通风和光线对患者睡眠的影响，通过备床头灯和拉拢床帘，及时清理患者呕吐物和排泄物等，避免异味刺激，影响患者的睡眠。

（四）合理使用药物

对使用安眠药的患者，护士必须掌握安眠药的种类、性能、对睡眠的影响及副作用，并注意观察患者在服药期间的睡眠情况及身心反应，及时报告医生予以处理。

（五）建立良好的睡眠习惯

尊重患者平时养成的睡眠习惯并尽可能维持原有规律。护士与患者共同商讨促进休息和睡眠的因素，鼓励其养成良好的生活方式和睡眠习惯，帮助患者消除影响睡眠的自身因素。

（六）睡眠失调的护理

发作性睡眠的患者，应选用药物治疗并指导其学会自我保护，注意发作前兆，减少意外发生；睡眠性呼吸暂停患者，指导其采取正确的睡眠姿势，以保持呼吸道通畅；梦游症患者，应采用各种安全措施，如将卧室中的危险物品移开，锁门。如梦游症经常发作或持续几年，则可使用抑制慢波睡眠第Ⅳ时相的药物如地西泮等；遗尿者，限制晚间其饮水量，并于睡前督促其排尿。

第三节　活动

活动与休息一样是人的基本需要之一。人们通过衣食住行，排泄等活动来满足基本生理需要；通过身体活动来维持呼吸、循环、消化及骨骼肌肉的生理功能；通过思维活动维持意识和智力的发展；通过学习和工作满足自我实现的需要。活动对维持健康非常重要。

【重点提示】
活动受限的原因及对机体的影响。

一、活动的意义

（一）强身健体

适当的活动能够保持良好的肌张力，增强运动系统的强度和耐力，保持关节的弹性和灵活性，增强全身活动的协调性，控制体重，避免肥胖。

（二）预防疾病

适当的运动可以加速血液循环，提高机体氧合能力，增强心肺功能，同时还可以促进消化、预防便秘。

（三）愉悦身心

活动还有助于缓解心理压力，促进身心放松，有助于睡眠，并能延缓衰老和防止慢性疾病的发生。

如果一个人的活动能力因疾病的影响而发生改变，不仅直接影响机体各系统的生理功能，还会影响其心理状态。一个丧失活动能力的人，躯体方面会产生压疮、关节僵硬、挛缩、肌力下降、肌肉萎缩、便秘等并发症；心理方面会产生焦虑、自卑、抑郁等问题。从日常生活能力、社交能力、自我概念等方面来说，缺乏人的完整性。因此，护士应从满足患者身心发展需要和疾病康复的角度来协助患者选择并进行适当的活动。

二、活动受限的原因

（一）概念

活动受限，又称为制动，是指身体活动力或任何一部分活动由于某些原因而受到限制。

（二）活动受限的原因

1.生理因素 是造成活动受限的最主要因素。当身体发生损伤、疾病或因先天性的问题而影响到骨骼、肌肉、关节、神经或血管时，均会限制正常的活动功能。如剧烈的疼痛限制相应部位的活动；肌肉、骨骼和关节的器质性损伤导致受伤肢体的活动受限；神经功能障碍造成躯体的活动受限；肢体的先天性畸形或其他残障等造成机体活动受限等。

2.心理因素

（1）情绪 当个人承受的情绪应激超过本人适应范围时，就会发生情绪性活动能力下降。

（2）心理障碍 有一类特殊的患者，即癔症性瘫痪的患者，其躯体本身无器质性病变，神经功能也正常，只是由于心理因素或臆想某部分躯体不能活动而造成该处肢体失去活动能力。

三、活动受限对机体的影响

（一）对皮肤的影响

长期卧床或躯体移动障碍可导致皮肤抵抗力下降，容易发生压疮。

（二）对运动系统的影响

导致机体出现肌肉无力或萎缩、关节僵硬或挛缩（如手足下垂、髋关节外展、背痛）、骨质疏松等。

（三）对心血管系统的影响

可导致出现直立性低血压、心脏负荷加重、深静脉血栓形成。

（四）对呼吸系统的影响

会对呼吸系统造成较大的影响，如出现呼吸运动减弱、呼吸道分泌物蓄积、缺氧和二氧化碳潴留、肺不张等。

（五）对消化系统的影响

由于活动量减少，人体会出现食欲下降、营养摄入不足、蛋白质代谢紊乱、消化和吸收不良。此外，患者活动受限后，由于摄入的纤维素和水分减少，胃肠蠕动减弱，甚至患者因长期卧床活动受限而忽略便意，从而造成便秘。

（六）对泌尿系统的影响

对人体的泌尿系统的影响表现为出现排尿困难、尿潴留、尿道结石和泌尿道感染等。

（七）对心理状态的影响

活动受限可使患者产生情感、行为、感觉和应对方面的变化。患者不能随意进行活动，需要依赖他人帮助来完成日常生活时，其自我价值感就会受到威胁，自尊受到重挫。患者身体外观发生改变，不能达到期望角色的功能，其自我概念就会发生紊乱。

四、协助患者活动

（一）评估患者活动情况，制定合理的护理计划

护士要通过沟通交流了解患者日常活动的相关资料，如活动的水平、耐力、锻炼的类型和频率、身体活动的问题等。

1. 骨骼肌肉状态 机体进行活动要具有健康的骨骼组织和良好的肌力。肌肉收缩产生的力量称之为肌力，一般通过机体收缩特定肌肉群的能力来判断肌力，肌力分为如下6级：

0级：完全瘫痪、肌力完全丧失；

Ⅰ级：可见肌肉轻微收缩但无肢体活动；

Ⅱ级：肢体可移动位置但不能抬起；

Ⅲ级：肢体能抬离床面，但不能对抗阻力；

Ⅳ级：能作对抗阻力的运动，但肌力减弱；

Ⅴ级：肌力正常。

2. 机体活动能力 通过对患者日常活动情况的评估来判断其活动能力，可通过观察患者行走、穿衣、修饰、如厕等活动的完成情况进行综合评价。机体活动功能可分为5级：

0级：完全能独立，可自由活动；

Ⅰ级：需要使用设备或器械；

Ⅱ级：需要他人的帮助、监护和教育；

Ⅲ级：既需要帮助，也需要设备和器械；

Ⅳ级：完全不能独立，不能参加活动。

（二）协助患者活动

1. 选择合适的体位 任何体位，不论正确与否，如果持续时间过长，都会对人体造成伤害。因此，护士根据患者的健康状况和活动能力，帮助患者适当地变换体位，保持脊柱生理弯曲，可预防肌肉不适，防止压疮形成。

2. 维持关节的活动性 关节活动范围（range of motion，ROM）指关节运动时所形成的运动弧，常以度数表示，也称关节活动度。通过 ROM 练习有助于维持关节活动性，能预防关节僵硬、粘连和挛缩，促进血液循环、便于关节营养供给，恢复关节功能，维持肌张力。ROM 练习分为主动 ROM 练习（患者可以独立开始完成全关节范围的活动）和被动 ROM 练习（患者完全依靠他人才能开始并完成关节范围的活动）。维持关节活动性的具体操作方法如下：

（1）运用人体力学原理 护理人员帮助患者采取自然放松姿势，面向操作者，并尽量靠近操作者。

（2）根据各个关节的活动形式和范围 依次对患者的颈、肩、肘、腕、手指、髋、踝、趾关节作屈曲、伸展、内收、外展、内旋、外旋等关节活动练习。

（3）活动关节时 操作者的手应作环状或支架支撑关节远端的身体。

（4）ROM 练习 每个关节做 5～10 次完整的 ROM 练习，当患者出现疼痛、疲劳、痉挛或抵抗反应时，应停止操作。

（5）运动结束后　测量生命体征，协助患者采取舒适的卧位，整理床单位。

（6）记录　每日运动的项目、次数、时间及关节活动度的变化。

在维持关节的活动性时，注意事项有：①运动前要全面评估患者的疾病情况、机体活动能力、心肺功能状态、关节的现存功能；②运动前保持病室安静、空气清新、温湿度适宜，帮助患者更换宽松、舒适的衣服，注意保护患者的隐私；③运动过程中，要注意观察患者对活动的反应及耐受性，注意观察有无关节僵硬、疼痛、痉挛及其他不良反应；④对急性关节炎、骨折、肌腱断裂、关节脱位的患者进行 ROM 练习时，应在临床医生和康复医生的指导下完成；⑤对有心脏病的患者，在 ROM 练习时应注意观察患者胸痛、心律、血压等方面的变化；⑥护理人员应结合患者病情，向患者及家属介绍关节活动的重要性，鼓励患者积极配合锻炼；⑦运动后，应及时、准确地记录运动的时间、内容、次数、关节的活动变化及患者的反应，为制定下一步护理计划提供依据。

3. 肌肉锻炼

（1）等长练习　可增加肌肉张力而不改变肌肉长度，因不伴明显的关节运动，因此又称为静力练习。在等长练习中，肌肉收缩的维持时间应在 6 秒钟以上，所增加的静力负荷可依据参加锻炼者的具体情况而定。

等长练习的优点是：不引起明显的关节运动，可在肢体被固定的早期应用，以预防肌肉萎缩；也可在关节内损伤、积液、炎症时应用；并可通过增大负荷增强练习效果等。缺点是：以增加静态肌力为主，并有关节角度的特异性，即只在某一关节的某个角度下练习，仅对增强关节处于该角度时的肌力有效。

（2）等张练习　是指肌肉进行收缩和放松交替进行的力量练习方法，因伴有大幅度关节运动，因此又称为动力练习。其优点是：肌肉运动符合大多数日常活动的肌肉运动方式，同时有利于改善肌肉的神经控制。等张练习可遵循大负荷、少重复次数、快速引起疲劳的原则进行，也可采用"渐进抗阻练习法"。

进行肌肉锻炼时应注意以下几方面：①以患者的病情及运动需要为依据，制定适合患者的运动计划；②肌肉锻炼前、后应作充分的准备及放松运动，避免出现肌肉损伤；③严格掌握运动的量与频度，以达到肌肉适度疲劳而不出现明显疼痛为原则；④锻炼中若出现严重疼痛、不适，或伴有血压、脉搏、心律、呼吸、意识、情绪等方面的变化，应及时停止锻炼，并报告医生给予必要的处理；⑤注意肌肉等长收缩引起的升压反应及增加心血管负荷的作用，高血压、冠心病及其他心血管疾病的患者慎用肌力练习，严重者禁止作肌力练习。

【拓展与思考】

1. 患者，男，68 岁，因脑卒中，卧床 3 个月，请评估患者全身系统存在的危险。

2. 如何提高患者的活动能力？

【课后检测】

选择题

1. 最重要、最自然的休息方式是（　　）

A. 静坐 　　　　　　　 B. 卧床 　　　　　　　 C. 睡眠

D. 看电视 　　　　　　 E. 听音乐

2. 慢波睡眠可分为几期（　　）

A.2 期 　　　　　　　　 B.3 期 　　　　　　　　 C.4 期

D.5 期 　　　　　　　　 E.6 期

3. 有关睡眠周期的描述错误的是（　　）

A. 每一睡眠周期大约 60 ~ 120min

B. 成人每晚平均出现 4 ~ 6 个睡眠周期

C. 在睡眠任何一期醒而复睡时都需要从头开始依次经过各期

D. 慢波睡眠多发生在上半夜，快波睡眠多发生在下半夜

E. 随着睡眠的进行每一时相所占的时间比例是固定不变的

4. 最常见的睡眠失调是（　　）

A. 失眠 　　　　　　　 B. 发作性睡眠 　　　　 C. 睡眠过度

D. 睡眠性呼吸暂停 　　 E. 梦游症

5. 下列与睡眠无关的表现是（　　）

A. 血压下降 　　　　　 B. 瞳孔散大 　　　　　 C. 心率减慢

D. 呼吸变慢 　　　　　 E. 尿量减少

6. 有关被动性 ROM 练习，描述错误的是（　　）

A. 动作要缓慢柔和，关节活动度逐渐增大

B. 每位患者关节运动的范围相同

C. 操作过程中应比较两侧关节的活动情况

D. 可利用为患者做生活护理时来完成

E. 在完成每个关节活动时，应观察患者反应

7. 患者，男性，46 岁，车祸致颅脑外伤，检查右下肢时，可见肢体在床面上移动位置但不能抬起，其肌力为（　　）

A. Ⅰ级 　　　　　　　 B. Ⅱ级 　　　　　　　 C. Ⅲ级

D. Ⅳ级 　　　　　　　 E. Ⅴ级

8. 患者刘阿姨的儿子向护士小梅咨询 ROM 练习的作用，小梅的回答是下列哪项除外（　　）

A. 维持关节活动度 　　 B. 防止关节僵硬、粘连和挛缩

C. 具有缓冲作用 　　　 D. 恢复和改善关节功能 　　　 E. 维持肌张力

9. 患者张大叔因车祸截去右下肢，需借助拐杖行走，判断他的活动能力为（　　）

A. 0 级 B. Ⅰ级 C. Ⅱ级

D. Ⅲ级 E. Ⅳ级

10. 患者女，58 岁，高血压心脏病，心功能Ⅲ级，护士在评估患者活动受限对心血管系统的影响有（　　）

A. 全身软弱无力 B. 压疮 C. 骨质疏松

D. 体位性低血压和深静脉血栓 E. 坠积性肺炎

11. 患者李某，女性，48 岁，因获悉丈夫车祸消息后昏倒，急诊送入就近医院，清醒后四肢无法活动，患者入院前无器质性疾病。其制动原因为（　　）

A. 疼痛 B. 情绪 C. 损伤

D. 神经功能受损 E. 心肌供氧不足

（12、13 题共用题干）

张某，女性，44 岁，半年前儿子车祸去世。患者主诉入睡困难，难以维持睡眠，睡眠质量差，这种情况已经持续三个月，并出现头晕、目眩、心悸气短、体倦乏力、急躁易怒、注意力不集中、健忘等症状，工作效率明显下降。

12. 请问，该患者可能发生了（　　）

A. 睡眠失常 B. 睡眠剥夺 C. 失眠

D. 睡眠中断 E. 发作性睡眠

13. 此患者发生上诉症状的主要原因是（　　）

A. 躯体因素 B. 环境因素 C. 药物因素

D. 疾病因素 E. 精神因素

14. 针对此患者，以下措施正确的是（　　）

A. 创造良好的睡眠环境 B. 建立良好的睡眠习惯

C. 减轻心理压力 D. 保持身体舒适

E. 合理安排作息时间

（王莉）

第十章　舒适与安全

【学习要点】

【知识目标】

1. 掌握　常用卧位的适用范围，疼痛分级、疼痛患者的护理措施，医院常见安全意外的防护措施，职业防护的影响因素及防护措施。

2. 理解　不舒适患者的护理原则，疼痛的性质，患者安全意外的一般处置原则。

3. 了解　舒适卧位的基本要求，疼痛的原因及影响因素，患者安全防护的基本原则。

【技能、职业能力培养目标】

1. 明确　能正确实施协助患者翻身侧卧及移向床头法操作。

2. 熟悉　能正确使用保护具。

3. 熟悉　能正确采取合适的卧位，促进舒适。

【情感、态度等素质培养目标】

1. 明确　操作过程中，具有严谨求实的工作态度，对患者关心体贴，确保患者安全。

2. 熟悉　操作过程中，做到语言亲切、态度和蔼，保证患者舒适与安全。

3. 熟悉　操作过程中，密切观察患者病情变化，满足患者身心需求。

【情景导入与任务】

患者，女，69岁，慢性肝炎，肝硬化病史。发现肝左叶结节，核磁共振及超声造影显示有增强，诊断为肝癌晚期。现患者主诉疼痛难忍。请问：

1. 影响该患者不舒适的原因有哪些？

2. 如何评估其疼痛程度？

3. 可采取哪些护理措施缓解患者的疼痛？

第一节　舒适与疼痛

舒适与安全是人类的基本需求。个体在健康状态下，会通过自身调节来满足其舒适的需要。但一旦患病，就会受到病理、心理、外界等多种因素的影响，个体处于不舒适的状态。护理人员在护理时，应密切观察、分析影响患者不舒适的各种因素，有针对性地为其提供舒适的卧位，加强生活护理，减轻疼痛，促进舒适，以达到促进康复的目的，满足其舒适与安全的需求。

一、促进患者舒适的护理

【重点提示】

影响舒适的因素，促进患者舒适的护理措施。

舒适是指个体在其环境中保持一种平静、安宁的精神状态，是身心健康，没有疼痛、没有焦虑的、轻松自在的感觉。它是人类的基本需要，涉及生理、心理、社会、环境等各个方面，是自我满足的主观感觉。

（一）个体舒适因素

1.生理舒适　即个体身体的舒适感觉，如充足的睡眠、疼痛的接触等。

2.心理、精神舒适　即个体内在的自我意识，如尊重、自尊、信仰、信念、生命价值等精神需求的满足，如顺利升学、手术的成功等。

3.环境舒适　即与个体生存的物理环境相关的各种因素，如适宜的温度、湿度、空气、光线、声音、色彩等使个体产生舒适的感觉，如安静整洁的环境、适宜的温度和湿度。

4.社会舒适　即个体、家庭和社会的相互关系，如各种人际关系的融洽、家庭与社会关系的和谐统一等为个体带来的舒适感觉。

从整体观念来看，四个方面相互联系、互为因果。如果某一方面出现问题，个体会感到不舒适。当个体身心健康，各种生理、心理需要得到基本满足时，常能体验到舒适的感觉。最高水平的舒适表现为情绪稳定、心情舒畅、精力充沛、感到安全和完全放松，身心需要均能得到满足。

（二）影响舒适的因素

影响人体舒适的因素很多，主要包括身体因素、心理社会因素、环境因素等，这三方面的因素往往相互制约、相互影响。

1.身体因素

（1）个人卫生　因疾病导致日常活动受限，长期卧床，生活不能自理，个人卫生状况不佳，如果得不到良好的护理，皮肤黏膜、口腔、头发就容易滋生细菌，引起个体不舒适。

（2）疾病　疾病导致恶心、呕吐、头晕、咳嗽、发热、疼痛等，引起个体不舒适。其中，疼痛是引起个体不舒适最常见的因素。

（3）姿势与体位不当　如关节过度屈曲或伸展、肌肉过度紧张或牵拉、强迫体位、身体局部组织长期受压致使局部肌肉和关节疲劳、麻木、疼痛等均可引起不适。

（4）保护具或矫形器械使用不当 如约束带、石膏、绷带、夹板过紧，会使局部皮肤和肌肉受压，引起不适。

2. 心理社会因素

（1）压力 患者面对治疗和护理感到担心，对疾病缺乏信心。

（2）焦虑或恐惧 担心疾病带来的危害，安全、生存需求得不到保障，恐惧死亡，过分担忧疾病对家庭造成影响，这些因素均会给患者带来心理压力，进而出现烦躁、紧张、失眠等心理不适的表现。

（3）角色改变 患者在患病过程中，出现角色改变、角色紊乱从而引起不适。

（4）生活习惯改变 住院后生活习惯发生改变，如起居、饮食等改变，从而引起不适。

（5）自尊受损 如被医护人员疏忽、冷落，照顾与关心不够，操作时身体暴露过多、缺少遮挡等，均可使患者感觉不被尊重，自尊心受挫。

（6）缺乏支持系统 住院后与家人隔离或被亲朋好友忽视，缺乏经济支持等。

3. 环境因素

（1）不适宜的社会环境 如新入院的患者对环境以及医护人员感到陌生，产生紧张、焦虑，缺乏安全感。

（2）不适宜的物理环境 病室光线不适宜、噪音分贝影响、床单位不清洁、温湿度不适宜，室内空气不清新，有异味，探视者频繁出入、同室病友的呻吟和痛苦表情以及治疗仪器的嘈杂声等，都可使患者感觉不舒适。

（三）促进患者舒适的护理

不舒适常常会造成个体焦虑而影响健康。患者由于受疾病、心理社会因素、环境等多种因素的影响，经常处于不舒适的状态。护士应通过认真、细致地观察，并仔细听取患者的主诉，结合患者的行为与表情，评判导致患者不舒适的原因，及时采取护理措施，解除患者不适，满足其对舒适的需求。

1. 预防为主，促进舒适 护士应熟悉舒适的四个相关因素及导致不舒适的原因，对患者从身心两方面进行全面的评估，做到预防为主，积极促进患者舒适。如协助重症患者保持个人卫生，采取舒适的卧位，建立良好的病室环境，让患者感觉安全、舒适。护士的言行对患者的心理舒适有很大的影响。护士要有良好的服务态度，除用亲切的语言、尊敬的称呼外，还应不断地听取患者对治疗、护理的意见，并鼓励患者积极主动地参与护理活动，尽快康复。

2. 加强观察，去除诱因 不舒适属于自我感觉，客观估计比较困难，尤其是重症患者，若出现言语沟通障碍，更难表达自己的感受。这就需要护士细心的观察，通过患者的非语言行为，如面部表情、手势、体态、姿势、活动、饮食、睡眠、皮肤颜色、有无出汗等，可以估计导致患者不适的原因和不舒适的程度。

3. 采取措施，促进舒适　对于身体不舒适的患者，要根据产生的不同原因采取针对性的有效措施，如对尿潴留的患者，可提供隐蔽的环境、流水诱导、针刺、热敷等；必要时，行导尿术，以解除膀胱高度膨胀引起的不适。对癌症晚期的患者应及时评估其疼痛的程度和性质，采取有效的止痛措施来缓解疼痛，促进舒适。

4. 互相信任，给予心理支持　护士与患者、家属建立相互信任的关系是心理护理的基础。对心理社会因素引起不舒适的患者，护士可以采取不作评判的倾听方式，使其压抑在内心的苦闷得以宣泄；通过有效沟通，正确指导患者调节情绪，促进舒适。

【拓展与思考】

影响舒适的心理—社会因素有哪些？

二、疼痛患者的护理

【重点提示】

疼痛的分类、分级，疼痛的评估方法，缓解患者疼痛的方法，疼痛患者的心理护理措施。

疼痛是最常见、最严重的一种不舒适的感觉，是最常见的临床症状之一。也是继体温、脉搏、呼吸、血压后的第 5 大生命体征，正日益受到医学界及患者的广泛关注。护士须了解疼痛的概念、原因及发生机制，熟悉疼痛的分类及其对个体的影响，才能更好地为疼痛患者提供有效的护理措施，减轻患者的疼痛。

（一）疼痛定义

北美护理诊断协会（North American Nursing Diagnosis Association, NANDA）定义为："疼痛是个体经受或叙述有严重不适或不舒服的感觉。"国际疼痛研究会定义为："疼痛是一种不愉快的感觉及情绪体验，与实际发生的和可能发生的组织损害有关。"疼痛反应是机体对疼痛刺激所产生的一系列生理病理变化和心理变化，如呼吸急促、血压升高、出汗，心理痛苦、焦虑和抑郁等。疼痛是人体最强烈的应激因素之一，是机体对有害刺激的一种保护性防御反应，具有保护和防御的功能。

（二）疼痛的特征

1. 疼痛　是一种主观感受，是一种身心不适的感觉。

2. 疼痛　是个体防御机能遭受破坏的一种征象，是一种保护性防御反应。

3. 疼痛　是一种生理与心理的综合现象，常伴有生理、心理和情绪反应。

4. 疼痛的程度　因个体不同，出现的反应也不同。

5. 疼痛　是象征着危险的信号，提示有治疗的必要性。

（三）疼痛的发生机制

疼痛发生的机制非常复杂，目前还没有一种学说能准确全面的解释其机制。相关研究认为，痛觉感受器是游离的神经末梢，当各种伤害性刺激作用于机体，达到一定强度时，可以引起受损部位释放致痛物质，如组胺、5-羟色胺、乙酰胆碱（改变毛细血管通透性，引起局部水肿或缺血）、缓激肽及其同类的多肽类等。这些物质作用于感受器产生痛觉，并沿传入神经传导到脊髓，通过脊髓传至丘脑，再到大脑皮层部位而产生疼痛。

目前尚无一种学说能全面地解释疼痛发生的机制，比较有代表性的关于疼痛产生的三大学说，分别是特异学说、型式学说和闸门控制学说。

（四）疼痛的分类

1. 按疼痛的起始部位及传导途径分类

（1）皮肤痛　特点是双重痛觉（快痛、慢痛），定位明确。

（2）躯体痛　特点是刺激经正常路径传入，如疼痛长期存在，可造成正常组织损伤和潜在损伤。可以分为身体痛和内脏痛，身体痛是发生在肌肉、关节、肌腱等组织的疼痛，疼痛性质多为剧痛或跳动性疼痛，并且定位清楚；内脏痛多好发于内脏器官，如胃肠道、肝、脾等脏器，多为脏器出现病变从而引起疼痛，如为实质性脏器病变，疼痛往往定位清楚，而空腔脏器病变导致的疼痛大多定位不清楚，常有牵涉痛。

（3）牵涉痛　是内脏或深部组织的疾病引起的疼痛，在体表某一部位引起痛感或痛觉过敏区。

（4）假性痛　是大脑皮层形成的强兴奋灶的后遗影响。如截肢患者感到已不存在的肢体疼痛。

（5）神经痛是神经受损所致，剧烈灼痛或酸痛。

2. 按病程分类

（1）急性疼痛　突然发生，多见于急性外伤、疾病因素等。发作有明确的时间，持续时间短，以数分钟、数小时居多，常少于 6 个月。受伤部位经过控制后，疼痛的症状就会消失。

（2）慢性疼痛　持续时间长，多见于慢性疾病，如关节炎、腰椎间盘突出、头痛、周围神经病变等。发作具有持续性、顽固性和反复发作的特点，时间常见于 6 个月以上，临床较难控制。同时伴随失眠、神情焦虑、食欲减退等症状。见表 10-1。

表 10-1　按疼痛发作、程度及持续时间分类

	急性疼痛	慢性疼痛
程度	突然或逐渐发生，疼痛程度轻度至重度，持续时间通常不超过 6 个月	缓慢发病，疼痛程度由轻度至重度，持续时间通常超过 6 个月
特点	①激活自主神经系统的交感神经部分；如脉搏增快、呼吸频率增加及血压升高，瞳孔扩大，出汗	①激活自主神经系统的副交感神经部分，如生命体征正常，皮肤干燥、温热、瞳孔正常或缩小
	②与组织损害相关，随组织愈合而逐渐消失	②与组织损伤无关，常持续到组织损伤愈合后
	③急性疼痛的行为表现，有焦虑、痛苦、哭叫、揉擦痛处、无法休息等	③慢性疼痛的行为表现，有抑郁、逃避、失望及身体活动减少
	④无须询问便自述病情	④除非询问，通常不愿讲述病痛。无特殊的保护性意识或反射
	⑤定位准确，具有较强的保护性意识或反射	⑤定位模糊、不准确
	⑥可以有明显的组织损伤痕迹	⑥可以影响到社会活动和人际关系

3. 按疼痛的性质分类

（1）钝痛　酸痛、胀痛、闷痛等。

（2）锐痛　刺痛、切割痛、灼痛、绞痛、撕裂样痛等。

（3）其他　压榨样痛、跳痛、牵拉痛等。

疼痛的程度因个体痛阈的差异而不同，且受患者年龄、意志力、疼痛经历以及社会文化的影响，因此与病情轻重程度不完全一致。

（五）疼痛的原因及影响因素

个体对疼痛的感受和耐受力存在很大的差异，同样性质、强度的刺激可引起不同个体不同的疼痛反应。个体所能感觉到的最小疼痛称为疼痛阈。个体所能忍受的疼痛强度和持续时间称为疼痛耐受力。疼痛阈或疼痛耐受力既受年龄、疾病等因素的影响，也受个人经验、文化素养、情绪、个性及注意力等心理社会因素的影响。因此，护士对疼痛知识的掌握程度会直接影响其为患者提供疼痛护理的水平。

1. 疼痛的原因

（1）心理因素　情绪紧张、焦虑、恐惧等，都有可能引起局部血管收缩或扩张而导致疼痛。疲劳、睡眠不足、用脑过度也可导致功能性头痛。

（2）病理因素　疾病造成体内某些管腔堵塞，组织缺血缺氧，平滑肌过度扩张或收缩，局部炎性浸润等均可引起疼痛。

（3）温度刺激　个体差异不同，温度过高或过低均会损伤组织，受伤的组织释放

组胺等化学物质，刺激神经末梢而导致疼痛。

（4）化学刺激 化学物质如强酸、强碱等化学物质，不仅直接刺激神经末梢而导致疼痛，而且还会使损伤组织释放致痛物质，使疼痛加剧。

（5）物理刺激 刀割、针刺、碰撞、肌肉受压等均可使局部组织受损，刺激痛觉神经末梢引起疼痛。大部分物理性损伤引起的组织缺血、缺氧等均可使组织释放致痛物质，从而加剧疼痛并使疼痛时间延长。

2. 影响因素

（1）年龄 个体对疼痛的耐受程度跟年龄有关，年龄是影响疼痛的主要原因。婴儿对疼痛的敏感程度低于成年人，随着年龄增长，对疼痛的敏感性也随之增加；而老年人对疼痛的敏感性则逐步下降。故对不同年龄组的疼痛患者应采取不同的护理措施，尤其是儿童和老年人，更应注意其特殊性和个体差异。

（2）个人经历 个体以往对疼痛原因的理解和态度。包括个体以往的疼痛经验、对疼痛的态度以及对疼痛原因的理解。疼痛经验是个体自身对刺激体验所获得的感受，进而从行为中表现出来。个人对疼痛的态度则直接影响其行为表现。个体对任何一种单独刺激所产生的疼痛，都会受到以前类似疼痛经验的影响，比如经历过手术疼痛的患者，即将再次进行手术时产生的不安情绪会使他对痛觉格外敏感。儿童对疼痛的体验取决于父母的态度。

（3）情绪 如兴奋、自信、开朗积极的情绪可以减轻疼痛，反之焦虑、紧张、沮丧消极的情绪则可以增加疼痛。情绪可影响患者对疼痛的反应。积极的情绪可减轻疼痛，而消极的情绪可使疼痛加剧。如焦虑可使疼痛加剧，而疼痛又会增加焦虑情绪。愉快的情绪则有减轻疼痛的作用。

（4）社会文化背景 患者所生活的社会环境和文化背景会影响他们对疼痛认知的评价，进而影响其对疼痛的反应。持有不同人生观、价值观的患者对疼痛也有不同的反应。若患者生活在鼓励忍耐和推崇勇敢的文化背景中，往往更能够耐受疼痛。患者的文化教养也会影响其对疼痛的反应和表达方式。

（5）个体差异 对疼痛的耐受程度和表达方式常因个体的性格和所处环境的不同而有所差异。

（6）注意力 个体对疼痛的注意程度会影响其对疼痛的感觉。当注意力高度集中于其他事物时，痛觉可以减轻甚至消失。如拳击运动员在竞技场上能够忍受严重伤害，而不感觉疼痛，是由于其注意力完全集中于比赛。某些精神疗法治疗疼痛，也是利用分散注意力以减轻疼痛的原理，如松弛疗法、手术后听音乐、看电视、愉快交谈等均可分散患者对疼痛的注意力，从而减轻疼痛。

（7）支持系统 有家属或亲属的陪伴可以减少患者的恐惧感，从而减轻疼痛。

（8）治疗及护理操作 临床治疗及护理操作可以引起患者疼痛，主要是由于患者紧张焦虑的情绪、对疼痛的知识不够了解、过分担心药物的副作用。

（六）疼痛的护理评估

影响疼痛的因素较多，个体差异也较大，且每个人对疼痛的描述方法也不尽相同。正确评估疼痛对于把握患者的疼痛程度及是否达到理想的止痛效果具有重要的临床意义，因此选择一种简单、易行的疼痛评估工具是正确评估疼痛的前提。

1. 评估内容

除患者的一般情况（性别、年龄、职业、病情等）和体格检查外，应重点评估疼痛经历和病史、社会心理因素及镇痛效果等。

（1）疼痛经历和病史　疼痛发生的时间、部位、性质、程度、伴随症状；患者自身控制疼痛的方式、对疼痛的耐受性；疼痛发生时的表达方式；引起或加重疼痛的各种因素及减轻疼痛的方法。

（2）社会心理因素　患者痛苦情况、精神病史和精神状态，家属和他人的支持情况，镇痛药物滥用的危险因素，疼痛治疗不充分的危险因素等。

（3）镇痛效果的评估　有效缓解疼痛的重要步骤，包括对疼痛程度、性质和范围的再评估，对治疗效果和治疗引起的不良反应的评价，动态评估为下一步疼痛管理提供可靠的依据。

2. 评估方法

（1）交谈法　主要包括询问疼痛经历和病史。护士应主动关心患者，取得信任，认真听取患者的主诉。了解患者过去有无疼痛经历、以往疼痛的规律以及止痛剂的使用情况。切忌根据自身对疼痛的理解和体验来主观判断患者的疼痛程度。在与患者交流的过程中，要注意患者的语言和非语言表达，从而获得较为客观的资料。

（2）观察与临床体格检查　患者疼痛的部位，注意观察患者疼痛时的生理、行为和情绪反应。护理人员通过患者的面部表情、身体动作，可以观察到患者对疼痛的感受及疼痛的程度、部位等。观察患者身体活动可判断其疼痛的情况。如：①静止不动即患者维持某一种最舒适的体位或姿势，常见于四肢或外伤疼痛者；②无目的乱动：在严重疼痛时，有些患者常通过无目的的乱动来分散其对疼痛的注意力；③保护动作：是患者对疼痛的一种逃避性反射；④规律性动作或按摩动作：是为了减轻疼痛的程度常使用的动作。如头痛时用手指按压头部，内脏性腹痛时按揉腹部等。

此外，疼痛发生时，患者常发出各种声音，如呻吟、喘息、尖叫、呜咽、哭泣等，应注意观察其音调的高低、快慢、节律、持续时间等。音调的变化可反映出疼痛患者的痛觉程度，尤其是无语言交流能力的患儿，更应注意收集这方面的资料。

3. 疼痛强度评估工具　患者是自身疼痛的体验者和表述者，鼓励患者之间互相交流，只有患者才能真正了解其自身的疼痛类型、疼痛如何影响生活以及如何减轻疼痛等。疼痛是患者的一种主观感受，因此，疼痛强度的评估并没有客观的医疗仪器可供选择，主要还是依靠患者的主观描述。目前，临床常用的疼痛评估方法有以下几种。

（1）数字评分法（numerical rating scale，NRS）　用数字代替文字来表示疼痛的程度。将一条直线等分成 10 段，按 0 ～ 10 分次序评估疼痛程度。0 分表示无痛，10 分表示剧痛，中间次序表示疼痛的不同程度（图 10-1）。患者可以选择其中一个能代表自己疼痛感受的数字来表示疼痛的程度。此评分法宜用于疼痛治疗前后效果测定对比。

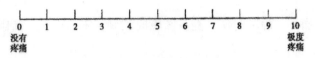

图 10-1　数字评分法

（2）文字描述评定法（verbal descriptor scale，VDS）　把一条直线等分成 5 段，每个点均有相应的描述疼痛程度的文字，其中一端表示无痛，另一端表示无法忍受的疼痛。中间依次为轻度疼痛、中度疼痛、重度疼痛、非常严重的疼痛（图 10-2）。请患者按照自身疼痛的程度选择合适的描述文字。

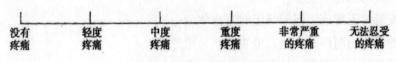

图 10-2　文字描述评定法

（3）视觉模拟评分法（visual analogue scale，VAS）　用一条直线，不作任何划分，仅在直线的两端分别注明"不痛"和"剧痛"，请患者根据自己对疼痛的实际感觉在直线上标记疼痛的程度（图 10-3）。这种评分法使用灵活方便，患者有很大的选择自由，不需要选择特定的数字，或文字。适合于任何年龄的疼痛患者，且没有特定的文化背景或性别要求，易于掌握，不需要任何附加设备。对于急性疼痛的患者、儿童、老年人及表达能力丧失者尤为适用。该法也有利于护士较为准确地掌握患者疼痛的程度以及评估控制疼痛的效果。

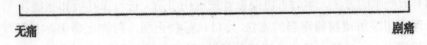

图 10-3　视觉模拟评分法

（4）面部表情图（face expressional，FES）　采用从微笑、悲伤至哭泣的 6 种面部表情来表达疼痛程度，适用于 3 岁以上的儿童。如图所示，六个面部表情分别代表不同的疼痛程度，儿童可从中选择一个面孔来代表自己的疼痛感受（图 10-4）。

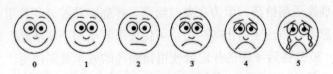

图 10-4　面部表情图

（5）按 WHO 的疼痛分级标准进行评估　疼痛分为 4 级：

0 级：指无痛。

1 级（轻度疼痛）　平卧时无疼痛，翻身咳嗽时有轻度疼痛，但可以忍受，睡眠不受影响。

2 级（中度疼痛）　静卧时痛，翻身咳嗽时加剧，不能忍受，睡眠受干扰，要求用镇痛药。

3 级（重度疼痛）　静卧时疼痛剧烈，不能忍受，睡眠严重受干扰，需要用镇痛药。

（6）Prince-Henry 评分法　主要适用于胸腹部大手术后或气管切开插管不能说话的患者，需要在术前训练患者用手势来表达疼痛程度。此法简单、可靠，临床使用方便。可分为 5 个等级，分别赋予 0 ~ 4 分的分值以评估疼痛程度，其评分方法为：

0 分：咳嗽时无疼痛。

1 分：咳嗽时有疼痛发生。

2 分：安静时无疼痛，但深呼吸时有疼痛发生。

3 分：静息状态时即有疼痛，但较轻微，可忍受。

4 分：静息状态时即有剧烈疼痛，并难以忍受。

此外，护理人员还必须观察患者的表情、动作、睡眠等情况，如疼痛剧烈会使患者面部表情极度痛苦、皱眉、咧嘴、咬牙、呻吟、呼叫、大汗淋漓、辗转难眠等，这些均可作为评估疼痛程度的参考指标。

（七）疼痛患者的护理措施

1. 减少或去除引起疼痛的因素　首先应设法减少或消除引起疼痛的因素，避免引起疼痛的诱因。如外伤所致的疼痛，应酌情给予止血、包扎、固定、处理伤口等措施；胸腹部手术后，患者会因咳嗽或呼吸引起伤口疼痛，术前应对其进行健康教育，指导术后深呼吸和有效咳嗽的方法，术后可协助患者按压伤口后，进行深呼吸和咳痰。

2. 合理运用缓解或解除疼痛的方法　（1）药物止痛　药物止痛仍然是目前解除疼痛的重要措施之一。护理人员应掌握相关的药理知识，了解患者身体状况和有关疼痛治疗的情况，正确使用镇痛药物。在用药过程中，护士应注意观察病情，把握好用药时机，正确用药。如麻醉性镇痛药具有成瘾性和耐受性，仅应用于重度疼痛的患者，而轻度和中度疼痛的患者，应使用非麻醉性镇痛药。

护士应严格掌握用药的时间和剂量，掌握患者疼痛发作的规律。对于慢性疼痛的患者，最好在疼痛发生前给药，因为在此时给药，疼痛容易控制，且用药剂量小、效果好；对于手术后患者，适当应用止痛药物，可促使患者早期下床活动，以减少并发症的发生。给药 20 ~ 30 分钟后须评估并记录使用镇痛药的效果及副作用。当疼痛缓解时应及时停药，防止药物的副作用、耐药性及成瘾性。值得注意的是，在疼痛原因未明确诊断前，不能随意使用任何镇痛药物，以免掩盖症状，延误病情。

对于癌性疼痛的药物治疗，目前临床普遍采用 WHO 所推荐的三阶梯疗法。其目的是逐渐升级，合理应用镇痛剂来缓解疼痛。其原则为：按药效的强弱依阶梯顺序使用；使用口服药；按时、联合服药；用药剂量个体化。大多数患者接受治疗后能有效止痛。其方法为：①第一阶段：选用非阿片类药物、解热镇痛药和抗炎类药，如阿司匹林、布洛芬、对乙酰氨基酚等。主要适用于轻度疼痛的患者；②第二阶段：选用弱阿片类药，如氨酚待因、可待因、曲马朵、布桂嗪等。主要适用于中度疼痛的患者；③第三阶段：选用强阿片类药，如吗啡、哌替啶、美沙酮、二氢埃托啡等。主要用于重度和剧烈癌痛的患者；④辅助用药：在癌痛治疗中，常采取联合用药的方法，即加用一些辅助药物以减少主药的用量和副作用。常用辅助药物有：弱安定药，如艾司唑仑和地西泮等；强安定药，如氯丙嗪和氟哌啶醇等；抗抑郁药，如阿米替林。

（2）物理止痛　可以应用冷、热疗法，如冰袋、冷湿敷或热湿敷、温水浴、热水袋等。此外，理疗、按摩及推拿也是临床上常用的物理止痛方法。

（3）针灸止痛　根据疼痛的部位，针刺相应的穴位。使人体经脉疏通、气血调和以达到止痛的目的。一般认为，针刺镇痛的机制是来自穴位的针刺信号和来自疼痛部位的痛觉信号，在中枢神经系统不同水平上相互作用、进行整合。在整合过程中，既有和镇痛有关的中枢神经的参与，又有包括内源性阿片肽和 5- 羟色胺在内的各种中枢神经递质的参与。

（4）经皮神经电刺激疗法　主要用于慢性疼痛的患者。其原理是采用脉冲刺激仪。在疼痛部位或附近放置 2 ~ 4 个电极，用微量电流对皮肤进行温和的刺激，使患者感觉有颤动、刺痛和蜂鸣，以达到提高痛阈、缓解疼痛的目的。

3. 恰当地运用心理护理的方法

（1）减轻心理压力　紧张、忧郁、焦虑、恐惧或对康复失去信心等，均可加重疼痛的程度，而疼痛的加剧反过来又会影响情绪，形成不良循环。患者情绪稳定、心境良好、精神放松，可以增强对疼痛的耐受性。护理人员应以同情、安慰和鼓励的态度支持患者，与患者建立相互信赖的友好关系。只有当患者相信护士是真诚关心他，能在情绪、身体等方面协助其克服疼痛时，才会无保留地把自己的感受告诉护士。护理人员应鼓励患者表达疼痛时的感受及其对适应疼痛所做的努力，尊重患者对疼痛的行为反应，并帮助患者及家属接受其行为反应。

（2）分散注意力　分散患者对疼痛的注意力可减少其对疼痛的感受强度，常采用的方法有：①参加活动：组织患者参加其感兴趣的活动，能有效地转移其对疼痛的注意力。如唱歌、玩游戏、看电视、愉快的交谈、下棋、绘画等。对患儿来说，护士的爱抚和微笑、有趣的故事、玩具、糖果、游戏等都能有效地转移他们的注意力；②音乐疗法：运用音乐分散患者对疼痛的注意力是有效的方法之一。优美的旋律对降低心率、减轻焦虑和抑郁、缓解疼痛、降低血压等都有很好的效果。注意应根据患者的不同个性和喜好，选择不同类型的音乐；③有节律地按摩：嘱患者双眼凝视一个定点，引导患者想象物体的大小、形状、颜色等，同时在患者疼痛部位或身体某一部位作环形按摩；④深呼吸：指导患者进行有节律的深呼吸，用鼻深吸气，然后慢慢从口中呼气，反复进行；⑤指导想象：是通过对某特定事物的想象以达到特定的正向效果。让患者集中注意力想象自己置身于一个优美环境中，能起到松弛和减轻疼痛的作用。在作诱导性想象之前，先作规律性的深呼吸运动和渐进性的松弛运动，效果更好；⑥松弛疗法：松弛可以消除身体或精神上的紧张，促进睡眠，而足够的睡眠有助于缓解焦虑，减轻疼痛。可以通过自我调节、集中注意力，使全身各部位肌肉放松，以减轻疼痛强度，增强对疼痛的耐受力。

4. 积极采取促进患者舒适的措施　通过护理活动促进舒适是减轻或解除疼痛的重要护理措施。帮助患者采取正确的姿势、提供舒适整洁的床单位、良好的采光和通风设备、适宜的室内温湿度等都是促进舒适的必要条件。此外，在进行各项护理活动前，给予清楚、准确的解释；将护理活动安排在镇痛药物显效时限内；确保患者所需物品伸手可及等均可减轻焦虑，促使患者身心舒适，从而有利于减轻疼痛。

5. 健康教育　根据患者情况，选择相应的健康教育内容。一般包括：疼痛的机制、疼痛的原因、如何面对疼痛、减轻或解除疼痛的各种技巧等。

（1）准确描述　指导患者准确描述疼痛的性质、部位、持续时间、规律，并指导其选择适合自身的疼痛评估工具。当患者表达受限时，采用表情、手势、眼神或身体其他部位示意，以利于医护人员准确判断。

（2）客观叙述　患者应客观地向医护人员讲述疼痛的感受。既不能夸大疼痛的程度，也不要因担心怕麻烦别人或影响他人休息而强忍疼痛，导致用药不当。

（3）用药指导　指导患者正确使用止痛药物，如用药的最佳时间、用药剂量等，避免药物成瘾。

（4）效果评价指导　指导患者正确评价接受治疗与护理措施后的效果。以下内容均可表明疼痛减轻：①一些疼痛的征象减轻或消失，如面色苍白、出冷汗等；②对疼痛的适应能力有所增强；③身体状态和功能改善，自我感觉舒适，食欲增加；④休息和睡眠的质量较好；⑤能重新建立一种行为方式，轻松地参与日常活动，与他人正常交往。

【拓展与思考】

1. 如何选择合适的评估工具对其疼痛程度进行正确评估？

2. 为了减轻疼痛患者的痛苦，在实施止痛护理中，护士应注意什么？

第二节　卧位与舒适安全

卧位是指患者休息、治疗和检查时所采取的卧位姿势。在临床护理中常采取合理的卧位来使患者感到舒适，适当地安置体位对增进患者舒适、治疗疾病、减轻症状、预防并发症及进行各种检查都能起到很好的效果，而且还可以防止长期卧床导致并发症的发生。因此，临床护士必须根据患者病情需要，熟悉掌握各种卧位的要求，最大限度地帮助患者采取合适的卧位，从而促进病情的恢复。

一、卧位的性质

【重点提示】
主动卧位、被动卧位、被迫体位的定义及适应范围。

（一）按照患者休息和适应医疗护理需要所采取的卧床姿势。按自主性分为：

1. 主动卧位　即患者身体活动自如，患者能根据自己的意愿和习惯随意改变体位。常见于病情较轻、身体活动自如的患者。

2. 被动卧位　即患者没有变换体位的能力，需由他人协助变换体位。常见于极度衰弱、昏迷、瘫痪的患者。

3. 被迫体位　即患者意识清醒，为了减轻疾病的痛苦或因治疗需要不得不采取的体位。常见于哮喘急性发作的患者或肺心病的患者因呼吸困难而被迫采取端坐卧位。

（二）根据卧位的平衡稳定性可分为：

1. 稳定性卧位　支撑面积大，重心低，患者感觉轻松舒适的卧位。如平卧位。

2. 不稳定性卧位　支撑面积小，重心高，难以平衡。如两腿并齐伸直，两臂也在两侧伸直的侧卧位。

（三）舒适卧位的重要性及作用

舒适卧位是指患者卧位时，感到轻松自在，身体的各个部位处于合适的位置。维持舒适卧位的重要性及作用如下：

1. 促进患者身心舒适，达到完全休息的目的。

2. 符合人体力学的要求，降低关节的压力和活动限制，维持正常的功能位置，避免关节及肌肉挛缩。

3. 至少间隔 2h 变换卧位一次，并加强皮肤护理，能避免骨突处皮肤破损，预防压疮的发生。

4. 某些卧位能减轻症状，起到协助治疗的作用。

二、舒适安全卧位的基本要求

护士必须了解舒适卧位的基本要求，并能按照患者的实际需要使用合适的支持或保护性设施。

1. 卧位姿势应符合人体力学的要求。

2. 体位变换经常改变姿势，至少每 2 小时翻身 1 次，防止局部皮肤受压形成压疮。

3. 身体活动在病情许可范围内，患者应保持适当的活动，改变卧位时应做全范围的关节运动。

4. 防止受压加强局部皮肤的按摩，并给予 50% 乙醇按摩皮肤，防止压疮的形成。

5. 保护隐私在护理操作过程中，根据患者病情需要，用窗帘或屏风遮挡患者隐私，以减轻患者焦虑的情绪。

三、卧位的种类

【重点提示】

9 种卧位的安置方法及适用范围。

常用卧位

1. 仰卧位　身体处于一种自然休息状态的姿势。患者仰卧，头下放一枕，两臂自然放于身体两侧，两腿自然平放。根据病情或检查需要，仰卧体位可以发生一些变化，可以分为以下几种情况。

（1）去枕仰卧位　①安置方法：患者去枕仰卧，头偏向一侧，两臂放于身体两侧，两腿自然放平，枕头横立于床头（图 10-5A）；②适用范围：昏迷或全身麻醉未清醒的患者，可避免呕吐物误吸至呼吸道而引起窒息或肺部并发症；椎管内麻醉或脊髓腔穿刺后的患者，此卧位可预防因颅内压减低而引起的头痛。

（2）中凹卧位　①安置方法：患者头部抬高约 10°～20°，下肢抬高约 20°～30°（如图 10-5B）；②适用范围：休克患者。因为抬高头胸部，有利于保持气道通畅，改善呼吸及缺氧症状；抬高下肢，可促进静脉回流，增加心输出量，缓解休克症状。

（3）屈膝仰卧位　①安置方法：患者仰卧，头下垫枕，两臂放于身体两侧，两膝屈曲，稍向外分开（图 10-5C）；②适用范围：腹部检查时，可使腹肌放松，便于检查；行导尿术及会阴冲洗时，便于暴露操作部位。

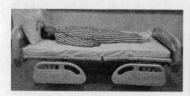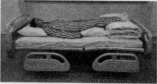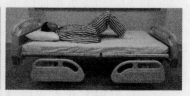

A 去枕平卧位　　　　　B 中凹卧位　　　　　C 屈膝仰卧位

图 10-5　仰卧位

2. 侧卧位

（1）安置方法　患者侧卧，臀部稍后移，两臂屈肘，一手放于胸前，一手放于枕旁，下腿伸直，上腿弯曲。在两膝间、胸腹部、背部可放置软枕支撑患者，促进舒适和安全（图10-6）。

（2）适用范围　①灌肠、肛门检查及配合胃镜、肠镜检查等；②臀部肌肉注射（上腿伸直，下腿弯曲）；③预防压疮。与平卧位交替使用，减轻局部皮肤长时间受压从而避免压疮的发生，并便于擦洗、按摩，使患者舒适。

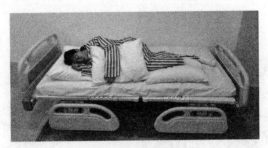

图 10-6　侧卧位

3. 俯卧位

（1）安置方法　患者俯卧，头偏向一侧，两臂屈肘放于头部两侧，两腿伸直。胸下、髋部及踝部各放一软枕。如俯卧位患者臀部肌内注射时应足尖相对，足跟分开，保持肌肉放松（图10-7）。

（2）适用范围　①腰、背部检查或配合胰、胆管造影检查时；②脊椎手术后或腰、背、臀部有伤口，不能平卧或侧卧的患者；③缓解胃肠胀气所致的腹痛。

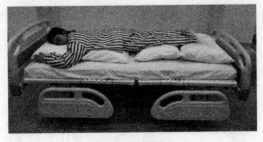

图 10-7　俯卧位

4. 半坐卧位

（1）安置方法　①摇床法：患者仰卧，先摇起床头支架30°～50°，再摇高膝下支架，以防止身体下滑。必要时床尾放一软枕，垫于患者足底，增进舒适。放平时，先摇平膝下支架，再摇平床头支架（图10-8A）；②靠背架法：将患者上身抬高，在床头垫下放一靠背架，下肢屈膝，用大单包裹软枕垫于膝下，大单两端固定于床缘处，可防止患者下滑，床尾足底垫软枕。放平时，先放平下肢，再放平床头（图10-8B）。

（2）适用范围　①某些面部及颈部手术患者，可减少局部出血；②心肺疾病所引起呼吸困难的患者，一方面可使膈肌下降，扩大胸腔容积，减轻腹内脏器对心肺的压力，增加肺活量；另一方面，使部分血液滞留在下肢和盆腔脏器内，减轻肺部瘀血和心脏负担，从而改善呼吸困难；③腹、盆腔手术后或有炎症的患者。可使腹腔渗出液流入盆腔，使感染局限，便于引流，同时又可防止感染向上蔓延引起膈下脓肿；④腹部手术后的患者。可减轻腹部切口缝合处的张力，缓解疼痛，并促进伤口愈合；⑤恢复期体质虚弱的患者。有利于向站立位过渡。

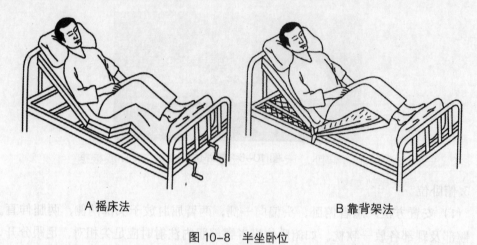

A 摇床法　　　　　　　　　　　B 靠背架法

图 10-8　半坐卧位

5.端坐位

（1）安置方法　扶患者坐起，用支架或背靠架将床头抬高 70°～80°，膝下支架抬高 15°～20°，身体稍向前倾，床上放一跨床桌，桌上放一软枕，让患者伏桌休息（图 10-9）。

（2）适用范围　急性肺水肿、心包积液、支气管哮喘发作的患者。由于极度呼吸困难，患者被迫端坐。

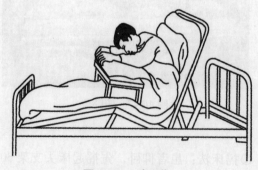

图 10-9　端坐位

6.头低足高位

（1）安置方法　患者仰卧，枕头横立于床头，以防碰伤头部。床尾用支托物垫高 15～30cm。此体位使患者感到不适，不可长时间使用。颅内高压者禁用（图 10-10）。

（2）适用范围　①肺部分泌物引流，使痰易于咳出；②十二指肠引流术，需同时采取右侧卧位，有利于胆汁引流；③下肢骨折牵引，利用人体重力作为反牵引力；④妊娠时胎膜早破，防止脐带脱垂。

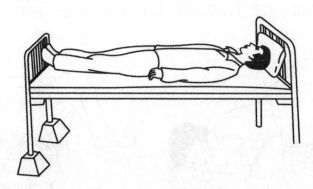

图 10-10　头低足高位

7. 头高足低位

（1）安置方法　患者仰卧，床头用支托物抬高 15 ~ 30cm 或根据病情而定。另外用一枕头横立于床尾（如图 10-11）。

（2）适用范围　①颈椎骨折进行颅骨牵引时作反牵引力；②减低颅内压，预防脑水肿；③颅脑手术后的患者。

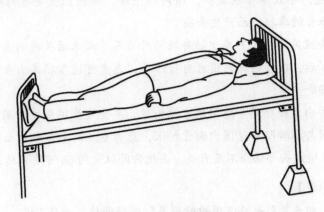

图 10-11　头高足低位

8. 膝胸卧位

（1）安置方法　患者跪卧，两小腿平放于床上，稍分开，大腿和床面垂直，胸贴床面，腹部悬空，臀部抬起，头转向一侧，两臂屈肘放于头的两侧。矫正胎位时每次不超 15 分钟（图 10-12）。

（2）适用范围　①肛门、直肠、乙状结肠镜检查及治疗；②矫正子宫后倾或胎位不正；③促进产后子宫复原。

9. 截石位

（1）安置方法　患者仰卧于检查台上，两腿分开，放在支腿架上（支腿架上放软垫），臀部齐床边，两手放在胸前或身体两侧（如图 10-13）。

（2）适用范围　①患者接受会阴、肛门部位的检查、治疗、护理或手术；②产妇分娩。

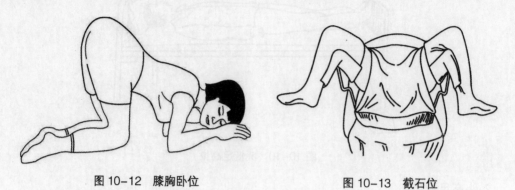

图 10-12　膝胸卧位　　　　　　　　图 10-13　截石位

【知识链接】椎管内麻醉或脊髓腔穿刺后的患者去枕仰卧位以防头痛

患者在脊髓腔穿刺或蛛网膜下腔麻醉后 1～3 天内会出现头痛。由于蛛网膜和硬脊膜被穿破，脑脊液从穿刺孔漏入硬脊膜外腔，受重力作用而出现外漏，脑脊液的漏失超过它的生成速度，导致脑脊液减少，颅内压下降，脑组织失去支撑而下沉，造成对脑膜、颅神经和血管的牵拉，而产生头痛。

患者采取去枕仰卧位，可减少脑脊液的外流而导致术后头痛的发生。一般蛛网膜下腔麻醉大约 12h 后，破损的蛛网膜可自行修复，患者可逐步抬高头部，但如果出现头痛则应继续去枕仰卧。

硬膜外麻醉由于硬脊膜和蛛网膜未被刺破，不会发生脑脊液外漏，但有些患者也会发生头痛，原因与麻醉阻滞范围内血管扩张，患者直立时引起相对血容量减少及心脏每搏输出量减少，造成头部供血不足有关。去枕仰卧位大约 6h 可有效地减轻头痛的发生。

【拓展与思考】

1. 患者因心肺疾患引起呼吸困难时应采取哪种卧位？为什么？

2. 急性阑尾炎术后，采取半坐卧位的目的是什么？

四、更换卧位的方法

【重点提示】

轴线翻身。

因疾病或治疗的限制，患者如需长期卧床，容易出现精神萎靡、消化不良、便秘、肌肉萎缩等症状。由于局部组织持续受压，血液循环发生障碍，容易导致压疮的发生。

因此，护士应定时为患者变换体位，以保持舒适及预防并发症的发生。

（一）协助患者翻身侧卧法

【目的】

1. 协助长期卧床、颅骨牵引、脊椎术后等不能自行翻身的患者变换姿势，增进舒适。
2. 预防并发症。
3. 满足治疗，护理的需要。

【评估】

1. 患者的年龄、目前的身体状况，需要改变卧位的原因。
2. 患者的生命体征、四肢活动情况，手术部位，局部皮肤是否破损，有无伤口及引流情况等。
3. 患者及家属对更换卧位的理解程度及配合情况。

【计划】

1. 患者准备　让患者及家属了解更换卧位的目的、过程，使之建立安全感，并取得合作。
2. 护士准备　衣帽整洁、洗手，视患者情况决定护士人数。
3. 用物准备　根据病情准备好枕头、床档。
4. 环境准备　环境整洁、安静、光线充足，温度适宜，必要时进行遮挡。

【实施】

协助患者翻身侧卧法操作流程，见表10-2。

表 10-2　协助患者翻身侧卧法

操作流程	操作说明
1. 核对解释	◆核对患者床号、姓名，向患者解释操作目的、过程、注意事项。以取得患者及家属配合
2. 固定装置	◆固定床脚轮，将各种导管及输液装置等安置妥当，必要时将盖被折叠至床尾或床的一侧。翻身时确保管道无扭曲、折叠、受压
3 安置卧位	◆患者仰卧位，两手放于腹部，双腿屈曲
4. 协助翻身	◆一人协助翻身：（图10-14），适用于体重较轻的患者。护士一手托住患者肩部，一手托住膝部，轻推患者至对侧，背向护士；在患者背部、胸前及两膝间放置软枕 ◆二人协助翻身：（图10-15），适用于体重较重的患者。两名护士站在床的同一侧，一人托住患者颈肩部和腰部，另一人托住患者臀部和腘窝部，两人同时将患者稍抬起移向近侧，将患者靠近护士，起到节力作用；然后，两人分别托扶患者的肩、腰部和臀、膝部，轻轻将患者转向对侧，使患者背向护士。两名护士的动作应协调一致

（续表）

操作流程	操作说明
	◆轴线翻身法（图10-16）：适用于脊椎损伤划手术后的患者。<u>护士甲固定患者头部，沿纵轴向上略加牵引，护士乙将双手分别置于肩、背部，护士丙将双手分别置于腰部、臀部，三人同时缓慢移动</u>，使患者头、颈、腰、髋保持同一水平线，保持患者脊椎平直，将患者平移至近侧；翻转至侧卧位，翻转角度不超过60°。将软枕放于患者背部支撑身体，另一软枕放于两膝之间
5. 放置软枕	◆按侧卧位要求，在患者的背部、胸前及两膝间放置软枕，扩大支撑面，必要时使用床档，使患者安全、舒适；保持患者舒适安全
6 整理记录	◆检查安置患者，各关节处于功能位，保持导管通畅，观察背部皮肤，记录翻身时间和皮肤状况，做好交接班

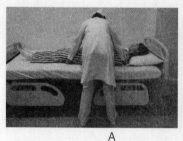
A
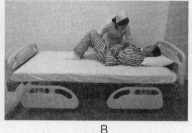
B
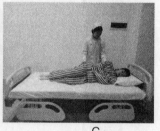
C

图 10-14　一人协助患者翻身侧卧法

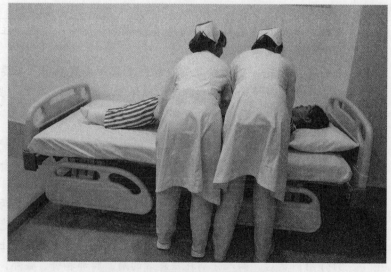

图 10-15　两人协助患者翻身侧卧法

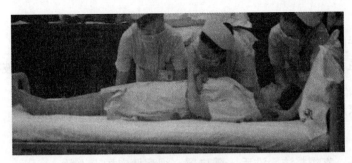

图 10-16　轴线翻身

【评价】

1.用物准备齐全，操作方法和步骤正确、熟练。

2.遵循节力原则。

3.在操作过程中注意保护患者、关心患者。

【小结】

1.操作重点　实施中加下划线的地方为操作重点。

2.注意事项

（1）协助患者更换体位时应注意观察，并根据患者的病情和皮肤受压情况确定翻身时间。如发现皮肤有红肿，应及时处理，及时翻身，记录在翻身卡上，并做好交接班。

（2）护士应注意节力原则，如需翻身时让患者尽量靠近护士，使重力线通过支撑面以保持平衡，从而起到安全、省力的作用。

（3）移动患者时动作应轻、稳，协调一致，不可拖拉，以免擦伤皮肤，应将患者身体稍抬起，再行翻身。

（4）翻身时注意为患者保暖并防止坠床。

（5）根据病情及皮肤受压部位情况，确定翻身间隔时间。

（6）若患者身上置有多种导管及输液装置，翻身时应先将导管安置妥当；翻身后，检查各导管是否扭曲或连接处脱落，注意保持导管通畅。

（7）为手术后患者翻身时，翻身前先检查敷料是否脱落或潮湿，如敷料潮湿或者已经脱落应先换药再翻身，翻身后注意伤口不可受压。颈椎或颅骨牵引者，翻身时不可放松牵引，并使头、颈、躯干保持在同一水平位翻动；翻身后注意牵引方向、位置以及牵引力是否正确。颅脑手术者，头部转动过剧可引起脑疝，导致患者突然死亡，故应健侧卧位或平卧位；石膏固定者，应注意翻身后患处所处位置及局部的血运情况，防止受压。

（二）协助患者移向床头法

【目的】

协助滑向床尾而自己不能移动的患者移向床头，恢复安全而舒适的卧位。

【评估】

1. 患者的年龄、目前的身体状况。

2. 患者的生命体征、四肢活动情况，手术部位，局部皮肤是否有无破损，伤口及引流情况等。

3. 患者及家属的配合情况。

【计划】

1. 护士准备　衣帽整洁，洗手，戴口罩，视病情定护士人数。

2. 用物准备　根据病情准备好枕头等物品。

3. 患者准备　患者了解移向床头的目的、过程及配合要点，情绪稳定，愿意合作。

4. 环境准备　整洁、安静，温度适宜，光线充足。

【实施】

协助患者移向床头法操作流程，见表 10-3。

表 10-3　协助患者移向床头法

操作流程	操作步骤	要点说明
1. 核对解释	◆核对患者床号、姓名，向患者及家属解释操作目的过程及配合事项，说明操作要点，取得患者配合	
2. 固定装置	◆固定床脚轮，将各种导管安置妥当，必要时将盖被折叠至床尾或一侧。保持引流管通畅，翻身时，检查导管是否脱落，防止受压或折叠	
3. 患者卧位	◆患者仰卧屈膝，双手握住床头栏杆	
4. 协助移位	◆一人协助：适用于体重较轻的患者。（如图 10-17）护士靠近床侧，两腿适当分开，一手托住患者肩背部，一手托住膝部；在护士抬起患者的同时，患者脚蹬床面，在臀部提供助力，使其上移 ◆二人协助：适用于体重较重、生活不能自理的患者。一种方法是护士两人站于同侧，一人托住患者颈肩及腰部，另一人托住臀部及腘窝；另一种方法是护士两人分别站在床的两侧，两人双手相接，手指相互交叉，托住患者颈肩部和臀部。两位护士同时用力，协调地将患者抬起，移向床头	
5. 整理归位	◆放回枕头，按需要抬高床头，安置患者舒适卧位，整理床单位	

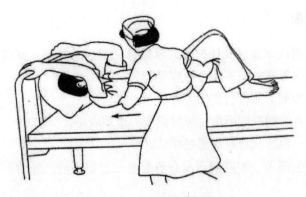

图 10-17　一人协助移向床头法

【评价】

1. 患者能配合操作，感觉安全和舒适。

2. 护士动作轻稳、协调。

3. 护患沟通良好，取得患者信任。

【小结】

1. 操作重点　实施中加下划线的地方为操作重点。

2. 注意事项

（1）护士应运用人体力学原理，操作轻稳、节力、安全，两人的动作应协调一致。

（2）移动患者时不可有拖、拉、推等动作，以减少患者与床之间的摩擦力，避免擦伤皮肤及关节脱位。

（3）枕头横立于床头，避免撞伤患者。

【拓展与思考】

李某在高空作业时不慎坠落，诊断为颈椎骨折，左下肢骨折，行颅骨牵引，左下肢石膏固定，留置导尿，静脉输液，请问采用哪种方法给患者翻身？应注意什么？

五、保护具的应用

【重点提示】

保护具使用的目的及操作中的注意事项。

临床护理工作中，对意识模糊、躁动、行动不便等具有潜在安全隐患的患者，护士应综合考虑患者及其家属的生理、心理及社会等方面的需要，采取必要的安全措施，如保护具、辅助器等，为患者提供全面的健康维护，确保患者的安全，提高患者的生活质量。

保护具是用来限制患者身体某部位的活动，以达到维护患者安全与治疗效果的各种器具。

（一）适用范围

1.小儿患者　因认知及自我保护能力未发育完善，尤其是6岁以下的儿童，容易发生坠床、撞伤、抓伤等意外或不配合治疗等行为。

2.精神病患者如躁动症、自我伤害者。

3.易发生压疮者　如长期卧床、极度消瘦、虚弱者等。

4.皮肤瘙痒者　包括全身或局部瘙痒难忍者。

5.坠床概率发生高者　如麻醉后没有清醒者、意识不清、躁动不安、失眠、痉挛或年老体弱者。

（二）使用原则

1.知情同意原则　使用前向患者及家属解释所需保护具的原因、目的、种类及方法，取得患者和家属的同意与配合。

2.短期使用原则　使用保护具要确保患者的安全，且只适宜短期使用。

3.随时评价原则　应随时评价保护具的使用情况，评价依据如下：

（1）患者安全、舒适，无血液循环障碍、皮肤破损、坠床、撞伤等并发症或意外发生。

（2）患者及家属了解保护具使用的目的，能够接受并积极配合治疗。

（3）各项检查、治疗及护理措施能顺利进行。

（三）常用保护具的使用方法

1.床档　主要用于预防患者坠床。常见有多功能床档（图10-18）、半自动床档（图10-19）及围式床档（图10-20）。

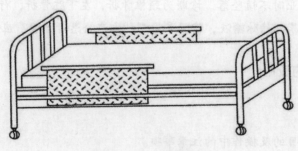

图10-18　多功能床档

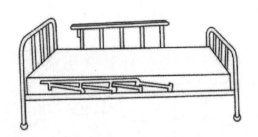

图 10-19　半自动床档

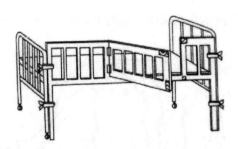

图 10-20　围栏式床档

2.约束带　主要用于保护躁动的患者，限制患者身体或约束失控肢体活动，防止患者自伤或者坠床。根据约束的部位不同，约束带可分为以下几种：

（1）宽绷带　约束常用于固定手腕和踝部。使用时先将棉垫包裹手腕部或踝部，再用宽绷带打成双套结，如图 10-21，套在棉垫外稍拉紧，使肢体不易脱出，如图 10-22，以不影响血液循环为宜，然后将宽绷带的两端系于床缘。

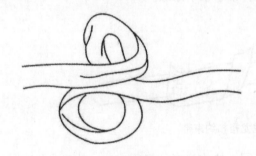

图 10-21　双套结

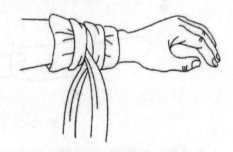

图 10-22　宽绷带约束法

（2）肩部约束带　用于固定肩部，限制患者坐起。专用肩部约束带使用时，患者两侧肩部套上袖筒，如图 10-23，腋窝衬好棉垫，两袖筒上的细带在胸前打结固定，把两条宽的长带尾端系于床头，如图 10-24。

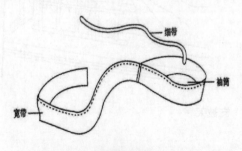

图 10-23　肩部约束带

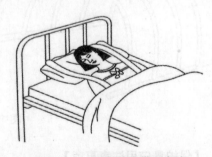

图 10-24　肩部约束带固定法

（3）膝部约束带用于固定膝部，限制患者下肢活动。膝部约束带用宽布制成，宽10cm，长250cm，宽带中部相距15cm分别钉两条双头带，如图10-25。使用时，两膝腘窝处垫好棉垫，将约束带横放于两膝上，宽带下的两头带各缚住一侧膝关节，然后将宽带两端系于床缘，如图10-26。

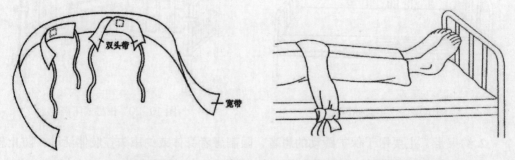

图 10-25　膝部约束带　　　　　　　　图 10-26　膝部约束带固定法

（4）尼龙褡扣约束带　可用于固定手腕、上臂、膝部、踝部。约束带由宽尼龙褡扣制成，如图10-27。使用时，将约束带置于关节处，被约束部位垫好棉垫，选择松紧度适宜的，对合约束带上的尼龙褡扣，然后将带子系于床缘。

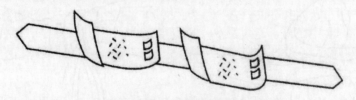

图 10-27　尼龙褡扣约束带

3.支被架　主要用于肢体瘫痪或极度衰弱、烧伤患者的暴露疗法，使用时将支被架罩于防止受压的部位，盖好盖被。（图10-28）

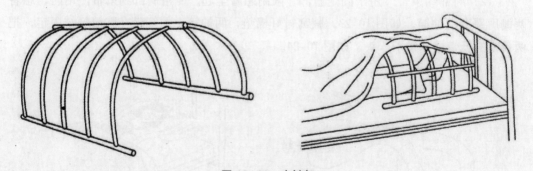

图 10-28　支被架

【保护具应用注意事项】

1.严格掌握保护具应用的适应证，维护患者的自尊。使用前做好解释工作。

2.保护具只能短期使用，约束带要定时松解，每1～2h放松一次，并协助患者翻身，保证患者安全、舒适。

3.患者肢体及关节处于功能位，约束带下应垫衬垫，松紧适宜。经常观察约束部位的皮肤颜色、温度、活动及感觉，若发现肢体苍白麻木、冰冷时，立即放松约束带。

4.记录使用保护具的原因、时间、部位、观察结果、相应的护理措施及解除约束的时间。

【拓展与思考】

1.使用约束带时，应重点观察什么？

2.临床哪些患者不需要使用保护具？

第三节　护理安全与防护

【情景导入与任务】

患者，女，63岁。因慢性支气管炎合并感染、肺气肿而收入呼吸内科18床。入院后经抗感染、对症治疗，病情明显好转。住院第6天上午9时，值班护士做治疗时未进行三查八对，误将同病房19床患者的氨苄青霉素1.0g，给18床患者静脉输入，导致患者出现心前区不适，严重发绀，呼吸困难，并最终因过敏性休克抢救无效死亡。

请问：

1.由于值班护士的过失造成的责任后果是什么？

2.导致值班护士在工作中出现过失的原因是什么？

3.医院应如何进行护理安全的管理？

一、护理安全防范

【重点提示】

影响患者安全的因素和保护患者安全的措施。

安全是人类的基本需要，保障患者安全是世界各国医疗行业共同关注的话题，也是医院的核心标准之一。安全环境是指平安而无危险、无伤害的环境。每个人都希望自己生活在安全的环境中。因此，护士要了解患者的安全需要。做好患者的安全防护工作。

（一）患者安全的相关概念

1.医疗相关损害　指在制定医疗服务计划或提供医疗服务期间发生的由医疗服务直接引起或间接相关的损害。

2.损害　指机体结构不完整或功能不正常和（或）疾病、损伤、不适、残障或死亡等导致的对个体生理、心理和社会的有害影响。

3.意外　指引起或可能引起对患者的不必要伤害的事件或情境。意外可源于医院设施、医疗仪器设备、临床管理、临床医疗护理实践、文书记录、医院内感染、服药或输液、输注血液制品、医患双方行为等。

4.失误 指未能执行事先计划的正确的救治措施，或者执行了错误的措施，导致患者受伤害的风险增加。

（二）影响患者安全的因素

1.医院环境因素 医院的基础设施、设备性能及物品配置是否完善规范，是影响患者安全的因素。医院的患者安全文化是患者安全的重要保障。此外，熟悉的环境能使患者较好地与他人进行交流和沟通，从而获得各种信息与帮助，增加安全感；反之，陌生的环境使患者出现焦虑、紧张、害怕等心理反应，从而缺乏安全感。

2.医护人员因素 通常是指医务人员素质和数量方面的因素。医务人员的素质包括思想政治素质、职业素质和业务素质等。如护士是护理措施的主要执行者，因而护士整体素质的高低、人员配备是否符合标准要求直接影响患者安全。充足的人员配备有利于及时满足患者的基本需求和病情检测。当护士专业素质没有达到护理职业的要求时，就有可能因行为不当或过失，造成患者身心的伤害。

3.患者因素

（1）感觉功能 人们依赖感觉功能来了解周围环境，良好的感觉功能是帮助人们了解周围环境，识别和判断自身行动安全性的必要条件。任何一种感觉障碍，均会妨碍个体辨别周围环境中存在潜在的危险因素而使其易受到伤害。如白内障患者因视物不清而摔倒。

（2）年龄 年龄会影响个体对周围环境的感知和理解能力，因此也影响个体采取相应的自我保护行为。如新生儿与婴幼儿均需依赖他人保护；儿童处于生长期，好奇心强，喜欢探索新事物，容易发生意外事件；老年人器官逐渐衰退，也容易受到伤害。

（3）目前的健康状况 健康状况不佳，容易使人发生意外和受到伤害。如行动受限者发生跌倒；免疫功能低下者易发生感染；焦虑或其他情绪障碍时，个体因注意力不集中而无法预料环境中的危险，也容易发生伤害。

4.诊疗方面的因素 针对患者病情而采取的一系列检查与治疗，是帮助患者康复的医疗手段。特殊的诊疗手段，在发挥协助诊断、治疗疾病及促进康复作用的同时，也可能会给患者带来不安全的因素，如各种侵入性的诊断检查与治疗、外科手术等均可能造成皮肤的损伤及潜在的感染等。

（三）患者安全的评估与防范

医院中可能存在物理性、生物性、化学性等各种影响安全的因素，如机械设备、放射线、致病微生物及化学药品等。因此，医务人员应及时评估医院中是否有现存的或潜在的影响患者安全的因素，同时还要评估患者的自我保护能力及影响因素，及时采取防护措施，确保患者处于安全状态。对患者安全需要的评估包括以下几个方面：

1.患者意识 是否清醒，精神状态是否良好，警觉性如何。

2. 感觉功能　是否正常、是否舒适，是否能满足自己的需要。

3. 是否有影响安全的不良嗜好　如吸烟、喝酒等。

4. 对医院的环境　是否熟悉等。

5. 既往史　既往是否有就医经历等

（四）医院常见的不安全因素及防范

1. 物理性损伤及防范

（1）机械性损伤　常见的有跌倒、撞伤等。其防范措施如下：①躁动不安、意识不清及婴幼儿患者易发生坠床等意外，应根据患者情况使用床档或其他保护具加以保护；②年老虚弱、偏瘫或长期卧床患者初次下床时应给予协助，可用辅助器具或扶助行走，以保持患者身体的平衡稳定；③患者常用物品应放于容易获取处，以防取放物品时失去平衡而跌倒；④为防止行走时跌倒，地面应保持整洁、干燥，移开暂时不需要的器械，减少障碍物，通道和楼梯等进出口处应避免堆放杂物，防止发生撞伤、跌倒；⑤病室的走廊、厕所、浴室应设置扶手，供患者步态不稳时扶持；⑥浴室和厕所应设置呼叫系统，以便患者需要时寻求援助；⑦有精神病或自杀倾向的患者，应注意将刀、剪、绳等物品放置妥当，门窗关闭，避免发生危险。

（2）温度性损伤　常见有热水瓶、热水袋所导致的烫伤；冰袋、制冷袋等所致的冻伤；各种电器如烤灯、高频电刀等所致的灼伤；易燃易爆品如氧气、乙醚及其他液化气体所导致的烧伤等。其防范措施如下：①护士在应用冷热疗法时，应严格按照操作规程进行，注意听取患者的主诉及观察局部皮肤变化，如有不适及时处理；②对易燃易爆物品应加强管理，制定防火措施，护士应熟练掌握各种灭火器的使用方法；③医院内的电路及各种电器设备应定期进行检查维修。对患者自带的电器设备，如收音机、电剃须刀等，使用前应进行安全检查，并对患者进行安全用电知识教育。

（3）压力性损伤　常见有长期受压所致的压疮，因高压氧舱治疗不当所致的气压伤。其预防措施如下：①避免局部组织长期受压：a. 定时翻身，翻身的间隔时间视病情及受压处皮肤情况而定，一般每 2 小时翻身一次；b. 保护骨隆突处和支持身体空隙处。患者处于各种卧位时，将软枕置于骨隆突处，以减少所承受的压力，保护骨隆突处的皮肤。对易发生压疮的患者，可用气垫褥、水褥等垫在身体空隙处，使支撑体重的面积加大；c. 正确使用石膏、绷带、夹板固定，使用时密切观察局部情况及指甲颜色、温度的变化，认真听取患者的倾诉，松紧适宜。②避免摩擦力和剪切力的作用，患者平卧时如需抬高床头，一般不超过 30°。如需半坐卧位时，为防止身体下滑移动，可在足底垫一软枕，并屈髋 30°，在腘窝下垫软枕。协助患者翻身、变换体位或搬运患者时，应将患者身体抬离床面，避免拖、拉、推等动作，以免形成摩擦力而损伤皮肤。使用便器时，应协助患者抬高臀部，不可硬塞、硬拉，防止擦伤皮肤。③保护患者皮肤：保持患者皮肤和床单位清洁、干燥是预防压疮的重要措施。根据需要每日用温水清洁患者皮肤，避免用肥皂或含酒精的清洁用品，以免引起皮肤干燥或使皮肤残留碱性物质。擦洗过程中，动作应轻柔，不可过度擦洗，防止损伤皮肤。更换床单及衣服，局部皮肤可涂凡士林软膏，以保护、润滑皮肤，但严禁在破溃的皮肤上涂抹。④促进皮肤血液循环：对长期卧床患者，应每日进行主动或被动的全范围关节运动锻炼，以维持关节的活动性和肌肉张力，促进肢体的血液循环，避免压疮的发生。

（4）放射性损伤　主要由放射性诊断和治疗过程中处理不当所导致，常见有放射性皮炎、皮肤溃疡坏死，严重者可导致死亡。其防范措施如下：①在使用 X 线或其他放射性物质进行诊断或治疗时，工作人员应穿铅衣外套、戴手套等，做好自我保护；②正确掌握放射剂量时间；③尽量减少患者不必要的身体暴露，保证照射区域标记的准确；④教育患者要保持接受放射部位皮肤的清洁、干燥，避免用力擦拭、用肥皂擦洗及搔抓局部皮肤。

2. 化学性损伤及防范　化学性损伤通常是由于药物使用不当或错用引起的。其防范措施如下：

（1）护理人员　应具备一定的药理知识，严格执行药物管理制度，进行药疗时，严格执行"三查八对"制度，注意药物的配伍禁忌，观察患者用药后的反应。

（2）讲解　向患者及家属讲解安全用药的有关知识，做好健康教育。

3. 生物性损伤及防范　生物性损伤包括微生物及昆虫对人体的损害。病原微生物侵入人体会诱发各种疾病，将直接威胁患者的安全。其防护措施如下：

（1）护士应严格执行消毒隔离制度，遵守无菌技术操作原则。

（2）加强和完善各项护理措施。

（3）昆虫叮咬不仅严重影响患者的休息，还可导致过敏性损伤，甚至传播疾病，故应采取措施，并加强防范。

4. 心理性损伤及防范　患者对疾病的认识和态度及医护人员对患者的行为和态度均可影响患者的心理，甚至会导致患者心理损伤的发生。护士应以高质量的护理行为取得患者的信任，与患者建立良好的关系，并帮助患者与周围人群建立和谐的人际关系。注意对患者进行有关疾病知识的健康教育，并引导患者采取积极乐观的态度对待疾病。

5. 医源性损伤及防范　医源性损伤是指由于医务人员言谈或举止不当而造成患者心理或生理损伤。如个别医务人员在言语或行动上对患者不够尊重，缺乏耐心，在交谈时用语不当，造成患者对疾病、治疗等误解而产生情绪波动，加重病情；还有个别医务人员责任心差、工作疏忽，导致医疗、护理差错事故的发生，给患者身体及心理上造成痛苦，严重者甚至危及生命；或因工作方法不当，造成医院内感染等。因此，医院应加强医务人员的思想道德教育，全面提升医务人员的素质，使其保持良好的服务态度，并采取相应的措施以杜绝差错事故，做到有效防范，保障患者的安全。

二、护理职业防护

【重点提示】

职业防护的概念锐器伤的职业防护。

护理工作环境是治疗与护理患者的场所，在为患者提供各种检查、治疗和护理的过程中，护士可能会受到各种各样的职业性有害因素的伤害。因此，护士应具备对各种职业有害因素的认识、处理及防范的基本知识和能力，以减少职业伤害，保护自身安全，维护自身健康。

（一）职业防护的相关概念

护理安全指在实施护理的全过程中，患者不发生法律和法定的规章制度允许范围以外的心理、机体结构或功能上的损害、障碍、缺陷或死亡。

护理事故指在护理工作中，由于护理人员的过失，直接造成患者死亡、残疾、组织器官损伤导致功能障碍或造成患者明显人身损害的其他后果。

护理差错指在护理工作中，因责任心不强、工作粗疏、不严格执行规章制度或违反技术操作规程等原因，给患者造成精神及肉体的痛苦，或影响医疗护理工作的正常进行，但未造成严重后果和构成事故。

护理职业暴露指护理人员在医院特定的环境中，在为患者提供护理服务过程中，经常暴露于感染患者的血液、体液及排泄物污染的环境中。

（二）护理职业防范的意义

1. 有利于提高护理职业生命质量　护理职业防护不仅可以避免职业性有害因素对护士的伤害，而且还可以避免由环境和行为不当引发的不安全因素。通过职业防护可以维护护士的身体健康，减轻心理压力，增强社会适应能力，从而提高护士的职业生命质量。

2. 创造和谐的医疗环境　良好安全的职业环境，不仅可以使劳动者身心愉悦，而且可以增加护士职业满意度，促进人与人之间的健康交流，使之获得对职业选择的积极认同。同时轻松愉快的工作氛围，可以缓解护士工作的压力，改善护理人员的精神卫生状况，焕发职业工作的激情，提高护士的职业适应能力。

3. 规避护理职业风险　护士通过对职业防护知识的学习和技能的强化，可以提高护士职业防护的安全意识，使之严格遵守护理操作规程，自觉履行职业规范要求，有效控制职业危险因素，科学规避护理职业风险，减少护理差错、事故的发生，增加护理工作的安全感和成就感。

（三）护理安全的影响因素

1. 人员因素

（1）护理人员数量配备不足　护理人员是护理措施的实施者。当前社会对护理专业人员数量的需求有较大提高，应及时根据护理专业发展的情况进行调整，如超负荷工作，身心处于疲劳状态。

（2）护理人员素质　护理人员的素质包括政治思想素质、职业道德素质、业务素质等。当这些素质不能满足护理职业的要求时，就有可能造成言语、行为不当或过失，给患者身心造成不良后果。

2. 技术因素　护理人员专业知识缺乏、违反操作规程、临床经验不足、缺乏应急处理能力等均可造成患者安全隐患。

3. 环境因素

（1）医院的基础设施、病区物品配置存在不安全的因素。

（2）环境污染所致的隐性不安全因素。

（3）医用危险品使用不当。

（4）病区治安管理不严。

4. 患者因素

患者的心理素质、对疾病的认知程度及承受力。如擅自改变输液滴数、不按医嘱服药、不遵医嘱控制饮食、不定期复查、不配合护理操作等。

5. 管理因素

管理制度不健全，业务培训不到位，管理监督不得力。

（四）护理职业损伤危险因素

1. 生物性因素　生物性因素主要是指医务人员在从事规范的诊断、治疗、护理及检验工作过程中，意外接触、吸入或食入的病原微生物或含有病原微生物的污染源。生物性因素是影响护理职业安全最常见的职业性有害因素。护理工作环境中主要的生物性因素为细菌和病毒。

（1）细菌护理工作中常见的致病菌　有葡萄球菌、链球菌、肺炎球菌、大肠杆菌等，其广泛存在于患者的各种分泌物、排泄物及用过的衣物和器具中，通过呼吸道、消化道、血液及皮肤等途径感染护士。

（2）病毒护理工作环境中常见的病毒　有肝炎病毒、冠状病毒、艾滋病病毒等，其传播途径以血液和呼吸道传播较为常见。护士因职业性危害感染的疾病中，最危险的是乙型和丙型肝炎及艾滋病等感染。

2. 化学性因素　化学性因素是指医务人员在从事规范的诊断、治疗、护理及检验等工作过程中，通过多种途径接触到化学物质。在日常工作中，护士长期接触化学药物，如汞、多种消毒剂等，可造成身体不同程度的伤害。

（1）化学消毒剂 常用的有甲醛、过氧乙酸、含氯消毒剂、戊二醛等，可刺激皮肤、眼及呼吸道，引起皮肤过敏、流泪、恶心、呕吐等症状。长期接触该类消毒剂可造成肝脏的损害和肺纤维化，甚至可造成中枢神经系统损害，表现为头痛及记忆减退。

（2）化疗药物 常用细胞毒性药物如铂类药物、多柔比星、紫衫类等，对正常组织有抑制作用，对骨髓产生抑制作用。长期接触此类化疗药物，在防护不当的情况下，药物可通过皮肤接触、吸入或食入等途径给护士带来一些潜在危害。长期小剂量接触，会引起白细胞下降、致癌、致突变等危害。

3.汞 常用护理操作用品如汞式血压计、汞式体温计及水温计等。汞是医院常见而又极易被忽视的有毒因素，如果对漏出的汞处理不当，可对人体产生神经毒性和肾毒性作用。

4.麻醉废气 短时吸入麻醉废气可引起头痛、注意力不集中、应变能力差及烦躁等症状；长时间吸入麻醉废气，在体内蓄积后，可产生慢性氟化物中毒、遗传性影响（包括致突变、致畸、致癌）及对生育功能的影响等。

5.物理性因素 在日常护理工作中，常见的物理性有害因素有放射性危害、机械性、锐器伤等。

（1）锐器伤 锐器伤是最常见的职业性危险因素之一，而感染的针刺伤是导致血源性传播疾病的最主要因素，其中最常见、危害性最大的是乙型和丙型肝炎。同时针刺伤也可对护士造成极大的心理伤害，产生焦虑，影响护士的职业生涯。

（2）放射性危害 在日常工作中，护士常接触到紫外线、激光等放射性物质，如果防护不当，可导致不同程度的皮肤、眼睛损害等不良反应。

（3）温度性危害 常见的温度性危害如热水瓶、热水袋等所致的烫伤；易燃易爆物品如氧气、乙醇等所致的烧伤；各种电器的使用，如红外线烤灯、频谱仪及高频电刀等所致的灼伤等。

6.心理社会因素 随着医学模式和健康观念的转变，护理工作不再是单纯地执行医嘱，同时还承担着护理者、管理者、教育者、科研者的工作，护士常处于超负荷工作状态，容易心理疲劳，常感觉焦虑和紧张。再加上由于人们观念的差异，使某些患者及其家属对护理工作存在偏见，致使护患关系紧张。护士在处理护患矛盾时，会产生紧张情绪，引发一系列心理社会健康问题。

（五）常见护理职业损伤的防护措施

1.锐器伤的职业防护 锐器伤是一种由医疗利器，如注射器针头、缝针、各种穿刺针、手术刀、剪刀、碎玻璃、安瓿等造成的意外伤害，造成皮肤深部受伤出血的损伤。

（1）锐器伤的原因 ①医院管理因素：教育训练不够，医院未开展安全防护教育，对新护士未进行相关培训。准备物品的过程中被误伤；防护用品不足，如考虑医疗用品成本而限制手套的使用等；②护士因素：自我防护意识淡薄，对锐器伤的危害性认识不足，缺乏防护知识的系统教育，是发生锐器伤不可忽视的重要原因；技术不熟练和操作不规范，如徒手掰安瓿、随便丢弃一次性注射器针头、留置针芯、直接用手接触锐器等，都与锐器伤的发生有密切关系；身心疲劳，如工作量及压力过大，易使护士出现身心疲乏，在操作过程中患者突然躁动也极易使针头或刀片伤及护士。

（2）锐器伤的防护措施　①增强自我防护意识，必要时戴手套。手部皮肤发生破损，诊疗和护理操作时必须戴双层手套；②锐器使用中的防护：抽吸药液时严格使用无菌针头，抽吸后必须立即单手操作套上针帽。使用安瓿制剂时，先用砂轮划痕，再用纱布包裹掰安瓿；③严格管理医疗废物：锐器不与其他医疗垃圾混放，应放置在特定的场所。封好的锐物容器在搬离病房前应有明确的标志；④纠正损伤的危险行为：禁止用双手分离污染的针头和注射器；禁止用手直接接触使用后的针头、刀片等锐器；禁止双手回套针头帽；禁止直接传递锐器（手术中锐器用弯盘或托盘传递）；禁止徒手携带裸露针头等锐器；禁止直接接触医疗垃圾；⑤加强护士健康管理：建立护士健康档案，定期体检；建立损伤后登记上报制度；建立医疗锐器处理流程；建立受伤员工监控体系，追踪伤者状况；⑥和谐沟通、相互配合：为不合作或昏迷躁动患者治疗时，易发生锐器伤害，因此必须请求其他人员协助配合，尽量减少锐器误伤自己或患者；⑦合理安排工作时间：根据工作性质，灵活机动地安排休息时间，使护士身心得以缓冲，减轻压力、焕发精神、提高工作效率，减少锐器伤的发生，提高护理工作效率。

（3）锐器伤紧急处理方法　①保持镇静：受伤后护士要保持镇静，戴手套者按规范迅速脱去手套；②处理伤口：立即从近心端向远心端挤出伤口血液，用肥皂水清洗伤口，并用流动水冲洗伤口；用0.5%碘伏、2%碘酊、75%乙醇消毒伤口，并进行包扎；向主管部门汇报并填写锐器伤登记表；请有关专家评估：根据患者血液中含病毒的多少、伤口深度、暴露时间、范围进行评估；进行血清学检测：锐器伤后进行血清学检测，根据结果采取相应措施。（表10-4）

表10-4　锐器伤后的血清学检测结果与处理措施

检测结果	处理措施
患者HBsAg阳性，受伤护士HBsAg阳性或抗–HBs阳性或–HBc阳性者	不需注射疫苗或乙肝免疫球蛋白（HBIG）
受伤护士HBsAg阴性或抗–HBs阴性且未注射疫苗者	24小时内注射HBIG并注射疫苗。于受伤当天、第三天、第3个月、第6个月、12个月随访和检测
患者抗–HCV阳性，受伤护士抗–HCV阴性	于受伤当天、第3周、3个月、6个月随访和检测

（续表）

检测结果	处理措施
患者 HIV 阳性，受伤护士 HIV 抗体阴性	①经过专家评估后可立即预防性用药，并进行医学观察 1 年 ②于受伤后 4 周、8 周、12 周、6 个月检查 HIV 抗体 ③预防性用药的原则：若被 HIV 污染的针头刺伤，应在 4 小时内，最迟不超过 24 小时进行预防用药。即使超过 24 小时，也应实施预防性用药。

2. 化疗药物损害的职业防护

广义的化学治疗是指病原微生物、寄生虫所引起的感染性疾病以及肿瘤采用化学治疗的方法，简称化疗。理想的化疗药物应对病原体、寄生虫和肿瘤有高度选择性，而对机体的毒性很小。从狭义上讲，现在化疗多指对于恶性肿瘤的化学药物治疗。

（1）化疗药物职业损害的原因 ①药物准备和使用过程中可能发生的药物接触如从药瓶中拔出针头时导致药物飞溅；打开安瓿时，药物粉末、药液向外飞溅；连接管、输液器、输液袋、输液瓶、药瓶的渗漏和注射操作过程中可能发生的药物接触；②注射操作过程中可能发生的药物接触如针头脱落，药液溢出；玻璃瓶、安瓿使用中破裂，药物溢出；护士在注射过程中意外损伤自己等；③废弃物丢弃过程中，可能发生的药物接触，如丢弃被化疗药物污染的材料时的接触；处理化疗患者体液或排泄物时的接触；处置沾染了接受化疗药物治疗患者体液的被、服及其他织物；清除溅出或溢出药物时的接触等。

（2）化疗药物损害的防护措施 ①配制化疗药物的环境要求：应设专门化疗配药间，配有空气净化装置，在专用层流柜内配药，以保持洁净的配置环境，操作台面应覆以一次性防渗透性防护垫或吸水纸，以吸附溅出的药液，以免蒸发造成空气污染；②配制化疗药物的操作要求，见表 10-5；③执行化疗药物的操作要求：从药瓶中吸取药液后，先用无菌纱布或棉球裹住瓶塞，再撤针头，防止拔出针头瞬间药液外溢；抽取药液以不超过注射器容量的 3/4 为宜，防止针栓从针筒中意外滑落；操作完毕，脱去手套后用流动水和洗手液彻底洗手并行沐浴，减轻药物毒性作用；④污染物品的处理要求：凡与化疗药物接触过的针头、注射器、输液管、棉球、棉签等，必须收集在专用的密闭垃圾桶内，标明警示标志统一处理，不能与普通垃圾等同处理；处理污物时，护士要戴帽子、口罩及手套，处理完毕后应彻底洗手；⑤化疗护士的素质要求：执行化疗的护士应经过专业培训，增强职业危害的防护意识，主动实施各项防护措施；注意锻炼身体，定期体检，每隔 6 个月检查肝功能、血常规及免疫功能。怀孕护士避免接触化疗药物，以免出现流产、胎儿畸形；⑥化疗药物暴露后的处理流程：在配制、使用和处理污染的过程中，如果防护用品不慎被污染，或眼睛、皮肤直接接触到化学药品时，可采取下列处理流程：迅速脱去手套或隔离衣，立即用肥皂和清水清洗污染部位的皮肤，眼睛被污染时，迅速用清水或等渗洁眼液冲洗眼睛，记录接触情况，必要时就医治疗。

表 10-5 化疗药物配制时的防护措施与要求

措施	要求
操作准备	◆配药时穿防水、无絮状物材料制成、前部完全封闭的隔离衣，戴帽子、口罩、护目镜、双层手套
打开安瓿	◆打开安瓿前应轻弹其颈部，使附着的药粉降至瓶底。掰开安瓿时应垫纱布，避免药粉、药液外渗，或玻璃碎片四处飞溅，并防止划破手套
防止溢出	◆溶解药物时，溶媒应沿瓶壁缓慢注入瓶底，待药粉浸透后再晃动，以防药粉溢出
规范操作	◆稀释瓶装药物及抽取药液时，应插入双针头，以排除瓶内压力，防止针栓脱出造成污染 ◆抽取药液后，在药瓶内进行排气和排液后再拔针，不要将药物排于空气中 ◆使用一次性注射器抽吸药液时，所抽药液以不超过注射器容量 3/4 为宜 ◆抽出药液后放入垫有 PVC 薄膜的无菌盘备用
结束处理	◆操作结束后，用水冲洗和擦洗操作台。脱去手套后彻底冲洗双手并行沐浴，以减轻药物的毒副作用

【拓展与思考】

护理人员在哪些情况下应使用隔离衣？何种情况下应使用防护服？

【课后检测】

选择题

1. 不舒适中最为严重的表现形式是（　　）

A. 失眠　　　　　　　　B. 疼痛　　　　　　　　C. 烦躁不安

D. 紧张　　　　　　　　E. 精神不振

2. 侧卧位适用于（　　）

A. 肛门检查　　　　　　B. 膀胱检查　　　　　　C. 会阴检查

D. 腹部检查　　　　　　E. 腰背部检查

3. 护士为一昏迷患者翻身侧卧，不正确的操作方法是（　　）

A. 将患者两手放于腹部，两腿屈曲

B. 先将患者双下肢移向护士一侧床沿，再将患者的肩部外移

C. 一手扶肩，一手扶膝轻推患者转向对侧

D. 在患者背部、胸前及两膝间放置软枕

E. 翻身时应保证患者安全、舒适

4. 慢性疼痛是指持续约（　　）

A. 2 个月以上的疼痛　　　B. 3 个月以上的疼痛　　　C. 4 个月以上的疼痛

D. 5 个月以上的疼痛　　　E. 6 个月以上的疼痛

5. 以下哪种患者不需应用保护具（　　）

A. 高热患者　　　　　　B. 昏迷患者　　　　　　C. 躁动患者

D. 体温过低患者　　　　E. 谵妄患者

6. 使用约束带时，应重点观察（　　）

A. 衬垫是否垫好　　　　B. 约束带是否牢固　　　C. 体位是否舒适

D. 局部皮肤颜色及温度　E. 神志是否清楚

7. 腰穿后 6h 内去枕平卧的目的是（　　）

A. 预防脑压增高　　　　B. 有利于脑部血液循环　C. 防止脑缺血

D. 预防脑压降低　　　　E. 预防脑部感染

8. 用于肺部分泌物引流时，可用哪种卧位（　　）

A. 头高足低位　　　　　B. 头低足高位　　　　　C. 俯卧位

D. 侧卧位　　　　　　　E. 屈膝仰卧位

9. 人体所能感觉到的最小疼痛称为（　　）

A. 疼痛强度　　　　　　B. 疼痛耐受力　　　　　C. 功能性疼痛

D. 假痛　　　　　　　　E. 疼痛阈

10. 用数字疼痛评定法评估疼痛时"0"代表（　　）

A. 微痛　　　　　　　　B. 无痛　　　　　　　　C. 中度疼痛

D. 重度疼痛　　　　　　E. 剧烈疼痛

11. 患者李某，甲状腺手术治疗后采取半坐卧位的主要目的是（　　）

A. 减轻局部出血　　　　B. 预防感染　　　　　　C. 避免疼痛

D. 有利于伤口愈合　　　E. 改善呼吸困难

12. 患者张某，术后伤口更换敷料，护士在护理患者时，哪种做法不正确（　　）

A. 换药时陪伴患者，与患者谈心

B. 换药疼痛剧烈时，及时给予止痛剂

C. 帮助患者取舒适卧位，减轻不舒适感

D. 换药动作要轻柔且熟练，以减轻疼痛

E. 换药前给予止痛剂止痛

13. 患者李太太，医嘱为今晨在硬膜外麻醉下行"子宫切除术"，术前准备作留置导尿，护士在操作时，应为患者安置的体位是（　　）

A. 右侧卧位　　　　　　B. 头低脚高位　　　　　C. 去枕仰卧位

D. 膝胸卧位　　　　　　E. 屈膝仰卧位

14. 患者金某，女性，66 岁。体重 98kg，因急性心肌梗死而急诊入院。入院查体：

神志清楚,心率120次/分,律齐。心电图提示前臂广泛性缺血改变。此时,护士最好给患者安置( )

A. 平卧位   B. 中凹卧位   C. 半坐卧位

D. 头低脚高位   E. 俯卧位

15. 患者王某,入院诊断为慢性细菌性痢疾,需行灌肠治疗,护士应指导患者采取( )

A. 仰卧位   B. 俯卧位   C. 左侧卧位

D. 右侧卧位   E. 膝胸位

16. 患者吕某,双腿不慎被开水烫伤,可考虑为其选用的保护具是( )

A. 支被架   B. 床档   C. 肩部约束带

D. 腕部约束带   E. 踝部约束带

17. 患者张某,左上肢烫伤,Ⅱ度烫伤面积达10%,入院后经评估需使用保护具,下列哪项措施不正确( )

A. 使用前需取得患者及家属的理解和同意

B. 属于保护性制动措施,只能短期使用

C. 将患者右上肢外展固定于身体右侧

D. 约束带下应置衬垫,且松紧适宜

E. 经常观察约束部位的皮肤颜色和温度

(18 ～ 19题共用题干)

王女士,62岁,患肝硬化6年,近年来胸闷加重,气促,呼吸困难,心脏彩超提示:大量心包积液,马上入院治疗。

18. 为了缓解呼吸困难,护士应安置患者采取( )

A. 头低足高位   B. 头高足低位   C. 屈膝仰卧位

D. 端坐位   E. 平卧位

19. 该卧位属于( )

A. 主动卧位   B. 被动卧位   C. 被迫卧位

D. 稳定性卧位   E. 不稳定性卧位

(20 ～ 22题共用题干)

患者刘女士,50岁,因交通意外致颈椎骨折,右侧面部擦伤,失血约1000mL,经救治后病情稳定,今日已行颅骨牵引治疗。

20. 患者的体位应为( )

A. 去枕仰卧位   B. 侧卧位   C. 中凹卧位

D. 头高足低位   E. 头低足高位

21. 采取此卧位的姿势为( )

A. 床头用支托物垫高15 ～ 30cm,床尾不变

B. 床头不变，床尾用支托物垫高 15 ～ 30cm

C. 床头与床尾用支托物垫高 15 ～ 30cm

D. 床头用支托物垫高 15 ～ 30cm，床尾垫高 10 ～ 20cm

E. 床头用支托物垫高 10 ～ 20cm，床尾高 15 ～ 30cm

22. 采取该体位的目的是为（　　　）

A. 改善颈部血液循环　　　B. 减轻头面部疼痛　　　C. 改善呼吸

D. 预防颅内压降低　　　　E. 用作反牵引力

（彭华）

第十一章　医院感染的预防和控制

【学习要点】

【知识目标】

1. 掌握　医院感染的概念、分类、感染的途径，清洁、消毒、灭菌的概念，无菌技术的基本概念及操作原则，隔离的基本知识及隔离消毒原则。

3. 理解　手卫生知识，常用物理、化学消毒灭菌方法，消毒供应中心布局、工作流程及不同区域人员防护着装要求。

4. 了解　医院感染管理相关的法律法规和标准规范，医院感染监测内容及标准。

【技能、职业能力培养目标】

1. 熟悉　具有良好的无菌观念，严格规范地进行无菌操作，掌握无菌技术基本操作方法。

2. 学会　手卫生、穿脱隔离衣等消毒隔离技术操作方法。

3. 学会　常用的物理及化学消毒灭菌技术。

4. 熟悉　消毒供应中心工作区域划分、工作流程及防护。

【情感、态度等素质培养目标】

1. 明确　具有运用无菌技术与消毒隔离技术做好防护，预防院内感染的职业道德与专业思想。

2. 熟悉　具有医院感染管理的人文精神，表现出爱护、尊重护理对象和严谨、科学的工作态度。

3. 学会　培养遵守医院感染法律法规的意识，按照规范标准分析和解决问题的工作方法。

【情景导入与任务】

2008 年 9 月，西安交大一附院 9 名新生儿相继出现发热、肝脾肿大等临床症状，其中 8 名新生儿因弥漫性血管内凝血相继死亡。

专家组调查认为该事件为医院感染所致，是一起严重的医院感染事件。科室建筑布局和工作流程不合理，人流与物流相互交叉；对部分新生儿使用的物品和器具采用了错误的消毒方法；医务人员没有规范地进行手部卫生；用于新生儿的肝素封管液无使用时间标识等。据对部分医务人员的手、病房物体表面、新生儿使用的奶瓶和奶嘴、新生儿暖箱注水口等进行检测，发现细菌超标严重，有金黄色葡萄球菌、肺炎克雷伯杆菌的明显污染。

工作任务：

1. 对此医院感染进行分类。

2. 医院感染的主要原因有哪些？

3. 对医院感染进行预防管理。

4. 做好医院的合理布局、清洁消毒灭菌工作。

5. 保证患者医疗环境安全。

第一节　医院感染

医院感染的认识和控制工作始于 19 世纪。随着现代医疗技术的进步，大量慢性病患者的生命得以延续，加之社会人口老龄化、免疫低下人群的扩大，医院感染严重威胁患者的身心健康和预后，给社会稳定和卫生资源带来巨大的影响和损失。WHO 提出有效控制院内感染的关键措施是清洁、消毒、灭菌、无菌技术、合理使用抗生素和消毒灭菌。

我国 20 世纪 80 年代开始研究医院感染。1988 年 11 月，卫生部颁布了《建立健全医院感染管理组织的暂行办法》，对医院感染管理组织形式、任务和职责等做出具体规定。原卫生部先后多次颁发并修订医院感染管理规范。2006 年 7 月，卫生部颁布了《医院感染管理办法》，进一步加强医院感染管理。2009 年，中华人民共和国卫生部就医院消毒供应中心管理规范出台了《医院消毒供应中心第 1 部分：管理规范》等6 项卫生行业标准。2016 年 12 月，国家卫生计生委颁布了 5 项强制性卫生行业标准，《WS310.1–2016（代替 WS 310.1–2009），WS310.2–2016（代替 WS 310.2–2009），WS310.3–2016（代替 WS 310.3–2009）》，同时颁布了《WS506–2016 口腔器械消毒灭菌技术规范》，《WS507–2016 软式内镜清洗消毒技术规范》。

一、医院感染的概念和分类

【重点提示】

医院感染的概念。

（一）医院感染的概念

医院感染又称医院内获得性感染或院内感染，是发生在医院内的一切感染。我国原卫生部 2001 年发布的医院感染诊断标准对医院感染定义为：住院患者在医院内获得的感染，包括在住院期间发生的感染和在医院内获得出院后发生的感染，但不包括入院前已开始或者入院时已处于潜伏期的感染，医院工作人员在医院内获得的感染也属于医院感染。

1. 下列情况属于医院感染

（1）无明确潜伏期的感染，规定入院 48 小时后发生的感染为医院感染；有明确潜伏期的感染，自入院时起超过平均潜伏期后发生的感染为医院感染。

（2）本次感染直接与上次住院有关。

（3）在原有感染基础上出现其他部位新的感染（除外脓毒血症迁徙灶），或在原感染已知病原体基础上又分离出新的病原体（排除污染和原来的混合感染）的感染。

（4）新生儿在分娩过程中和产后获得的感染。

（5）由于诊疗措施激活的潜在性感染，如疱疹病毒、结核杆菌等的感染。

（6）医务人员在医院工作期间获得的感染。

2. 下列情况不属于医院感染

（1）皮肤黏膜开放性伤口只有细菌定植而无炎症表现。

（2）由于创伤或非生物性因子刺激而产生的炎症表现。

（3）新生儿经胎盘获得（出生后 48 小时内发病）的感染，如单纯疱疹、弓形体病、水痘等。

（4）患者原有的慢性感染在医院内急性发作。

（二）医院感染的分类

1. 外源性感染　也称交叉感染，其病原体来自患者体外，如来自于其他患者、医务人员、诊疗器械和医院环境等。

2. 内源性感染　也称自身感染，病原体来自患者自身（皮肤、口咽、肠道、泌尿生殖道等）的常居菌或暂居菌。当人体免疫功能下降或体内微生态环境失衡时即可发生内源性感染。

随着医院感染监控工作的深入，外源性感染已明显减少，内源性感染则在增加，成为医院感染的主要类型。

二、医院感染的主要危险因素

1. 病原体来源广泛，环境污染严重。

2. 医院内易感人群增多，如慢性疾病、恶性疾病、化疗患者、年老体弱者等为易感人群。

3. 医院感染管理制度不健全。

4. 医务人员对医院感染的严重性认识不足。

5. 消毒灭菌不严格或无菌技术操作不当。

6. 感染链、感染源的存在：已感染的患者及病原携带者、患者自身正常菌群、医务人员、医院环境等；传播途径：接触传播、空气传播、生物媒介传播；易感宿主：对感染性疾病缺乏免疫力而易感染的人群。

7. 不合理使用抗生素。

⑧各种侵入性诊断治疗手段增多，如内镜、导管、穿刺针等的使用。

⑨医院布局不合理，隔离措施和隔离设施不健全。

三、医院感染暴发报告流程

1. 按国家原卫生部《医院感染管理办法》的要求，对本医院内发生3例同种同源或5例以上临床症候群相似或怀疑有相同感染源感染的，临床医院感染管理小组必须立即报告医院感染管理科。

2. 医院感染管理科接到报告应于2小时内报告主管院长，协调医务处、护理部、检验科等相关部门参与调查及救治工作。

3. 经调查证实发生医院感染暴发时，医院应于12小时内报告当地卫生行政管理部门及疾病预防控制部门。

4. 临床科室必须及时查找原因，协助调查，对感染患者进行隔离并采取相应消毒措施，切断感染途径。

5. 确诊为传染病的病例，按《传染病防治法》有关规定进行管理和报告。

6. 医院感染管理科必须及时进行流行病学调查处理，证实流行或暴发，计算罹患率，查找感染源，确定传播途径，制定、组织、落实控制措施，分析调查资料，写出调查报告。

7. 调查报告及时报主管院长，以便进一步采取措施，降低医院感染造成的危害。

8. 其他医院发生医院感染流行或暴发时，应对本院同类潜在危险因素进行调查并采取相应措施。

【拓展与思考】

举例说明医院感染的主要危险因素。

第二节　清洁、消毒、灭菌

【情景导入与任务】

2009年10月至12月，汕头市某卫生院的18名剖宫产患者，由于手术器械灭菌不合格，导致发生手术切口感染，病原菌为快速生长型分枝杆菌。

调查发现：该院手术器械等清洗不彻底、有血迹。手术用刀片、剪刀、缝合针和换药用剪刀等用戊二醛浸泡，不能达到灭菌效果，对部分手术器械及物品的灭菌效果未实施有效监测，手术用的外科手消毒剂不达标。

工作任务：

1. 分析医院感染的主要原因有哪些？

2. 进行清洁、消毒、灭菌管理。

一、清洁、消毒、灭菌的概念

【重点提示】

清洁、消毒、灭菌的概念，三者之间的区别。

1. 清洁　清洁是指用清水、清洁剂及机械刷洗等方法清除物品表面上的尘埃、污垢和有机物的过程。常用方法有水洗、机械去污和去污剂去污。适用范围：医院地面、墙壁、家具、医疗护理用具等物体表面和物品消毒、灭菌前的处理。

2. 消毒　消毒是指用物理或化学方法消除或杀灭除芽孢以外的所有病原微生物，使其数量减少到无害化程度的过程。只能将有害微生物的数量减少到不致病的程度，而不能完全杀灭微生物。也就是说只对繁殖体有效，不能杀死细菌的芽孢，有的只起到抑菌的作用。所用的消毒药物称消毒液。凡接触皮肤、黏膜的医疗器械、器具和物品必须达到消毒水平。

3. 灭菌　灭菌是指用物理或化学的方法杀灭全部微生物，包括致病和非致病微生物以及芽孢。经过灭菌处理后，未被污染的物品，称无菌物品。经过灭菌处理后，未被污染的区域，称为无菌区域。用于需进入人体内部，包括进入血液、组织、体腔的医用器材，如手术器械、注射用具、一切置入体腔的引流管等，均为无菌物品。

【知识链接】高度危险性物品

高度危险性物品，是指穿过皮肤或黏膜而进入无菌组织或器官内部的器材，或与破损组织、皮肤黏膜密切接触的器材和用品。主要包括各种外科器械、穿刺器械（注射器、穿刺针、针灸针等）、输血输液器具、无菌内镜（腹腔镜、关节镜、羊水镜和其他内镜及活检钳）、各种体内导管（心导管、静脉导管、各种造影导管、内脏引流管）、体内植入物（人工器官、植入药物等）、手术隔离衣帽、无菌巾单、外科手套等。高度危险性物品使用前必须进行灭菌处理。

二、洗手与手的消毒

【重点提示】

七步洗手法。

（一）洗手与手消毒的概念

1. 常居菌　常居菌是指能从大部分人体皮肤上分离出来的微生物，是皮肤上持久的固有寄居菌，不易被机械的摩擦清除。如凝固酶阴性葡萄球菌、棒状杆菌类、丙酸菌属、不动杆菌等。常居菌一般情况下不致病。

2. 暂居菌　暂居菌是指寄居在皮肤表层，常规洗手容易被清除的微生物。直接接触患者或被污染的物体表面时可获得，可随时通过手传播，与医院感染密切相关。

3.手卫生　手卫生为洗手、卫生手消毒和外科手消毒的总称。

4.洗手　是指医务人员用皂液和流动水洗手、去除手部皮肤污垢、碎屑和部分致病菌的过程。

5.卫生手消毒　是指医务人员用速干手消毒剂揉搓双手，以减少手部暂居菌的过程。

6.外科手消毒　外科手术前医务人员用肥皂（皂液）和流动水洗手，再用手消毒剂清除或者杀灭手部暂居菌和减少常居菌的过程。

（二）医务人员在下列情况下应当洗手

1.直接接触患者前后，接触不同患者之间，从同一患者身体的污染部位移动到清洁部位时，接触特殊易感患者前后。

2.接触患者黏膜、破损皮肤或伤口前后，接触患者的血液、体液、分泌物、排泄物、伤口敷料之后。

3.穿脱隔离衣前后，摘手套后。

4.进行无菌操作前后，处理清洁、无菌物品之前，处理污染物品之后。

5.当医务人员的手有可见的污染物或者被患者的血液、体液污染后。

6.接触病房环境之后。

（三）医务人员洗手的方法

1.采用流动水洗手，使双手充分浸湿；

2.取适量肥皂或者皂液，均匀涂抹至整个手掌、手背、手指和指缝；

3.认真揉搓双手至少15s，应注意清洗双手所有皮肤，清洗指背、指尖和指缝。具体揉搓步骤为七步。（图11-1）

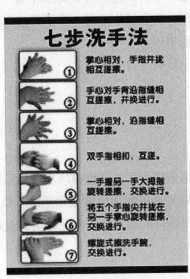

图 11-1　七步洗手法

4. 在流动水下彻底冲净双手，擦干。

5. 医务人员洗手时应当彻底清洗容易污染微生物的部位，如指甲、指尖、指甲缝、指关节及配佩饰物的部位等。

6. 医务人员手无可见污染物时，可以使用速干手消毒剂消毒双手代替洗手。具体方法是：①取适量的速干手消毒剂于掌心；②严格按照洗手的揉搓步骤进行揉搓；③揉搓时保证手消毒剂完全覆盖手部皮肤，直至手部干燥，使双手达到消毒目的。

（四）医务人员手卫生技术

【目的】

1. 清除　手上污垢和大部分暂住菌。

2. 清除　致病性微生物，预防感染与交叉感染，避免污染无菌物品和清洁物品。

【评估】

1. 患者　病情种类、手的污染程度、隔离种类。

2. 患者及家属　对隔离要求理解程度。

【计划】

1. 护士自身准备　衣帽整洁，修剪指甲，取下手表，卷袖过肘。

2. 用物准备　洗手池设备、清洁剂（通常为肥皂或含杀菌成分的洗手液）、消毒液、擦手纸或毛巾或干手机、盛放擦手纸或毛巾的容器。

3. 环境准备　操作环境清洁、宽敞。

【评价】

1. 按消毒技术规范要求处理用物，避免污染周围环境，不溅湿工作服。

2. 全过程动作熟练、规范、符合操作原则，手消毒前先洗手并保持手的干燥。

3. 熟悉手卫生指征、注意事项。

4. 洗手后，手上不能检出致病性微生物。

三、物理消毒灭菌法

【重点提示】

物理灭菌法的种类，压力蒸汽灭菌的注意事项与效果监测。

物理灭菌法是利用热力或光照等物理因素作用于致病微生物，使其蛋白质凝固、变性、酶失去活性，达到消毒灭菌目的的方法。医院的消毒处理一般首选物理方法。

（一）热力消毒灭菌法

热力消毒灭菌法是利用热力作用破坏微生物的蛋白质、核酸、细胞壁、细胞膜，导致其死亡，可分为干热法和湿热法，前者以空气导热为主，传导性差；后者通过空气和水蒸气导热，导热快，穿透力强。

1. 燃烧灭菌法　属于干热法，是一种简单、迅速、彻底的灭菌方法。

（1）用途　①无保留价值的污染物品；②金属器械及搪瓷类物品，急用或无条件消毒时（锐利刀剪除外，以免锋刃变钝）。

（2）方法　①焚烧法：某些特殊感染，如破伤风、气性坏疽、绿脓杆菌感染的敷料，某些标本的处理，以及其他已污染且无保留价值的物品，如污纸、垃圾等，应放入焚烧炉内焚烧，使之炭化；②火焰烧灼法：一些耐高温的实验器械，在急用或无条件用其他方法消毒时可采用此法。采集作细菌培养的标本时，在留取标本前后（即启盖后，闭盖前）都应将试管（瓶）口和盖子置于火焰上烧灼，来回旋转 2～3 次；③乙醇燃烧法：燃烧至熄灭约 1～2 分钟。

（3）注意事项　①燃烧时要注意安全，须远离易燃易爆物品，如氧气、汽油、乙醚等；②燃烧过程不得添加乙醇，以免引起火焰上窜而致灼伤或火灾；③贵重器械及锐利刀剪不宜用燃烧灭菌法。

2. 干烤灭菌法　利用烤箱的热空气消毒灭菌。烤箱通电加热后的空气在一定空间不断对流，产生均一效应的热空气直接穿透物体，达到灭菌。一般繁殖体在干热 80℃～100℃中经 1 小时可以杀死，芽孢、病毒需 160℃～170℃经 2 小时方可杀死。热空气消毒灭菌法适用于耐高温的玻璃器皿、瓷器以及明胶海绵、液体石蜡、各种粉剂、软膏等，灭菌后待箱内温度降至 40℃才能开启柜门。灭菌参数：温度 160℃，持续灭菌时间，2 小时；170℃，持续灭菌时间，1 小时；180℃，灭菌时间，30min。

3. 煮沸消毒法　属于湿热灭菌法，用于耐湿、耐高温的搪瓷、金属、玻璃，橡胶类物品，不能用于外科手术器械的灭菌。该法经济、方便、消毒可靠。从水沸开始计时，5～10min 可杀灭繁殖体，15min 可将多数细菌芽孢杀灭，如破伤风杆菌芽孢需煮沸 60min 才可杀灭，肉毒杆菌芽孢需煮沸 3 小时才可杀灭。在水中加入碳酸氢钠，配成浓度为 1%～2% 的溶液时，沸点可达 105℃，即可增强杀菌作用，又可去污防锈。

注意事项　①物品需刷洗干净，全部浸入水中，物品盖子打开，轴节打开，空腔导管预先灌水，各种大小及形状相同的容器不能重叠；②玻璃类物品需用纱布包裹，并在冷水或温水时放入；③橡胶类物品需用纱布包好，水沸后放入；④如中途加入其他物品，需等再次水沸后开始计时；⑤高原地区气压低，沸点低，需适当延长煮沸时间，一般海拔每增高 300m，煮沸时间延长 2min。

4. 压力蒸气灭菌法　压力蒸汽灭菌法是利用高温、高压和饱和压力蒸汽所释放的潜热进行的灭菌。该法可以杀灭包含芽孢在内的一切微生物，是热力消毒灭菌中效果最可靠、临床应用最广的一种方法。压力蒸汽灭菌法历史十分悠久，已有 100 多年的历史，常应用于食品加工企业、各级医院、疾病预防控制中心及检验检疫机构等，主要用于耐高温、耐高压、耐潮湿物品的灭菌，如各类器械、敷料、搪瓷、橡胶、玻璃器皿、溶液、培养基等。

（1）原理　压力蒸汽灭菌器的最基本的工作原理就是在高温、高压状态下的水蒸气及其释放的大量的潜热使细菌的蛋白质凝固达到彻底的灭菌。

（2）分类　压力蒸汽灭菌器的种类较多，有手提式压力蒸汽灭菌器（有带温控式和不带温控式）、台式压力蒸汽灭菌器、立式压力蒸汽灭菌器（含半自动式和全自动式）、脉动真空蒸汽灭菌器等。目前常用的是脉动真空压力蒸汽灭菌器。

下排式压力蒸汽灭菌器　下部有排气孔，灭菌时利用冷热空气的比重差异，借助容器上部的蒸汽压迫使冷空气自底部排气孔排出。灭菌所需的温度、压力和时间根据灭菌器类型、物品性质、包装大小而有所差别。当压力在 102.97 ~ 137.30kPa 时，温度可达121℃ ~ 126℃，15 ~ 30min 可达到灭菌目的。

脉动真空压力蒸汽灭菌器　目前最常用的一种大型灭菌器，配有真空泵，在通入蒸汽前先将内部抽成真空，形成负压，以利蒸汽穿透。在压力 205.8kPa 时，温度达132℃ ~ 134℃，4min 即可达到灭菌目的。（图 11-2）

（3）方法

1）压力蒸汽灭菌前的准备　①清洗与干燥：凡需灭菌的物品必须先清洗处理，达到除污染、除污垢、除热源目的，然后再烘干；②包裹材料：要求有良好的蒸汽穿透性，能阻挡外界微生物、有一定的强度和耐温性。常用的包装材料包括棉布（不少于 2 层），一次性无纺布，一次性复合材料（如纸塑包装），带孔的金属或玻璃容器等。一次性无纺布、一次性复合材料必须符合国家卫生标准；③灭菌包大小的要求：灭菌包不宜过大过紧，体积不得超过 30cm×30cm×30cm，金属包的重量不超过 7kg，敷料包不超过5kg；④包裹要求：包裹捆扎不宜过紧，外用化学指示胶带贴封，灭菌包内应放置化学指示物；⑤装载：灭菌器内物品的放置总量不应超过灭菌器柜室容积的 85%，物品应放于载物架上或网篮中，各包之间留有空隙，以便于蒸汽流通、渗入包裹中央。

2）操作规程　目前最常用的双开门脉动真空灭菌器操作规程：①准备：检查灭菌器，打开水阀、蒸汽阀、灭菌电源开关对设备进行预热，为程序运行做好准备；② B-D测试：B-D 测试包放入灭菌器内运行 B-D 试验程序；③灭菌：进行 B-D 实验合格后，打开密封门，将物品（车）推入灭菌室内，关闭前门，根据被灭菌物品选择灭菌程序，检查灭菌参数是否正确，启动运行程序；④监测：做好灭菌效果的监测，记录存档，便于追踪调查；⑤灭菌结束：待室内压力回零后，方可打开后门取出物品，关闭后门，关闭所有开关阀门；⑥保养：每日工作完毕，灭菌器内外及其操作间应清洁，每周一次小保养，每月一次大保养，疏水阀应三个月清理一次，进汽与进水管路上的过滤器应半年清理一次，以防杂质堵塞。

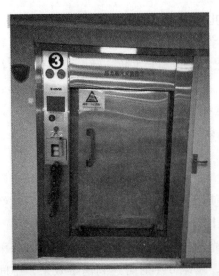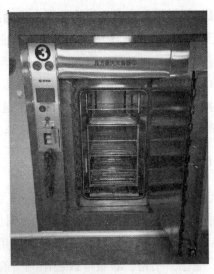

图 11-2　脉动真空压力蒸汽灭菌器

3）注意事项 ①压力蒸汽灭菌器的容器中存在着一定的压力和温度，属于特种设备，如果使用操作不当，容易造成人身伤害事故，应专人持证操作；②经常检查灭菌器电源线路、管路的连接是否良好，以保证人身安全；③灭菌器应置于通风干燥、无易燃易爆物品的室内；④安全阀、排气阀出厂时已校定位置，阀上的铅封及螺丝不得任意拆启，安全阀应定期检查可靠性。安全阀和压力表使用期限满一年应送法定计量检测部门鉴定；⑤装载物品不得超过总容积的 85%，严禁堵塞安全阀、排气阀的出气孔，确保空气畅通，避免安全阀和排气阀因出气孔堵塞不能工作造成事故；⑥密封圈切勿附油，以免损坏胶质而造成漏气，严禁与蒸汽介质接触引起爆炸或突然升压性的化学物品灭菌；⑦对不同类型、不同灭菌要求的物品，如敷料和液体等，切勿放在一起灭菌，以免造成损失；⑧灭菌器压力达到所需范围时，开始计算灭菌时间，按不同的物品和包装保持所需灭菌的时间；⑨灭菌结束，停止加热使其自然冷却 20 ~ 30min，使内在压力冷却而下降至零位（压力表指针回到零位）后数分钟，将排气阀打开，然后略微打开灭菌器门，待其自然冷却到一定程度再取出。

4）监测 ①物理监测法：每次灭菌应连续监测并记录灭菌时的温度、压力和时间等灭菌参数；②化学监测法：应进行包外、包内化学指示物监测。具体要求为灭菌包包外应有化学指示物，包内应放置包内化学指示物，置于最难灭菌的部位。通过观察化学指示物颜色的变化，判定是否达到灭菌合格要求；③ B-D 试验：预真空（包括脉动真空）压力蒸汽灭菌器应每日开始灭菌运行前进行 B-D 测试，B-D 测试合格后，灭菌器方可使用。B-D 测试失败，应及时查找原因进行改进，监测合格后，灭菌器方可使用；④生物监测法：应每周监测一次，对压力蒸汽灭菌器灭菌效果最有效的监测是生物监测（嗜热脂肪杆菌芽孢）。经一个灭菌周期后，在无菌条件下取出标准试验包的指示菌片培养，观察培养结果，培养阴性，判定为灭菌合格。

【知识链接】预真空与脉动真空灭菌器的区别

预真空是指灭菌器在注入灭菌介质蒸汽之前，抽空灭菌器内的所有空气，再注入蒸汽，这个抽真空的过程叫预真空。脉动真空属于预真空中的一种，它在预真空的基础上，注入蒸汽，然后再抽真空，再注入蒸汽，重复上述过程三次或者多次，这样的方式叫作脉动真空。脉动真空的好处就在于通过这样反复抽真空注入蒸汽的过程，可以达到灭菌器内的残留的空气最少化，从而保证灭菌效果。

（二）光照消毒法

光照消毒法是通过紫外线的杀菌作用，使菌体蛋白发生光解、变性，导致细菌死亡。对杆菌杀灭作用强，真菌作用弱，对生长期细菌敏感，对芽孢敏感性差。

1. 日光暴晒法　日光暴晒法是指利用日光的热、干燥、紫外线的作用来杀菌，将床垫、毛毯、书籍、衣服等放在阳光下直射，暴晒 6 小时可达到消毒效果，中间要定时翻动。

2. 紫外线灯管消毒法　常用于空气、物品表面的消毒，杀菌最强的波长范围 250 ～ 270nm 从灯亮 5 ～ 7min 开始计时。①空气消毒：有效距离不超过 2m，照射时间 20 ～ 30 分钟。②物品消毒：有效距离不超过 25 ～ 60cm，照射时间 20 ～ 30min。③注意事项：保持室内清洁、干燥，室内温度 20℃ ～ 40℃，相对湿度 40% ～ 60% 时，紫外线消毒效果最好；保持紫外线灯管清洁，一般每 2 周用无水乙醇擦拭 1 次，发现有污垢应随时擦拭；保护眼睛和皮肤，紫外线对眼睛和皮肤有刺激作用，易引起眼炎、皮炎且臭氧对人体不利，因此一般不在有人的环境中使用，必须使用时应带防护镜，穿防护衣，或用被单遮盖肢体；紫外线穿透力较差，消毒时物品应摊开或挂起，且定时翻动及保证各表面均受到直接照射；如需再次开启，应间隔 3 ～ 4min；定期检测紫外线灯管照射强度，一般每隔 3 ～ 6 个月 1 次，或建立登记卡，使用时间累计超过 1000 小时应予以更换；定期做空气培养检测消毒效果。

3. 臭氧灭菌消毒法　利用臭氧强大的氧化作用进行杀菌。主要用于空气、医院污水、诊疗用水、物品表面的消毒。使用时应关闭门窗，人员须离开，消毒结束后 30min 方可进入。

（三）微波消毒灭菌法

微波是一种高频电磁波，其杀菌的作用原理，一为热效应，所及之处导致分子内部剧烈运动，使物体内外湿度迅速升高；二为综合效应，诸如化学效应、电磁共振效应和场致力效应。微波可杀灭细菌繁殖体、真菌、病毒、细菌芽孢、真菌孢子等各种微生物。常用于食品、餐具的处理，化验单据、票证的消毒，医疗药品、耐热非金属材料及器械的消毒灭菌，不能用于金属物品的消毒。微波对人体有一定危害性，其热效应可损伤眼睛晶状体等，长时间照射还可致神经功能紊乱，使用时可设置不透微波的金属屏障或戴特制防护眼镜等。

（四）电离辐射灭菌法

电离辐射是利用了射线、伦琴射线或电子辐射能穿透物品的特性，杀死其中的微生物的低温灭菌方法，统称为电离辐射。电离辐射是低温灭菌，不发生热的交换、压力差别和扩散层干扰，所以，适用于怕热的灭菌物品，具有优于化学消毒、热力消毒等其他消毒灭菌方法的许多优点。适用于不耐热的物品消毒，如橡胶、塑料、高分子聚合物（一次性注射器、输液输血器等）、紧密医疗仪器、生物医学制品、节育用具及金属等。也是食品、养殖业等应用广泛的消毒灭菌方法。

（五）生物净化（层流法）

用于空气消毒，使空气通过孔隙 <0.2μm 的高效过滤器，将微生物隔离在外，使室内空气净化，用于手术室、骨髓移植病房、烧伤病房等。

【知识链接】超声消毒

超声也是一种常见的物理消毒手段，具有杀菌速度较快，对物品无损害等优点，但超声波的实际应用还存在一些问题，如对水、空气的消毒效果较差，要获得具有消毒价值的超声波，必须首先具有高频率、高强度的超声波的波源等。目前，主要作为一种有效的辅助消毒的方法，人们常用超声波与其他消毒方法协同作用的方式，来提高其对微生物的杀灭效果。

四、化学消毒灭菌法

【重点提示】
化学消毒灭菌剂的使用原则，常用化学消毒剂使用方法及注意事项。

化学消毒灭菌法是采用液体或气体的化学药物渗透到菌体内，抑制微生物的生长、繁殖或杀灭病原微生物的方法。凡具有迅速杀灭病原微生物的化学药物称为化学消毒剂。

（一）化学消毒灭菌剂的使用原则

1.根据物品的性能及所污染的病原微生物特性，选择合适的化学消毒灭菌剂。
2.严格掌握消毒剂的有效浓度、消毒作用时间、pH 值及使用方法。
3.待消毒的物品必须洗净、擦干，完全浸没在消毒液内，管腔内注满消毒液，并打开器械轴节和容器的盖。
4.消毒剂应定期更换，易挥发性药品要加盖，并定期检测以确保其有效浓度。
5.消毒液中不能放置纱布、棉花等物，防止降低消毒效力。
6.消毒后的物品，使用前需用蒸馏水或无菌生理盐水冲洗，气体消毒后的物品，应待气体散尽后使用，以免药液刺激人体组织。

（二）化学消毒灭菌的使用方法

1. 浸泡法　选用杀菌谱广、腐蚀性弱、水溶性消毒剂，将物品洗净、干燥后浸没于消毒液内，在标准的浓度和时间内，达到消毒灭菌目的。常用于锐利器械、刀片、剪刀等的消毒灭菌。

2. 擦拭法　选用易溶于水、穿透性强的、标准浓度的消毒剂，擦拭物品表面或皮肤，达到消毒的目的。如用消毒剂擦拭桌椅、墙壁、家具等。

3. 熏蒸法　将消毒剂加热或加入氧化剂，使消毒剂呈气体，在标准的浓度和时间里达到消毒灭菌目的。适用于室内物品及空气消毒或精密贵重仪器和不能蒸、煮、浸泡的物品（血压计、听诊器以及传染患者用过的票证等）。①纯乳酸：常用于手术室和病室空气消毒。每 $100m^2$ 空间用乳酸 12mL 加等量水，放入治疗碗内，密闭门窗，加热熏蒸，待蒸发完毕，移去热源，继续封闭 2 小时，随后开窗通风换气。②食醋：$5 \sim 10mL/m^3$ 加热水 $1 \sim 2$ 倍，闭门加热熏蒸到食醋蒸发完为止。因 5% 醋酸可改变细菌酸碱环境而有抑菌作用，对流感、流脑病室的空气可进行消毒。此外，尚可应用甲醛或过氧乙酸等进行熏蒸消毒。

4. 喷雾法　喷雾法是借助普通喷雾器或气溶胶喷雾器，使消毒剂产生微粒气雾弥散在空间，进行空气和物品表面的消毒。如用 1% 漂白粉澄清液或 0.2% 过氧乙酸溶液作空气喷雾。对细菌芽孢污染的表面，每立方米喷雾 2% 过氧乙酸溶液 8mL 经 30min（在 18℃ 以上的室温下），可达 99.9% 杀灭率。

5. 环氧乙烷气体密闭消毒灭菌法　将环氧乙烷气体置于环氧乙烷灭菌柜内，在标准的浓度、湿度和时间内达到消毒灭菌目的。环氧乙烷是广谱气体杀菌剂，能杀灭细菌繁殖体及芽孢、真菌和病毒等。穿透力强，对大多数物品无损害，易挥发，特别适用于不耐高热和湿热的物品，如精密器械、电子仪器、光学仪器、心肺机、起搏器、书籍文件等。

（三）作用原理

1. 与菌体蛋白氨基结合，使蛋白质变性、酶失去活性，如甲醛、碘酊。

2. 与菌体蛋白巯基、氨基结合，使蛋白质变性，如戊二醛。

3. 通过菌体蛋白质分子的烷基化作用，干扰酶的正常代谢而且是杀灭微生物，如环氧乙烷。

4. 抑制细菌酶活性，破坏细胞代谢导致菌体死亡，如含氯消毒剂。

5. 使细菌蛋白质凝固变性，如乙醇。

6. 破坏细胞膜的酶活性，使胞浆膜破裂，如氯已定。

（四）理想的化学消毒灭菌剂应具备的条件

1. 对所有微生物都有灭菌效果。

2. 不易挥发，使用时间持久。

3. 无刺激性、腐蚀性或不引起过敏反应。

4. 与肥皂、酒精、血液、脓、痰、分泌物等有机物接触，不失去或降低其作用。

5. 用法简便，价格低廉。

（五）化学消毒灭菌剂的分类

1. 灭菌剂　能杀灭一切微生物，包括芽孢。如甲醛、戊二醛、过氧乙酸、环氧乙烷等。

2. 高效类消毒剂　杀灭细菌繁殖体（包括分枝杆菌）、病毒、真菌及其孢子，并对芽孢有显著杀灭作用。如过氧化氢等。

3. 中效类消毒剂　杀灭细菌芽孢以外的繁殖体（如分枝杆菌）、病毒、真菌及其他微生物。如碘酊、乙醇、含氯消毒剂、碘伏等。

4. 低效类消毒　只能杀灭细菌繁殖体、亲脂性病毒污染的物品及体表清洁卫生处理。如氯己定等。

（六）常用化学消毒剂的使用方法和注意事项

1. 戊二醛　本品属于灭菌剂。适用于不耐热的医疗器械和精密仪器，常用浓度为2%，消毒时间 20 ~ 45min，灭菌时间 10h。常用方法为浸泡法。注意事项：①密闭保存，定期检测；②对碳钢类制品有腐蚀性，浸泡前应防锈；③灭菌效果受 pH 影响大；④消毒灭菌后的物品使用前用无菌蒸馏水冲洗擦干；⑤对皮肤、黏膜有刺激性，应注意做好防护。

2. 环氧乙烷　本品属于灭菌剂。适用于电子仪器、光学仪器、书籍、皮毛、棉、化纤、塑料制品、木制品、金属、陶瓷、橡胶制品、透析器、一次性诊疗用品等消毒灭菌，不可用于食品类、油脂类的灭菌。常用方法为密闭消毒灭菌法。注意事项：①环氧乙烷应存放在阴凉、通风、无火源、无电开关处。用时轻取轻放，勿猛烈碰撞；②消毒时，应注意环境的相对湿度和温度，温度 <40℃，湿度为 60% ~ 80%；③消毒容器不能漏气。物品灭菌前不可用生理盐水清洗，袋内物品放置不宜过紧；④环氧乙烷有一定吸附作用，消毒后的物品，应放置在通风环境，待气体散发后再使用；⑤本品液体对皮肤、眼及黏膜刺激性强，如有接触，立即用水冲洗；⑥在环氧乙烷消毒的操作过程中，如有头昏、头痛等中毒症状时，应立即离开现场，至通风良好处休息。

3. 过氧乙酸　本品属于灭菌剂。适用于耐腐蚀物品、皮肤及环境等消毒，常用浓度为 0.05% ~ 1%，30min；0.2% ~ 0.4%，30 ~ 60min。常用方法为浸泡法、擦拭法、喷洒法。注意事项：①贮存于通风阴凉避光处，防高温引起爆炸；②原液低于 12% 禁止使用；③

对金属有腐蚀性，对织物有漂白作用；④现配现用，配制时忌与碱或有机物相混合。

4. 含氯消毒剂　本品高浓度为高效消毒剂，低浓度为中效消毒剂。适用于餐（茶）具、环境、水、疫源地等消毒。常用方法为浸泡、擦拭、喷洒及干粉消毒等。注意事项：①密闭保存，置于阴凉、干燥、通风处；②应现配现用；③不宜用于金属制品、有色织物等的消毒。④消毒后的物品应及时用清水冲净。

5. 乙醇　本品属于中效消毒剂。适用于皮肤、物品表面及医疗器械等消毒。常用浓度为 70% ~ 75% 。常用方法为涂擦法、浸泡法。注意事项：①密闭保存于避火处；②不适用于手术器械灭菌；③有刺激性，不宜用于黏膜及创面消毒。

6. 碘伏　本品属于中效消毒剂。适用于皮肤、黏膜、创面、物品等消毒。常用浓度为 0.5% ~ 2.0%。常用方法为涂擦法、冲洗法、浸泡法。注意事项：①避光密闭保存于阴凉、干燥处；②宜现用现配；③皮肤消毒后勿须乙醇脱碘；④不能用于金属制品消毒。

7. 苯扎溴铵（新洁尔灭）　本品属于低效消毒剂。适用于皮肤、黏膜、环境、物品等消毒。常用方法为浸泡法、擦拭法、喷洒法等。注意事项：①现用现配；②洗衣服、肥皂等阴离子表面活性剂对其消毒效果有影响不能同用；③有机物的存在影响消毒效果，使用前应对消毒部位进行清洁。

【拓展与思考】

1. 清洁、消毒、灭菌的区别。

2. 用表格归纳总结物理消毒灭菌法和化学消毒灭菌法。

第三节　无菌技术

【情景导入与任务】

陈某，在手术室实习期间，某一次跟着老师上台做洗手护士，在所有一切准备妥当，等待医生开台的过程中，冲着刚刚准备妥当的手术区域打了一个喷嚏，最终导致重新更换被污染的手术区域，延迟了患者的手术时间，事后陈某受到了老师的教育批评。

工作任务：

1. 区分无菌区及非无菌区的概念。

2. 在无菌操作过程中遵守无菌操作原则。

3. 正确的实施无菌技术。

一、无菌技术的基本概念

【重点提示】

无菌技术、无菌物品、无菌区、非无菌区的概念。

1.无菌技术　是指在医疗护理操作过程中，保持无菌物品及无菌区域不被污染，防止一切微生物侵入机体或传播给他人的一系列操作技术和管理方法。

2.无菌物品　是指经过物理或化学方法灭菌后且未被污染的物品。

3.非无菌物品　是指未经灭菌处理，或虽经灭菌处理后又被污染的物品。

4.无菌区　是指经过物理或化学方法灭菌处理且被未污染的区域。

5.非无菌区　是指未经灭菌处理或经灭菌处理后又被污染的区域。

二、无菌技术操作原则

【重点提示】

无菌技术的操作原则。

1.环境清洁宽敞　①操作台清洁、干燥、平坦，物品布局合理；②操作室要宽敞并定期消毒，操作前 30min 通风，停止清扫、更换床单等工作，避免不必要的人群流动，防止尘埃飞扬。

2.操作者着装符合无菌操作要求　无菌操作前工作人员要衣帽整洁、修剪指甲、洗手，戴口罩。必要时穿无菌衣戴无菌手套。

3.物品管理有序　①摆放有序：按失效期先后顺序摆放取用，可疑污染、污染或过期应重新灭菌；②标识清楚：无菌物品与非无菌物品有明显标志并分别放置，无菌包或无菌容器外需标明物品名称、包装者、核对者、灭菌日期、失效日期、锅号锅次；③储存有效期：定期检查无菌物品保存情况，使用纺织品包装的无菌物品在干燥、未污染的情况下，有效期为 7d，使用一次性医用皱纹纸、一次性纸塑袋、医用无纺布或硬质密封容器包装的无菌物品，有效期为 180 天，由医疗器械生产厂家提供的一次性使用无菌物品遵循包装上标识的有效期。④存放环境：无菌物品应存放于无菌包或无菌容器中，不可暴露于空气中，并置于高出地面 20cm、离墙大于 5cm，距离天花板大于 50cm 处的物品存放架或柜上，目的是减少来自地面、墙壁、屋顶的污染，室内温度低于 24℃，相对湿度 <70%，机械通风换气 4 ~ 10 次 / 小时。

4.操作中保持无菌

(1) 明确无菌区与非无菌区：①操作者身体应与无菌区保持一定距离；②手臂应保持在腰部或操作台面以上，不可跨越无菌区；③避免面对无菌区谈笑、咳嗽、打喷嚏。

(2) 正确取用无菌物品　①取放无菌物品应面向无菌区；②用无菌持物钳取无菌物品，未经消毒的手或物品不可触及无菌物品或跨越无菌区域；③无菌物品一经取出，即使未使用，也不可放回无菌容器中；④一套无菌物品只供一位患者使用，以防交叉感染。

(3) 正确处理污染物品　物品疑有污染或已被污染不可使用，应予更换或重新灭菌。

三、无菌技术基本操作方法

【重点提示】

无菌持物钳使用法，无菌容器使用法，无菌包使用法，铺无菌盘法，无菌溶液取用法，无菌手套使用法。

（一）无菌持物钳使用法

1.无菌持物钳的种类（图 11-3）

（1）卵圆钳 有直头和弯头两种，可用于夹取刀、剪、钳、镊、弯盘、治疗碗等无菌物品，不能用于夹取较大物品。

（2）镊子 分长、短两种，用于夹取棉球、棉签、针头、注射器、敷料、缝针等小物品。

（3）三叉钳 用于夹取盆、盒、瓶、罐等较重物品。

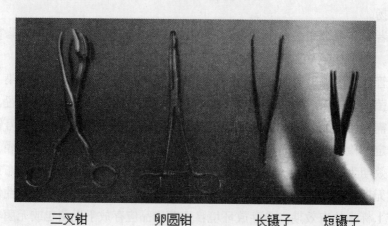

三叉钳　　　　卵圆钳　　　　长镊子　　短镊子

图 11-3　无菌持物钳的种类

2.存放方法

（1）浸泡存放 无菌持物钳放在盛有消毒液的广口有盖容器内，消毒液应浸过无菌持物钳关节轴以上 2～3cm 或镊子的 1/2 处，容器底部应垫无菌纱布，此法常用于病室存放（图 11-4）。无菌持物钳和浸泡的溶液一般病房每周更换 1～2 次，同时更换消毒液，手术室、门诊换药室、注射室等使用频繁的科室，每日进行更换 1 次。

（2）干燥存放 无菌持物钳存放于干燥的容器内，此法常用于手术室。放置在无菌包内的持物钳在集中治疗前开包，每 4h 更换一次。

不管是哪种存放方法，每个容器只能放一把持物钳，以免使用时相互碰撞污染。

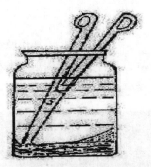

图 11-4　无菌持物钳浸泡在消毒液中

【目的】

专门用于夹取或传递无菌物品的器械。

【评估】

1. 操作区域　是否清洁、干燥、宽敞、明亮、安全；操作台是否清洁、干燥、平坦。操作前半小时开窗通风，停止地面清扫，避免不必要的人群流动，湿抹治疗台。

2. 无菌物品和持物钳　放置是否合理，摆放符合无菌操作要求。

【计划】

1. 护士自身准备　衣帽整洁，修剪指甲，洗手，戴口罩。

2. 用物准备　无菌持物钳及无菌存放容器，所夹取或传递的无菌物品。

3. 环境准备　操作环境清洁、宽敞，明亮，平坦，符合无菌操作要求。

【实施】

无菌持物钳使用法，见表 11-1。

表 11-1　无菌持物钳使用法

操作流程	操作说明
1. 查对	◆检查无菌持物钳的有效期
2. 开盖	◆打开浸泡无菌持物钳的容器盖
	◆不可从盖孔中取、放无菌持物钳
3. 取持物钳	◆用右手拇指和无名指勾住持物钳两环，食指和中指固定持物钳上 1/3 部分，闭合持物钳前端，并将钳移至容器中央，保持无菌持物钳前端闭合向下垂直取出（图 11-5）
	◆以防钳端触及容器口边缘及液面以上的容器内壁，造成污染
	◆在容器上方滴尽消毒液后再使用
4. 正确使用	◆使用无菌持物钳时，始终保持钳端向下，且持物钳只能在持物者的胸、腹部水平移动
	◆不可倒转向上，以免消毒液倒流污染
	◆防止在视线以外造成污染

（续表）

操作流程	操作说明
5.及时放回	◆持物钳使用后，应即闭合钳端垂直放入容器内，并打开钳端浸泡消毒备用 ◆使钳端与消毒液充分接触，以保持无菌

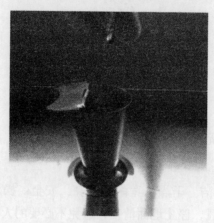

图 11-5　使用无菌持物钳

【评价】

1.用物齐备，操作方法和步骤正确、熟练。

2.有较强的无菌观念，取放无菌持物钳时，未触及浸泡容器液面以上部位。

3.使用过程中始终保持钳端向下，未触及非无菌区。

4.取放物品完毕后，及时将无菌持物钳放入盛放容器内。

【小结】

1.操作重点　实施中加粗的地方为操作重点。

2.注意事项：

（1）无菌持物钳　只能用于夹取无菌物品，不能夹取非无菌物品，也不能用于夹取油纱布，防止油粘于钳端而影响消毒效果；只能用于夹取和传递无菌物品，不能用于无菌物品的使用过程，如换药或消毒皮肤，以防被污染。

（2）取放无菌持物钳时　钳端闭合垂直取放，放入容器后打开钳端。

（3）使用无菌持物钳时　钳端不可高举，手不可触及无菌持物钳的浸泡部分。

（4）无菌持物钳使用后　应立即放回容器内，不得在空气中暴露过久。

（5）无菌持物钳　应就地取出使用，如到远处夹取无菌物品，应将无菌持物钳连同盛放容器一同搬移。

（6）无菌持物钳一旦污染或疑有污染时　不得再使用或放回容器内，应重新灭菌。

【拓展与思考】

使用干燥保存的无菌持物钳时，钳端是否必须始终朝下？

（二）无菌容器的使用

无菌容器是指经灭菌处理的盛放无菌物品并将其保持无菌状态的容器。无菌容器包括有盖无菌容器和无盖无菌容器。有盖无菌容器如无菌盒、储槽、无菌罐、无菌缸等；无盖无菌容器如无菌治疗碗、无菌盘等。

【目的】

用于盛放无菌物品，并使其保持无菌状态。

【评估】

1.操作区　是否整洁、宽敞、安全；操作台是否清洁、干燥、平坦。

2.无菌容器及内置物品　是否在有效期内。

【计划】

1.护士准备　衣帽整洁、修剪指甲、洗手、戴口罩。

2.用物准备　无菌持物钳、盛放无菌物品（如棉球、纱布、治疗碗等）的容器。

3.环境准备　清洁、宽敞、明亮，定期消毒，符合无菌操作要求。

【实施】

无菌容器使用法，见表11-2。

表11-2　无菌容器使用法

操作流程	操作说明
1.查对	◆检查无菌物品名称、灭菌有效期、失效期、密闭性、灭菌标识
2.开盖	◆打开无菌容器盖平移离开容器上方，盖内面朝上置于稳妥处或拿在手中（图11-6） ◆不得在容器上方翻转容器盖，不可触及盖的边缘和内面，防止污染
3.取物	◆用无菌持物钳从无菌容器中垂直夹取无菌物品 ◆无菌持物钳及物品不可触及容器边缘
4.用毕盖严	◆取毕无菌物品立即将容器盖翻转，使内面向下，<u>由近向远或从一侧向另一侧盖严</u>，避免容器内无菌物品在空气中暴露过久
5.手持容器	◆手持无菌容器（如无菌治疗碗）时，应托住容器的底部（图11-7）

【评价】

1.用物齐备，操作方法和步骤正确、熟练。

2.有较强的无菌观念，操作过程无污染。

3.无菌容器盖内面不触及任何非无菌区域。

4.手未触及无菌容器盖的内面及边缘。

【小结】

1.操作重点　实施中加粗的地方为操作重点。

2. 注意事项

（1）移动无菌容器时　应托住底部，手不可触及无菌容器的内面和边缘。

（2）无菌物品取出　无菌物品从无菌容器内一经取出，即使未被使用也不得再放回无菌容器内。

（3）无菌物品消毒　无菌容器应定期消毒灭菌，一般有效期为 7d；常用敷料罐应每天更换灭菌；无菌器一经打开，应记录日期、时间，有效使用时间为 24h。

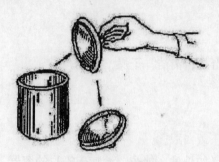 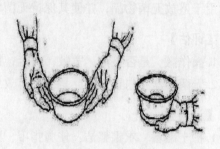

图 11-6　打开无菌容器法　　　　　　图 11-7　持无菌容器法

（三）无菌包使用法

无菌包是指用无菌包布包裹无菌物品，并使之保持无菌状态的包裹。无菌包的包布通常选择致密、质厚、未脱脂的棉布制成双层包布。

【目的】

保持无菌物品在规定时间内处于无菌状态，供无菌操作使用。

【评估】

1. 操作区　是否整洁、宽敞、安全；操作台是否清洁、干燥、平坦。

2. 无菌容器及内置物品　是否在有效期内。

3. 根据操作目的　选择适宜的无菌包。

【计划】

1. 护士准备　衣帽整洁、修剪指甲、洗手、戴口罩。

2. 用物准备　无菌持物钳、盛放无菌包内物品的容器或区域、无菌包、治疗盘、记录纸、笔，无菌包内放无菌治疗巾、敷料、器械等。

3. 环境准备　清洁、宽敞、明亮，定期消毒，符合无菌操作要求。

【实施】

无菌包使用法，见表 11-3。

表 11-3　无菌包使用法

操作流程	操作说明
★包扎法	
1. 放置物品	◆将待消毒灭菌物品放在包布中央，如为玻璃等易碎物品先用棉整包裹 ◆化学指示卡放于包中
2. 包扎封包	◆将包布近侧一角向上折叠盖在物品上，依次盖好左右两角，并将角尖端向外翻折，盖上最后一角后，用带以"十"字形扎紧或用化学指示胶带粘贴封包
3. 标记灭菌	◆挂上标签，注明物品名称、包装者及灭菌日期、失效日期、锅号锅次，灭菌后备用
★开包法	
1. 核对检查	◆检查无菌包的名称、灭菌有效期、密闭性、灭菌效果，有无潮湿或破损 ◆如标记模糊、过期或潮湿则不可使用
2. 开包取物	◆将无菌包放在清洁于干燥、平坦处，解开系带，打开无菌包外角，再揭开左右两角，最后打开内角 ◆用无菌钳夹取所需物品，放于无菌区内如需一次将包内物品全部取出，可将无菌包托在手上打开，另一手抓住包布四角，稳妥地将包内物品放在事先备好的无菌区域或无菌容器内
3. 原样包好	◆如包内物品未用完，按原折痕包盖，系带"一"字形扎好，并注明开包日期及时间
4. 记录签名	◆注明开包日期及时间，签全名

【评价】

1. 用物齐备，操作方法和步骤正确、熟练。

2. 有较强的无菌观念，操作过程无污染。

3. 打开无菌包时系带妥善处理，不可到处拖扫。

4. 开关包时不可触及包布内面。

5. 准确注明开包日期及时间，关包时系带横向缠绕。

【小结】

1. 操作重点　实施中加粗的地方为操作重点。

2. 注意事项

（1）打开无菌包时，手只能接触包布四角的外角，手及有菌物品不可触及包布的内面，操作时手臂及有菌物品不可跨越无菌区。

（2）包内物品被污染、超过有效期或无菌包被浸湿，须重新灭菌。

（3）无菌包包布通常选用质厚、致密、未脱脂的双层棉布制成，或使用医用无纺布。

（4）如是双层包布，则内层包布要用无菌持物钳打开，不可用手。

（5）已开包的无菌包，其内物品未污染的情况下有效期为 24h。

【知识链接】包装材料的种类与选择

包装材料的种类有：纺织品（全棉布）、一次性医用无纺布、一次性医用皱纹纸、一次性医用复合包装材料（纸塑袋）、硬质包装容器。这几种包装材料各有优缺点，不同的包装材料购买成本不同，以及材料包装灭菌后存储有效期长短也不相同，最长的有效期可达6个月。包装材料多样化，在临床上我们应该正确选择，应取长补短。根据临床的需要、经济条件、适合医院环境区来选择，材料不应有异味、穿孔、裂缝、开裂、皱褶或局部厚薄不均等影响材料功能的缺陷。

（四）铺无菌盘法

【目的】

在清洁干燥的治疗盘内，将治疗巾铺成一个无菌区，用于短时间放置无菌物品，以备治疗、护理操作使用。

【评估】

1. 操作区　是否整洁、宽敞、安全；操作台是否清洁、干燥、平坦。
2. 根据操作目　准备合适的用物。
3. 无菌物品　是否在有效期内。

【计划】

1. 护士准备　衣帽整洁、修剪指甲、洗手、戴口罩。
2. 用物准备　无菌持物钳，盛放治疗巾的无菌包、无菌物品，治疗盘、签字笔及本。
3. 环境准备　清洁、宽敞、明亮，定期消毒，符合无菌操作要求。

【实施】

铺无菌盘法，见表11-4。

表11-4　铺无菌盘法

操作流程	操作说明
1. 查对	◆检查无菌物品名称、包装、灭菌有效期、失效期、密闭性、灭菌标识、有无潮湿或破损
2. 取无菌巾	◆打开无菌治疗巾，包按无菌包的使用法取出治疗巾放于治疗盘内，如包布治疗巾未用完，则按原折痕包好，并注明开包日期及时间 ◆纵折法：纵折2次，横折2次，开口边向外
3. 铺盘	◆治疗巾内面构成无菌区 ◆不可跨越无菌区
★单层底盘	◆单层底铺法：（1）双手捏住上层外面两角轻轻抖开，将其双折平铺于治疗盘中，将上层扇形折叠至对侧，开口向外；（2）放入所需物品；（3）覆盖：双手捏住上层无菌巾的左右角外面，向下覆盖，两层边缘对齐，将开口处向外翻折两次，两侧边缘向下翻折一次

（续表）

操作流程	操作说明
★双层底盘	◆（1）铺巾：双手捏住治疗巾一边外面两角，轻轻抖开，<u>从远到近铺于治疗盘上，无菌面朝上</u>；（2）放入所需无菌物品；（3）覆盖：取另一块无菌巾打开，从近至远覆盖于无菌物品上，无菌面朝下。两巾边缘对齐，四边多余部分分别向上反折 ◆注明铺盘名称及时间，整理用物 ◆铺好的无菌盘4小时有效

【评价】

1.用物齐备，操作方法和步骤正确、熟练。

2.有较强的无菌观念，无菌物品及无菌区域未被污染。

3.无菌巾上下两层边缘对齐，无菌巾上物品放置有序，取用方便。

【小结】

1.操作重点　实施中加粗的地方为操作重点。

2.注意事项

（1）操作时非无菌物品及身体应与无菌盘保持适当的距离，不可触及无菌面，不可跨越无菌区。

（2）铺无菌盘的区域应保持清洁干燥，避免无菌巾潮湿污染。

（3）铺好的无菌盘尽早使用，有效期不超过4h。

（五）无菌溶液取用法

【目的】

保持无菌溶液在一定时间内处于无菌状态，供护理操作使用。

【评估】

1.操作区　是否整洁、宽敞、安全。

2.无菌溶液　名称、量、有效期和用途。

【计划】

1.护士准备　衣帽整洁、修剪指甲、洗手、戴口罩。

2.用物准备　无菌溶液、启瓶器、弯盘，盛装无菌溶液的容器，治疗盘内盛棉签、消毒溶液、记录纸、笔等。

3.环境准备　清洁、宽敞、明亮，定期消毒，符合无菌操作要求。

【实施】

无菌溶液取用法，见表11-5。

表 11-5　无菌溶液取用法

操作流程	操作说明
1. 清洁	◆取盛有无菌溶液密封瓶，擦净瓶外灰尘
2. 检查核对	◆检查无菌溶液的名称、浓度、剂量及有效期
	◆检查瓶盖有无松动，瓶体及瓶底有无裂痕
	◆查看液体有无沉淀、浑浊絮状物或变色
3. 开盖	◆打开瓶盖，将瓶标签面向操作者放于操作台上，用一手食指扣住密封口拉环旋转拉开，消毒瓶塞，待干、备用
	◆手不能触及瓶口及瓶塞内面
4. 倒液	◆另一手持溶液瓶，标签向手心，先倒出少许溶液冲洗瓶口，再由原处倒所需液量于容器内
	◆倒液时，勿将瓶签沾湿；瓶口距污碗和无菌容器的高度为 5～6cm，防止水珠回溅污染
5. 盖瓶盖	◆如有剩余的溶液，消毒后盖好瓶盖
6. 记录	◆在瓶签上注明开瓶日期、时间及用途，签全名

【评价】

1. 用物齐备，操作方法和步骤正确、熟练。

2. 有较强的无菌观念。

3. 取出及剩余在瓶内的溶液均未被污染。

4. 瓶签未浸湿，瓶口未污染，液体未溅到操作台面。

【小结】

1. 操作重点　实施中加粗的地方为操作重点。

2. 注意事项

（1）检查瓶装溶液质量时要倒转瓶体，对光检查。

（2）倒溶液时瓶口不可触及无菌容器，也不能将无菌敷料堵塞瓶口或伸入瓶内蘸取溶液。

（3）已倒出的溶液即使未使用也不得倒回瓶内，24h 内有效，余液只做清洁操作用。

（六）无菌手套使用法

【目的】

预防病原微生物通过医务人员手传播疾病和污染环境，接触患者破损皮肤、黏膜时，确保医疗护理操作的无菌效果，保护患者免受感染。

【评估】

1. 操作区是否整洁、宽敞、安全。

2. 操作目的、无菌手套的型号及是否在有效期内。

【计划】

1. 护士准备　衣帽整洁、修剪指甲、取下手表、洗手、戴口罩。

2. 用物准备　无菌手套、弯盘。

3. 环境准备　清洁、宽敞、明亮，符合无菌操作要求。

【实施】

无菌手套使用法，见表 11-6。

表 11-6　无菌手套使用法

操作流程	操作说明
1. 查对	◆检查一次性无菌手套的号码及灭菌日期，是否潮湿破损 ◆选择适合操作者大小的手套，若超过有效期、密闭不严、有潮湿或破损不可使用
2. 开包	◆手套平放于清洁干燥桌面上打开 ◆<u>应注意不污染手套包装袋的内面</u>
3. 戴手套	◆分次提取法：一手握住一只手套的反折部分（手套内面）取出手套，对准另一只手五指戴上；再以戴好手套的手指插入另一只手套的反折内面（手套外面），取出手套，同法戴好 ◆一次提取法：两手分别捏住两只手套的反折部分（手套内面），取出手套，将两手套五指对准，先戴一只手，再以戴好手套的手指插入另一只手套的反折内面（手套外面），同法戴好（图 11-8）
4. 检查调整	◆双手对合交叉调整手套位置，推擦手指与手套贴合，然后将手套的反折套在工作衣袖外面 ◆<u>手套外面的滑石粉用无菌生理盐水冲净擦干</u>
5. 脱手套	◆操作完毕，一手捏住另一手套的外口翻转脱下，将手套的内面翻在外面；再用脱下手套的手插入另一手套内，将其往下翻转脱下
6. 处置	◆将用过的一次性手套放置医疗垃圾桶内，洗手

【评价】

1. 用物齐备，操作方法和步骤正确、熟练。

2. 有较强的无菌观念。

3. 戴、脱手套时未强行拉扯手套边缘，没有污染。

【小结】

1. 操作重点　实施中加粗的地方为操作重点。

2. 注意事项

（1）未戴手套的手不可接触无菌手套的外面，已戴手套的手不可触及未戴手套的手及手套的内面。

（2）戴手套后如发现手套破损或不慎污染，应立即更换。

（3）戴手套后，手臂应保持在腰以上、肩以下范围内活动。

（4）脱手套应转脱下，不可用强力拉扯手套。

（5）诊疗护理不同患者之间应更换手套，一次性手套应一次性使用。

（6）修剪指甲防止刺破手套。

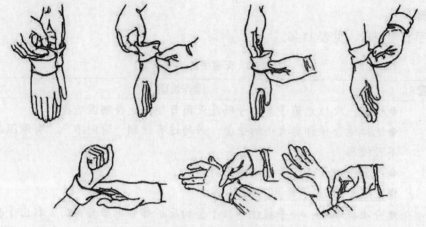

图 11-8　一次性提取戴手套法

（七）无菌技术基本操作法汇总

【评估】

1.环境清洁、干燥、宽敞、明亮。操作前半小时开窗通风，停止地面清扫，避免不必要的人群流动，湿抹治疗台、治疗盘、治疗车。

2.用物准备齐全，摆放符合无菌操作要求。

3.操作台平稳、高矮合适。

【计划】

1.操作者准备　着装整洁、备表、剪指甲、洗手、戴口罩。

2.用物准备

（1）治疗车上层　左边：由下至上放置无菌手套、小无菌物品包、无菌治疗巾包、无菌持物钳装置；右边：治疗盘内放置无菌有盖方盒（内置血管钳及小药杯）、无菌溶液、无菌纱布缸、消毒剂、无菌棉签、起瓶器、剪刀、笔、标签纸、皮筋，快速手消毒液。

（2）治疗车下层　清洁治疗盘 2 个（大小各一）。

（3）垃圾桶　分别放置医用垃圾袋、生活垃圾袋。

【实施】

无菌技术基本操作方法，见表 11-7。

表 11-7 无菌技术基本操作方法

操作流程	操作说明
1. 核对	◆<u>携用物至操作台一侧→举手→核对</u>（检查无菌物品的名称、灭菌日期、指示胶带颜色和手套号码、包布是否干燥及完整）→口述：无菌物品均在有效期内，指示胶带已变色
2. 开持物钳筒	◆取无菌包→再次查对→开包→取筒→<u>写开包时间贴于持物筒上</u>→将持物钳筒置于治疗盘内
3. 单巾铺盘	◆取<u>小治疗盘</u>放置于操作台合适位置→开无菌治疗巾→查看灭菌效果→夹无菌治疗巾→未用完的治疗巾按包布原折痕逐层折好→将无菌治疗巾双层展开→平铺于治疗盘上→开口朝向对侧→扇形折叠、边缘向外→取持物钳→打开方盒盖→检查指示卡→夹取小药杯放入无菌盘中→放回无菌持物钳→盖无菌治疗巾（手持治疗巾上层外面→上下层边缘对齐）→<u>将开口处向上折2次</u>→<u>两边分别向下折1次</u>→将治疗巾包按原折痕包好（系带横向"一"字形扎好）→注明开包时间、铺盘时间、开方盒时间→治疗巾包放回治疗车上，将铺好的治疗盘移开
4. 传递无菌物品	◆核查→一手持容器底部，一手<u>由远向近打开容器盖</u>（注意手不可触及盖的内面及边缘）→查看容器内指示卡是否变色→一手持容器底部递出→<u>收回容器由近向远盖上容器盖</u>→注明开罐时间
5. 双巾铺盘法	◆取大治疗盘放于操作台适当的位置→取无菌治疗巾包→查对开包时间→同法取出治疗巾→按原折痕折好包布近侧及左右侧三个角→展开无菌治疗巾→<u>由对侧向近侧平铺于治疗盘上</u>→无菌面向上→取小无菌物品包（碗）→再次查对→开包→查看指示卡→稳妥地将换药碗放入无菌盘内→包布折好后放于治疗车下层→检查无菌溶液→启瓶→<u>消毒2遍</u>（瓶盖外面及瓶颈）→夹取无菌纱布包裹瓶盖→揭开瓶盖→<u>手握瓶签部位</u>→倒少许溶液冲洗瓶口→由原处倒出适量溶液于换药碗内（不少于50mL）→<u>盖上瓶盖</u>→用皮筋固定纱布→从方盒中夹取止血钳放入碗中→顺势将换药碗移至治疗盘中央→打开纱布罐→查看指示卡→夹纱布放入无菌盘一侧→夹取治疗巾由近侧向对侧覆盖于无<u>菌盘上</u>→边缘对合整齐→<u>四周向上反折</u>（近侧→对侧→<u>左右两侧</u>）→空包布放入治疗车下层→<u>注明开瓶时间</u>
6. 戴手套	◆查对手套→将无菌手套放到操作台上→开治疗巾（<u>左右两侧→对侧→近侧</u>）→双手揭开上层治疗巾少许（边缘朝外）→打开无菌手套包→查看指示卡→取出滑石粉包→将滑石粉抹在双手上→<u>手持手套翻折部分取出手套</u>→<u>拇指相对</u>→一手伸入手套内戴好→<u>再以戴好手套之手伸入另一手套之反折部分依法戴好</u>→取纱布擦手套→揭开无菌盘→操作
7. 整理	◆操作完毕→脱手套→整理用物→洗手、脱口罩→举手→口述（按规定处理用物、垃圾分类处置）

【评价】

1. 用物齐备，操作方法和步骤正确、熟练。

2. 无菌观念强，无污染。

3. 严格查对，在规定时间内完成。

【拓展与思考】

1. 无菌技术操作原则有哪些?

2. 如何培养操作者的无菌观念?

第四节　隔离技术

【情景导入与任务】

患者，男，54 岁，因咯血入院，检查发现患者处于结核活动期。

工作任务：

1. 安排患者住单间或与肺结核患者同住一室。

2. 穿隔离衣，戴口罩，按医嘱对患者进行护理。

3. 对患者的用物进行消毒处理。

4. 每天对室内空气进行消毒。

5. 患者出院时进行终末消毒处理。

隔离是将传染病患者和高度易感人群安置在指定地方，暂时避免与周围人群接触，以达到控制传染源，切断传播途径，保护易感人群的目的。对传染病患者采取的隔离为传染源隔离，对易感人群采取的隔离为保护性隔离。由中华人民共和国和国家卫生部发布，2009 年 12 月 1 日实施的《医院隔离技术规范》(WS/T311–2009) 是当前医院隔离工作的指南。

一、隔离的基本知识

【重点提示】

隔离技术的概念，隔离区域的划分。

（一）隔离区的设置

1. 传染病区　应与普通病区分开，远离儿科病房、重症监护病房和生活区（食堂、水源和公共场所）。医患通道分开，设单独医务人员出入通道和患者出入通道及患者出入院处理室。相邻建筑相隔 >30m，侧面防护距离为 10m。

2. 隔离室　分单人隔离和同室隔离。单人隔离以患者为单位，每个患者有独立的病室和用具，适用于未确诊、混合感染、传染性强或危重患者；同室隔离以病种为单位隔离，同一病种安排在同一病室，病床间距应不少于1.1m。

（二）隔离区域划分

1. 清洁区　指凡未和患者直接接触、未被病原微生物污染的区域。例如配餐室、医务人员值班室、男女更衣室、卫生间以及库房、食堂、药房、营养室等。

2. 半污染区　称潜在污染区，凡有可能被病原微生物污染的区域。例如医护办公室、病区内走廊、化验室等。

3. 污染区　凡患者直接或间接接触，被病原微生物污染的区域。如病室、厕所、浴室、污物处理间、病区外走廊等。

（三）隔离的管理要求

1. 布局规范　建筑布局应符合医院卫生学要求，并应具备隔离预防的功能，区域划分标识明确清楚。

2. 隔离制度　应根据国家的有关法规，结合本医院的实际情况，制定隔离预防制度并实施。

3. 实施原则　隔离的实施应遵循"标准预防"和"基于疾病传播途径的预防"的原则。应采取有效措施，管理感染源、切断传播途径和保护易感人群。

4. 人员管理　应加强传染病患者的管理，包括隔离患者，严格执行探视制度。加强医务人员隔离与防护知识的培训，手卫生符合规范。

二、隔离消毒原则

【重点提示】
病室物品及空气的消毒处理，患者及病室单位的终末消毒。

1. 隔离环境的要求　病房和病室门前悬挂隔离标志，门口有快速手的消毒液、洒有消毒液的鞋垫和挂隔离衣用的立柜或壁橱，门外设隔离衣悬挂架，备感应式水龙头、感应式消毒液及洗手液、干手纸巾或者感应式干手设备。

2. 工作人员进出隔离室的要求　①工作人员进入隔离室前戴帽子、口罩、穿隔离衣，必要时戴医用防护口罩、护目镜、防护面罩、穿防护服、换隔离鞋等，穿隔离衣前，要备齐所需物品，各种治疗护理操作应有计划地集中进行；②穿隔离衣后只可在规定范围内活动，接触患者或污染物品后必须消毒双手；③离开隔离室时要脱隔离衣、鞋，双手消毒。

3. 病室物品及空气的消毒处理　①患者接触过或落地的物品均视为污染，消毒后方可给他人使用；②患者接触过的医疗器械如血压计、听诊器、体温计等按规定消毒；③

患者的用物信件、报纸、票证等经消毒后方能带出；④患者的分泌物、排泄物、呕吐物须经消毒处理后方可排放；⑤需送出病区的物品，置双层密封黄色污物袋内，袋外有明显标记；⑥地面湿式清扫，遇有污染时消毒处理，病床、床旁桌椅于每日晨间护理时用消毒液擦拭；⑦病室空气每日一次用紫外线照射或消毒液喷雾。

4. 心理护理 给予患者关心和心理上的支持，防止患者因隔离而出现恐惧、孤独、自卑。同时，教育患者食品、物品等不能混用，不互相串病房。

5. 接触隔离的条件 传染性分泌物三次培养结果均为阴性或已渡过隔离期，在医生开出医嘱后方可解除隔离。

6. 终末消毒 是针对转科、解除隔离、出院或死亡的患者及其所住的病房、用物等进行消毒处理。

(1) 患者的终末处理 ①患者出院或转科前须沐浴更换衣物后方可离开，物品需经消毒处理后才能带出医院；②患者死亡后，用消毒液擦拭尸体，必要时用消毒液棉球填塞口、鼻、耳、肛门阴道等孔道，伤口处更换敷料、用一次性尸单包裹密封，运至传染科太平间。

(2) 病室单位分类处理 被褥放入污物袋，注明隔离用物，消毒后再清洗；将棉被摊开，床垫枕芯竖放打开抽屉、柜门，紧闭门窗后用紫外线灯消毒或熏蒸消毒，消毒后通气，用消毒液擦拭家具、墙面及地面。其他用物及医疗器械按规定消毒处理（表11-8）。

表 11-8 传染病污染物品的消毒法

类别	消毒方法
病室房间	2% 过氧乙酸熏蒸 30 ~ 120min，20mg/m³ 臭氧消毒 30min
病室地面、墙壁、家具	0.2% ~ 0.5% 过氧乙酸、1000 ~ 2000mg/L 有效氯擦拭
医用金属、橡胶、玻璃、搪瓷	消毒剂浸泡、煮沸及高压蒸汽灭菌等
血压计、听诊器等	环氧乙烷、甲醛熏蒸，0.2% ~ 0.5% 过氧乙酸擦拭消毒
体温计	1% 过氧乙酸浸泡 30min 连续两次，20% 碘伏浸泡 30mm 或 100mg/L 有效氯浸泡 30min
餐具、茶具、药杯	500mg/L 有效氯浸泡 30min，0.2% ~ 0.5% 过氧乙酸浸泡、煮沸 30min，环氧乙烷熏蒸、微波消毒法或高压蒸汽灭菌
信件、书报、票证	甲醛或环氧乙烷熏蒸消毒
衣物、布类	500mg/L 有效氯浸泡 30min、日光曝晒、紫外线照射、煮沸消毒、高压蒸汽灭菌
枕芯、被褥、毛纺织品	日光曝晒、紫外线照射、环氧乙烷熏蒸消毒
排泄物、分泌物、呕吐物	排泄物、呕吐物用 10% ~ 20% 漂白粉搅拌，放置 2h 后倒掉；痰置于蜡纸盒内焚烧
剩余食物	煮沸 30min 后倒掉

（续表）

类别	消毒方法
垃圾	焚烧，不能燃烧垃圾用 2000mg/L 有效氯浸泡 30min 掩埋
污水	用高效氯和漂白粉进行消毒
痰盂、便器	消毒液浸泡

三、隔离的种类及措施

【重点提示】

隔离的种类及主要措施。

《医院隔离技术规范》（WS/T311-2009）规定了不同传播途径疾病需要遵循的隔离原则：①在标准预防的基础上，相应的隔离与预防措施。②隔离病室应有隔离标志，并限制人员的出入。黄色为空气传播的隔离，粉色为飞沫传播的隔离，蓝色为接触传播的隔离（图 11-9）。③传染病患者或可疑传染病患者应安置在单人隔离房间。④受条件限制，同种病原体感染的患者可安置于一室。

该规范根据病原体传播途径的不同将隔离分为以下几种，并指导不同种类实施相应的隔离措施：

（一）空气隔离

空气隔离适用于接触经空气传播的疾病，如肺结核、水痘等，在标准预防的基础上，还应采用空气传播的隔离与预防。隔离的主要措施有：

1. 患者隔离

（1）同一病原菌感染者可住同一病室，有条件时尽量使隔离病室远离其他病室。

（2）通向过道的门窗须关闭，患者离开病室时需戴口罩。必要时限制患者活动区域。

（3）为患者准备专用的带盖痰杯，口、鼻分泌物须经消毒处理后方可丢弃。

（4）病室内严格空气消毒，可设置负压病房，如无负压病室可用消毒液喷洒或紫外线照射消毒，每天 1 次。

2. 医务人员隔离

（1）医务人员进入病室时需戴帽子、医用防护口罩，并保持口罩干燥，必要时穿隔离衣。

（2）进行可能产生喷溅的诊疗操作时，应戴防护目镜或防护面罩，穿防护服。当接触患者及其血液、体液、分泌物、排泄物等物质时应戴手套。

（二）飞沫隔离

飞沫隔离适用于接触经飞沫传播的疾病，如百日咳、白喉、流行性感冒、病毒性腮腺炎、流行性脑脊髓膜炎等。在标准预防的基础上，还应采用飞沫传播的隔离预防。隔离的主要措施有：

1. 患者隔离

（1）同一病原菌感染者可住同一病室，有条件时尽量使隔离病室远离其他病室。

（2）应减少患者的转运；当需要转运时，医务人员应注意防护。

（3）患者病情容许时，应戴外科口罩，并定期更换。应限制患者的活动范围。

（4）患者之间、患者与探视者之间相隔距离在 1m 以上，探视者应戴外科口罩。

（5）加强通风，或进行空气的消毒。

2. 医务人员隔离

（1）与患者近距离（1m 以内）接触，应戴帽子、医用防护口罩。

（2）进行可能产生喷溅的诊疗操作时，应戴护目镜或防护面罩，穿防护服；当接触患者及其血液、体液、分泌物、排泄物等物质时应戴手套。

（三）接触隔离

接触隔离适用于经接触传播疾病如肠道感染、多重耐药菌感染、皮肤感染等的患者。在标准预防的基础上，还应采用接触传播的隔离与预防。隔离的主要措施有：

1. 患者的隔离

（1）应限制患者的活动范围，患者应尽量住单间病室，不接触他人。

（2）应减少患者的转运。如需要转运时，应采取有效措施，减少对其他患者、医务人员和环境表面的污染。

（3）患者接触过的一切物品，如床单、被套、衣物、换药器械均应先灭菌，然后再进行清洁、消毒、灭菌。

（4）被患者污染的敷料应装袋，作好标记后按医疗废物管理要求进行处置。

（5）患者食具、便器各自专用，严格消毒，剩余食物及排泄物均应消毒处理后才能排放。

2. 医务人员的防护

（1）接触患者时需戴帽子、口罩、手套。

（2）接触隔离患者的血液、体液、分泌物、排泄物等物质时，应戴手套；离开隔离病室前，接触污染物品后应摘除手套，洗手和 / 或手消毒。手上有伤口时应戴双层手套。

（3）进入隔离病室，从事可能污染工作服的操作时，应穿隔离衣；离开病室前，脱下隔离衣，按要求悬挂，每天更换清洗与消毒；或使用一次性隔离衣后按医疗废物管理要求进行处置。

（4）接触甲类传染病应按要求穿脱防护服，离开病室前，脱去防护服，防护服按医疗 废物管理要求进行处置。

（四）其他隔离

应根据疾病的特性，采取相应的隔离与防护措施。比如昆虫隔离，适用于以昆虫为媒介而传播的疾病，如疟疾、乙型脑炎、流行性出血热、斑疹伤寒、回归热等。根据昆虫种类确定隔离的措施：

1. 疟疾、登革热、乙型脑炎　主要由蚊子传播，所以病室内应有纱窗、纱门、蚊帐或其他防蚊设施。

2. 斑疹伤寒、回归热　由虱子传播，患者入院时要灭虱处理，沐浴更衣，换下的衣物须灭虱处理。

3. 流行性出血热　由老鼠传播，患者入院时要沐浴更衣，换下的衣物须煮沸或高压蒸汽灭螨处理。

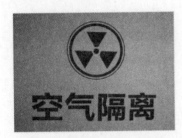
A 空气隔离（黄色）

B 飞沫隔离（粉色）

C 接触隔离（蓝色）

图 11-9　不同隔离种类及警示

此外，临床上还针对一些抵抗力低下或极易感染的患者采取保护性隔离，如早产儿、严重烧伤、白血病、脏器移植、免疫缺陷等患者。隔离的主要措施有：

（1）设专用隔离室，患者住单间病室隔离。

（2）凡是进入病室人员，应穿、戴灭菌后的隔离衣、帽子、口罩、手套及拖鞋。

（3）接触患者前、后或护理另一位患者前均要洗手。

（4）凡患呼吸道疾病或咽部带菌者，包括医务人员，均应避免接触患者。

（5）未经消毒处理的物品不得带入隔离区。

（6）病室内空气、地面、家具等均应严格消毒并通风换气。

（7）探视者应采取相应的隔离措施。

四、常用隔离技术

【重点提示】
避污纸的使用，穿脱隔离衣的流程及注意事项。

（一）帽子、口罩的使用

【目的】

保护工作人员及患者，避免飞沫污染清洁物品或无菌物品，帽子可防止工作人员的头屑落下、头发散乱或者被污染。

【评估】

1. 患者患病种类、手的污染程度。

2. 操作目的、无菌手套的型号及是否在有效期内。

【计划】

1. 护士准备　衣帽整洁、修剪指甲、洗手、戴口罩。

2. 用物准备　口罩、帽子和污物袋。

3. 环境准备　清洁、宽敞、明亮。

【实施】

帽子、口罩的使用，见表 11-9。

表 11-9　帽子、口罩的使用

操作流程	操作说明
1. 戴帽子	◆将全部头发均塞入帽内
2. 戴口罩	◆将口罩戴上，遮住口鼻
3. 取下口罩	◆口罩用后应及时取下，向内折叠污染面，将口罩放入胸前小口袋或小塑料袋内
4. 处理	◆离开污染区之前将口罩、帽子放入特定的污物袋内，以便集中处理

【评价】

1. 戴脱帽子和口罩的方法正确。

2. 保持帽子和口罩的清洁、干燥，并及时更换。

3. 口罩不戴时未悬挂于胸前。

【小结】

1. 操作重点　实施中加粗的地方为操作重点。

2. 注意事项

（1）戴上口罩后避免咳嗽和不必要的谈话。

（2）每次接触严密隔离患者立即更换口罩；使用中口罩如有污染或潮湿立即更换。

（3）戴上口罩后，不可用污染的手触摸口罩，口罩不可挂于下巴或者胸前。

（4）帽子口罩要勤洗勤换，以保持清洁，使用一次性口罩不应超过 4h，纱布口罩 2 ~ 4h 更换。

【知识链接】 N95 型口罩

"N95"是美国 CDC 下属的职业安全与健康研究所（National Institute for Occupational Safety and Health, NIOSH）制定的标准，不是特定的产品名称。只要符合 N95 标准，并且通过 NIOSH 审查的产品就可以称为 "N95 型口罩"。

N95 口罩是 NIOSH 在 1995 年制定的 9 种标准之一。N" 表示 " 不耐油（not resistant to oil）"。" 95" 表示暴露在规定数量的专用试验粒子下，口罩内的粒子浓度要比口罩外粒子浓度低 95%。在的 9 种标准中，N95 是感染防护的最低标准，价格便宜而便于医疗机构使用。因此，N95 型口罩被广泛用于医疗职业性呼吸防护，可以防护某些微生物颗粒（如病毒，细菌，霉菌，炭疽杆菌，结核杆菌等）。

N95 口罩的最大特点就是可以预防由患者体液或血液飞溅引起的飞沫传染。飞沫的大小为直径 1 至 5 微米。美国职业安全与健康管理局针对医疗机构规定，暴露在结核病菌下的医务人员必须佩戴 N95 标准以上的口罩。

（二）避污纸的使用

避污纸是备用的清洁纸片。在拿取物品或做简单隔离操作时，如开关门窗，开关水龙，收取污染的药杯等，可使用避污纸保持双手或物品不被污染，以省略消毒手续。

【目的】

用清洁的手拿取污染的物品，用避污纸可保持清洁的手不被污染；用污染的手拿去清洁的物品，用避污纸保持清洁的物品不被污染。

【用法】

取避污纸时，应从页面抓取，不可掀页撕取，以保持一面为清洁棉（图 11-10）；避污纸用后应立即丢弃，集中焚烧处理。

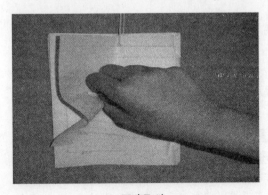
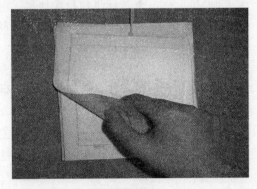

A. 正确取法　　　　　　　　　　　　　　B. 错误取法

图 11-10　避污纸的用法

（三）穿、脱隔离衣法

【目的】

保护工作人员和患者，防止病原体向外传播，避免交叉感染。

【评估】

1. 患者的病情、治疗和护理情况。

2. 采取的隔离种类、隔离措施。

3. 患者和家属对所患疾病有关的防治知识、消毒隔离知识的了解程度。

【计划】

1. 护士准备　着装整洁，取下手表，洗手，戴口罩，卷袖过肘。

2. 用物准备　手消毒液1瓶、擦手纸、隔离衣、衣架，或刷手用物一套。

3. 环境准备　清洁、宽敞、明亮。

【实施】

穿、脱隔离衣法，见表11-10。

表 11-10　穿、脱隔离衣法

操作流程	操作说明
★穿隔离衣	◆穿隔离衣法（图11-11）
1. 取衣	◆手持隔离衣领，将其从衣架上取下
	◆将隔离衣污染面向外，衣领两端向外折齐；对齐肩峰，露出肩袖内口
2. 穿衣袖	◆一手持衣领，另一手伸入袖内，举起手臂，将衣袖穿上；同法穿好另一只衣袖
3. 系衣领	◆双手持衣领，沿衣领理至颈后，系好领口
4. 系袖口	◆系好两袖扣或袖带
5. 系腰带	◆从腰部自一侧衣缝将隔离衣的一边向前拉，见到衣边就捏住，同法捏住另一侧
	◆两手在背后将边缘对齐，向一侧折叠并用手按住；另一只手将腰带拉至背后压住折叠处，在背后交叉腰带，回到前面打一活结系好
★脱隔离衣	◆脱隔离衣法（图11-12）
1. 解腰带	◆解开腰带，在前面打一个活结
2. 解袖口	◆解开袖口，在肘部将部分衣袖套塞入工作衣袖之内
	◆避免袖口污染隔离衣的清洁面
3. 消毒手	◆手消毒液按七步洗手法清洁双手或消毒液刷手（方法见附注1），流动水或清水清洗，擦干（方法见附注2），洗手时不可沾湿隔离衣，隔离衣也不可污染水池
4. 解领口	◆用消毒过的两手解开并拉松领口

（续表）

操作流程	操作说明
5. 脱衣袖	◆一手伸入另一侧袖内，拉下袖子过手；再用衣袖遮住的手，在外面拉下另一衣袖过手 ◆<u>衣袖不可污染手及手臂</u>
6. 对肩缝	◆双手在袖内对齐肩缝，纵折隔离衣
7. 挂衣钩	◆一手持衣领，另一手对齐隔离衣，将隔离衣挂在衣架上 ◆<u>若挂在污染区则污染面向外，若挂在清洁区则清洁面向外</u>
8. 处理	◆不再穿的隔离衣，脱下后清洁面向外，卷好后放入污物袋中

　　附注1：刷手方法：用软毛刷的一面蘸消毒液，刷洗对侧手前臂（由上而下刷洗四周）、腕部（环形）、手背（纵向）、手掌（纵向）、手指（皮纹方向）、指缝（U形）、指甲（横向），依法用软毛刷的另一面刷洗另一手（每只手30秒×2遍，共计2分钟）。

　　附注2：清洗、擦干方法：将双手放入清水中交替清洗前臂，手掌面握住手腕转动搓擦（双手交替），掌心互擦，手指交叉互擦，手指交叉手掌擦手背，两手互握手掌擦手背，手掌握拇指转动搓擦，指尖擦掌心，用毛巾擦干（将小毛巾对折，使其呈三角形，三角形底边朝上放在左前臂刷洗部位上方，右手在左前臂下方捏住底边两角，由上而下转动擦干，以另一面同法擦干对侧手臂）。

【评价】

1. 穿脱隔离衣方法正确，符合要求。

2. 隔离衣清洁面及清洁物品未被污染。

3. 隔离衣保持干燥、无破损。

【小结】

1. 操作重点　实施中加粗的地方为操作重点。

2. 考核流程及分值。（表11-11）

表 11-11　穿脱隔离衣评分标准规定　　　　　　　时间：8分钟

项目	内容	分值
评估 （10分）	1. 评估环境	5
	2. 评估用物	5
计划 （5分）	1. 取下手表，卷袖过肘	1
	2. 剪指甲、洗手	1
	3. 用物准备	3
实施 （70分）	1. 穿隔离衣（30分）	
	（1）手持衣领取下隔离衣，清洁面朝自己	3
	（2）两手将衣领的两端向外折，露出肩袖内口	4

（续表）

项目	内容	分值
	（3）右手持衣领，左手伸入袖内上举	6
	（4）换手同法穿右手	8
	（5）扣领扣、袖扣	6
	（6）系腰带	3
	2. 脱隔离衣（30分）	
	（1）松开腰带，打活结	3
	（2）解开袖扣，将衣袖塞于工作服袖下	8
	（3）消毒双手（评分见3）	
	（4）解开领扣	2
	（5）解腰带、袖扣	2
	（6）拉下衣袖，后甩腰带	6
	（7）双手退出衣袖	4
	（8）手持衣领，按要求折叠、挂好	5
	3. 手的消毒（10分）	10
评 价 （15分）	1. 隔离观念强，无污染	5
	2. 操作熟练	4
	3. 应变能力强	4
	4. 规定时间内完成操作	2

3. 注意事项

（1）穿隔离衣前应准备好操作中所需物品。

（2）隔离衣长短合适，需完全遮盖内面工作服，并完好无损。

（3）必须分清隔离衣的清洁面和污染面，穿脱时保持衣领及清洁面不被污染，如系领口时勿使衣袖触及面部、衣领及工作帽。

（4）穿隔离衣后，只限在规定区域内活动，不得进入清洁区。

（5）洗手时，隔离衣不得污染洗手设备。

（6）挂隔离衣时，若在半污染区，隔离衣清洁面朝外，不得露出污染面；若在污染区，污染面朝外，不得露出清洁面；隔离衣不能挂在清洁区。

（7）隔离衣应每日更换，如有潮湿或被污染，应立即更换。

【拓展与思考】

1. 哪些情况下需穿隔离衣？

2. 给传染病患者做无菌操作时，如何既做好无菌操作又兼顾隔离技术？

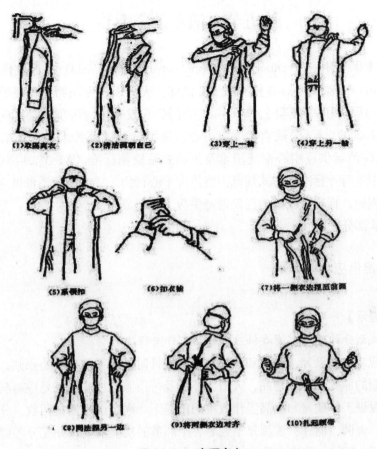

图 11-11 穿隔离衣

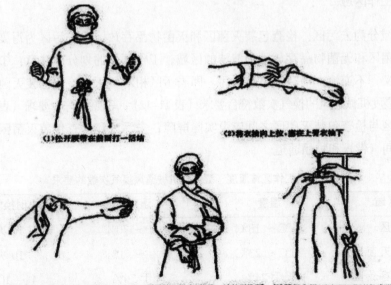

图 11-12 脱隔离衣

第五节　消毒供应中心

医院消毒供应中心（central sterile supply department，CSSD）是医院内承担各科室所有重复使用诊疗器械、器具和物品清洗消毒、灭菌以及无菌物品供应的部门，是医院感染控制的源头和关键部门。2009年，我国先后发布了《医院消毒供应中心管理规范（WS 310.1-2009）》《医院消毒供应中心清洗消毒及灭菌技术操作规范（WS 310.2-2009）》《医院消毒供应中心清洗消毒及灭菌效果监测标准（WS 310.3-2009）》，这是我国首次以卫生行业标准的形式规范消毒供应中心行为，成为我国消毒供应中心发展史上的重要里程碑，标志着我国的医院消毒供应工作已成为一个独立专业，是护理领域的一个重要组成部分。

一、消毒供应中心布局

【重点提示】

工作区域划分的原则，消毒供应中心的工作流程。

消毒供应中心的新建、扩建和改建在建筑设计时需遵循两个核心原则：一是遵循感染预防与控制的原则，包括物品、人员、环境及污染源的控制；二是遵循满足功能需求的原则，在保证工作质量和提高工作效率的前提下，满足医疗器材回收、分类、清洗、消毒、包装、灭菌、储存、监测及下送等各个环节的功能需要，并充分考虑工作人员的工作环境和职业防护。建筑布局按其功能划分为辅助区域和工作区域。

（一）工作区域

工作区域分为去污区、检查包装灭菌区和灭菌物品存放区。去污区为污染的区域，检查包装灭菌区和无菌物品存放区为清洁的区域。工作区域的划分应注意：①物品由污到洁，不交叉，不逆流；②空气由洁到污，即去污区相对负压，检查包装灭菌区相对正压；③温度湿度机械通风的换气次数符合要求（表11-12）；④照明符合要求（表11-13）。此外，去污区与检查包装灭菌区之间应设实际屏障；去污区和检查包装灭菌区均应设人员出入缓冲间（带）和物品通道。

表 11-12　工作区域温度、湿度及机械通风换气次数的要求

工作区域	温度	湿度	每小时换气次数
去污区	16℃～18℃	30%～70%	10次
检查包装灭菌区	20℃～23℃	30%～70%	10次
灭菌物品存放区	低于24℃	低于70%	4～10次

表 11-13　工作区域的照明要求

工作区域/功能	最低照明度/lx	平均照明度/lx	最高照明度/lx
普通检查	500	750	1000
精细检查	1000	1500	2000
水槽区域	500	750	1000
普通工作区域	200	300	500
灭菌物品储存区域	200	300	500

1. 去污区消毒　供应中心内对重复使用的诊疗器械、器具与物品，进行回收、分类、清洗、消毒的区域及运送器具的冲洗消毒的区域视为污染区域，称为去污区。

2. 检查包装灭菌区消毒　供应中心内对去污后的诊疗器械与物品，进行检查、装配、包装、灭菌的区域，包括敷料制作等视为清洁区域，称为检查包装灭菌区。

3. 灭菌物品存放区消毒　供应中心内存放、保管、发放灭菌物品的区域，视为清洁区，称为灭菌物品存放区。

（二）辅助区域

辅助区域分为生活区与办公区，尽量选择自然采光和通风，室内设置内部通信联络系统，有条件时可配背景音乐，营造人性化的工作环境。

1. 生活区设置员工休息室、值班室、男女更衣室与男女卫浴间等。

（1）员工休息室与值班室：主要提供给工作人员休息的场所。休息室比较理想的位置应该是方便工作人员通往工作区域和更衣室，成为工作区与生活区的交通中心。

（2）更衣室及卫浴间：设男女更衣室，面积大小应根据员工人数的需要设置。

2. 办公区设置办公室、会议室。与部门主要人员相近，方便人员及物品的进出。

（1）办公室主要用于各类资料、文件存放，具有管理人员办公的功能。设文件柜，用于保存质量控制记录、操作系统记录、各类设备维护及使用状态的记录与说明书、财务与物品进出仓库资料、工作质量流程文件及数据、工作人员学习、培训、考核、工作业绩及基本情况的文件和数据资料。

（2）会议室：用于工作人员的学习讨论、培训及会议，应尽量避免与设备、空调机房或嘈杂区域相邻。

二、消毒供应中心的工作流程

消毒供应中心的工作流程为对医疗器材进行回收、分类、清洗、消毒、干燥、器械检查与保养、包装、灭菌、储存与发放等十个操作流程。

1. 回收　操作者应将重复使用的医疗器材与一次性使用物品分开放置，重复使用的诊疗器械、器具和物品直接置于封闭容器中，由消毒供应中心集中回收处理，被突发的、不明原因的传染病原体污染的医疗器材，操作者应采用双层封闭包装并标明感染性疾病的名称，由消毒供应中心单独回收处理。

2. 分类　在消毒供应中心的去污区进行器械物品的清点、核查。根据器械物品的材质、种类、结构、污染程度等分类处理。

3. 清洗　清洗方法有机械清洗、手工清洗。机械清洗适用于大部分常规器械的清洗，手工清洗适用于精密、复杂器械的清洗和有机物污染较重器械的初步处理。

4. 消毒　清洗后的器械、器具和物品应进行消毒处理。首选机械热力消毒，也可采 75% 乙醇，酸性氧化电位水或取得国务院卫生行政部门卫生许可批准的消毒药械进行消毒。

5. 干燥　首选干燥设备进行干燥处理。根据器械的材质选择适宜的干燥温度，金属类温度 70℃ ～ 90℃，塑料类温度 65℃ ～ 75℃。无干燥设备的及不耐热器械、器具及物品使用消毒后的低纤维布类进行干燥处理。穿刺针、手术吸引头等管腔类器械应使用压力气枪或 95% 乙醇进行干燥处理。一般不使用自然干燥方法进行干燥。

6. 器械检查与保养　一般采用目测或使用带光源的放大镜对干燥后的每件器械、器具及物品进行检查。器械表面及其关节、齿牙处应光洁，无血渍、污渍、水垢等残留物质和锈斑，功能完好，无损毁。清洗质量不合格者，应重新处理；锈迹者，应除锈；器械功能损毁或锈蚀严重者，应及时维修或报废。带电源的器械应进行绝缘性能等安全性检查。应使用润滑剂进行器械保养，不应使用液体状的石蜡等非水溶性的产品作为润滑剂。

7. 包装　器械与敷料应分室包装。灭菌物品包装应注明物品名称、包装者等标识内容。灭菌前注明灭菌器编号、灭菌批次、灭菌日期和失效日期。标识具有追溯性。

8. 灭菌　应由专人负责将包装好的物品进行灭菌处理。消毒人员应严格遵守操作规程，各类物品灭菌合格率应达 100%。

9. 储存　存放柜及架应距离地面 20 ～ 25cm，离墙 5 ～ 10cm，距天花板 50cm。灭菌后的物品应分类、分架存放；一次性使用无菌品应去除外包装；消毒后直接使用的物品应干燥、包装后放在专柜中。

10. 发放　发放时，遵循先进先出的原则；确认无菌物品的有效性；记录方法具有可追溯性；应记录一次性使用无菌物品的出库日期、名称、规格、数量、生产厂家、批号、灭菌日期、失效日期等。

三、消毒供应中心不同区域人员防护着装要求

消毒供应中心不同区域人员防护着装要求，见表 11-14。

表 11-14　消毒供应中心不同区域人员防护着装要求

区域	操作	防护着装					
		圆帽	口罩	隔离衣/防水围裙	专用鞋	手套	防护镜/面罩
病房 去污区	污染物品回收	✓	■			✓	
	污染器械分类核对、机械清洗装载	✓	✓	✓	✓	✓	■
	手工清洗器械和用具	✓	✓	✓	✓	✓	✓
检查包装及灭菌区	器械检查、包装	✓	■		✓	■	
	灭菌物品装载	✓			✓		
	灭菌物品卸载	✓			✓	■★	
无菌物品存放区	无菌物品发放	✓			✓		

注：✓应使用；■可使用；■★具有防烫功能手套。

【拓展与思考】

1. 消毒供应中心的工作区域有哪些？

2. 进入去污区要怎么进行防护？

【课后检测】

选择题。

1. 下列属于医院感染的是（　　）

A. 皮肤黏膜开放性伤口只有细菌定植而无炎症表现

B. 由于创伤或非生物性因子刺激而产生的炎症表现

C. 新生儿在分娩过程中和产后获得的感染

D. 新生儿经胎盘获得（出生后 48 小时内发病）的感染，如单纯疱疹、水痘等

E. 切口缝针处有少许分泌物

2. 关于医院感染的概念错误的是（　　）

A. 入院时处于潜伏期的感染不是医院感染

B. 直接与上次住院有关的感染是医院感染

C. 慢性感染急性发作是医院感染

D. 由于诊疗措施激活的潜在感染是医院感染

E. 医院感染主要发生在住院患者

3. 杀菌力强，功效最高的灭菌法是（　　　）

A. 煮沸法　　　　　　　　B. 高压蒸汽灭菌法　　　　　　　C. 熏蒸法

D. 浸泡法　　　　　　　　E. 紫外线照射法

4. 使用化学消毒剂注意事项，下列哪项是错误的（　　　）

A. 严格掌握药物的有效时间和浓度

B. 浸泡前将物品洗净、擦干

C. 物品要全部浸没在消毒液内，并打开轴节

D. 消毒液容器要盖严

E. 使用前须用盐水冲洗，以免药液刺激组织

5. 煮沸灭菌时，水中加入哪种药物可将沸点提高到 105℃（　　　）

A. 碳酸氢钾　　　　　　　B. 碳酸氢钠　　　　　　　C. 碳酸钙

D. 亚硝酸钠　　　　　　　E. 乳酸钠

6. 除芽孢以外将一切致病微生物杀死称为（　　　）

A. 灭菌　　　　　　　　　B. 制菌　　　　　　　　　C. 消毒

D. 无菌　　　　　　　　　E. 清洁

7. 发生医院内尿路感染最常见的诱因（　　　）

A. 长期卧床　　　　　　　B. 留置导尿管　　　　　　C. 膀胱冲洗

D. 膀胱内注射　　　　　　E. 更换集尿袋

8. 对绿脓杆菌感染的患者用过的物品，其消毒灭菌的步骤是（　　　）

A. 清洁后，用高压蒸汽灭菌　　　　　　B. 单独灭菌后，再清洁、灭菌

C. 彻底清洗后，用化学消毒剂浸泡消毒

D. 与其他器械先浸泡消毒后，再分别清洁、灭菌

E. 直接采取燃烧法达到灭菌

9. 干热灭菌法的杀菌机理是使（　　　）

A. 菌体蛋白质凝固变性　　　　　　B. 菌体蛋白质氧化分解

C. 菌体蛋白质与氨基结合，使其变性　　　D. 破坏细菌的细胞壁和细胞膜

E. 菌体蛋白质核酸变性，酶变性

10. 2% 碘酊有强大杀菌作用，其作用原理是（　　　）

A. 碘与菌体蛋白质的氨基结合使其变性　　　B. 碘渗入细胞膜，使其渗透性增加

C. 碘使菌体蛋白质光解，变性　　　　　　D. 碘使菌体蛋白氧化分解

E. 碘使代谢酶失去活性

11. 热力灭菌，使微生物蛋白质凝固主要取决于（　　　）

A. 温度高低　　　　　　　B. 携带热力的气体　　　　　C. 水分的充足

D. 环境的温度　　　　　　E. 时间的长短

12. 煮沸消毒灭菌操作法除哪项以外均为正确的（　　　）

A. 物品要全部浸入水中　　　　B. 橡胶类应水沸后放入　C. 大小物品不可重叠放入

D. 高原地区需延长消毒时间　　E. 消毒中不可再加入其他物品

13. 适用于内镜消毒的化学消毒剂是（　　）

A. 甲醛　　　　　　　　　B. 环氧乙烷　　　　　　　　C. 乙醇

D. 碘酊　　　　　　　　　E. 戊二醛

14. 下列消毒剂中不属于灭菌剂的是（　　）

A. 甲醛　　　　　　　　　B. 含氯消毒剂　　　　　　　C. 过氧乙酸

D. 环氧乙烷　　　　　　　E. 戊二醛

15. 患者，男性，26 岁，左下肢发生气性坏疽，其更换下的敷料应（　　）

A. 紫外线消毒　　　　　　B. 高压蒸汽灭菌　　　　　　C. 过氧乙酸浸泡

D. 焚烧　　　　　　　　　E. 甲醛熏蒸

16. 下列过氧乙酸使用方法错误的一项是（　　）

A. 用暗色带盖塑料瓶盛装　　B. 配置好各种浓度备用　　　C. 置于阴凉处

D.2% 用于空气消毒　　　　E.1% 用于体温表消毒

17. 以下无菌技术的操作原则正确的是（　　）

A. 操作前戴好帽子以防微生物污染头

B. 清洁后的手可用来拿取无菌物品

C. 只要遵照无菌原则操作室内可不必限制人员流动

D. 用未经消毒的手给患者换药时弯盘的内面及边缘视为无菌

E. 无菌包潮湿后其内物品有效期为 24 小时

18. 使用无菌容器时，做法错误的是（　　）

A. 取物时，打开容器盖内面向上置于稳妥处

B. 用无菌持物钳从无菌容器内夹取无菌物品

C. 取出的无菌物品未用可放回容器内

D. 取物后将盖反转向下盖严

E. 手不能触及盖的边缘及内面

19. 保持无菌持物钳不被污染错误的是（　　）

A. 无菌持物钳浸泡在大口有盖消毒容器中

B. 消毒液面浸没钳子的 1/3

C. 每个容器只能放置一把无菌持物钳

D. 消毒液每周更换 1 ~ 3 次

E. 手术室的无菌持物钳及容器每日清洁灭菌

20. 使用无菌持物钳应保证钳端（　　）

A. 平持　　　　　　　　　B. 朝上　　　　　　　　　　C. 朝下

D. 朝上朝下均可，只要在持物者腰以上

E. 朝上朝下均可，只要消毒液不流到浸泡罐内

21. 铺无菌盘的方法，下列哪项不正确（　　　）

A. 用无菌持物钳夹取治疗巾　　　　B. 治疗巾应边缘对齐

C. 有效期不超过 5 小时　　　　　　D. 治疗巾开口部分及两侧反折

E. 避免潮湿和暴露过久

22. 戴无菌手套练习中，操作不正确的是（　　　）

A. 先洗手、戴口罩，然后戴无菌手套

B. 手套大小合适，检查有效使用时间

C. 戴好一只手套后，持另一手套的内面戴上

D. 戴好手套的双手合掌置于胸前

E. 脱手套时，捏住手套口的外面翻转脱下

23. 取用无菌溶液，正确的是（　　　）

A. 取用前首先检查溶液性状　　　　B. 手指触及瓶盖内面

C. 倒溶液时溶液瓶口触碰无菌容器　D. 将无菌敷料直接伸入瓶内蘸溶液

E. 溶液未用完注明开瓶日期和时间

24. 下列不属于清洁区的是（　　　）

A. 医护办公室　　　　　B. 治疗室　　　　　　　　C. 值班室

D. 病区的走廊　　　　　E. 配膳房

25. 穿、脱隔离衣要避免污染（　　　）

A. 领子　　　　　　　　B. 胸前　　　　　　　　　C. 背部

D. 腰带以下的部分　　　E. 腰带

26. 以下隔离原则正确的是（　　　）

A. 帽子、口罩及隔离衣穿戴齐全的工作人员可在任何场所活动

B. 患者用过的物品应分为已被污染和未被污染两类

C. 护理人员穿隔离衣后必须尽快备齐用物

D. 已经落在地上的物品均视为污染物品

E. 传染源离开后所进行的消毒属随时消毒

27. 脱隔离衣的正确顺序是（　　　）

A. 解袖口——洗手——解领口——解腰带——脱衣

B. 解领口——洗手——解腰带——解袖口——脱衣

C. 解袖口——解腰带——洗手——解领口——脱衣

D. 解腰带——解袖口——洗手——解领口——脱衣

E. 解腰带——洗手——解领口——解袖口——脱衣

28. 以下隔离原则正确的是（　　　）

A. 患者被服应放入污物袋经消毒后再清洗

B. 入院后患者的衣物应立即交由家属带回

C. 患者的排泄物直接排入下水道

D. 患者落地的物品分为已被污染和未被污染两类

E. 患者死亡应立即用无菌干棉球填塞口鼻孔道

29. 关于隔离病区护士的行为，下列正确的是（　　）

A. 掀页撕取避污纸　　　　　　　　B. 口罩用后污染面向外折叠放入口袋内

C. 身着隔离衣时只能进入更衣室等清洁区

D. 流水冲洗时，肘部应低于腕部　　E. 护理结核患者后立即更换口罩

30. 在传染病区内属于半污染区的是（　　）

A. 值班室、治疗室　　　　B. 病区内走廊及病区化验室

C. 层流监护病房　　　　　D. 医护办公室、库房　　　　E. 配餐室、更衣室

二、A2 型题

31. 患者男，47 岁。肺癌术后化疗。护士在给其行 PICC 置管过程中发现手套破损，此时应（　　）

A. 用无菌纱布覆盖破损处　　　　B. 用消毒液消毒破损处

C. 用胶布粘贴破损处　　　　D. 加戴一副手套　　　　E. 立即更换手套

32. 患者孙某，44 岁，肾脏移植术后，目前生命体征平稳，无不良并发症，针对此患者应对其采取的隔离措施为（　　）

A. 严密隔离　　　　B. 呼吸道隔离　　　　C. 肠道隔离

D. 保护性隔离　　　　E. 血液—体液隔离

33. 患者女，15 岁，因麻疹入院治疗。护士长巡视病房时发现患者同学探视较多，应对其采取的隔离措施是（　　）

A. 严密隔离　　　　B. 接触隔离　　　　C. 呼吸道隔离

D. 肠道隔离　　　　E. 保护性隔离

34. 某护士在传染病区工作，做了如下工作，其中违反隔离原则的做法是（　　）

A. 脚垫要用消毒液浸湿　　　　B. 隔离单位的标记要醒目

C. 穿隔离衣后不进入治疗室　　　　D. 使用过的物品冲洗后立即消毒

E. 患者用过的物品不放于清洁区

35. 患者女性，23 岁。诊断为"甲型肝炎"收住入院。护士护理患者穿过的隔离衣，被视为清洁部位的是（　　）

A. 衣领　　　　B. 袖口　　　　C. 腰部以上

D. 腰部以下　　　　E. 胸部以上

（36、37 题共用题干）

患者，男性，21 岁，因畏寒、发热、食欲缺乏、恶心、呕吐、乏力就诊。医生给予

相关检查后以甲型病毒性肝炎收入院治疗。

36. 对该患者宜采用的隔离方法是（   ）

A. 不需隔离，注意手卫生　　　B. 血液与体液隔离　　　C. 呼吸道隔离

D. 昆虫媒介传染隔离　　　　　E. 消化道隔离

37. 采取的隔离措施中，不正确的是（   ）

A. 不同病种患者应分室居住　　　　　　B. 探视患者时须穿隔离衣

C. 病室应设置有蚊帐、灭蝇器等防蝇设备

D. 不同病种的患者间允许借阅书报　　　E. 不同病种患者的食品不能混食

（李虹　陈俊敏）

第十二章 患者的清洁护理

【学习要点】

【知识目标】

1.掌握 口腔护理常用漱口溶液的种类及其作用；床上洗头、床上擦浴的目的及注意事项；压疮的易发部位、分期、预防及护理措施。

2.理解 口腔、皮肤评估的内容，压疮发生的机制、高发的人群，晨、晚间护理的内容。

3.了解 牙线剔牙法、床上梳头、沐浴法。

【技能、职业能力培养目标】

1.学会 义齿的清洁与护理。

2.熟练 能正确实施特殊口腔护理、床上洗发、床上擦浴、卧有患者床更换床单。

3.学会 Braden 危险因素评估和 Norton 压疮风险评估，正确判断压疮分期，采取适当措施预防和处理各期压疮。

4.学会 便器的使用。

【情感、态度等素质培养目标】

1.明确 慎独精神良好，具有严谨务实的工作态度，严格规范地进行操作，确保患者安全。

2.熟练 具有爱伤观念与人文关怀意识，尊重患者，保护患者隐私。

3.熟练 具备良好的沟通技巧，能对患者进行有效的健康宣教。

4.熟练 培养评判性思维的临床思维方法和科学地认识、分析和解决问题的工作方法。

【情景导入与任务】

患者，女，76岁。因脑梗一月余，由外院转入我院，目前神志清楚，双侧瞳孔等大等圆，直径3mm，光反射灵敏，右侧肢体偏瘫，全身消瘦。测量体温37.5℃，脉搏88次/分，呼吸22次/分，血压150/90mmHg。检查患者头发、口腔异味重，口腔黏膜破溃，创面附着白色膜状物。骶尾部皮肤呈紫红色，有硬结，表面有大水泡但未破裂。

1.评估患者的头发、口腔、皮肤情况。

2.根据病情为患者进行头发护理。

3.患者的口腔发生了什么感染？选用口腔护理液为患者正确实施口腔护理。

④患者骶尾部发生了什么？应如何处理？

⑤协助患者正确使用便器，做好晨晚间护理，及时更换污染床单位，促使患者舒适和拥有自尊。

清洁是维持和促进个体生理、心理健康的重要措施之一。通过清洁护理可以去除皮肤的污垢、口腔内食物的残渣，促进血液循环，减少损害，维持皮肤、口腔的正常生理机能，提高机体的防御功能。同时，清洁护理还可以使人舒适、拥有自尊与自信，感觉身心愉快。

第一节 口腔的清洁护理

俗话说"病从口入"，口腔是病原微生物侵入人体的主要途径之一。口腔内的温度、湿度和食物残渣都适宜微生物的生长繁殖。在实际生活中，口腔健康很容易出现问题，隐蔽区域的食物残渣腐败变质，很容易滋生细菌，造成口腔异味，牙渍等问题，影响正常生活和个人形象。同时，口腔也会因创伤、菌落异常等，出现发炎、牙龈出血等病变。因此，保持口腔清洁是预防疾病的手段之一。

一、一般口腔清洁护理

【重点提示】

口腔卫生的"三个三"，正确的刷牙方法，义齿的清洁与护理。

护士应向患者及家属讲解口腔卫生的重要性，介绍维护口腔健康的有关知识和方法，帮助患者及家属做好口腔健康维护，预防口腔并发症的发生。

（一）口腔卫生指导

1. 养成良好的口腔卫生习惯　坚持早、晚刷牙，餐后及时漱口，提倡做到"三个三"，即三餐后 3 min 内刷牙，每次刷牙 3 min。睡前不进食刺激性或对牙齿有腐蚀的食物，减少龋齿的发生。口腔黏液较少时多饮水，保持口腔湿润。

2. 选择合适的清洁用具　口腔清洁用具一般有牙刷、牙膏等。选择牙刷时应尽量选择刷头小的牙刷，刷毛末端应软、圆且光滑，小头多束。吸烟或有牙结石者，宜选用中等硬度牙刷。如果使用已磨损和硬毛的牙刷，不仅清洁效果较差，还会导致牙龈损伤及牙齿磨损。因此，牙刷最好一个月换一次，最长不超过 3 个月。牙膏应选无腐蚀性的，药物、含氟牙膏等均可根据需要选用，应经常轮换使用，不要固定使用某类牙膏。

3. 掌握正确的刷牙方法　目前推荐采用上下竖刷式，即沿牙齿的纵向刷洗，牙齿内、外、咬合面均应刷洗干净。每次刷牙时间不少于 3 min。建议刷牙前可用牙线清理牙齿邻面、牙颈部的食物残渣和软垢。牙周病者或是年龄比较大的人，牙龈萎缩，牙间

隙增加，或佩戴牙齿矫正器者，除可用一般的牙刷外，更应使用牙间刷进行口腔清洁。（图 12-11）

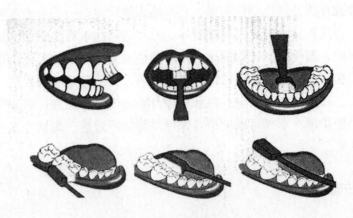

图 12-1　正确的刷牙方法

（二）义齿的清洁与护理

牙齿缺失者应佩戴义齿，以增强咀嚼功能，并维持良好的口腔外观和个人形象。义齿餐后应取下及时刷洗，刷洗方法与真牙相同。晚上将义齿取下，使牙床得到充分休息，防止细菌生长，并按摩牙龈。义齿取下后应存放于床头桌上有标记的冷水杯中，以防丢失和损坏，每日换水一次。义齿不可浸入热水中，不可用乙醇等消毒液消毒，以免变色、变形和老化。

（三）牙龈按摩法

牙龈按摩是促进牙周血液循环和牙周健康的方法之一，通过按摩也可以提高牙龈的韧性。按摩方法是：用（拇指除外的）四个指头尖轻敲口部四周，先顺时针 9 次，再逆时针 9 次，用力大小以自己感觉适宜为佳，最后用示指蘸盐按摩牙龈，先上后下，从左到右，每天 3 次。

【拓展与思考】

王先生，日常的口腔卫生习惯为每天晨起及入睡时刷牙，刷牙方法横向快速刷洗，餐后喜用牙签剔牙。王先生的口腔卫生习惯有不妥吗？请您对其进行相关知识指导。

二、特殊口腔清洁护理

【重点提示】

特殊口腔护理目的，操作流程，注意事项，口腔护理漱口液的选择。

日常养成良好的口腔卫生习惯，健康人一般不会出现口腔疾病。但患病时，机体抵抗力降低，加之饮水、进食等活动减少，病原微生物在口腔内迅速繁殖，易致口腔炎症、溃疡的发生，甚至继发腮腺炎、中耳炎等并发症，还可引起口臭、龋齿等，影响患者社交，导致食欲及消化功能减退。且在临床治疗中，一些患者需要通过口腔插入各种管道，如留置胃管、经口气管插管等，口腔的问题很容易引起消化系统或呼吸系统的感染。同时，接受放、化疗的患者，口腔也容易因抵抗力下降出现局部溃疡，病菌在溃疡部位繁殖，可通过黏膜或体液进入体内，导致肺炎等并发症。因此，对危重、昏迷、禁食、高热、口腔疾患、血液病等口腔清洁自理能力存在缺陷的患者，需要进行特殊的口腔护理，不仅可以使患者保持口腔的舒适感，而且可以有效避免口腔问题导致的并发症。

特殊口腔护理方法

【目的】
1. 保持口腔清洁、湿润，使患者舒适，预防口腔感染等并发症。
2. 防止口垢、口臭，增进食欲，维持口腔正常功能。
3. 观察口腔黏膜、舌苔及气味等，有利于评估患者健康状况。

【评估】
1. 患者的病情、意识状态及合作情况。
2. 患者口腔局部情况：口唇颜色，口腔黏膜是否有炎症、溃疡、出血，口腔有无特殊气味，有无活动义齿。
3. 患者卫生习惯及自理能力。

【计划】
1. 护士准备　着装整洁规范，洗手，戴口罩。
2. 用物准备
（1）治疗车上层治疗盘内备一次性口腔护理包或口腔护理包（内盛治疗碗 2 个、棉球 16 个、石蜡油棉球 1 个、弯血管钳 2 个、弯盘 2 个、压舌板 1 个、纱布）、杯子（内盛温开水、吸水管）、治疗巾、手电筒、手套、漱口溶液、快速手消毒液。（按需要准备液状石蜡、口腔溃疡贴、华素片、冰硼散、西瓜霜、锡类散、金霉素甘油等）。
（2）垃圾桶内分别放置医用垃圾袋、生活垃圾袋。
3. 患者准备　了解口腔护理的目的及方法，取舒适体位，愿意合作。
4. 环境准备　整洁、安静、舒适、光线良好。

【实施】
特殊口腔护理操作流程，见表 12-1。

表 12-1　特殊口腔护理操作流程

操作流程	操作说明
1. 核对解释	◆携用物至床旁，核对并解释以取得合作
2. 安置体位	◆协助患者侧卧或仰卧，头偏向护士侧 ◆铺治疗巾于患者颌下及胸前
3. 开包计数	◆在治疗车上打开口腔护理包，倒漱口溶液（表 12-2）于治疗碗内浸湿棉球 ◆拧干棉球到另一治疗碗内并计数 ◆置弯盘于患者口角旁
4. 观察口腔	◆嘱患者张口，一手持手电筒，一手用压舌板轻轻撑开颊部，再次观察口腔有无活动义齿（如有活动义齿应取下浸入冷开水中）；昏迷及不能自行张口的患者，可用张口器协助
5. 温水漱口	◆协助患者用温开水漱口（昏迷患者禁止漱口，以防误吸）
6. 擦洗口腔	◆用弯血管钳夹含有漱口液的棉球擦净口唇 ◆嘱患者咬合上下齿，用压舌板轻轻撑开一侧颊部由内向门齿纵向擦洗牙齿的外面，再弧形擦洗颊部，同法擦洗对侧。嘱患者张口，依次擦洗一侧牙齿上内侧面、上咬合面、下内侧面、下咬合面，同法擦洗对侧。最后"Z"字形擦洗硬腭部、舌面、"U"字形擦洗舌下 （上述擦洗时一次夹一个棉球，棉球应包绕血管钳前端，一个部位使用一个棉球） ◆清点棉球个数
7. 再次漱口	◆协助患者再用温开水漱口，用纱布擦净口周
8. 观察涂药	◆观察口腔黏膜如有溃疡，真菌感染，酌情涂药于患处，口唇干裂者涂石蜡油或唇膏 ◆必要时协助戴义齿
9. 整理记录	◆撤去治疗巾及弯盘 ◆协助患者取舒适体位，整理床单位 ◆消毒手、取口罩，进行健康教育 ◆整理用物，做好记录

【评价】

1. 护士操作方法正确，动作轻巧、细致。

2. 患者感到舒适，未湿衣被。

3. 患者或家属口腔健康知识增加。

表 12-2　口腔护理常用漱口溶液

溶液名称	浓度	作用
生理盐水	0.9%	清洁口腔，预防感染
朵贝尔氏液（复方硼酸溶液）		轻度抑菌，除臭
过氧化氢溶液	1%～3%	抗菌除臭，适用于口腔有溃烂、坏死组织者
碳酸氢钠溶液	1%～4%	碱性溶液，用于真菌感染
呋喃西林溶液	0.02%	清洁口腔，广谱抗菌
醋酸	0.1%	适用于铜绿假单胞菌感染
甲硝唑溶液	0.8%	对厌氧菌感染有效
硼酸溶液	2%～3%	酸性防腐溶液，有抑制细菌的作用

【小结】

1. 操作重点　实施中加下划线的地方为操作重点。

2. 注意事项

（1）擦洗时动作要轻柔，有凝血功能障碍者应防止碰伤黏膜及牙龈，以免引起出血。

（2）昏迷者禁忌漱口，需用张口器时，应从白齿处放入，擦洗时需用血管钳夹紧棉球，每次只夹一个，防止棉球遗留在口腔。棉球不可太湿，以防止患者将溶液吸入呼吸道。

（3）长期使用激素和抗生素的患者要特别注意口腔黏膜有无真菌感染。

（4）做好义齿护理。

（5）传染患者的用物应按消毒隔离原则处理。

【知识链接】经口气管插管患者的口腔护理

抢救危重患者时，经常采用经口腔气管插管。经口气管插管患者由于不能进食，吞咽、咀嚼功能受限，口腔处于经常性开放状态，容易造成口腔黏膜干燥，唾液减少，口腔的自净作用和局部黏膜抵抗力减弱，会使大量细菌在口腔内繁殖。随着国内外对呼吸机相关性肺炎的临床研究，发现患者口咽部细菌的定植和误吸是导致呼吸机相关性肺炎的主要原因之一。因此，做好经口气管插管患者的口腔护理具有特别重要的意义。由于气管插管和牙垫的存在，经口气管插管口腔护理一直是一个棘手的问题。传统的擦拭法无法有效地对患者的口腔进行彻底地清洁，经护理人员进行不断地改良，目前主要采取擦拭法结合吸引器吸引法、冲洗法、刷牙结合冲洗法（牙间刷或电动牙刷效果更佳）等对经口气管插管的患者进行口腔护理。

【拓展与思考】

1. 为昏迷患者实施特殊口腔护理时应注意哪些？

2. 如何为口腔护理患者选择合适的漱口液？

3. 经口气管插管的患者如何进行口腔护理？

第二节 头发的清洁护理

头部是人体皮脂腺分布最多的部位，皮脂、汗液常伴灰尘黏附在头皮、头发上易形成污垢，除会出现异味外，还可导致脱发及其他皮肤疾患，造成人的自卑和交往障碍。经常清洗和梳理头发可促进头皮血液循环，减少感染，还能维持良好的个人形象，增加自信心。对病情较重、自理能力下降的患者，护士应给予协助并实施头发护理。

一、头发护理

【重点提示】
长发及打结的头发梳理，床上洗发的室温、水温，灭虱液的配制。

（一）床上梳发

【目的】
1. 使患者舒适、整洁、美观，维持自信，有利于身心健康。
2. 按摩头皮，促进血液循环，有利于头发的生长和代谢。

【评估】
1. 患者病情、自理能力、习惯、合作程度。
2. 患者头发的发质、光泽度、长度等情况。
3. 患者头发的清洁度、头皮有无异常。

【计划】
1. 护士准备　着装整洁规范，洗手，戴口罩。
2. 用物准备　治疗盘内置梳子、治疗巾、纸袋、需要时备发夹、橡皮圈、30%乙醇。
3. 患者准备　了解梳头的目的及配合方法，乐意合作。
4. 环境准备　安静、整洁、舒适。

【实施】
床上梳头操作流程，见表12-3。

表12-3　床上梳头操作流程

操作流程	操作说明
1. 核对解释	◆携用物至床旁，核对并解释以取得合作
2. 安置体位	◆协助患者坐卧或半坐卧位
3. 铺治疗巾	◆在肩部铺治疗巾；如患者不能坐起，可取仰卧位，头偏向一侧，在枕头上铺治疗巾
	（避免碎发及头皮屑遗留在枕头上）

（续表）

操作流程	操作说明
4. 梳理头发	◆将头发从中间向左右分开，<u>由发梢逐段向发根梳理</u> ◆如患者头发<u>打结</u>或是长发时，可将头发绕在示指上或用30%乙醇湿润打结处后，慢慢梳理 ◆梳头过程中，可用指腹适当按摩头皮，长发可酌情编成辫子或扎成束
5. 整理记录	◆将脱落头发放在纸袋中，撤下治疗巾，协助患者取舒适卧位，整理床单位，清理用物，洗手，记录，感谢患者合作

【评价】

1. 患者头发梳理顺畅，整洁。

2. 护士操作用力适当，方法正确。

3. 患者舒适、合作愉快。

【小结】

1. 操作重点　实施中加下划线的地方为操作重点。

2. 注意事项

（1）梳发时尊重患者习惯，尽量满足其个人要求。

（2）动作轻稳、勿用暴力，防止患者疼痛。

【拓展与思考】

一长发女性患者因颈椎损伤致高位截瘫，头发打结明显，如何为其进行床上梳头？

（二）床上洗发

【目的】

1. 清洁头发，除去污垢，预防和除去头虱、虮子，防止疾病传播。

2. 按摩头皮，促进血液循环，预防头皮感染。

3. 使患者舒适、整洁，维持自信，有利于身心健康。

【评估】

1. 患者年龄、病情意识状态、自理程度与合作程度。

2. 患者头发的清洁度，有无头虱、虮子，头皮有无破损过敏、感染。

3. 患者对头发清洁、护理相关知识的认识。

【计划】

1. 护士准备　着装整洁规范，修剪指甲、洗手、戴口罩。

2. 用物准备

（1）治疗车上层　治疗盘（小橡胶单、毛巾、浴巾、纱布或眼罩、棉球、别针、洗发液、干发巾、水温计、纸袋，必要时备电吹风），快速手消毒液，橡胶马蹄形垫（或洗头器、洗头车）。患者自备梳子、面巾、镜子、护肤霜。

(2) 治疗车下层水壶（或洗头车水箱）内盛 40℃ ~ 45℃ 热水、脸盆、污水桶。

3. 患者准备　了解洗头目的及配合方法，乐意合作。

4. 环境准备　整洁、安静、舒适，调节室温 22℃ ~ 26℃。

【实施】

床上洗头操作流程，见表 12-4。

表 12-4　床上洗头操作流程

操作流程	操作说明
1. 核对解释	◆携用物至床旁，核对并解释以取得合作，洗手、戴口罩
2. 铺单围巾	◆移开床旁桌、椅，松开床尾盖被，在枕上铺小橡胶单及浴巾 ◆将患者衣领松开向内折，毛巾围于颈下，用别针固定
3. 安置体位	◆橡胶马蹄形垫法：协助患者斜角仰卧，移枕于肩下，头置于马蹄形垫内。患者屈膝，可垫枕于膝下。马蹄形垫的开口处下方接污水桶（图 12-2） ◆扣杯法：移枕于患者肩下，铺橡胶单和治疗巾于患者头部床单上，放脸盆一只，盆底放毛巾一块，其上倒扣搪瓷杯，杯上垫四折的毛巾，外裹隔水薄膜，协助患者将头部枕于其上，脸盆内放一橡胶管，下接污水桶（图 12-3） ◆洗头车法将洗头车推至床旁，患者斜角仰卧，双腿屈膝，头部枕于洗头车的头托上，将接水盘置于患者头下（图 12-4）
4. 眼耳保护	◆用棉球塞住双耳孔道，眼罩或纱布遮住双眼
5. 清洗头发	◆松开头发，先用合适的温水冲湿头发，再均匀涂抹洗发液，双手揉搓头发，同时用指腹沿发际向头顶部轻轻按摩头皮（勿用指甲抓挠头皮，以防引起损伤）。然后用温水反复冲洗与揉搓，直到干净为止 ◆解开颈部毛巾，擦去头发上的水分，撤去头下洗发用物，把枕头从患者肩下移回床头，协助患者取仰卧位，枕于枕上
6. 吹干梳理	◆取出耳道内的棉球，取下眼罩或纱布，用毛巾包好头发，取面巾洗脸，用干发巾擦干头发，用梳子帮患者梳理好，必要时可用电吹风帮患者吹干头发，梳理整齐
7. 整理宣教	◆整理床单位，清理用物，保持病室整洁，予以头发保养与护理知识宣教

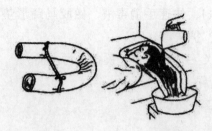 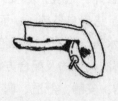 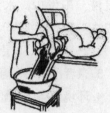

图 12-2　马蹄形垫 / 马蹄形圈洗头发法

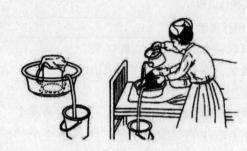 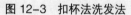 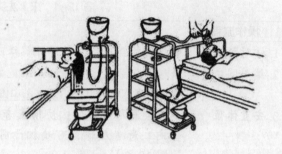

图 12-3　扣杯法洗发法　　　　　图 12-4　洗头车洗发法

【评价】

1. 操作熟练，动作轻稳，符合节力原则。

2. 操作中注意观察病情，未湿衣被。

3. 患者头发清洁舒适，健康知识增加。

【小结】

1. 操作重点　实施中加下划线的地方为操作重点。

2. 注意事项

（1）洗发过程中密切观察患者情况，如有异常，应立即停止操作，酌情处理。

（2）注意室温与水温的调节，防止患者烫伤或感冒。

（3）洗发时防止水流入患者的耳和眼内，保护患者的衣服、床单不被浸湿。

（4）揉搓头发时，动作轻柔，不要用指甲抓挠，以免损伤头皮。

（5）洗发后及时吹干头发，预防患者感冒。

（6）可根据医院条件为患者洗头，对能下床活动的患者还可协助其采取坐位洗发。

【拓展与思考】

陈某，女，68 岁。因心肌缺血、心绞痛发作卧床 3 周，护士为其进行床上洗发时，患者突感胸痛、心悸，面色苍白，出冷汗，护士此时应如何处理？

（三）灭头虱、虮子

【目的】

1.除去头虱，虮子，防止患者间传染及疾病传播。

2.使患者舒适、整洁，维持自信，有利于身心健康。

【评估】

1.患者年龄、病情、意识状态、自理程度、合作程度。

2.患者头发上虱、虮子的分布。

3.患者心理反应，了解对头虱、虮子的有关知识。

【计划】

1.护士准备　穿隔离衣，戴圆帽，戴口罩、手套。

2.用物准备　治疗盘内盛洗发用物、治疗巾2～3张，换药碗（内盛灭虱药液：① 30%百部含酸酊：百部30g放瓶内，加入50%乙醇溶液100 mL，纯乙酸1 mL后盖严，48 h后取药汁使用；② 30%百部含酸煎剂：百部30g，加水500 mL煎30min，过滤后药渣同法再煮30 min，两次药汁混合，加热浓缩至100 mL，冷却后加入100%乙酸1 mL即可）、篦子（齿内嵌少许棉花）、纱布、纸、一次性浴帽、清洁衣裤、床单被套、布口袋一个。

3.患者准备　了解灭虱的目的及配合方法，乐意合作。

4.环境准备　在治疗室实施或用屏风遮挡，调节室温22℃～26℃。

【实施】

灭头虱、虮子操作流程，见表12-5。

表12-5　灭头虱、虮子操作流程

操作流程	操作说明
1.核对解释	◆携用物至床旁，核对并解释以取得合作
2.头发处理	◆男患者劝其剃光头发，女患者劝其剪短头发（剪下的头发用纸包裹后焚烧）
3.涂抹药液	◆按洗头方法将头发分成多股，用纱布蘸灭虱药液从发根至发梢涂抹，不要有遗漏，涂抹均匀后用指腹反复揉搓头发约10min，头发完全被药液浸湿后给患者戴上浴帽，并包裹好头发
4.去除虱虮清洗头发	◆24h后取下浴帽，用嵌有少许棉花的篦子梳理头发，去除死虱和虮子，清洗头发。 （如有活虱须重复用药液杀灭）
5.整理、消毒处理	◆灭虱完毕，协助患者沐浴并更换衣裤及床上用品。换下的所有物品及护士脱下的隔离衣、帽等均放进布口袋内，并扎紧袋口。 ◆污衣袋送高压蒸汽灭菌，除去篦子上的棉花，用纸包裹后焚烧；梳子、篦子消毒后彻底清洗

【评价】

1. 灭虱、虮彻底，无虱、虮传播。

2. 患者头发清洁舒适，自信满足。

3. 患者未发生局部和全身反应。

【小结】

1. 操作重点　实施中加下划线的地方为操作重点。

2. 注意事项

（1）涂抹灭虱药液时应防止药液流入眼及耳内。

（2）操作中避免虱、虮传播，维护患者自尊。

（3）用药后注意观察患者局部和全身反应。

【拓展与思考】

为患者进行灭头虱和虮卵操作中如何避免虱、虮传播？

二、头发健康与保养

1. 头发卫生习惯指导　定期洗发，洗发次数应根据发质和季节来定，一般每周洗发 1～2 次为宜。

2. 正确梳头指导　梳发时应选择梳齿钝圆的木梳、牛角梳较好。梳发动作应轻柔，切忌拉扯。短发可以从发根梳至发梢，长发则从发梢中段梳至发根，每日梳发 2～3 次。

3. 正确洗发护发指导　洗发时水温不宜太热，否则易伤头皮。洗发时应用指腹轻轻揉搓，切忌用指尖抓挠，洗完后用毛巾或干发巾擦干，自然晾干最好。如用电吹风吹干则温度不宜太高，离头发不宜太近；束发时不宜太紧；烫发与染发不宜过勤；夏季应防晒，冬季应保暖，坚持每日按摩头皮 1～2 次。

4. 洗发护发用品　选择应根据发质、个人喜好选用。

5. 全身养护指导　膳食多样，营养均衡，多吃具有美发护发功能的食物；做到睡眠充足，劳逸结合；保持良好的心态。健康的体魄亦是美发的基础。

第三节　皮肤的清洁护理

皮肤具有保护机体、调节体温、吸收、分泌、排泄及感觉等功能。完整的皮肤是天然的屏障，可避免微生物的侵入。皮肤的新陈代谢产物如汗液、皮脂及脱落的表皮碎屑等，常与外界微生物及尘埃结合成污垢，黏附在皮肤表面，不及时清除，不仅可刺激皮肤，而且使皮肤抵抗力下降，失去屏障作用，导致细菌繁殖，引起各种感染。另外，不清洁的皮肤，散发异味，影响患者的自我形象。因此，做好患者的皮肤清洁与护理十分重要。

一、沐浴法

【重点提示】

淋浴、盆浴、床上擦浴的水温，床上擦浴患者穿、脱衣顺序。

（一）淋浴和盆浴

【目的】

1.清除皮肤污垢，保持皮肤清洁，使患者舒适，增进健康。

2.促进皮肤血液循环，增强皮肤抵抗力和排泄功能，防止感染及压疮等并发症的发生。

3.使患者肌肉松弛，维持关节、肌肉活动，防止肌肉萎缩和关节僵硬等并发症发生。

4.观察患者皮肤状况及病情，增强护患沟通，满足患者身心需要。

【评估】

1.患者年龄、病情、合作程度。

2.患者皮肤清洁程度与健康状况，有无皮疹、感染、破损。

3.患者心理反应，清洁习惯及卫生知识的了解程度。

【计划】

1.护士准备　着装整洁规范，修剪指甲、洗手，戴口罩。

2.用物准备　洗发液、浴皂或沐浴液、面盆、毛巾、浴巾、清洁衣裤、拖鞋。

3.患者准备　了解淋浴或盆浴目的及注意事项。

4.环境准备　浴室宽敞、明亮、安全，有扶手及信号灯，地面及浴盆有防滑垫等设施。调节室温在 24℃左右、水温 40℃～45℃（也可视患者习惯调节），按需备椅。

【实施】

淋浴和盆浴操作流程，见表 12-6。

表 12-6　淋浴和盆浴操作流程

操作流程	操作说明
1.核对解释	◆核对患者，解释目的，交代洗浴注意事项。如交代信号铃的使用方法，切忌用湿手触摸浴室内电源开关，贵重物品妥善保管
2.送入浴室	◆协助患者携带用物入浴室，调节室温、水温，教会患者沐浴用具的使用方法，叮嘱患者注意安全，浴室不可反锁，门外挂告示牌。如为盆浴，搀扶患者进入浴盆

（续表）

操作流程	操作说明
3.沐浴中	◆患者沐浴时，护士应在离浴室不远处，注意患者沐浴时间。盆浴者水位在患者心脏水平以下为宜，泡浴时间一般不超过 20min
4.沐浴后	◆对需要帮助的患者可协助穿衣。帮助整理沐浴物品，取走污衣裤，取下告示牌，观察患者一般情况

【评价】

1.沐浴过程安全、顺利，无意外发生。

2.患者皮肤清洁、舒适。

3.患者感觉良好、满意,精神愉快。

【小结】

1.操作重点　实施中加下划线的地方为操作重点。

2.注意事项

（1）沐浴最好在进食 1h 后进行，以免影响消化。

（2）仔细交代注意事项，防止患者感冒、烫伤、滑跌等意外情况发生。

（3）妊娠 7 个月以上的孕妇禁止盆浴；需要卧床休息虚弱及心脏病患者和创伤患者不宜淋浴或盆浴。

（4）沐浴后，注意观察患者一般情况，如有异常及时处理。

（5）传染病患者沐浴时，应严格执行隔离消毒原则。

【拓展与思考】

患者陆某，男，60 岁，因社区获得性肺炎住院治疗一周，现病情好转，患者拟进行沐浴，请为该患者进行沐浴指导。

（二）床上擦浴法

【目的】

1.清除皮肤污垢，保持皮肤清洁，使患者舒适，增进健康。

2.促进皮肤血液循环，增强皮肤抵抗力和排泄功能，防止感染及压疮等并发症的发生。

3.使患者肌肉松弛，维持关节、肌肉活动，防止肌肉萎缩和关节僵硬等并发症发生。

4.观察患者皮肤状况及病情，增强护患沟通，满足患者身心需要。

【评估】

1.患者年龄、病情、合作程度。

2.患者皮肤清洁程度与健康状况,有无皮疹、感染、破损。

3.患者心理反应,清洁习惯及卫生知识的了解程度。

【计划】

1. 护士准备　着装整洁规范，修剪指甲、洗手，戴口罩。

2. 用物准备　面盆、足盆各一个，水杯，治疗盘内放毛巾（两条）、浴巾、小橡胶单、沐浴露或浴皂、指甲剪、50% 乙醇、清洁衣裤和被服。水桶两只（一个盛 50℃ ~ 52 ℃ 的热水、一个接污水）。必要时备便盆及便盆布、屏风。

3. 患者准备　了解床上擦浴目的及注意事项，配合要点。

4. 环境准备　关好门窗，拉好隔帘或用屏风遮挡，调节室温 22℃ ~ 26℃，无关或异性人员劝其离开病室。

【实施】

床上擦浴操作流程，见表 12-7。

表 12-7　床上擦浴操作流程

操作流程	操作说明
1. 核对解释	◆携用物至床旁，核对并解释以取得合作
2. 操作前准备	◆确认室温适宜，关闭门窗，拉好隔帘（或屏风遮挡） ◆需要时给予便盆。调整病床高度，可根据病情摇平床头床尾或放平床头、床尾支架 ◆拉好对侧床栏，放下或移去近侧床栏，松开床尾盖被，移患者身体于近侧床沿
3. 擦洗面颈部	◆将脸盆放于床旁椅上，倒入热水 2/3 满 ◆将微湿毛巾包在右手成手套式，左手扶头，擦洗眼部（由内眦向外眦），揉洗毛巾后按写"3"字样依次擦洗额部、面颊部、鼻翼、人中、耳后、下颌及颈部，揉洗毛巾后同法擦洗另一侧
4. 擦洗上肢	◆换水、换毛巾，为患者脱下衣服（脱衣时先脱近侧，后脱对侧；如有外伤时先脱健肢，后脱患肢），将浴巾一半铺于一侧上肢下，另一半遮盖上肢，以香皂、较湿及拧干的毛巾由上至下擦洗 3 次（两条线：①自颈部侧面→上臂外侧→手背；②自侧胸→腋窝→上臂内侧手掌，每条线每次搓洗一次毛巾），浴巾擦干。同法擦洗对侧 ◆助患者向近侧侧卧，洗净双手，擦干（也可将脸盆移至对侧洗手）
5. 擦洗胸腹部	◆换水，盖被下折至脐下，将浴巾铺于胸腹部，毛巾包裹于手上（手套式），以香皂、较湿及拧干的毛巾从对侧到近侧擦洗 3 次，一手掀起浴巾，一手擦拭前胸、腹部，再以浴巾擦干
6. 擦洗背部	◆助患者向对侧侧卧，露出背部，浴巾遮盖。以香皂、较湿及拧干的毛巾由上至下擦洗后颈部、背部和臀部 3 次 ◆以 50% 的乙醇按摩骨突部位（图 12-5），穿清洁衣服（先近侧后远侧、先患侧后健侧），助患者平卧

（续表）

操作流程	操作说明
7. 擦洗下肢	◆换水，盖被三折于胸腹部，脱裤、翻转后遮盖会阴，将被子盖在对侧腿上，将浴巾一半铺于近侧腿下面，另半遮盖下肢 ◆毛巾包裹于手上（手套式），以香皂、较湿及拧干的毛巾从上至下擦洗3次（三条线：①自髂骨→大腿的外侧→足背；②自腹股沟→大腿内侧→内踝；③自臀部下方→大腿后侧→腘窝→足跟），浴巾擦干，同法擦洗对侧 ◆足盆下垫小橡胶单，脚下垫浴巾，放患者双足浸入水中洗脚、擦干，撤浴巾
8. 擦洗会阴部	◆换盆，换毛巾、倒热水，将污裤垫于臀下，协助患者清洗会阴（由上而下），撤污裤、穿清洁裤
9. 整理记录	◆协助患者取舒适体位，整理床单位，消毒手、取口罩 ◆健康教育，整理用物，做好记录

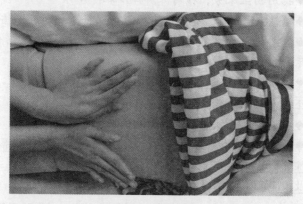

图 12-5　背部按摩

【评价】

1. 擦洗有序，动作敏捷，符合节力原则。

2. 操作中注意观察病情，未湿衣被。

3. 患者清洁、舒适、安全，健康知识增加。

【小结】

1. 操作重点　实施中加下划线的地方为操作重点。

2. 注意事项

（1）尊重患者，维护患者自尊，动作轻柔，尽量减少翻身次数和暴露，防止感冒。

（2）操作时拉好对侧护栏，保护患者，严防发生坠床等意外。密切观察病情，如患者出现寒战、面色苍白等情况，应立即停止擦洗并给予适当处理。

（3）如发现患者皮肤有异常，也应做好记录和处理。

（4）擦浴时注意运用节力原理，护士身体尽量靠近患者，站立时两腿稍分开，使重心在身体中央或稍低处，取放物品时，也应靠近身体，减少体力消耗。

【拓展与思考】

患者张某，女，43 岁，因车祸致左股骨骨折，已行左股骨干切开复位钢板螺钉内固定术，卧床一周，请为该患者进行床上擦浴。

二、压疮的预防和护理

【重点提示】

压疮的定义，压疮风险评估，压疮的预防，压疮的分期及特点，压疮的护理。

压疮是身体局部组织长期受压，血液循环障碍，局部组织持续缺血、缺氧、营养缺乏，致使皮肤失去正常功能而引起的组织破坏和坏死，又称压力性溃疡。2014，美国国家压疮咨询委员会及欧洲压疮咨询委员会中指出压疮定义：是指皮肤和／或皮下组织的局部损伤，通常位于骨突出部位，由压力或者压力联合剪切力引起的。

（一）压疮发生的原因

1.力学因素　造成压疮的三个主要的物理力是垂直压力、摩擦力和剪切力，通常是 2 ～ 3 种力联合作用所致。

（1）垂直压力　持续性垂直压力是造成压疮的最主要原因。卧床或坐轮椅的患者长时间不改变体位或石膏绷带、夹板使用不当，当持续性的压力超过毛细血管压（正常为 16 ～ 32mmHg），持续时间超过 2h,组织就会因缺血、缺氧而溃烂、坏死。

（2）摩擦力　当患者在床上活动或坐轮椅时，皮肤可受到床单或轮椅垫表面的逆行阻力摩擦，擦伤皮肤。皮肤擦伤后受汗渍、尿液等潮湿刺激而发生压疮。

（3）剪切力　因两层组织相邻表面间的滑行，产生进行性的相对移位所引起，是由摩擦力和压力相加而成。如患者半坐卧位身体下滑时，导致剪切力的产生，引起局部皮肤血液循环障碍而发生压疮（图 12-8）。

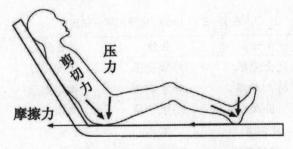

图 12-6　压力、摩擦力、剪切力示意

2.理化因素　对皮肤的刺激　皮肤经常受到汗液、尿液、各种渗出液、引流液等物质的刺激变潮湿，使皮肤酸碱度改变，皮肤抵抗力下降，皮肤屏障作用减弱，产生皮肤破溃，同时皮肤潮湿会增加摩擦力，加重皮肤损伤。

3. 全身营养不良或水肿营养摄入不足　蛋白质合成减少，负氮平衡，皮下脂肪少，肌肉萎缩，受压处由于缺乏肌肉和脂肪组织的保护，引起循环障碍，加之皮肤较薄，抵抗力较弱，受力后容易破损，而出现压疮。

4. 矫形器械使用不当　使用石膏绷带、夹板及牵引时，限制了肢体活动，特别是夹板内衬垫放置不当。石膏内部不平整或有渣，固定过紧或肢体有水肿，均可致局部组织血液循环障碍，导致组织缺血坏死。

（二）压疮风险性因素评估

1. 评估时机及目的　及时（入院 8 小时内）、动态、客观、综合、有效地进行结构化风险评估，判断危险因素、识别压疮发生的高危人群及确定易患部位，从而对压疮高危人群制定并采取个体化预防措施，这是有效预防压疮的关键。

2. 危险因素评估　内容包括①皮肤状态评估；②行为 / 行动能力评估；③灌注及氧合；④营养状态；⑤皮肤潮湿度；⑥其他：年龄、体温、感觉、血液学指标及健康状况。

3. 评估工具　评估时可使用风险评估工具，对患者发生压疮的危险因素进行定性和定量的综合分析，由此判断其发生压疮的危险程度，降低压疮预防护理工作的盲目性和被动性，提高压疮预防工作的有效性和护理质量。常用的风险评估工具包括 Braden 危险因素评估表、Norton 压疮风险评估量表、Waterlow 压疮风险评估量表及 Andersen 危险指标记分法等。应用压疮风险评估工具时需根据患者的具体情况进行动态评估，并及时修正措施，实施重点预防。

（1）Braden 危险因素评估表　目前国内外用来预测压疮发生的较为常用的方法之一（表 12-8）。对压疮高危人群具有较好的预测效果，且评估简便、易行。Braden 危险因素评估表的评估内容包括感觉、潮湿、活动力、移动力、营养及摩擦力和剪切力 6 个部分。总分值范围为 6 ~ 23 分，分值越少，提示发生压疮的危险性越高。评分 ≤ 18 分，提示患者有发生压疮的危险，建议采取预防措施。评分 15 ~ 18 分，轻度危险；13 ~ 14 分，中度危险；10 ~ 12 分，高度危险；9 分及以下，极度危险。

表 12-8　Braden 危险因素评估表

评分内容	1 分	2 分	3 分	4 分
感觉	完全受限	非常受限	轻度受限	没有改变
潮湿	持久潮湿	非常潮湿	偶尔潮湿	很少潮湿
活动	卧床	局限于椅	偶尔行走	经常行走
营养	非常差	不足	充足	极佳
摩擦和剪切力	有问题	有潜在问题	无明显问题	
总分				

Norton 压疮风险评估量表　也是目前公认用于预测压疮发生的有效评分方法（表12-9），特别适用于老年患者的评估。Norton 压疮风险评估量表评估 5 个方面的压疮危险因素：身体状况、精神状态、活动能力、灵活程度及失禁情况。总分值范围为 5 ~ 20分，分值越少，表明发生压疮的危险性越高。评分 ≤ 14 分，提示易发生压疮。由于此评估表缺乏营养状态的评估，故临床使用时需补充相关内容。

表 12-9　Norton 压疮风险评估量表

身体状况	精神状态	活动能力	灵活程度	失禁情况
良好 4	思维敏捷 4	可以走动 4	自如行动 4	无失禁 4
一般 3	无动于衷 3	需协助 3	轻微受限 3	偶有失禁 3
不好 2	不合逻辑 2	坐轮椅 2	非常受限 2	经常失禁 2
极差 1	昏迷 1	卧床 1	不能活动 1	二便失禁 1

（三）压疮易发部位

压疮容易发生在受压和缺乏脂肪组织保护，无肌肉包裹或肌层较薄的骨骼隆突处及皮肤皱褶处。不同的体位，其受压部位也不同。

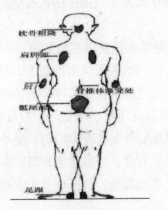

图 12-7　仰卧位压疮好发部位

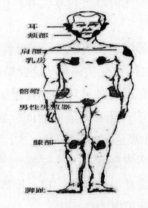

图 12-8　俯卧位压疮好发部位

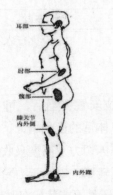

图 12-9　侧卧位压疮好发部位

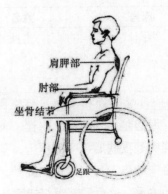

图 12-10　坐位压疮好发部位

仰卧位 好发于枕骨粗隆、肩胛部、肘部、脊椎体隆突处、骶尾部、足跟等，尤其是骶尾部最多见。（图 12-7）

俯卧位 好发于面颊、耳郭、下颌、肩部、女性乳房、肋缘突出部、男性生殖器、髂前上棘、膝部、脚趾等。（图 12-8）

侧卧位 好发于耳郭、肩峰、肘部、髋部、膝关节内外侧、内外踝等。（图 12-9）

坐位 好发于肩胛骨、肘部、坐骨结节、足跟等。（图 12-10）

（四）压疮高危人群

压疮发生的高危人群包括：①神经系统疾病患者；②脊髓损伤患者；③老年患者；④身体衰弱、营养不良患者；⑤肥胖患者；⑥水肿患者；⑦疼痛患者；⑧发热患者；⑨使用医疗器械患者；⑩手术患者。对上述高危人群需加强压疮预防与管理。

（五）压疮的预防

控制压疮的关键是预防，预防压疮的关键在于消除诱发因素。护士在日常工作中必须做到"六勤一好"，即勤观察、勤翻身、勤擦洗、勤整理、勤更换、勤交班、营养好。交接时应到床旁细致观察，并将患者局部皮肤情况及护理措施的执行情况做好交接及记录。

1. 避免局部组织长期受压 间歇性解除压力是最有效预防压疮的方法。

（1）定时翻身变换体位，减少局部组织的压力 如果压迫时间过长，即使是较小的压力，也可阻碍血液循环而导致组织损伤，所以经常翻身变换体位是最简单且有效地解除压力的方法。翻身间隔的时间应根据病情及局部受压情况来定。一般每 2h 翻身一次，必要时 1h 甚至 30 min 翻身一次，建立床头翻身记录卡（表 12-10），翻身后应及时记录时间、患者皮肤状况、卧位等，严格执行交接班制度。协助患者翻身时，应先将患者身体抬起再挪动，避免拖、拉、推等动作，防止擦伤皮肤。有条件的医院在帮助患者翻身时应尽量使用电动翻转床。

表 12-10 翻身卡

科室：	床号：	姓名：	性别：	年龄：
日期／时间	卧位	皮肤情况及备注		执行人

（2）保护骨隆突处和支持身体空隙处 将患者体位安置妥当后，可在身体空隙处，垫软枕、海绵垫、气垫褥、水褥、羊皮垫等，使支撑体重的面积增大，受力均匀，从而降低骨隆突处皮肤所承受的压力。羊皮垫还具有抵抗剪切力及高度吸收水蒸气的功效，对长期卧床的患者特别适用。此外，还可使用电动翻转床、电动压力轮替床垫等用来分散患者的体重，避免局部组织持续受压，但这些措施还是不能替代定时翻身。

【知识链接】预防压力的误区

气垫圈使局部血循环受阻，造成静脉充血与水肿同时妨碍汗液蒸发而刺激皮肤，特别是水肿和肥胖者更不宜使用。

局部按摩使骨突出处组织血流量下降，组织活检显示该处组织水肿，分离。应避免以按摩作为各级压疮的处理措施。

翻身 90° 使双侧髋关节骨突处直接受压，导致压疮的概率大大增加。翻身应 30° 为宜。

（3）正确使用石膏夹板及绷带固定　对使用石膏、夹板、绷带及牵引的患者，石膏内面应光滑、切忌凹凸不平，衬垫平整、松紧适度。密切观察患者局部情况及指（趾）端的皮肤颜色、温度、运动状况，询问患者的感觉。如发现异常，应立即通知医生，及时处理。

2.避免摩擦力和剪切力的作用　摩擦易损伤皮肤角质层，引起皮肤抵抗力下降。协助患者翻身、更换床单时，先应抬起患者的身体再挪动，避免拖、拉、推等动作，以免形成摩擦力而损伤皮肤。床单应平整、无皱褶、无碎屑，以免皮肤与碎屑及床单、衣服皱褶面产生摩擦。使用便器时，先协助患者抬高臀部，再放便器，不要硬塞、硬拉，避免损伤骶尾部皮肤，更不能使用破损的便器。必要时在便器边缘垫以软纸、布垫，防止皮肤擦伤。患者取半卧位时，应防止身体下滑。

【拓展与思考】

为患者进行翻身操作时如何减少摩擦力与剪切力对患者的损伤？

3.避免潮湿等不良刺激　大小便失禁、出汗及分泌物多的患者，应及时擦洗干净，避免皮肤受刺激。病床应经常保持清洁干燥、平整无碎屑。被服污染后应立即更换。患者不能直接躺卧于橡胶单或塑料布上。小儿要注意勤洗勤换。

【知识链接】预防潮湿的误区

1.使用烤灯等使皮肤干燥，导致组织细胞代谢及需氧量增加进而造成细胞缺血、甚至坏死。

2.涂抹凡士林、氧化锌膏等油性剂，导致皮肤无透气性，亦无呼吸功能，其水分蒸发量维持在一个较低水平上，远低于正常皮肤的水分蒸发量，导致皮肤浸渍。

【拓展与思考】

不能用烤灯，不能涂油，那我们还能做什么？

4.增加营养的摄入　营养不良既可导致压疮的发生，又可影响压疮的愈合。良好的营养可以改善患者营养状况，是压疮患者创面愈合的重要条件。因此，只要患者病情允许，应给予高蛋白、高热量、高维生素的饮食，促使正氮平衡，增强机体抵抗力和组织修复能力。维生素 C 及锌对伤口愈合有重要作用，应及时补充。水肿患者应限制水和盐的摄入，脱水患者则应及时补充水和电解质。不能正常进食的患者应考虑胃肠外营养。

5. 鼓励患者活动　在病情允许的范围内积极活动，可防止因长期卧床而导致的各种并发症。如参与日常生活自理、静与动结合、主动运动与被动运动结合等各种方式。

（六）压疮的分期及临床表现

1. Ⅰ期　病变仅累及表皮层。皮肤完整，表现为在骨突部位出现指压不变白的红斑，与周围正常皮肤界限清楚。在深色皮肤的表现可能没有明显的压红，但颜色可能与周围皮肤不同，与邻近组织相比，可有疼痛、硬肿或松软、皮温较高或较低。皮肤颜色改变不出现紫色或栗色。（图 12-11）

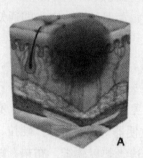 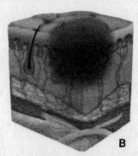 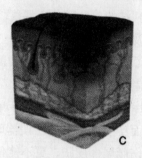

A：创面局部水肿　　B：浅色皮肤上红斑比较明显　　C：对深色皮肤而言红斑相对
不太明显，需要仔细甄别

图 12-11　Ⅰ期压疮皮肤出现指压不变白的红斑

2. Ⅱ期　病变累及真皮层，未达皮下。表现为浅表的开放性溃疡，创面呈粉红色或红色，潮湿。也可表现为完整的或开放/破损的浆液水疱。但不暴露脂肪层和更深的组织，不存在肉芽组织、腐肉和焦痂。（图 12-12）

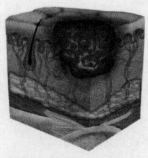

图 12-12　Ⅱ期压疮部分皮层缺损伴真皮层外露

3. Ⅲ期　病变累及皮肤全层，筋膜未损，全层皮肤缺失。可见皮下脂肪，骨肌腱、肌肉并未外露，可有腐肉或（和）焦痂。深度按解剖位置而异：皮下脂肪较多的部位可能呈现较深的创面，在无皮下脂肪组织的部位（包括鼻梁、耳郭、枕部和踝部）则呈现为表浅的创面；潜行和窦道也可能存在；但不暴露筋膜、肌肉、肌腱、韧带、软骨和

骨。腐肉或坏死组织应不掩盖组织缺损的程度。（图 12-13）

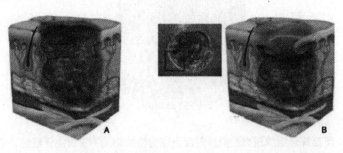

A：皮肤全层缺损，深达脂肪层　　　　B：伴有创缘内卷

图 12-13　Ⅲ期压疮全层皮肤缺损

4. Ⅳ期　病变深及筋膜、肌肉和骨骼。全层皮肤和组织缺损形成的溃疡，伴有可见或可触及的筋膜、肌肉、肌腱、韧带、软骨或骨外露，局部也可有腐肉和 / 或焦痂。通常伴有创缘内卷、潜行腔隙和 / 或窦道。溃疡深度因解剖部位而异。腐肉或焦痂不掩盖组织缺损程度。（图 12-14）

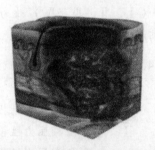

图 12-14　Ⅳ期压疮创面深达筋膜、肌肉、肌腱或骨组织

5. 不可分期　深度未知。全层皮肤和组织缺损，其表面的腐肉或焦痂掩盖了组织损伤的程度，一旦腐肉和坏死组织去除后，将会呈现Ⅲ期或Ⅳ期压疮。否则无法判断实际深度，也无法分期。（图 12-15）

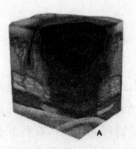

A：创面被黑色焦痂覆盖，　　　　B：创面被腐肉和 / 或焦痂覆盖，

无法判定缺损程度　　　　　　　缺损程度无法确定

图 12-15　不可分期的压疮损伤程度

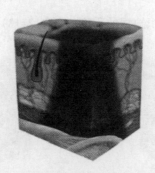

图 12-16 可疑深部组织压力性损伤创面表现为持续指压不变白的深红色、栗色或紫色

6.可疑深部组织损伤深度未知 皮肤完整且褪色的局部区域出现紫色或栗色，或形成充血性水疱。此部位与邻近组织相比，先出现痛感、发硬、糜烂、松软、发热或发凉，进一步发展可能会在深色创面上出现扁薄（细小）的水疱，该创面可进一步演变，可覆有一薄层焦痂。即便使用最佳的治疗方法，也会迅速出现深层组织的暴露。（图 12-16）

【知识链接】美国国家压疮咨询委员会 2016 年压力性损伤分期

美国国家压疮咨询委员会关于压力性损伤的分期同前基本相同，最主要的是将1～4期的分期符号从罗马数字（Ⅰ、Ⅱ、Ⅲ、Ⅳ）改为阿拉伯数字（1、2、3、4），此外还包括不可分期的压力性损伤和深部组织压力性损伤。（表 12-11）

表 12-11 2014、2016 年美国国家压疮咨询委员会压疮分期

2014 年损伤部位	2016 年
Ⅰ期压疮表皮	1 期压力性损伤
Ⅱ期压疮真皮	2 期压力性损伤
Ⅲ期压疮皮肤全层	3 期压力性损伤
Ⅳ期压疮肌腱、骨骼外露	4 期压力性损伤
不可分期	不可分期的压力性损伤
可疑深部组织损伤	深部组织压力性损伤

（七）压疮的治疗和护理

一旦压疮发生，应采取局部护理为主，全身护理为辅的综合措施。积极治疗原发病，增加营养摄入，局部治疗与全身治疗结合。

1.Ⅰ期压疮 此期护理的关键是去除危险因素，保护创面，促进局部血液循环，避免压疮进展。主要的护理措施是减压护理，如增加翻身次数，避免局部组织受压过久。保持床铺平整清洁，无碎屑，避免潮湿、摩擦等物理刺激。可在皮肤受损处用保护膜、透明贴、水胶体敷料或泡沫类敷料贴敷，同时增加营养，改善全身营养状况，增强机体抵抗力。

2.Ⅱ期压疮 此期治疗护理重点是保护创面、预防感染，促进上皮爬行，保护新生

上皮组织。除继续执行上述措施，避免损伤加重外，还要保护已受损的皮肤，促进创面愈合。

（1）对未破溃的小水疱（直径＜2cm）　减少摩擦，防止破裂感染，让其自行吸收。

（2）较大水疱（直径＞2cm）　局部消毒后，可在无菌操作下在水泡的最下端用5号小针头穿刺并抽吸出液体，疱皮不应剪除，表面覆盖水胶体敷料。

（3）破损的创面　使用生理盐水或林格氏液对创面及创面周围的皮肤进行清洗。渗出液较少时，使用水胶体敷料覆盖伤口；如果渗出液较多，则使用泡沫敷料覆盖，促进渗液的吸收。可每隔3～5d换药1次，也可根据渗液情况酌情决定换药时间。

3. Ⅲ期压疮　护理原则是清除腐肉，减少无效腔，促进肉芽组织生长，预防和控制感染。生理盐水清洗伤口。选择清创方式：自溶清创、锐器清创或联合清创等。刮去或剪除腐肉，使用水凝胶敷料、泡沫敷料或银离子敷料覆盖。经过以上处理，伤口床变为红色后，使用藻酸盐敷料填充，外层覆盖泡沫敷料或银离子敷料。

4. Ⅳ期压疮　护理原则是清除焦痂和腐肉，保护暴露的骨骼、肌腱或肌肉，减少无效腔，控制感染。选择清创方式：自溶清创、锐器清创或联合清创等。刮去或剪除腐肉后，在骨骼、肌腱、肌肉暴露部位使用水凝胶敷料保湿。无感染但有焦痂、渗液少的，外层覆盖水胶体敷料；无感染但渗液多的外层覆盖渗液吸收贴；有感染的外层覆盖银离子敷料。肉芽组织生长良好，包围骨骼、肌腱后，伤口床变为红色后，使用藻酸盐敷料填充，外层覆盖泡沫敷料或银离子敷料。有肌腱、肌肉组织坏死，并发骨髓炎等，准备伤口床，必要时转外科治疗。如进行负压创伤治疗、植皮与皮瓣移植等。

【知识链接】压疮治疗新主张——湿性疗法

压疮湿性换药：避免双氧水、络合碘的刺激，不须完全无菌，用生理盐水或林格氏液清洗干净创面，创造一个湿性自然的环境，让细胞自由生长（实践证明，湿性环境较干性环境更利于细胞的生长），促使创面早愈合。

压疮湿性环境生长：湿润的环境，渗出物不结痂，坏死组织液化快、生肌快，表皮细胞的迁移快。创面覆盖敷料，表皮在真皮上迁移。表皮层厚，表皮与真皮间连接轮廓清楚，胶原排列良好。不足之处在于创面湿疹概率增高。

5. 不可分期压疮　此期治疗护理原则是清除焦痂和腐肉。生理盐水清洗伤口，进行外科清创。难切除的焦痂和腐肉，可用无菌刀片在表面划痕后，使用水凝胶敷料及水胶体敷料溶解，但足跟或缺血肢体的稳定焦痂（干燥、黏附紧密、完整、无红斑或波动感）不应该软化或去除。彻底清创后，明确压疮分期，再按Ⅲ期或Ⅳ期压疮进行处理。

6. 可疑深部组织损伤　此期治疗护理重点保护创面，观察发展趋势，完全减压，防止进一步发展。及时将病情及预后告诉患者和家属。无血疱、黑硬者，选择大于病变面积2～3cm的水胶体敷料，促进淤血吸收、软化硬结。有血疱、黑软者，无菌操作剪开疱皮，彻底引流，使用泡沫敷料覆盖，促进愈合。密切观察发展趋势，好转者可2～3d更换敷料，恶化者依据Ⅲ～Ⅳ期治疗原则处理。

压疮是临床最常见并发症，也是护理工作的一大难题。在科学认知压疮的概念和发生原因基础上，采取积极有效的预防护理措施以减少压疮的发生。

【拓展与思考】

陈某，男性，52岁。截瘫，尾骶部有一5.5cm×3.5cm的创面，深达肌层，有脓性分泌物，创面周围有黑色坏死组织。患者的压疮分期，创面如何处理？

第四节 晨晚间护理

晨晚间护理是护士根据病情为危重、瘫痪、高热、大手术后、昏迷及年老体弱等生活不能自理的患者，在晨间及晚间所进行的生活护理。对疾病康复期的患者，护士也应给予必要的帮助和指导。

一、晨间护理

【重点提示】

晨间护理的目的、内容。

晨间护理一般应在每天清晨诊疗工作前完成。患者经过一整夜的睡眠，常常需要进行必要的清洁护理，以维护其身心舒适，维持个人良好的形象，以愉快的心情迎接新一天的到来。

（一）目的

1. 使患者清洁舒适，预防压疮、肺炎等并发症的发生。
2. 观察和了解病情，为诊断、治疗和护理计划的制订提供依据。
3. 进行心理护理及健康知识宣教。
4. 保持病床及病室整洁美观，为患者创造舒适的休养环境。

（二）内容

【护理评估】

1. 目前病情，睡眠状况，自理能力。
2. 个人卫生习惯，合作态度。对疾病知识的知晓程度。
3. 患者卫生清洁度如口腔、头发、皮肤衣裤等，床单被套的清洁度。

【护理计划】

1. 护理目标

（1）患者感到清洁舒适、心情愉快。

（2）病室病床整洁、空气清新。

2. 用物准备

（1）床整理用物 床刷及一次性床刷套或扫床巾（微湿的消毒毛巾）。

（2）协助患者个人清洁用物 口腔护理用物一套，脸盆，面巾、梳子、小治疗巾、纸袋。

（3）更换床单用物 护理车上放置清洁大单、中单、被套、枕套、床刷及一次性床刷套或扫床巾、便盆、卫生纸、50%乙醇、爽身粉。必要时备清洁衣裤和指甲剪。

【护理措施】

1. 对于自己能离床活动、病情较轻的患者 应鼓励自行洗漱：包括刷牙、漱口、洗脸梳头等。通过自理生活，患者全身的肌肉关节都得到锻炼，同时也树立战胜疾病的信心。护士可用消毒毛巾实施湿式扫床。根据清洁程度，更换床单和被套，整理好床单位。

2. 对于不能离床活动、病情较重的患者 护士应协助其完成晨间护理。

（1）协助患者排便、刷牙、漱口，病重者给予口腔护理；洗脸、洗手、梳头。必要时修剪指（趾）甲。

（2）协助患者翻身，检查皮肤受压情况，酌情用湿热毛巾擦洗背部，并用50%乙醇或润滑剂按摩受压部位。需要时协助与指导患者正确咳嗽与排痰。

（3）按需要更换衣服和床单并整理床单位。

（4）与患者沟通，了解患者晚间睡眠情况及病情有无变化，给予必要的心理护理。

（5）根据季节、气温和患者具体情况酌情开窗通风，保持病室空气新鲜。

二、晚间护理

【重点提示】

晚间护理的目的、内容。

晚饭后至入睡前为患者提供晚间护理，可创造良好的睡眠条件，促进患者舒适入睡。同时，还能了解患者的病情变化，鼓励其树立战胜疾病的信心。

（一）目的

1. 保持病室内安静整洁，为患者提供良好的睡眠条件，使患者舒适入睡。

2. 了解和观察患者的病情变化，及时发现问题，及时处理。

3. 增进护患沟通，满足患者身心需要。

（二）内容

【护理评估】

1. 目前病情，个人睡眠习惯，睡眠状况。

2. 对疾病知识的掌握程度。

【护理计划】

1. 护理目标

（1）病室环境整洁，患者感到舒适。

（2）及时了解和解决患者睡眠问题，使患者能得到良好休息。

2. 用物准备　口腔护理用物一套，脸盆、面巾、50% 乙醇、便盆，会阴冲洗用物等。必要时准备衣裤、治疗巾、被套等。

【护理措施】

1. 协助患者刷牙、漱口，重症患者给予口腔护理　洗脸、洗手、擦洗背部、臀部，热水泡脚，女患者应清洗会阴部。观察皮肤受压情况，用 50% 乙醇按摩背部及骨隆突处。

2. 协助患者排便　使用便器时，护士手托（扶）住患者的腰和骶尾部，另手将便器平放于患者臀下，便器开口向下（图 12-17）。

3. 整理床铺　根据需要更换衣服及床单，必要时添加盖被或毛毯。

4. 创造良好的睡眠条件　控制噪音和强光，保持病室安静、调节适宜的温度、湿度和光线，使患者舒适、愉快。

5. 指导患者养成良好的睡眠习惯　坚持按时就寝。晚餐不要过饱。睡前不要过多饮水，不喝浓茶与咖啡，不看容易引起情绪变化的小说或节目，避免过度兴奋，影响入睡。取合适的卧位，促使患者尽快入睡。

6. 勤巡视　了解患者睡眠情况，并酌情处理。

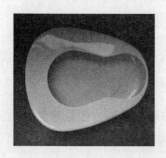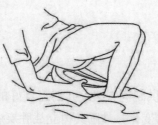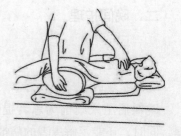

图 12-17　便盆使用法

三、卧有患者床更换床单法

【重点提示】

便器的使用，背部按摩，卧床患者床更换床单注意事项。

【目的】

1. 保持床铺的清洁、干燥、平整，使患者感觉舒适。

2.观察患者的病情变化，预防压疮等并发症的发生及保持病室的整洁美观。

【评估】

1.患者年龄、病情、肢体活动能力，是否输液、引流等情况。

2.床单位清洁程度，患者心理反应及合作程度。

3.病室内其他患者有无治疗或进餐情况。

【计划】

1.护士准备 着装整洁规范、戴口罩、洗手。

2.用物准备

（1）护理车上层 从下至上依次为：枕套、被套、中单、大单。

（2）护理车中层 皮肤护理盘、快速洗手液、50% 乙醇、弯盘、卫生纸、笔、记录本。

（3）护理车下层 床刷及刷套，清洁便盆及便盆布。

3.患者准备 了解操作的目的，愿意合作。

4.环境准备 调节室温、关闭门窗、拉好隔帘或屏风遮挡。

【实施】

卧有患者床更换床单操作流程，见表 12-12。

表 12-12 卧有患者床更换床单操作流程

操作流程	操作说明
1.核对解释	◆携用物至床尾，核对并解释以取得合作
2.移开桌椅	◆关门窗，移开床旁桌 20cm 左右，床旁椅平床尾平移开 30 ~ 40cm。如病情许可，放平床头及床尾支架，拉好对侧床栏，放下近侧床栏。必要时给予便盆。
3.按摩背部	◆松开盖被，助患者侧卧靠近操作者（背朝操作者），暴露背部，操作者双手蘸 50% 乙醇由上往下均匀涂抹患者背部，再以手掌的大、小鱼际肌从下而上按摩臀部上方、脊柱两旁、肩部、肩峰向下至髂部、骶尾部，用拇指指腹蘸 50% 乙醇，由骶尾部开始沿脊柱按摩至第 7 颈椎处（由轻至重、由重至轻按摩全背）
	◆按摩完毕，协助患者平卧，将枕头移向对侧，协助患者侧卧至床对侧 1/2 处，盖好被子（动作轻稳，注意安置导管与患者安全）
4.更换床单	◆松开近侧中单、橡胶单、大单，中单擦净橡胶单后卷于患者身下，橡胶单搭于患者身上，将大单卷起平塞入患者身下
	◆用床刷从床头至床尾扫净褥上渣屑
	◆取清洁大单，将清洁大单中线与床中线对齐，先床头后至床尾展开，对侧一半平卷塞于患者身下，铺好近侧大单，放平橡胶单，取清洁中单放于橡胶单上，对齐中线展开，对侧半幅中单卷起塞于患者身下，近侧半幅中单和橡胶单一并塞入床垫下

（续表）

操作流程	操作说明
	◆将枕头移向近侧，助患者卧于铺好的一边，<u>拉起近侧床栏</u>，操作者转至床对侧，放下床栏
	◆松开中单、橡胶单、大单，将污中单擦净橡胶单后卷放于床尾，橡胶单搭于患者身上，将污大单从床头卷至床尾与污中单一并放入污物袋内
	◆用床刷从床头至床尾扫净床褥上的渣屑，将清洁大单扯平，依铺床法将大单铺好，从患者身上将橡胶单放下展平，中单拉平后与橡胶单一并塞入床垫下，助患者舒适地卧于床中间
5. 更换枕套	◆取出枕头至床尾，撤除污枕套并将其放入污物袋内，套清洁枕套拍松，将枕头置于患者头下，开口端背门
6. 更换被套	◆解开污被套，开口打开，<u>1/3 棉胎在污被套内竖摺，3 折再按扇形横摺 3 折后拉出</u>，放在治疗车上
	◆取清洁被套，正面向外平铺于污被套上，床尾端打开 1/3，按铺床法将被子套好，然后在套好的被子下方，从床头至床尾将污波套撤出，放入污物袋内，被子整平，叠成筒状盖好患者，尾端内折与床尾平齐
7. 整理记录	◆移回床头柜，放回床旁椅，洗手、脱口罩，记录翻身按摩时间，进行健康宣教

【评价】

1. 护士操作轻稳，熟练，患者安全、舒适，无意外发生。

2. 床单元整洁、美观。

3. 护患沟通有效、合作愉快。

【小结】

1. 操作重点　实施中加下划线的地方为操作重点。

2. 注意事项

（1）患者的衣服、床单、被套、枕套等每周更换 1～2 次，如被汗液、血液、尿便等污染应及时更换。

（2）病床应湿式清扫，做到一床一巾一消毒。污染物按规定放置，不得随便处置。

（3）操作中注意观察与询问患者有无不适，出现病情变化，应及时处理。

（4）动作轻稳，减少过多翻动和暴露患者，保证其安全、舒适，防止疲劳和受凉。

（5）注意节力原理，两人操作时注意配合，动作协调一致。

（6）与患者进行有效沟通，满足患者身心需要，使患者舒适、安全。

【拓展与思考】

晨、晚间护理时均为卧床患者按摩皮肤，哪种情况下则不宜按摩？

【课后检测】

选择题

1. 关于口腔护理目的, 不正确的是 ( )

A. 清洁口腔   B. 观察口腔黏膜   C. 去除口垢

D. 预防口腔感染   E. 清除口腔内的一切细菌

2. 不可作为漱口溶液的是 ( )

A.1% ~ 3% 过氧化氨溶液   B.0.02% 呋喃西林溶液   C.2% ~ 3% 硼酸溶液

D.1% 醋酸溶液   E.1% ~ 4% 碳酸氢钠溶液

3. 口腔护理使用 0.08% 甲硝唑溶液的作用是 ( )

A. 除臭   B. 防腐   C. 广谱抗菌

D. 用于厌氧菌感染   E. 用于真菌感染

4. 为昏迷患者做口腔护理不需准备的用物是 ( )

A. 石蜡油   B. 漱口杯   C. 压舌板

D. 治疗碗   E. 弯血管钳

5. 为昏迷患者作口腔护理, 应特别注意 ( )

A. 压舌板轻轻撑开颊部   B. 操作时动作要轻

C. 从外向里擦净口腔及牙齿的各面

D. 观察口腔黏膜   E. 夹紧棉球, 每次 1 个, 棉球不可过湿

6. 为昏迷患者作口腔护理时哪项不正确 ( )

A. 用开口器   B. 棉球不宜太湿   C. 活动义齿 (假牙) 先取下

D. 漱口   E. 用血管钳夹紧棉球

7. 患者的活动义齿取下刷洗后, 应放于 ( )

A.70% 乙醇中   B.84 消毒液中   C. 冷开水中

D. 新洁尔灭中   E. 热开水中

8. 下列哪种患者不需要做特殊口腔护理 ( )

A. 髋关节置换   B. 禁食   C. 鼻饲

D. 昏迷   E. 高热

9. 床上洗头应备的热水温度是 ( )

A.30℃ ~ 32℃   B.35℃ ~ 38℃   C.40℃ ~ 45℃

D.45℃ ~ 50℃   E.50℃ ~ 52℃

10. 床上擦浴的目的不包括 ( )

A. 促进皮肤血液循环   B. 增强皮肤排泄功能   C. 预防皮肤过敏

D. 观察病情   E. 使患者清洁舒适

11. 为一右上肢骨折患者脱穿衣服的正确方法是 ( )

A. 先脱右肢, 先穿右肢   B. 先脱左肢, 先穿右肢

C. 先脱右肢，先穿左肢　　　　D. 先脱近侧，先穿近侧

E. 先脱左肢，先穿左肢

12. 下列选项中可以进行盆浴的是（　　　）

A. 严重创伤　　　　　B. 极度衰竭者　　　　　C. 阑尾术后第 10 天

D. 妊娠 7 个月　　　　E. 严重心脏病

13. 发生压疮最主要的原因是（　　　）

A. 营养不良　　　　　B. 局部组织受压过久　　　　C. 皮肤老化

D. 矫形器械的衬垫不当　　　E. 皮肤受潮湿摩擦等刺激

14. 长期卧床患者预防压疮的方法错误的是（　　　）

A. 经常变化体位　　　　B. 选择无破损的便器　　　C. 每日翻身 4 次

D. 保持床铺清洁、平整　　　E. 翻身时避免拖拉推动作

15. 协助患者更换卧位的间隔时间应根据（　　　）

A. 医嘱　　　　　B. 患者的要求　　　　　C. 护理工作的闲忙

D. 家属的提议　　　E. 病情和受压情况

16. 患者女，患急性白血病，牙龈和口腔黏膜有瘀点。为该患者做口腔护理时不妥的是（　　　）

A. 耐心解释护理目的　　　B. 先取下活动义齿　　　C. 每次夹紧一个棉球擦拭

D. 等渗盐水棉球不宜过湿　　　E. 用棉球轻轻擦去瘀点

17. 患者男，76 岁。因慢性支气管炎合并铜绿假单胞菌感染入院，护士为患者做特殊口腔护理时应选用的漱口液是（　　　）

A.0.9% 氯化钠　　　　B.0.1% 醋酸溶液　　　　C.0.2% 呋喃西林

D.1% ～ 3% 过氧化氢　　　E.1% ～ 4% 碳酸氢钠

18. 林老先生因脑中风右侧肢体瘫痪，为预防压疮，最好的护理方法是（　　　）

A. 让其保持左侧卧位　　　B. 每天请家属看他皮肤是否有破损

C. 给他用气垫褥　　　D. 每 2 小时为他翻身一次　　　E. 鼓励他做肢体功能锻炼

19. 患者女性，60 岁。因脑出血入院 2 周。目前患者意识不清，骶尾部皮肤发红，大小为 3cm×3cm，未破损，患者的压疮处于（　　　）

A. 淤血红润期　　　　B. 炎性浸润期　　　　C. 浅度溃疡期

D. 深度溃疡期　　　E. 坏死溃疡期

20. 患者李某，女性，50 岁。以"发热待查"入院，体温 39℃，持续 5d，极度虚弱，患者清洁口腔的最佳方法是（　　　）

A. 进食后漱口　　　　B. 早晚刷牙　　　　C. 特殊口腔护理

D. 用生理盐水漱口　　　E. 用棉签擦拭口腔

21. 患者张某，女性，64 岁。经抗生素治疗达 1 个月后，其口腔黏膜出现白色膜状创面。可考虑为（　　　）

A. 个人卫生差   B. 病毒感染   C. 真菌感染

D. 口腔黏膜白斑   E. 寄生虫病

22. 患者齐某，男性，66 岁。左侧肢体偏瘫护士为其床上洗头时，发现患者面色苍白、出冷汗、呼吸急促应立即（　　　）

A. 加快动作完成洗发   B. 请家属协助   C. 鼓励患者坚持片刻

D. 通知医生及时处理   E. 减慢速度，边洗边观察

23. 患者陈某，男性，72 岁。截瘫，骶尾部有一 4.5cm×3.5cm 的创面，深达肌层，有脓性分泌物，创面周围有黑色坏死组织，压疮分期为（　　　）

A. Ⅰ期   B. Ⅱ期   C. Ⅲ期

D. Ⅳ期   E. 不可分期

24. 护士在观察王先生口腔时，发现口腔黏膜有一感染溃烂处，应为其选用的口腔护理溶液是（　　　）

A 生理盐水   B. 复方硼酸溶液   C.0.1% 醋酸溶液

D.3% 过氧化氢溶液   E.4% 碳酸氢钠溶液

25. 患者刘某，男性，18 岁。被诊断为再生障碍性贫血，口唇及口腔黏膜有散在瘀点，轻触出血，护士为其口腔护理应特别注意（　　　）

A. 先取下义齿   B. 夹紧棉球   C. 禁忌漱口

D. 动作轻柔   E. 患处涂冰硼散

（26 ～ 28 共用题干）

王女士，60 岁，卧床 3 周，近日尾骶部皮肤破溃，护士仔细观察后认为是Ⅲ期压疮（压疮溃疡期）。

26. 支持判断是（　　　）

A. 患者主诉尾骶部疼痛，麻木感

B. 尾骶部皮肤呈紫红色，皮下有硬结

C. 局部皮肤发红，水肿

D. 创面湿润有脓性分泌物

E. 皮肤上有大小水疱，水疱破溃湿润

27. 王女士发生压疮最主要的原因是（　　　）

A. 局部组织受压过久   B. 病原菌侵入皮肤组织

C. 皮肤受潮湿摩擦刺激   D. 机体营养不良   E. 皮肤破损

28. 对王女士局部压疮的处理方法不妥的是（　　　）

A. 局部按外科换药处理

B. 清除坏死组织，生理盐水冲洗

C. 大水泡剪去表皮，涂以消毒溶液

D. 伤口湿敷 E. 用高压氧治疗

（29～30 共用题干）

张某，男，56 岁，因肺炎应用抗生素数周，近日发现口腔黏膜有乳白色片状分泌物。

29. 护士为其行口腔护理时应注意观察（　　）

A. 口腔有无异味　　　　　B. 口唇有无干裂　　　　　C. 牙龈有无肿胀出血

D. 有无真菌感染　　　　　E. 黏膜有无溃疡

30. 护士为其做口腔护理时应选择的漱口液是（　　）

A. 生理盐水　　　　　　　B.2% 过氧化氢溶液　　　　C.4% 碳酸氢钠溶液

D.0.1% 醋酸溶液　　　　　E. 复方硼酸溶液

（31～32 题共用题干）

蔡某，男，80 岁。因左侧股骨颈骨折入院，术后生活不能自理。护士为其进行床上擦浴。

31. 协助其更换清洁裤子的步骤是（　　）

A. 先脱左侧，后穿右侧　　　　B. 先脱左侧，后穿左侧

C. 先脱右侧，后穿右侧　　　　D. 先脱右侧，后穿左侧

E. 无特殊要求，随患者意愿

32. 擦浴过程中，患者出现寒战、面色苍白、脉速，护士应（　　）

A. 请家属协助擦浴

B. 加快速度尽快完成

C. 立即停止通知医生，积极处理

D. 嘱患者深呼吸

E. 给予镇静药

（张燕）

第十三章 生命体征的评估与护理

【学习要点】

【知识目标】

1. 掌握 生命体征的正常值及测量记录方法，异常生命体征的观察与护理。

2. 理解 生命体征的生理性变化及相关解剖知识。

3. 了解 各种测量体温、血压的仪器。

【技能、职业能力培养目标】

1. 熟悉 能准确完成各项生命体征的测量，对不同患者采用合适的测量方法，操作规范、数值准确。

2. 明确 对生命体征异常的患者能给予相应的护理。

3. 熟悉 各种体温计、血压计的构造及消毒、检测、使用方法。

【情感、态度等素质培养目标】

1. 明确 具有严谨求实的工作态度和良好的沟通能力，严格规范地进行操作，树立热爱生命、关爱生命、优质护理服务的理念。

2. 明确 树立高度的责任心，牢固的专业思想，正确的学习目标，良好的学习态度。

3. 明确 具有高尚、灵活、开放的人文精神，表现出爱护、尊重护理对象和严谨、科学的工作态度。

【情景导入与任务】

情景案例

王先生，42 岁，工程师。持续发热、头痛、恶心、鼻塞 3 天，自服药物未见好转，来医院就诊。查体 T 39.1℃，P 98 次 / 分钟，R 24 次 / 分钟，BP 138/80mmHg，神志清醒，精神较差，诊断为"发热待查"，收入院进一步诊治。

护理工作

1. 测量患者生命体征，判断有无异常。

2. 遵医嘱对患者进行护理。

生命体征是体温、脉搏、呼吸、血压的总称。生命体征受大脑皮质控制，是机体内在活动的一种客观反映，是衡量机体身心状况的可靠指标。正常人的生命体征在一定范围内相对稳定，且相互之间存在内在联系。病理情况下，通过动态观察生命体征，可了解机体重要脏器的功能活动情况，了解疾病的发生、发展及转归，为预防、诊断、治疗、护理提供依据。因此，正确掌握生命体征观察和护理是临床护理中极为重要的内容之一。

第一节 体温的评估及护理

机体温度分为体核温度和体表温度。体温，也称体核温度，指身体内部胸腔、腹腔和中枢神经的温度，具有相对稳定且较皮肤温度高的特点。皮肤温度也称体表温度，指皮肤表面的温度，易受环境温度和衣着情况的影响且低于体核温度。基础体温，指人体在较长时间（6~8小时）的睡眠后醒来，尚未进行任何活动之前测量到的体温。

一、体温的产生与生理调节

【重点提示】

机体散热的方式。

（一）体温的产生

人体不断进行着糖、脂肪、蛋白质的物质代谢，这三大营养物质通过氧化分解产生的能量，50%左右变为体热，以维持体温，并不断散发于体外，其余的能量贮存于三磷酸腺苷（adenosine triphosphate, ATP）内，供机体利用，最终仍转化为热能散发到体外。正常情况下，通过体温调节，人体的产热与散热保持一致，因此，人体有恒定的体温。保持相对恒定的体温，是保证机体新陈代谢和正常生命活动的重要条件。

（二）产热与散热

1.产热过程 机体的产热过程是细胞新陈代谢的过程，人体主要以化学方式产热。机体最主要的产热器官在肝脏和骨骼肌，安静状态下，肝脏是机体最主要的产热器官，而在运动状态下，骨骼肌则成为机体最主要的产热器官。进食、骨骼肌运动、交感神经兴奋或肾上腺素、甲状腺素分泌增多等使产热增加；禁食、肌肉运动减少等使产热减少。

2.散热过程 人体以物理方式散热，最主要的散热部位是皮肤，呼吸、排尿、排便也能散发部分热量。人体的散热方式有辐射、对流、蒸发、传导四种。

（1）辐射 是指热由一个物体表面通过电磁波的形式传到另一个与之不接触的物体表面的散热方式。在安静状态下及低温环境中，辐射是主要的散热方式。由身体辐射所散射出的热量与辐射面积的大小成正比。

（2）对流 是指通过气体或液体的流动来交换热量的一种散热方式。散热量与气体或液体的流动速度成正比。

（3）蒸发 是指由液态变为气态，同时带走大量热量的一种散热方式。在环境温度等于或高于皮肤温度时，蒸发是主要的散热方式。如患者高热时用乙醇拭浴，就是利用乙醇的蒸发带走热量，起到降低体温的作用。

(4) 传导　是指机体的热量直接传到另一个同他直接接触且温度较低的物体的一种散热方式。如高热时用冰袋、冰帽等降温，就是利用传导散热。

当外界温度低于人体皮肤温度时，机体大部分热量可通过辐射、对流、传导等方式散热，当外界温度等于或高于人体皮肤温度时，蒸发就成为人体主要的散热形式。

(三) 体温的调节

正常人的体温是相对恒定的，它通过大脑与丘脑下部的体温调节中枢的调节和神经体液的作用，使产热和散热保持动态平衡。机体具有生理性（自主性）调节、行为性调节两种控制体温的系统。两者互相配合，调节人体进行着产热和散热的生理活动，维持体温在恒定的范围。

生理性调节是在下丘脑体温调节中枢控制下，机体受内外环境温度刺激，通过一系列生理反应，调节机体的产热与散热，使体温保持相对恒定。

行为性调节是人类有意识的行为活动，通过机体在不同环境中的姿势和行为改变而达到调节体温的目的。因此，行为性体温调节是以生理性体温调节为基础，也是对生理性体温调节的补充。通常意义上的体温调节是指生理性体温调节。

【拓展与思考】
请举例说明人体的散热方式。

二、正常体温及其生理性变化

【重点提示】
体温的正常值。

(一) 正常体温

所谓正常体温不是一个具体的温度点，而是一个范围。临床上通常以腋窝、口腔、直肠的温度为标准（表13-1），其中直肠温度最接近人体深部的体温。

表13-1　成人体温平均值及正常范围

部位	平均值	正常范围
腋下	36.5℃	36.0℃ ~ 37.0℃
口腔	37.0℃	36.3℃ ~ 37.2℃
直肠	37.5℃	36.5℃ ~ 37.7℃

温度可用摄氏温度（℃）和华氏温度（℉）来表示。摄氏温度和华氏温度的换算公式 ℉ =℃ ×9/5+32；℃ =（℉ −32）×5/9。

（二）体温的生理性变化

体温虽然保持相对恒定，但并不是固定不变的，可随年龄、性别、昼夜、运动和情绪等因素的变化而有所波动，但这种波动很小，常在正常范围内。

1. 年龄 不同年龄由于基础代谢水平不同，体温也不同。新生儿因为体温调节中枢发育尚未完善，体温易受环境温度的影响而发生波动。儿童基础代谢率高，体温可略高于成人。老年人由于基础代谢率低，故体温偏低。

2. 性别 女性一般较男性稍高。女性在月经前期和妊娠早期，体温可轻度升高，而排卵期较低，这主要与孕激素分泌的周期性变化有关。

3. 时间 体温随昼夜时间变化出现有规律的波动，一般清晨 2～6 时体温最低，下午 1～6 时体温最高，但变化范围不大，约在 0.5℃ –1℃ 之间。

4. 其他 情绪激动、精神紧张、进食均可使体温略有升高。而安静、睡眠、饥饿等可使体温略有下降。

三、异常体温的评估及护理

【重点提示】

常见热型，发热过程，体温过高患者的护理措施。

（一）体温过高

1. 定义 体温过高指机体体温升高超过正常范围。

发热是指机体在致热源的作用下，体温调节中枢的调定点上移而引起的调节性体温升高。发热可分为感染性发热和非感染性发热，其中感染性发热临床上最常见，主要由病原体引起；非感染性发热由病原体以外的各种物质引起，目前越来越引起人们的重视。

2. 临床分级 以口腔温度为例，发热程度可分为低热、中等热、高热、超高热。（表 13–2）

表 13–2 发热的临床分级

发热分级	温度值
低热	37.3℃～38.0℃
中等热	38.1℃～39.0℃
高热	39.1℃～41.0℃
超高热	41.0℃以上

人体能耐受的最高温度为 40.6℃～41.4℃，体温高达 43℃ 则很少人能存活。

3. 发热过程及表现 发热过程可分为以下三个阶段。

（1）体温上升期 特点为产热大于散热。临床表现：患者畏寒、无汗、皮肤苍白，有时伴有寒战。体温上升的方式有骤升和渐升。体温突然升高，在数小时内体温就上升到最高点，称为骤升，如肺炎球菌肺炎。体温逐渐升高，在数日内上升到最高点，称为渐升，如伤寒。

（2）高热持续期　其特点为产热和散热在较高水平趋于平衡，体温维持在较高状态。临床表现：患者颜面潮红，皮肤灼热，口唇干燥，呼吸深快，脉搏加快，尿量减少。此期可持续数小时、数天甚至数周，因疾病及治疗效果而异。

（3）退热期　其特点为散热大于产热，散热增加而产热趋于正常，体温恢复至正常调节水平。临床表现：患者出汗增加，皮肤温度下降。退热的方式有骤退和渐退。体温急剧下降称为骤退，如大叶性肺炎；体温逐渐下降称为渐退，如伤寒。体温下降时，由于大量出汗，体液丧失，年老体弱及患心血管病的患者，易出现虚脱或休克现象，表现为血压下降、脉搏细速、四肢湿冷等。此期患者应密切观察，加强护理。

4.常见热型　热型是根据绘制在体温单上的体温曲线波动的特点所分的类型。临床常见热型有以下四种。（图13-1）

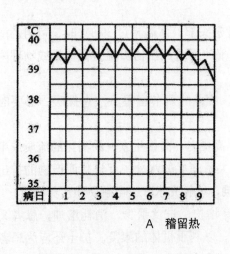

A　稽留热

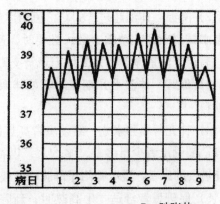

B　弛张热

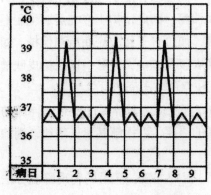

C　间歇热

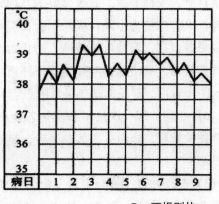

D　不规则热

图 13-1　常见热型

（1）稽留热　体温持续升高达 39.0℃～40.0℃左右，持续数天或数周，24 小时波动范围不超过 1℃。常见于伤寒、肺炎球菌性肺炎等。

（2）弛张热　体温在 39.0℃以上，波动幅度大，24 小时内体温差达 1℃以上，最低体温仍超过正常水平。常见于败血症等。

（3）间歇热　高热与正常体温交替出现，发热时体温骤升达 39℃以上，持续数小时或更长，然后很快下降至正常，经数小时、数天的间歇后，又再次发作。常见于疟疾等。

（4）不规则热　体温在 24 小时内变化不规则，持续时间不定。常见于流行性感冒，癌性发热等。

5.护理措施

（1）密切观察病情　测量体温，对高热患者应每隔 4 小时一次，待体温恢复正常 3 天后，改为每日 2 次；同时注意观察发热的临床过程、热型、伴随症状及治疗效果等，如患者的面色、脉搏、呼吸、血压及出汗等体征。小儿高热易出现惊厥，应密切观察，如有异常应及时报告医生。

（2）降温　体温超过 39.0℃，可用冰袋冷敷头部；体温超过 39.5℃时，可用乙醇拭浴、温水拭浴或做大动脉冷敷。必要时，遵医嘱使用退热药物降温。行药物或物理降温半小时后，应测量体温，并做好记录及交班。

（3）保暖　体温上升期，患者如伴寒战，应及时调节室温，注意保暖，必要时可饮热饮料。

（4）补充营养和水分　给予患者高热量、高蛋白、高维生素、易消化的流质或半流质饮食，鼓励患者少量多餐，多饮水，以补充大量消耗的水分，促进代谢产物的排出。对不能进食的患者，遵医嘱给予静脉输液或鼻饲，以补充水分、电解质和营养物质。

（5）促进患者舒适　①高热时，新陈代谢增快，进食量少，消耗增加，患者又大多体质虚弱，因此应卧床休息，减少能量消耗，以利于机体的康复。护士还应为患者提供温度适宜、安静舒适、通风良好的室内环境。②高热患者由于唾液分泌减少，口腔黏膜干燥，机体抵抗力下降，极易引起口腔炎症及溃疡。因此，护士应在晨起、餐后、睡前协助患者漱口，保持口腔清洁，防止口腔感染，如口唇干裂应涂润滑油保护。③患者在退热期常常大量出汗，应及时擦干汗液，更换衣服及床单、被套，以保持皮肤清洁、干燥，防止着凉。对长期高热卧床的患者，还应注意预防压疮的发生。

（6）心理护理　观察了解发热各期患者的心理反应，对体温的变化、伴随的症状给予合理的解释，经常关心体贴患者，满足患者的需要，以缓解其紧张情绪，消除躯体不适。

（7）健康教育　教会患者及家属正确测量体温的方法、简易的物理降温方法，并告知患者及家属休息、营养、饮水、清洁的重要性。

【拓展与思考】

体温上升期为什么会出现四肢发凉。

（二）体温过低

1.定义　体温过低是指体温低于正常范围。常见于早产儿及全身衰竭的危重患者。

2.临床分级

轻度　32℃～35℃；

中度　30℃～32℃；

重度　＜30℃；

致死温度　23℃～25℃。

3.临床表现　皮肤苍白、口唇耳垂呈紫色、四肢冰冷、呼吸减慢、血压降低、脉搏细弱、心律不齐、感觉和反应迟钝甚至昏迷。

4.护理措施

（1）保暖　提供合适的环境温度，调节室温至24℃～26℃为宜；新生儿置温箱中。给予衣物、毛毯、棉被、电热毯、热水袋等，但要注意避免烫伤。给予温热饮料。

（2）密切观察　观察病情及生命体征的变化，至少每小时测量体温一次，直到体温恢复至正常且稳定。如是治疗性体温过低，要防止冻伤。

（3）病因护理　根据体温过低原因进行护理，使体温恢复正常。

（4）积极指导　教会患者避免导致体温过低的因素，如营养不良、衣服穿着过少、供暖设施不足等。

（5）配合抢救　积极配合医生作好抢救准备。

四、体温测量技术

【重点提示】

体温测量的注意事项。

（一）体温计的种类和构造

1.水银体温计　又称玻璃体温计，是由装有水银的真空毛细玻璃管制成，玻璃管壁上有刻度，利用水银遇热膨胀的原理在刻度上反映体温。分口表、肛表、腋表3种。（图13-2）

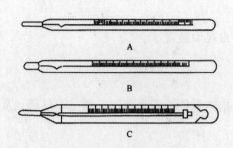

图 13-2 水银体温计

注：图A口表；图B肛表；图C腋表。

2. 电子体温计 采用电子感温探头测量体温，测得的温度直接由数字显示，直观、准确、灵敏度高。有医院用电子体温计和个人用电子体温计两种，见图 13-3。医院用电子体温计只需将探头放入外套内，外套使用后按一次性用物处理，以防止交叉感染；个人用电子体温计，其形状如钢笔，方便携带。

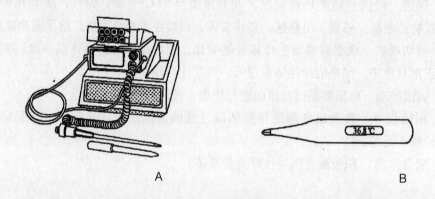

图 13-3 电子体温计

注：图A医院用电子体温计；图B个人用电子体温计。

3. 可弃式体温计 可弃式体温计为一次性使用的体温计，其构造为一含有对热敏感的化学指示点薄片，测温时点状薄片即随机体的温度而变色，显示所测温度，见图 13-4。可预防交叉感染，但成本较高。

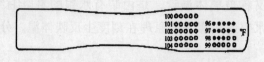

图 13-4 可弃式体温计

4. 红外线测温仪（图 13-5）

（1）远红外线测温仪 利用远红外线的感应功能，快速测试人体的温度，常用于人群集聚处，如车站、机场等，便于快速检测旅客的体温。在防控"非典"中发挥了重要作用。

（2）红外线耳温枪 采用最新红外线技术，无需等待，可连续测量，没有使用次数的限制，能对体弱多病卧床老人，哭闹或睡着的孩子随时进行体温检查。操作简单，即将耳温枪伸入耳道，轻轻按一下按钮，0.1秒钟便能测出正确的体温。

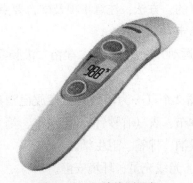

图 13-5　红外线测温仪

（二）水银体温计的清洁、消毒和检查法

1.清洁、消毒法

（1）目的　保持体温计清洁，防止交叉感染。

（2）消毒液　常用的有 70% 乙醇、1% 过氧乙酸、1% 消毒灵等。

（3）方法　①水银体温计使用后，全部浸泡于消毒容器内，5分钟后取出，用冷开水冲洗后，将体温计的水银柱甩至35℃以下，再放入另一盛有消毒液容器内浸泡，30分钟后取出，用冷开水冲洗，擦干后存放于清洁的容器内备用；②口表、腋表、肛表应分别消毒、清洗与存放；③消毒液和冷开水须每日更换，盛放的容器应每周消毒一次。

2.检查方法　水银体温计需定期检查，以保持准确性。方法：将所有体温计的水银柱甩至35℃以下，于同一时间放入已经测试过的40℃以下的温水内，3分钟后取出检视。若读数相差0.2℃以上、玻璃管有裂隙、水银柱自动下降的体温计应不再使用。

（三）体温测量法

【目的】

1.判断体温有无异常。

2.动态监测体温变化，分析热型及伴随症状。

3.协助诊断，为预防、治疗、康复和护理提供依据。

【评估】

1.患者的基本状态：年龄、意识、病情及治疗情况。

2.患者局部皮肤黏膜状况。

3.患者的心理状态及合作程度。

【计划】

1.护士准备　着装整洁，修剪指甲，洗手，戴口罩。

2.患者准备

（1）了解体温测量的目的、方法、注意事项及配合要点。

（2）体位舒适，情绪稳定。

（3）测温前30min若有运动、进食、洗澡、坐浴、灌肠等，应休息30min后再测量。

3.用物准备

（1）治疗盘内备　容器2个（一为清洁容器盛放已消毒的体温计，另一为盛放测温后的体温计）、含消毒液纱布、表（有秒针）、记录本、笔。

（2）测肛温　另备润滑油、棉签、卫生纸。

4.环境准备　室温适宜、光线充足、环境安静。

【实施】

体温测量方法操作流程，见表13-3。

表13-3　体温测量方法操作流程

操作流程	操作说明
1.核对解释	◆备齐用物携至床旁，核对并解释以取得合作
2.选择方法	◆口温（图13-6） （1）将口表水银端置于患者舌下热窝。舌下热窝位于舌下，舌系带两旁，左右各一，它是口腔中温度最高的部位 （2）嘱患者闭口，用鼻呼吸，勿用牙咬体温表 （3）测量时间3 min ◆肛温（图13-7） （1）患者取侧卧或俯卧位，暴露臀部 （2）润滑肛表水银端，插入肛门3～4cm，若是婴幼儿，应用手固定肛表，以防滑落或插入过深 （3）测量时间3 min ◆腋温（图13-8） （1）擦干腋窝的汗液，体温计水银端放在腋窝处 （2）体温计紧贴皮肤，屈臂过胸夹紧 （3）测量时间10 min
3.取体温计	◆测毕，用右手将体温表取出，用消毒纱布擦净，读数，并将结果告诉患者
4.读出数值	◆评估体温是否正常，若与病情不符应重新测量，有异常及时处理
5.记录结果	◆将体温值记录在记录本上

（续表）

操作流程	操作说明
6. 整理归位	◆协助患者穿衣、裤，取舒适体位
7. 消毒备用	◆采用化学消毒灭菌法，选择适当的消毒液浸泡消毒，备用
8. 绘制录入	◆洗手进行健康宣教，并绘制体温单或录入护理信息系统（体温曲线绘制见第23章）

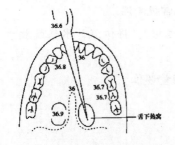
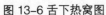

图 13-6　舌下热窝图

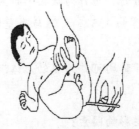

13-7　肛温测量法图

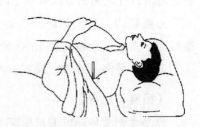

13-8　腋温测量法

【评价】

1. 患者理解测量体温的目的，愿意配合。

2. 患者了解体温的相关知识。

3. 测量结果准确。

4. 测量过程中患者安全、舒适。

【小结】

1. 操作重点　实施中加下划线的地方为操作重点。

2. 注意事项

（1）测量体温前后　应清点体温计总数。手甩体温计时用腕部力量，勿触及他物，以防撞碎。切忌把体温计放入热水中清洗或沸水中煮，以防爆裂。

（2）根据患者病情选择合适的测量方法　①凡婴幼儿、精神异常、昏迷、口鼻腔手术以及呼吸困难、不合作者，不宜测口温；②凡消瘦不能夹紧体温计、腋下出汗较多者，以及腋下有炎症、创伤或手术者不宜测腋温；③凡直肠或肛门手术、腹泻及心梗患者不宜测肛温。

（3）患者进食冷热饮或进行冷热疗、蒸汽吸入等　须隔30分钟后测量体温。

（4）测口温时　患者不慎咬破体温计，应立即清除玻璃碎屑，以免损伤，口服牛奶或蛋清延缓汞的吸收；如病情允许，可服粗纤维食物，以加速汞的排出。

（5）特殊人群　凡给婴幼儿、昏迷、危重及精神异常者测体温时，应专人看护，以免发生意外。

（6）发现体温与病情不符　护士应查找原因并重新测量，必要时，测肛温或口温做对照。

（7）传染病患者　用专用体温计，用后单独消毒，避免交叉感染。

【知识拓展】

婴幼儿测量体温的部位除了肛门、腋窝外，还有以下部位：

1. 颌下　将体温计置于颌下颈部皮肤皱褶处 10 分钟，此法适用于 1 岁以内较胖患儿。

2. 背部肩胛间　患儿取去枕仰卧位，将体温计水银端经一侧颈下插入（4.5 ～ 6.5cm）脊柱与肩胛骨之间斜方肌部位 10 分钟，可作为暖箱中新生儿常规测温。

3. 腹股沟　患儿侧卧，小腿弯曲 135°，大腿与腹壁间 ≤ 90°，将体温计水银端放于腹股沟中点处，紧贴皮肤 10 分钟。

此外，臀部、腹部、鼓膜、耳背均可作为婴幼儿体温测量部位。

【拓展与思考】

为患者测量体温时需排除哪些影响因素？

第二节　脉搏的评估及护理

在每个心动周期中，动脉内的压力随着心脏的收缩和舒张而发生的周期性波动所引起的动脉管壁的搏动，称为动脉脉搏，简称脉搏。

一、正常脉搏及生理性变化

（一）脉搏的产生

脉搏的产生主要是由于心脏的舒缩及动脉管壁的弹性两个因素。当心脏收缩时，左心室将血泵入主动脉，主动脉内压力骤然升高，动脉管壁随之扩张；当心脏舒张时，无血液泵出，动脉管壁弹性回缩。这种动脉管壁随着心脏的舒缩而出现周期性的起伏搏动形成动脉搏动。在浅表动脉上可以扪及。

（二）正常脉搏及其生理性变化

1. 脉率　脉率是每分钟脉搏搏动的次数（频率）。正常情况下，脉率和心率是一致的。当脉率微弱难以测定时，应测心率。正常成人在安静状态下，脉率为 60 ～ 100 次 / min。脉率受许多生理因素的影响而发生一定范围的波动。

（1）年龄　婴幼儿脉搏较快，成年人逐渐减慢，老年时又稍有加快。

（2）性别　同龄女性较男性稍快，约 5 次 / 分钟。

（3）体型　身材高大者比同龄身材矮小者慢。

（4）活动　进食、运动时脉搏可暂时增快，休息、睡眠时较慢。

　　（5）情绪　情绪变动可影响脉率。兴奋、恐惧、发怒可使脉率增快；忧郁、镇静可使脉率减慢。

　　（6）药物　许多药物会导致脉率发生变化。兴奋剂可使脉率加快；镇静剂、洋地黄类药物可使脉率减慢。

　　2. 脉律　脉律是指脉搏的节律性。它反映了左心室的收缩情况。正常脉律搏动均匀，间隔时间、跳动的力量相等。但正常小儿、青少年或自主神经功能紊乱者，可见到吸气时脉搏增快，呼气时减慢称窦性心律不齐，无临床意义。

　　3. 脉搏的强度　即血流冲击血管壁的力量大小程度。正常情况下每搏强弱相同，它取决于心搏出量、脉压、外周阻力和动脉壁的弹性。

　　4. 动脉壁的情况　触诊时可感觉到的动脉壁性质。正常动脉壁光滑、柔软，有弹性。

二、异常脉搏的评估及护理

【重点提示】
异常脉搏及临床意义。

（一）异常脉搏的评估

1. 频率异常

　　（1）心动过速　正常成人在安静状态下脉率超过 100 次 / 分，称心动过速（速脉），常见于发热、大出血、甲状腺功能亢进、心力衰竭、休克等以增加心排量、满足机体新陈代谢的需要。一般体温每升高 1℃，成人脉率约增加 10 次 / 分，儿童则增加 15 次 / 分。

　　（2）心动过缓　正常成人在安静状态下脉率低于 60 次 / 分，称心动过缓（缓脉），常见于颅内压增高、房室传导阻滞、甲状腺功能减退、阻塞性黄疸等。正常人如运动员也可有生理性窦性心动过缓。

2. 节律异常

　　（1）间歇脉　在一系列正常均匀的脉搏中，出现一次提前而较弱的搏动，其后有一较正常延长的间歇（即代偿性间歇），亦称过早搏动或期前收缩，多见于各种心脏病或洋地黄中毒患者，少数健康人在过度劳累、情绪激动、体位改变时也可出现。发生机制是由于窦房结以外的异位起搏点过早地发出冲动，使心脏搏动提早出现。

　　（2）二联律、三联律　每隔一个正常搏动出现一次期前收缩，称二联律；每隔两个正常搏动出现一次期前收缩，称三联律。

　　（3）脉搏短绌　也称"细脉"，是指在同一单位时间内，脉率少于心率。表现为脉搏细速，听诊心律完全不规则，心率快慢不一，心音强弱不等。常见于心房纤颤患者。

发生机制是由于心肌收缩力强弱不等，有些心排出量少的搏动只产生心音，不能引起周围血管的搏动，造成脉率低于心率。心律失常越严重时，"缀脉"越多，当病情好转时，"缀脉"消失。

3. 强弱异常

（1）洪脉　当心输出量增加，脉搏充盈度和脉压较大时，脉搏强大有力，称洪脉。常见于高热、甲状腺功能亢进症、主动脉瓣关闭不全等患者。

（2）丝脉或细脉　当心输出量减少，动脉充盈度降低时，脉搏细弱无力，扪之如细丝，称丝脉（细脉）。见于大出血、主动脉瓣狭窄、休克、全身衰竭的患者，是一种危险脉象。

（3）水冲脉　脉搏骤起骤落，有如洪水冲涌，急促有力，故名水冲脉。主要见于主动脉瓣关闭不全、动脉导管未闭、甲状腺功能亢进等。检查方法是将患者前臂抬高过头，检查者用手紧握患者手腕掌面，可明显感到急促有力的冲击。

（4）交替脉　指节律正常而强弱交替出现的脉搏。交替脉常常是左心衰竭的重要体征。常见于高血压性心脏病、急性心肌梗死、主动脉瓣关闭不全等患者。

（5）奇脉　当平静吸气时，脉搏明显减弱甚至消失的现象称奇脉，可见于心包积液、缩窄性心包炎、心包填塞的患者。其发生主要与在吸气时由于病理原因使心脏受束缚，引起左心室搏出量减少有关。

4. 动脉壁的异常　正常动脉用手指压迫时，其远端动脉管不能触及，若仍能触到者，提示动脉硬化。早期硬化仅可触知动脉壁弹性消失，呈条索状；严重时动脉壁不仅硬，且有迂曲和呈结节状，诊脉犹如按在琴弦上。

（二）异常脉搏的护理措施

（1）观察病情　严密观察脉搏及病情变化。

（2）休息与活动　指导患者增加卧床休息时间，减少氧的消耗。

（3）给氧　根据病情实施氧疗，并备好急救物品及药物。

（4）心理护理　增加患者的安全感。

（5）健康教育　应清淡易消化饮食，戒烟酒。指导患者及家属认识脉搏检测的重要性，掌握正确检测方法，学会自我护理。

三、脉搏测量技术

【重点提示】

正常脉搏、脉搏短缀的测量方法及注意事项。

脉搏的测量部位多选择身体浅表、靠近骨骼的大动脉，如桡动脉、颞动脉、肱动脉、腘动脉、足背动脉、胫后动脉、股动脉等。（图 13-9）

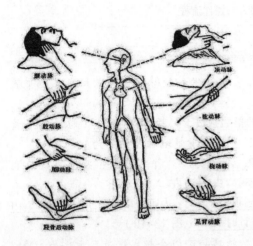

图 13-9　常用诊脉部位

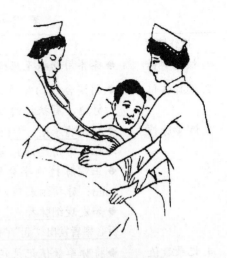

图 13-10　脉搏短绌测量法

脉搏测量法

【目的】

1. 判断脉搏有无异常。

2. 动态监测脉搏变化，间接了解心脏状况。

3. 协助诊断，为预防、治疗、康复、护理提供依据。

【评估】

1. 患者的基本状态　年龄、病情、治疗等情况。

2. 影响脉搏测量的因素。

3. 患者的心理反应及合作程度。

【计划】

1. 护士准备　着装整洁，修剪指甲，洗手，戴口罩。

2. 患者准备

（1）体位舒适，情绪稳定。

（2）测脉搏前 30min 内，无剧烈运动、紧张、恐惧、哭闹。

3. 用物准备　表、记录本、笔，必要时备听诊器。

4. 环境准备　室温适宜、光线充足、环境安静。

【实施】

脉搏测量方法操作流程，见表 13-4。

表 13-4 脉搏测量方法操作流程

操作流程	操作说明
1. 核对解释	◆备齐用物携至床旁，核对并解释以取得合作
2. 选择体位	◆调整合适的体位，使患者舒适地安坐或躺卧，手臂放松自然地平置于舒适、有扶托的位置上
3. 测量脉搏	◆护士将示指、中指、无名指的指端触按于患者的桡动脉上（临床首选桡动脉，常用的诊脉部位见图 13-9），能清楚地触及脉搏为宜 ◆正常脉搏测半分钟，乘以 2，即为脉率。异常脉搏、病重患者应测 1min；脉搏细弱难以触诊时应测心尖搏动即心率 1 min ◆如发现绌脉者，应由两名护士同时测量，一人听心率，另一人测脉率，由听心率者发出"起""停"口令，计时 1min（图 13-10）
4. 记录数值	◆将脉率数值记录在记录本上。脉搏短绌以分数式记录，方法为心率 / 脉率。如心率 100 次 / 分，脉率 60 次 / 分，则应写成 100/60 次 / 分
5. 绘制录入	◆洗手进行健康宣教，绘制体温单或录入护理信息系统（脉搏曲线绘制见第 23 章）

【评价】

1. 患者理解测量脉搏的目的，愿意配合。

2. 患者了解脉率的正常值及测量过程中的注意事项。

3. 测量结果准确。

【小结】

1. 操作重点　实施中加下划线的地方为操作重点。

2. 注意事项

（1）勿用拇指诊脉　因拇指小动脉的搏动较强，易与患者的脉搏相混淆。

（2）为偏瘫患者测脉搏时　应选择侧健肢体。

（3）诊脉前患者应安静　如有剧烈运动等，应休息 30min 后再测量。

（4）测脉率时　应同时注意脉搏节律、强弱等情况。

【知识拓展】没有脉搏的人工心脏

美国《科学文摘》1981 年 10 月报道 人们通常认为心跳和由它所产生的脉搏与生命是同时存在的。但现在医生们知道，没有心跳和脉搏也可以维持生命。克利夫兰的心脏外科医生使用一种人工心脏连续不断地提供平稳的血流，使一只小牛存活了 3 个月。芝加哥医院使用类似的装置，使一名严重心脏病发作的患者得到了长达一个星期的恢复时间，在这期间，患者的心脏得到了休息和修复。

人工心脏是个机械装置（相当于一个电动泵），它取代心脏承担了推进血液流动的工作，可以代替心跳完成血液循环，从而挽救心脏，将一部分患者从心脏移植的麻烦中解脱出来。

【拓展与思考】

患者李某，女，45 岁，出现心音强弱不等，心律不规则，心率快慢不一，脉搏细速，被诊断为"心房纤颤"，心率 122 次 / 分，脉搏 110 次 / 分。该患者的脉搏属于什么异常？如何进行测量、记录及绘制？

第三节　呼吸的评估及护理

机体在新陈代谢过程中，需要不断地从外界吸取氧气，并将二氧化碳排出体外，这种机体和环境之间的气体交换，称为呼吸。呼吸是维持机体新陈代谢和生命活动所必需的基本生理过程之一，一旦呼吸停止，生命也将终结。

呼吸系统由呼吸道（鼻腔、咽、喉、气管、支气管）和肺两部分组成。

一、正常呼吸及生理性变化

（一）正常呼吸

正常成人在安静状态下，呼吸频率约为 16 ~ 20 次 / 分，表现为节律规则、自发的、均匀无声且不费力。一般女性多为胸式呼吸，男性多为腹式呼吸。

（二）生理性变化

正常呼吸的频率和深浅度可因年龄、性别、运动、情绪等因素的影响而发生改变。

1.年龄　年龄越小，呼吸频率越快。如新生儿的呼吸约在 40 ~ 45 次 / 分。

2.性别　同龄女性比男性的呼吸频率稍快。

3.运动　剧烈运动可使呼吸加深加快；休息、睡眠时呼吸减慢。

4.情绪　强烈的情绪变化，如紧张、恐惧、愤怒、悲伤等可刺激呼吸中枢，使呼吸加快。

5.其他　如环境温度升高，可使呼吸加深加快。另外，呼吸的频率和深浅度还可受意识控制。

二、异常呼吸的评估及护理

【重点提示】

异常呼吸及临床意义。

（一）异常呼吸的评估

1.频率异常

（1）呼吸增快　在安静状态下，成人呼吸频率超过 24 次 / 分，称呼吸增快或气促。常见于高热、甲状腺功能亢进、缺氧等患者。因血液中二氧化碳积聚，血氧不足，可刺激呼吸中枢，使呼吸加快。发热时体温每升高 1℃，呼吸每分钟增加约 4 次。

（2）呼吸缓慢　在安静状态下，成人呼吸频率少于 12 次 / 分，称呼吸缓慢。常见于呼吸中枢受抑制的疾病，如颅内压增高、巴比妥类药物中毒等患者。

2. 节律异常

（1）潮式呼吸　又称陈 - 施呼吸，是一种周期性的呼吸异常。特点表现为开始呼吸浅慢，以后逐渐加深加快，达高潮后，又逐渐变浅变慢，然后呼吸暂停 5 ~ 20 秒后，再重复出现以上的呼吸，如此周而复始；其呼吸形态呈潮水涨落样，故称潮式呼吸。常见于中枢神经系统的疾病，如脑炎、颅内压增高、酸中毒、巴比妥类药物中毒等患者。

发生机制　当呼吸中枢兴奋性减弱和高度缺氧时，呼吸减弱至暂停，血中二氧化碳增高到一定程度时，通过颈动脉体和主动脉弓的化学感受器反射性地刺激呼吸中枢，使呼吸恢复。随着呼吸由弱到强，二氧化碳不断排出，使其分压降低，呼吸中枢又失去有效的刺激，呼吸再次减弱至暂停，从而形成周期性呼吸。

（2）间断呼吸　又称比奥呼吸，表现为呼吸和呼吸暂停现象交替出现。特点为有规律地呼吸几次后，突然暂停呼吸，间隔时间长短不同，随后又开始呼吸；如此反复交替出现。

发生机制　同潮式呼吸，是呼吸中枢兴奋性显著降低的表现，但比潮式呼吸更为严重，预后不良，多在呼吸停止前出现。常见于颅内病变，呼吸中枢衰竭等患者。

3. 深浅度异常

（1）深长呼吸　又称库斯莫呼吸，是一种深而规则的大呼吸。常见于尿毒症、糖尿病等引起的代谢性酸中毒患者。

（2）浮浅呼吸　是一种浅表而不规则的呼吸，有时呈叹息样。常见于濒死患者。

4. 音响异常

（1）蝉鸣样呼吸　吸气时有一种高音调的音响，声音似蝉鸣，称为蝉鸣样呼吸。

发生机制　多由于声带附近阻塞，使空气进入发生困难所致。常见于喉头水肿、痉挛或喉头有异物等患者。

（2）鼾声呼吸　是指呼气时发出粗糙鼾声的呼吸。

发生机制　由于气管或支气管有较多的分泌物蓄积。多见于深昏迷患者。

5. 形式异常

（1）胸式呼吸减弱，腹式呼吸增强　正常女性以胸式呼吸为主。当有胸部或肺部疾病时，可使胸式呼吸减弱，腹式呼吸增强。

（2）腹式呼吸减弱，胸式呼吸增强　正常男性及儿童以腹式呼吸为主。当有腹膜炎、腹水、妊娠后期、腹腔内巨大肿物等情况，由于膈肌的下降运动受限制可使腹式呼吸减弱，胸式呼吸增强。

6. **呼吸困难** 呼吸困难的患者主观上感到空气不足，呼吸费力；客观上出现用力呼吸、张口耸肩、鼻翼煽动、发绀，辅助呼吸肌也参与呼吸运动，在呼吸频率、节律、深浅度上出现异常改变。根据临床表现可分为：

(1) 吸气性呼吸困难 患者吸气费力，吸气时间显著长于呼气时间，辅助呼吸肌收缩增强，出现明显三凹征（胸骨上窝、锁骨上窝、肋间隙或腹上角凹陷）。原因：由于上呼吸道部分梗阻，气流进入肺部不畅，呼吸肌收缩，肺内负压极度增高所致。见于喉头水肿，喉头有异物的患者。

(2) 呼气性呼吸困难 患者呼气费力，呼气时间显著长于吸气时间。原因：由于下呼吸道部分梗阻，气体呼出肺部不畅所致。多见于支气管哮喘、肺气肿等患者。

(3) 混合性呼吸困难 患者吸气和呼气均感费力，呼吸的频率加快而表浅。多见于肺部感染、大量胸腔积液、气胸等患者。

（二）异常呼吸的护理

1. **观察病情** 密切观察患者呼吸及相关症状、体征的变化。
2. **卧床休息** 采取舒适体位，减少耗氧量，保持室内温湿度适宜，空气清新。
3. **保持呼吸道通畅** 及时清除呼吸道分泌物，必要时吸痰。
4. **吸氧** 酌情给予氧气吸入，必要时用呼吸机辅助呼吸。
5. **给药** 遵医嘱给药，并注意观察疗效及用药后反应。
6. **饮食** 保证营养与水分的摄入，避免产气食物，进餐不宜过饱，以免膈肌上抬影响呼吸。
7. **心理护理** 根据患者反应，有针对性地作好心理护理，消除恐惧与不安，使患者情绪稳定，有安全感，主动配合治疗及护理。
8. **健康教育** 戒烟酒，讲解有效咳嗽及保持呼吸道通畅的重要性和方法。

三、呼吸测量技术

【重点提示】
正常呼吸、危重患者呼吸测量方法及注意事项。

呼吸测量法

【目的】
1. 判断呼吸有无异常。
2. 动态监测呼吸变化，了解患者呼吸功能情况。

3.协助诊断，为预防、治疗、康复、护理提供依据。

【评估】

1.患者的基本状态年龄、病情、意识、治疗等情况。

2.影响呼吸测量的因素。

3.患者的心理反应及合作程度。

【计划】

1.护士准备 着装整洁，洗手，戴口罩。

2.患者准备

（1）体位舒适，情绪稳定，保持自然呼吸状态。

（2）测脉搏前 30min 内，无剧烈运动、情绪激动。

3.用物准备 表、记录本、笔、必要时备棉花。

4.环境准备 室温适宜、光线充足、环境安静。

【实施】

呼吸测量方法操作流程，见表 13-5。

表 13-5 呼吸测量方法操作流程

操作流程	操作说明
1.核对	◆携用物至床旁，核对并解释以取得合作
2.体位	◆协助患者取舒适体位
3.测量	◆护士于测量脉搏之后，<u>手指仍保持在患者的诊脉部位似诊脉状，观察患者胸、腹的起伏</u>（一起一伏为一次呼吸）。同时观察呼吸的深浅度、节律、音响、形态及有无呼吸困难
	◆正常呼吸测量半分钟，乘以 2，即为呼吸频率
	◆<u>异常呼吸应测 1min</u>
	◆<u>危重患者呼吸微弱，可用少许棉丝置于患者鼻孔前，观察棉丝被吹动的次数，计时 1min</u>（图 13-11）
4.记录	将所测呼吸值记录在记录本上
5.绘制录入	洗手进行健康宣教后绘制体温单或录入护理信息系统（呼吸绘制见第 23 章）

【评价】

1.患者及家属理解测量呼吸的目的，愿意配合。

2.患者了解呼吸的正常值及测量过程中的注意事项。

3.测量结果准确。

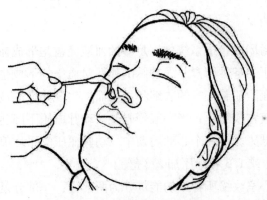

图 13-11 危重患者呼吸测量法

【小结】

1. 操作重点 实施中加下划线的地方为操作重点。

2. 注意事项

（1）测量呼吸应在安静状态下，如患者情绪激动或有剧烈运动，应休息 30 分钟再测量。

（2）在测量呼吸频率时，应同时注意观察呼吸的节律、深浅度、音响及气味等变化。

（3）因为呼吸可受意识控制，所以测量呼吸时应注意不要让患者察觉，使患者处于自然呼吸状态，以保证测量的准确性。

（4）危重患者呼吸微弱，可将少许棉花放于患者鼻孔前，观察棉花纤维被吹动的次数，计数 1min。

【拓展与思考】

患者出现潮式呼吸时如何为其测量呼吸？

第四节 血压的评估与护理

血压是心脏在收缩和舒张时，流动的血液对血管壁形成的侧压力。血压有动脉血压和静脉血压之分，我们所说的血压是指动脉血压，常测肱动脉。血压的计量单位是毫米汞柱（mmHg）或千帕（kPa），两者的换算为

$$1kPa=7.5mmHg \qquad 1mmHg=0.133kPa$$

一、正常血压及生理性变化

【重点提示】

正常血压及生理性变化。

（一）血压的形成

在循环系统这个封闭的管道系统中，足够的血液充盈是形成血压的前提，心脏射血和外周阻力是形成血压的基本因素。大动脉的弹性对血压的形成也起着重要作用。在一个心动周期中，动脉血压随着心室的收缩和舒张而发生规律性的波动。当心室收缩时，动脉血压上升达最高值称收缩压；当心室舒张时，动脉血压下降达最低值称舒张压。收缩压与舒张压之差为脉压。在一个心动周期中，动脉血压的平均值称为平均动脉压，约等于舒张压加 1/3 脉压或 1/3 收缩压加 2/3 舒张压。

在心动周期中，心室收缩所释放的能量分为两部分：一部分是动能（推动血液在血管中流动），另一部分是势能（形成对血管壁的侧压，并使主动脉和大动脉管壁扩张）。如果不存在外周阻力，心室收缩释放的能量将全部表现为动能，迅速向外周流失，动脉血压不能形成，但在存在外周阻力的情况下，左心室射出的血量（60 ～ 80mL/ 次）仅 1/3 流向外周，其余 2/3 暂时贮存于主动脉和大动脉内，形成较高的收缩压。心室舒张，主动脉和大动脉管壁弹性回缩，将贮存的势能转化为动能，推动血液继续流动，维持一定的舒张压高度。

（二）影响血压形成的因素

1. 每搏输出量　在心率和外周阻力不变时，如果每搏输出量增大，心缩期射入主动脉的血量增多，收缩压明显升高。因此，收缩压的大小主要反映每搏输出量的大小。

2. 心率　在每搏输出量和外周阻力不变时，心率增快，心舒期缩短，心舒末期主动脉内存留的血量增多，舒张压明显升高。因此，心率主要影响舒张压。

3. 外周阻力　在心输出量不变而外周阻力增大时，心舒期中血液向外周流动的速度减慢，心舒末期存留在主动脉中血量增多，舒张压明显升高。因此，舒张压的高低主要反映外周阻力的大小。而外周阻力的大小受小动脉和微动脉的口径和血液黏度的影响，阻力血管口径变小，血液黏度增加，外周阻力则增大。

4. 主动脉和大动脉管壁的弹性　大动脉管壁弹性对血压起缓冲作用。动脉管壁硬化时，大动脉的弹性贮器作用减弱，故收缩压升高，舒张压降低，脉压增大。

5. 循环血量和血管容积　正常情况下，循环血量和血管容积相适应，才能保持一定水平的体循环充盈压。如果循环血量减少或血管容积扩大，血压便会下降。

（三）正常血压

正常成人安静状态下血压范围为收缩压 90 ～ 139mmHg（12.0 ～ 18.5kPa），舒张压为 60 ～ 89mmHg（8.0 ～ 11.8kPa），脉压为 30 ～ 40 mmHg（4.0 ～ 5.3kPa）。

（四）影响血压变化的因素

1. 年龄　随着年龄的增长，收缩压和舒张压均有逐渐增高的趋势，但收缩压的升高

比舒张压的升高更为显著。（表 13-6）

表 13-6 各年龄组的血压平均值

年龄	血压（mmHg）
1 个月	84/54
1 岁	95/65
6 岁	105/65
10 ~ 13 岁	110/65
14 ~ 17 岁	120/70
成年人	120/80
老年人	140 ~ 160/80 ~ 90

2. 性别　女性在更年期前，血压低于男性；更年期后，血压升高，差别较小。

3. 昼夜和睡眠　清晨起床前的血压最低，饭后略有升高，晚餐后的血压值最高，睡觉时又会降低。睡眠不佳时，血压稍增高。

4. 体型　高大、肥胖者血压较高。

5. 体位　站位血压 > 坐位血压 > 卧位血压。这与重力引起的代偿机制有关。对于长期卧床或使用某些降压药物的患者，若由卧位改为立位时，可出现头晕、心慌、站立不稳甚至晕厥等体位性低血压的表现。

6. 环境　寒冷环境血压可升高，高温环境血压可下降。

7. 部位　一般右上肢高于左上肢，其原因是右侧肱动脉来自主动脉弓的第一大分支无名动脉，而左侧肱动脉来自主动脉的第三大分支左锁骨下动脉，由于能量消耗，右侧血压比左侧高 10 ~ 20mmHg。下肢血压高于上肢约 20 ~ 40mmHg，其原因与股动脉的管径较肱动脉粗，血流量大有关。

8. 其他因素　情绪激动、剧烈运动、兴奋、疼痛、吸烟等均可使血压升高。

二、异常血压的评估与护理

【重点提示】

异常血压的观察及护理措施。

（一）异常血压的评估

1. 高血压　指在未使用降压药物的情况下，18 岁以上成年人收缩压 ≥ 140 mmHg（18.6kPa）和 / 或舒张压 ≥ 90 mmHg（12.0kPa）称高血压。

临床上，以原因不明的原发性高血压为多见，少数（5% 左右）为继发性高血压，如肾小球肾炎、嗜铬细胞瘤、颅内压增高等可致血压升高。我国高血压分级标准（2018版），见表 13-7。

表 13-7 中国高血压分级标准（2018 版）

类别	收缩压（mmHg）	舒张压（mmHg）
正常血压	< 120	< 80
正常高值	120 ~ 139	80 ~ 89
高血压	≥ 140	≥ 90
高血压 1 级（轻度）	140 ~ 159	90 ~ 99
高血压 2 级（中度）	160 ~ 179	100 ~ 109
高血压 3 级（重度）	≥ 180	≥ 110
单纯收缩期高血压	≥ 140	< 90

2. 低血压 指收缩压低于 90 mmHg（12.0 kPa），舒张压低于 60 mmHg（8.0 kPa）称低血压，常见于休克、大量失血、心肌梗死。

3. 脉压的变化 ①脉压增大常见于主动脉瓣关闭不全、动脉硬化、甲状腺功能亢进等；②脉压减小常见于主动脉瓣狭窄、心包积液、末梢循环衰竭等。

（二）异常血压患者的护理

1. 观察病情 需密切观察血压者应做到"四定"，定时间、定部位、定体位、定血压计。指导患者合理用药，注意用药后反应及有无并发症发生。

2. 舒适环境 环境安静整洁、温湿度适宜、通风良好、合理照明。

3. 合理饮食 宜进食低脂、低胆固醇、低盐、高维生素、多膳食纤维的饮食，避免辛辣食物。高血压患者应限制钠盐摄入，世界卫生组织推荐每人每天 6g 食盐。

4. 适量运动 坚持适量活动，劳逸结合。如患者血压较高时应卧床休息，按医嘱给予降压药；血压较低时迅速安置其平卧位，针对病因给予紧急处理。

5. 规律生活 养成良好的生活习惯，保证充足的睡眠、定时排便、注意保暖、避免冷热刺激等。

6. 心理护理 及时了解患者的心理活动，针对性地进行心理疏导，消除患者紧张、恐惧、忧郁等心理，保持情绪乐观、心情舒畅。

7. 健康教育 向患者介绍影响血压的因素，教会患者测量血压、判断异常血压的方法。生活有度、作息有时、修身养性、合理营养、戒烟限酒。

【拓展与思考】
测量血压时为什么要做到"四定"？

三、血压测量技术

【重点提示】
血压测量技术及注意事项。

（一）血压计的种类

血压计的种类主要有水银血压计（立式和台式两种，立式可随意调节高度）（图13-12）、无液血压计（图13-13）、电子血压计（图13-14）3种。

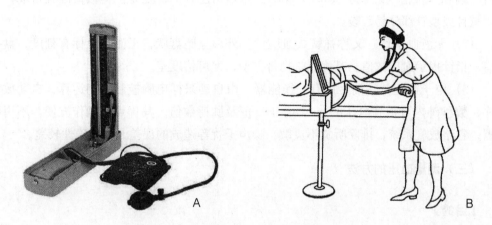

注：图A.台式水银血压计；图B.立式水银血压计。

图 13-12　水银血压计

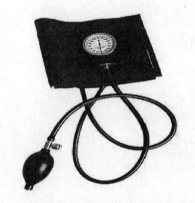

图 13-13　无液血压计

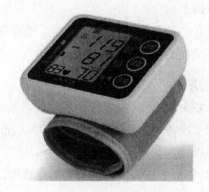

图 13-14　电子血压计

（二）血压计的构造

血压计由三部分组成。

1. 输气球和压力阀门。

2. 袖带　袖带为长方形扁平的橡胶袋，长24 cm，宽12 cm；外层布套长50cm。橡胶袋上有两根橡胶管，其中一根连输气球，另一根与压力表相接。袖带的宽度和长度一定要合适，原则上，宽度须比被测肢体的直径宽1/5，长度应能完全包绕肢体。袖带太窄，须加大力量才能阻断动脉血流，测的数值偏高；袖带太宽，大段血管受阻，测的数值偏低。

3. 血压计

（1）水银血压计　又称汞柱血压计。由玻璃管、标尺、水银槽三部分组成。在血压计盒盖内固定有一根玻璃管，管面上标有刻度。玻璃上端盖以金属帽与大气相通，玻璃管下端和水银槽（贮有水银 60g）相通。水银血压计的优点是测得数值准确可靠，但较笨重且玻璃管部分易破裂。

（2）无液血压计　又称弹簧式血压计。外形呈圆盘状，正面盘上标有刻度，盘中央有一指针提示血压数值。其优点是携带方便，但可信度差。

（3）电子血压计　袖袋内有一换能器，由自动采样电脑控制数字运算，自动放气程序，数秒钟内可得到血压的 mmHg、kPa 值及脉搏数值。其优点是操作方便，不用听诊器，省略放气系统，排除听觉不灵敏、噪声干扰等造成的误差，但准确性较差。

（三）测量血压的方法

【目的】

1. 判断血压有无异常。

2. 动态监测血压变化，间接了解循环系统的功能状况。

3. 协助诊断，为预防、治疗、康复、护理提供依据。

【评估】

1. 患者的基本状态　年龄、病情、治疗等情况。

2. 影响血压变化的因素。

3. 患者的心理反应及合作程度。

【计划】

1. 护士准备　着装整洁，修剪指甲，洗手，戴口罩。

2. 患者准备

（1）体位舒适，情绪稳定，愿意合作。

（2）测量前 30min 内无吸烟、运动、情绪激动等。

3. 用物准备　血压计、听诊器、记录本、笔。

4. 环境准备　室温适宜、光线充足、环境安静。

【实施】

血压测量方法操作流程，见表 13-8。

表 13-8　血压测量方法操作流程

操作流程	操作说明
1. 核对解释	◆携用物至床旁，核对并解释以取得合作
2. 安置体位	◆选择肱动脉测量，要求手臂与心脏同一水平。坐位：平第四肋；卧位：平腋中线。腘动脉测量，取仰卧、俯卧位或侧卧位均可

（续表）

操作流程	操作说明
3. 缠好袖带	◆测量上肢血压时卷袖，露臂，手掌向上，肘部伸直。驱尽袖带内空气，平整地缠于上臂中部，下缘距肘窝 2 ~ 3cm，松紧以能插入一指为宜（见图 13-15 听诊器胸件位置）。测量下肢血压时，患者卷裤，卧位舒适，将袖带缠于大腿下部，下缘距 窝 3 ~ 5cm，将听诊器胸件置于腘动脉搏动处（图 13-7）
4. 打开开关	◆打开血压计并放平稳，开启水银槽开关
5. 注入空气	◆戴好听诊器，先触动脉搏动，再将胸件置于动脉搏动最明显处，用一手稍加固定，另一手握输气球，关闭气门，充气至肱动脉搏动消失，再升高 20 ~ 30mmHg（2.6 ~ 4.0kPa）
6. 缓慢放气	◆缓慢放气，以每秒 4 mmHg（0.5kPa）左右速度下降，注意水银柱刻度和肱动脉声音的变化
7. 测量数值	◆当听诊器中出现第一声搏动声，此时水银柱所指的刻度，即为收缩压；随后搏动声继续存在并增大，直到声音突然变弱或消失，此时水银柱所指的刻度即为舒张压
8. 整理血压计	◆取下听诊器及袖带，排尽袖带内余气，关闭气门，整理袖带，放入盒内，将血压计盖右倾 45°，使水银全部回流到槽内，关闭水银槽开关，关上盒盖，平稳放置
9. 恢复体位	◆协助患者恢复体位，使患者舒适
10. 记录数值	◆记录于记录本上，采用分数式记录收缩压 / 舒张压，如 120/80 mmHg 洗手进行健康宣教后将血压值转记至体温单上（详见第 23 章）

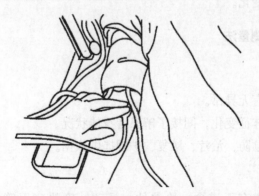

图 13-15　听诊器放置部位（肱动脉搏动最明显处）

【评价】

1. 患者理解测量血压的目的，愿意配合。

2. 患者了解血压的正常值及测量过程中的注意事项。

3. 操作正确，测量结果准确。

4. 测量过程中患者有安全感。

【小结】

1. 操作重点　实施中加下划线的地方为操作重点。

2. 注意事项

（1）需要密切观察血压时应做到四定　定时间、定部位、定体位、定血压计。

（2）测量前检查　测量前应检查血压计及听诊器是否符合要求，袖带的宽窄是否合适，水银是否充足，玻璃管有无裂缝，玻璃管上端是否和大气相通，橡胶管和加压气球有无老化、漏气，听诊器是否完好等。

（3）正确选择测量肢体　为偏瘫、一侧肢体外伤或手术的患者测血压应选择健侧肢体。

（4）保护血压计　打气不可过猛、过高，如水银柱里出现气泡，应调节或检修，不可带气泡测量，用毕应及时关闭水银柱下面的开关。

（5）发现血压听不清或有异常时应重侧　注意使水银柱降至"0"点，休息片刻后再测，必要时双侧对照。

（6）防止产生误差

1）设备方面　袖带过窄，测得的血压值偏高；袖带过宽、橡胶管过长、水银量不足等测得的血压值偏低；

2）患者方面　手臂位置低于心脏、吸烟、进食、运动、膀胱充盈等，测得的血压值偏高；手臂位置高于心脏，测得的血压值偏低；

3）操作过程　袖带缠得过松，测量者的眼睛视线低于水银柱弯月面，测得的血压值偏高；反之，测得的血压值偏低。放气速度太慢，可使测得的舒张压偏高；放气速度太快，听不清声音的变化。

（四）生命体征测量法

【目的】

1. 判断生命体征有无异常。

2. 动态监测生命体征变化，间接了解患者身体状况。

3. 协助诊断，为预防、治疗、康复、护理提供依据。

【评估】

1. 患者 30 分钟内有无进食、冷热饮、运动、冷热应用等，如有应休息 30 分钟再测。

2. 环境是否安静、舒适。

【计划】

1. 操作者准备　着装整洁、洗手、备表，根据情况戴口罩。

2. 用物准备　治疗盘内置清洁方盒（内盛已消毒的体温计且读数在 35℃ 以下，纱布若干)、体温计消毒盒（内盛消毒液）、血压计、听诊器、垫巾、记录本、笔、弯盘。

【实施】

生命体征测量方法操作流程，见表 13-9。

表 13-9 生命体征测量方法操作流程

操作流程	操作说明
1. 核对解释	◆携用物至床旁，核对并解释以取得合作
2. 腋温测量	◆解开患者上衣上部纽扣，打开体温计盒盖，取纱布轻轻抹干患者对侧腋下汗液，操作者将体温表水银端放于患者腋窝深处紧贴皮肤，嘱患者屈臂于胸前夹紧体温表（不可用力），看时间（测 10 分钟）
3. 脉搏测量	◆将患者近侧手平放，掌心向下，操作者用食指、中指、无名指的指端按在患者桡动脉表面，一般患者数半分钟乘以 2 即为每分钟脉搏数（异常情况数 1 分钟，脉搏短绌者，两名护士同时测量，1 人听心率，1 人数脉搏，记数 1 分钟）
4. 呼吸测量	◆维持数脉搏状，观察患者胸部或腹部的起伏次数，正常情况下数半分钟乘 2（气弱不易观察者用棉花少许置于患者鼻孔前，观察棉花吹动次数，数 1 分钟）
5. 血压测量	◆患者取平卧位（或坐位），露出近侧手臂，手臂与心脏同一水平（坐位：平第四肋，卧位：平腋中线），袖子上卷至肩部（袖口不可太紧，如太紧可脱掉近侧衣袖），伸直肘部手掌向上，取垫巾包妥上臂中段，取血压计平放于近侧手臂外侧，打开血压计取出袖带，驱净袖带内空气，平整无折地缠于上臂中部（其下缘距肘部 2 ~ 3cm，松紧以能插入 1 指为宜），打开水银槽开关，在肘窝部扪及肱动脉的搏动，戴听诊器，将听诊器胸件贴肱动脉处左手固定，右手握输气球，关闭气门打气（使肱动脉搏动音消失再升高 20 ~ 30mmHg），放气（使水银柱以每秒 4mmHg 的速度缓慢下降），眼睛视线与水银面同一高度，当听到第一声搏动声时，水银柱所指刻度即为收缩压，搏动音减弱或消失时，水银柱所指刻度为舒张压，放尽余气，撤除血压计袖带，将患者衣袖放下或穿好衣服，将血压计右倾 45°，使水银全部进入水银槽后关水银槽开关，将袖带折叠平整，放入血压计盒内，盖好血压计盒盖，将血压计、听诊器放于治疗盘内
6. 收体温计	◆取纱布，从患者腋下取出体温计擦拭干净，体温计读数，将体温计放入消毒液中浸泡，协助患者扣上上衣纽扣，整理被子并盖好
7. 记录	◆记录于记录本上，必要时健康宣教
8. 绘制录入	◆洗手后绘制体温单或录入护理信息系统（见第 23 章）

注：实施中加下划线的地方为操作重点。

【评价】

1. 患者理解测量生命体征的目的，愿意配合。

2. 患者了解生命体征的正常值及测量过程中的注意事项。

3. 操作熟练正确，测量结果准确。

4. 关心患者，测量过程中患者有安全感。

【课后检测】

一、选择题

1. 高热持续期的特点是（　　　）

A. 产热大于散热　　　　　　B. 产热持续增加　　　　　　C. 散热持续减少

D. 散热增加而产热趋于正常　　　E. 产热和散热在较高水平上趋于平衡

2. 适宜测量口腔温度的是（　　　）

A. 幼儿　　　　　　　　　　B. 躁狂者　　　　　　　　　C. 呼吸困难者

D. 极度消瘦者　　　　　　　E. 口鼻手术者

3. 速脉常见于（　　　）

A. 发热患者　　　　　　　　B. 动脉硬化患者　　　　　　C. 颅内压增高患者

D. 房室传导阻滞患者　　　　E. 甲状腺功能减退患者

4. 测量呼吸时护士的手不离开诊脉的部位主要是为了（　　　）

A. 易于记录时间　　　　　　B. 保持患者体位不变　　　C. 易于观察呼吸的深浅度

D. 不被患者察觉，以免紧张　　　E. 保持护士姿势不变，以免疲劳

5. 吸气性呼吸困难多见于（　　　）

A. 喉头水肿患者　　　　　　B. 代谢性酸中毒患者　　　C. 支气管哮喘患者

D. 呼吸中枢衰竭患者　　　　E. 慢性阻塞性肺疾病患者

6. 代谢性酸中毒患者的呼吸为（　　　）

A. 浅快呼吸　　　　　　　　B. 蝉鸣样呼吸　　　　　　　C. 鼾声呼吸

D. 叹息样呼吸　　　　　　　E. 深而规则的大呼吸

7. 测血压时，松开气门使汞柱缓慢下降，听到第一声搏动音时，袖带内压力（　　　）

A. 大于心脏收缩压　　　　　B. 等于心脏收缩压　　　　　C. 小于心脏收缩压

D. 等于心脏舒张压　　　　　E. 小于心脏舒张压

8. 脉压增大常见于（　　　）

A. 主动脉瓣关闭不全　　　　B. 缩窄性心包炎　　　　　　C. 心包积液

D. 肺心病　　　　　　　　　E. 心肌炎

9. 测血压时，应该注意（　　　）

A 测量时血压计"0"点与心脏、肱动脉在同一水平

B. 固定袖带时应紧贴肘窝，松紧能放入一指为宜

C. 听诊器胸件应塞在袖带内便于固定

D. 量前嘱患者先休息 10 ～ 20 分钟

E. 放气速度应慢，约 2mmHg/s

10. 高热患者应给予（　　　）

A. 流质饮食　　　　　　B. 普通饮食　　　　　　C. 软质饮食

D. 低盐饮食　　　　　　E 低热量饮食

11. 患者，男性，40 岁。诊断为"疟疾"。发热时体温可骤升到 39℃ 以上，然后很快降至正常，2 天后再次发作，属于（　　　）

A. 弛张热　　　　　　　B. 稽留热　　　　　　　C. 间歇热

D. 不规则热　　　　　　E. 中等度热

12. 患者，女性，69 岁。连续 3 天测血压 85/50mmHg，属于（　　　）

A. 低血压　　　　　　　B. 正常血压　　　　　　C. 临界低血压

D. 收缩压正常，舒张压降低　　　　　　　　　　　E. 收缩压降低，舒张压正常

13. 患者，男性，34 岁。测量血压，血压值为 132/88mmHg，属于（　　　）

A. 理想血压　　　　　　B. 正常血压　　　　　　C. 正常高值

D. 收缩压偏低，舒张压偏高　　　　　　　　　　　E. 收缩压偏高，舒张压偏低

14. 患者，女性，2 岁。因误服安眠药中毒，意识模糊不清，呼吸微弱浅而慢，不易观察，护士应采取的测量方法是（　　　）

A. 观察腹部起伏，一起一伏为一次

B. 先测脉率将数值除以 4 得出呼吸次数

C. 用手放在患者鼻孔前感觉呼吸气流计数

D. 测脉率后保持诊脉姿势，观察胸部起伏次数

E. 用少许棉花置患者鼻孔前观察棉花飘动次数计数

15. 物理降温的方法不包括（　　　）

A. 放置冰袋　　　　　　B. 冷湿敷　　　　　　　C. 温水擦浴

D. 注射柴胡　　　　　　E.75% 乙醇擦浴

16. 体温过低常见于（　　　）

A. 结核病　　　B. 肾炎　　　C. 疟疾　　　D. 肿瘤　　　E. 早产儿及全身循环衰竭的患者

17. 蒋先生，60 岁，应心房纤颤入院。护士在做入院评估时发现患者心率 126 次 /min，脉搏率 110 次 /min。此患者脉搏的特点是（　　　）

A. 早搏　　　　　　　　B. 间歇脉　　　　　　　C. 水冲脉

D. 脉搏短绌　　　　　　E. 丝脉

18. 呼吸和呼吸暂停现象交替出现，称为（　　　）

A. 潮式呼吸　　　　　　B. 比奥呼吸　　　　　　C. 浮浅性呼吸

D. 鼾声呼吸　　　　　　E. 库斯莫呼吸

（19、20 题共用题干）

王某，女，50 岁，因头晕，头痛，失眠，注意力不集中一月余，工作劳累或精神紧

张后加重来就诊，查体 患者体温 36.5℃，脉搏 78 次 / 分，呼吸 18 次 / 分，血压 170/98 mmHg，左上臂一周前因摔伤，用绷带包扎，患者有高血压家庭史。

19. 患者的血压属于（　　）

A. 正常　　　　　　　　　B. 高血压　　　　　　　C. 低血压

D. 临界性高血压　　　　　E. 收缩压升高

20. 要准确观察到患者的血压变化，测血压尽量做到（　　）

A 测右上肢血压，定体位，定时间，定血压计

B 测左上肢血压，定体位，定时间，定血压计

C 定体位，定时间，定人员，定血压计

D 定时间，定体位，定部位，定听诊器

E 定时间，定部位，定体位，定袖带

二、案例分析题

21. 患者，女，48 岁，持续高热 4 天，体温持续在 39.0℃ ~ 40.0℃，以发热待查今天上午 9 时收入院。入院时测体温 40℃，脉搏 108 次 /min，呼吸 24 次 /min，血压 128/86mmHg，神志清楚，面色潮红，口唇干裂，食欲不振。上午 9：20 给予退热剂后，体温降至 38.8℃，下午 2：00 体温升至 39.8℃。请问：

（1）该患者发热为何热型？

（2）入院时的发热程度？

（3）请根据患者情况提出护理措施？

22. 患者，男，52 岁，因"风湿性心脏病、房颤"收入院。主诉心悸、头晕、胸闷、四肢乏力，护士为其诊脉，发现脉搏细速，不规则，测心率 110 次 /min，脉率 92 次 /min，听诊心率快慢不一，心律完全不规则，心音强弱不等。请问：

（1）患者出现了什么情况？

（2）此时应如何为患者测脉搏？

（3）如何进行记录？

（郭逸群）

第十四章　患者饮食的护理

【学习要点】

【知识目标】

1. 掌握　患者饮食的种类、适用范围、原则及要求；管饲饮食的目的、方法及注意事项。

2. 理解　影响饮食的因素；饮食与营养对人体健康的重要性。

3. 了解　饮食与营养状况评估；饮食与营养指导。

【技能、职业能力 培养目标】

1. 明确　能正确收集资料，指导患者选择合适的饮食种类。

2. 明确　能正确进行治疗饮食、试验饮食的实施。

3. 熟悉　能规范地进行管饲操作。

4. 学会　能初步判断患者营养状况，进行各类人群的膳食指导。

【情感、态度等素质培养目标】

1. 明确　具有高度的责任感，具备为住院患者提供饮食护理的能力，鼓励患者通过改善营养状况促进疾病康复。

2. 熟悉　具有良好的语言表达能力和人际沟通能力，能对一般饮食护理的人群进行饮食与营养指导。

【知识链接】

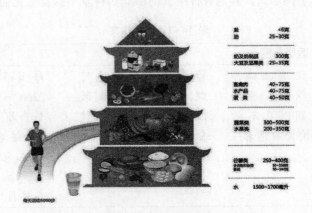

图 14-1　中国居民平衡膳食宝塔（2016）

"民以食为天"，人类很早就认识到饮食与健康息息相关。中国居民平衡膳食宝塔是根据中国居民膳食指南并结合中国居民的膳食结构特点设计的。它把平衡膳食的原则转化成各类食物的重量，并以直观的宝塔形式表现出来（图14-1），便于群众理解和在日常生活中实行。

第一节　医院饮食

【情景导入】

刘某，男性，65岁，因突发右侧肢体乏力、昏迷3小时入院，既往有高血压、糖尿病病史10年。

1. 请为该患者选择合适的饮食。

2. 饮食护理中应重点关注哪些内容？

饮食在人的生命维持中至关重要，其生命质量和精神心理与饮食营养有着极大的关系。合理营养和平衡膳食是预防疾病的重要措施，《黄帝内经》提出了"毒药攻邪，五谷为养，五果为助，五畜为益，五菜为充"的膳食配伍原则。医院饮食根据疾病的病理、心理及生理的特点，调整营养素，改善患者营养状态，降低发病率和死亡率，提高治愈率，延长寿命。

为适应不同病情的需要，医院饮食可分为三大类：基本饮食、治疗饮食和试验饮食。

一、基本饮食

【重点提示】

基本饮食的分类、适用范围。

基本饮食包括普通饮食、软质饮食、半流质饮食和流质饮食四种。基本饮食是医院一切膳食中的基本烹调形式，其他各种膳食均由此四种基本膳食变化而来。（表14-1）

表14-1　基本饮食

类别	适用范围	饮食原则	用法
普通饮食	无消化道疾病、病情较轻、疾病恢复期以及不必限制饮食的患者	营养均衡，美观可口，易消化、无刺激性食物，与健康人饮食相似	每日3餐，总热量2200～2600kcal/d，蛋白质70～90g/d，脂肪60～70g/d，碳水化合物450g左右，水分2500mL，各餐按比例分配

（续表）

类别	适用范围	饮食原则	用法
软质饮食	轻度发热，消化吸收功能差，咀嚼不便；老、幼患者、术后和肠道疾病的恢复期患者	营养均衡，以细软、易消化无刺激性为主，如面条、软饭。菜和肉应切碎、煮烂，少粗纤维	每日进餐3～4次，总热量2200～2400kcal/g，蛋白质60～80g/d
半流质饮食	口腔及消化道疾病，中度发热及术后患者	营养丰富，少食多餐，无刺激易于咀嚼及吞咽；膳食纤维含量少；食物呈半流质状，如粥、面条、蒸鸡蛋、肉末、豆腐等	每日进餐5～6次，总热量1500～2000kcal/d，蛋白质50～70g/d
流质饮食	急性消化道疾患、高热、各种大手术后早期及其他重症或全身衰竭等患者	食物呈液状，易吞咽、易消化，无刺激性，如奶类、豆浆、米汤、稀藕粉、肉汁、菜汁、果汁等。此饮食热能及营养素不足，只能短期使用，通常辅以肠外营养以补充热能和营养	每日进餐6～7次，每次200～300mL；总热量800～1200kcal/d，蛋白质约40～50g/d

【知识链接】膳食纤维

膳食纤维是能抵抗人体小肠消化吸收的，在人体大肠能部分或全部发酵的可食用的植物性成分、碳水化合物及其相类似物质的总和，于1999年由美国谷物化学家协会和国际生命科学会共同定义。膳食纤维主要包括纤维素、半纤维素、果胶、树胶、多糖、寡糖、木质素等成分，被营养界称为人体的第七类营养素，分为可溶性与不可溶性膳食纤维两大类，大多分布于全谷类食物、植物的根、茎、叶、花、果、种子。主要作用包括：①能延迟胃的排空，产生饱腹感，减少进食量；②增进肠蠕动，促进排便；③控制血糖、调节脂质代谢、降低血胆固醇、预防胆结石；④维持肠道菌群动态平衡，改善肠道环境。

二、治疗饮食

【工作情景与任务】

王某，男性，43岁。2年前体检时发现尿蛋白（++），BP150/95mmHg，此后多次复查尿蛋白在（+）～（++）之间，血压一直偏高，1年前于当地医院诊断为"慢性肾小球肾炎"。近2周因单位工作较忙，几乎每天都工作至深夜，逐渐出现双侧眼睑、下肢浮肿，乏力明显，遂来就诊。

该患者应接受何种治疗饮食？

治疗饮食是根据病情的需要，在基本饮食的基础上，适当调节热能和营养素，以达到治疗或辅助治疗的目的，从而促进患者的康复。(表14-2)

表14-2 治疗饮食

饮食种类	适用范围	饮食原则及用法
高热量饮食	用于热能消耗较高的患者，如甲状腺功能亢进、结核、大面积烧伤、肝炎、胆道疾患、体重不足患者及产妇等	基本饮食基础上加餐两次，可进食牛奶、豆浆、鸡蛋、藕粉、蛋糕、巧克力等甜食，总热量约为3000kcal/d
高蛋白饮食	用于高代谢性疾病，如烧伤、结核、恶性肿瘤、贫血、甲状腺功能亢进、大手术后的患者、低蛋白血症患者、孕妇、乳母等	基本饮食基础上增加富含蛋白质的食物，尤其是优质蛋白，供给量为1.5g ~ 2g/（kg·d），总量不超过120g/d，总热量为2500 ~ 3000kcal/d
低蛋白饮食	用于限制蛋白摄入患者，如急性肾炎、尿毒症、肝性脑病等患者	应多补充蔬菜和含糖高的食物，以维持正常热量。成人饮食中蛋白质含量不超过40g/d，视病情减至20 ~ 30g/d。肾功能不全者应摄入优质动物性蛋白，限制豆制品，若肾功能严重衰竭，应摄入无蛋白饮食，静脉补充氨基酸，肝性脑病者应以植物性蛋白为主
低脂肪饮食	用于肝胆胰疾患、高脂血症、动脉硬化、冠心病、肥胖症及腹泻等患者	饮食清淡，少油，禁用肥肉、蛋黄、动物内脏等，高脂血症及动脉硬化患者不必限制植物油（椰子油除外），脂肪含量少于50g/d，肝胆胰疾病少于40g/d，尤其应限制动物脂肪的摄入
低胆固醇饮食	用于高胆固醇血症、高脂血症、动脉硬化、高血压、冠心病的患者	胆固醇摄入量少于300mg/d，禁用或少用含胆固醇高的食物，如动物内脏、脑、鱼子、蛋黄、肥肉、动物油等
低盐饮食	用于心脏病、急慢性肾炎、肝硬化腹水、重度高血压但水肿较轻的患者	每日食盐量＜2g，不包括食物内自然存在的氯化钠，禁用腌制食品，如咸菜、皮蛋、火腿、香肠、咸肉、虾米等

（续表）

饮食种类	适用范围	饮食原则及用法
无盐低钠饮食	同低盐饮食，但一般用于水肿较重的患者	无盐饮食，除食物内自然含钠量外，不放食盐，烹调饮食中含钠量 < 0.7g/d 低钠饮食需控制食品中自然存在的含钠量，一般应 < 0.5g/d 两者均禁食腌制食品、含钠食物和药物，如油条、挂面、汽水、碳酸氢钠药物等
高纤维素饮食	用于便秘、肥胖症、高脂血症、糖尿病等患者	饮食中应多食含纤维食物，如韭菜、芹菜、卷心菜、竹笋、粗粮、豆类等

三、试验饮食

【工作情景与任务】

周某，女，32岁，于1年前无意中发现颈前区肿大，诉近期食欲大增，易发脾气，怕热、多汗，心悸，手抖，消瘦，入院诊断"甲状腺功能亢进"，拟作甲状腺功能测定。

该患者入院后饮食如何安排？

试验饮食也称为诊断饮食，即在特定的时间内，对患者限制或添加某些营养素，观察机体对其反应，借以达到辅助临床诊断的一种饮食。（表14-3）

表14-3 试验饮食

饮食种类	适用范围	饮食原则及用法
肌酐试验饮食	用于协助检查、测定肾小球的滤过功能	试验期3天，试验期间禁食肉类、禽类、鱼类、禁饮茶和咖啡，全日主食在300g以内，限制蛋白质的摄入（蛋白质供给量 < 40g/d），以排除外源性肌酐的影响；蔬菜、水果、植物油不限，热量不足可添加藕粉或含糖的点心等。 第3天测内生肌酐清除率及血肌酐含量
隐血试验饮食	用于大便隐血试验准备，协助诊断有无消化道出血	试验期3天，试验期间禁止食用易造成隐血试验假阳性结果的食物，如肉类、禽类及含铁丰富的药物、食物及绿色蔬菜等。第3天留取患者粪便作隐血试验
尿浓缩功能试验饮食	用于检查肾小管的浓缩功能	试验期1天，控制全天饮食中的水分总量在500 ~ 600mL。可进食含水分少的食物，如米饭、馒头、面包、炒鸡蛋、土豆、豆腐干等。烹调时尽量不加水或少加水；避免使用过甜、过咸和含水量高的食物，蛋白质供给量为1g/（kg·d）

（续表）

饮食种类	适用范围	饮食原则及用法
甲状腺 131 I 试验饮食	用于协助测定甲状腺功能	试验期 2 周，试验期间禁用含碘食物，如海带、海蜇、紫菜、海参、虾、鱼等。禁用碘做局部消毒，两周后做 131 I 功能测定
胆囊 B 超检查饮食	用于需行 B 超检查有无胆囊、胆管、肝胆管疾病患者	检查前 3 日最好禁食牛奶、豆制品、糖类等易于发酵产气食物。检查前 1 日晚，应进食无脂肪、低蛋白、高碳水化合物的清淡饮食。检查当日早晨禁食，如胆囊显影良好，还需要了解胆囊收缩功能，则在第一次 B 超检查后进食高脂肪餐（如油煎荷包蛋两个或高脂肪的方便餐，脂肪含量约 25 ~ 50g）；30 ~ 45 分钟后第二次 B 超检查观察，若效果不明显，可再等待 30 ~ 45 分钟后再次检查
葡萄糖耐量试验饮食	用于糖尿病的诊断	试验前食用碳水化合物量 ≥ 300g 的饮食共 3 日。同时停用一切能升降血糖的药物，试验前晚餐后禁食 10 ~ 12 个小时，直至试验日晨采血后，将葡萄糖 75g 溶于 300mL 水中顿服，于餐后 0.5 小时、1 小时、2 小时和 3 小时分别采血测定血糖

第二节　饮食的护理

护士在护理患者过程中，正确评估患者的营养状况，结合疾病的特点，为患者制定有针对性的营养计划，并根据计划对患者进行相应的饮食护理，可帮助患者摄入足量、合理的营养素，促进患者康复。

【案例导思】

2003 年 5 月起，安徽阜阳地区相继出现婴幼儿因饮用劣质奶粉后变成"大头娃娃"的报道。因脂肪、蛋白质和碳水化合物等基本营养物质不及国家标准的三分之一，充斥安徽阜阳农村市场的劣质奶粉被人们称为"空壳奶粉"。食用"空壳奶粉"的婴儿由于蛋白质含量严重不足，根本不能满足婴儿的生长需要，长期食用会导致婴儿患上"重度营养不良综合征"，在本是生长最快的时期停止生长，四肢短小，身体瘦弱，脑袋尤显偏大，被当地人称为"大头娃娃"，严重的甚至越长越轻、越小，直至心、肝、肾等器官功能衰竭而死亡。

1. 患儿在营养状况方面存在什么问题？

2. 针对患者的具体情况提供怎样的营养支持？

一、影响进食的因素

影响饮食与营养的因素包括身体因素、心理因素及社会因素等。

（一）身体因素

1. 生理因素

（1）年龄　年龄影响个体对每日所需食物的量、性质及特殊营养素的需求。如婴幼儿青少年生长发育快，需要摄入足够蛋白质、各种维生素和微量元素；老年人由于新陈代谢缓慢，对热能的需要量减少，但对钙的需求却增加。同时，年龄也可以影响人们对食物的选择，如婴幼儿咀嚼及消化功能尚未完善、老年人咀嚼及消化功能减退，应该供给他们质地柔软、易于消化的食物。

（2）活动量　各种活动是能量代谢的主要因素，活动强度、工作性质、工作条件不同，热能消耗也不同。活动量大的个体对热能及营养素的需求大于活动量小的个体。

（3）特殊生理状况　处于妊娠期、哺乳期的女性对营养的需求显著增加，同时会有饮食习惯的改变。妊娠期女性摄入营养素的比例应均衡，自妊娠第 4 月起，保证充足的能量，推荐摄入量在相同体力活动非孕妇基础上额外增加 200kcal/d，同时需要增加蛋白质、铁、碘、叶酸的摄入量。我国人民饮食中钙的含量普遍不足，母体平常钙的储存量不多，故妊娠全过程都要补充钙。哺乳期女性在每日的饮食基础上需再加 500kal 热量，对蛋白质的要求也应高于普通饮食，在普通需要量的基础上再增加 20g ~ 30g/d，以保证乳汁蛋白质的含量，同时应注意维生素 B 及维生素 C 的摄入。

2. 病理因素

（1）疾病及药物影响　许多疾病会影响患者对食物及营养的摄取、消化、吸收及代谢，如口腔、胃肠道疾患可直接影响食物的摄取、消化和吸收。当患有高代谢性疾患如发热、烧伤、甲状腺功能亢进等或慢性消耗性疾病时，机体对热量的需求量较正常增加。伤口愈合与感染期间，患者对蛋白质的需求较大。患病后的用药也会影响患者的饮食及营养，如胰岛素、类固醇类药物可增进食欲，非肠溶性红霉素可降低食欲，长期服用苯妥英钠可干扰叶酸的吸收，异烟肼可增加维生素 B_6 经肾排泄量，磺胺甲恶唑能抑制大肠杆菌的生长，妨碍 B 族维生素在肠内的合成等。注射头孢类药物一周前后都应避免喝酒，以防出现双硫仑效应，导致呼吸困难等症状出现。

（2）食物过敏和不耐受　某些人对特定的食物如牛奶、海产品等过敏，出现腹泻、哮喘、荨麻疹等过敏反应，影响营养的摄入和吸收。而人对食物的不耐受性是由于体内某种特定酶的遗传缺陷而引起对食物的色素、添加剂或食物中天然含有的物质不耐受，如有的患者乳糖酶缺乏，引起机体对乳及乳制品不耐受，一旦食用可能发生腹泻等症状。

（二）心理因素

食欲是一种心理反应，一般情况下，不良情绪可引起交感神经兴奋，抑制胃肠道活动及消化液的分泌，使人食欲降低，引起进食过少、偏食、厌食等情况。愉快、轻松的心理状态则会促进食欲。有些患者在进食时会有不正常的心理状态，如在孤独、焦虑时就想吃食物。

1. 感官因素　各种感官因素（包括视、听、味、嗅等）均可影响机体的饮食和营养需要。如食物的感观性质，包括食物的形状、软硬度、新鲜与否、冷热度、生熟、色、香、味等，均可影响机体对食物的选择。

2. 认知因素　个体对食物的理解、认识和分析以及具备的饮食、营养知识是影响饮食、营养需要的高级活动过程。它可来源于个人的饮食体验、社会或家庭留下的饮食传统及理解。

3. 情绪状态　不良的情绪状态如焦虑、抑郁、痛苦与悲哀等会使机体的食欲减退，进食量减少甚至厌食；愉悦的情绪如快乐、激情等会促进食欲。

4. 个人喜好　个人对食物的喜好各有不同，它受味觉、对味道的偏爱、家庭文化背景、宗教传统等因素的影响。随着环境的变动，个人对食物的喜好可发生全部或局部的变化。

（三）社会因素

1. 经济状况　经济情况直接影响人们对食物的选择，从而影响其营养状况。经济状况良好者应注意有无营养过剩，而经济状况较差者应防止营养不良。

2. 饮食习惯　每个人都会有自己的饮食习惯，包括饮食喜好、食品选择、烹调方法、饮食方式，饮食爱好、进食时间等。饮食习惯受民族、宗教信仰、社会背景、文化习俗、地理位置、生活方式等影响。不同民族宗教的人可能有不同的饮食禁忌，如佛教徒很少摄入动物性食物，可能会引起特定营养素的缺乏。我国有"东酸西辣，南甜北咸"的饮食特色，如东北人喜食酸，其中含有较多的亚硝胺类物质，易发生消化系统肿瘤。饮食习惯不佳，如偏食、吃零食等，可造成某些营养素的摄取量过多或过少，导致营养不平衡。好饮酒者，长期大量饮酒可使食欲减退，导致营养不良。

3. 饮食环境　进食时周围的环境、食具的洁净、食物的色、香、味等都可影响人们对食物的选择及摄入。

4. 生活方式　现代高效率、快节奏的生活方式使食用快餐、速食食品的人越来越多。

5. 营养知识　正确地理解和掌握营养知识有助于人们摄入均衡的饮食和营养。如果患者不了解营养素的每日需要量和食物的营养成分等基本知识，生活中存在关于饮食与营养知识方面的误区，就可能出现不同程度的营养失调。

二、饮食营养的评估

护理人员应根据对患者的营养评估、患者的疾病及其对营养的需要，与医生、营养师共同协商，确定患者的营养状况，并制定营养计划。营养计划应考虑患者身体的耐受力和经济承受能力，同时也应注意疾病的特点与需要。因此护士在满足患者营养需要的过程中承担了指导者、协调者、护理计划的实施者及直接提供饮食护理等多种重要角色。

（一）饮食状况评估

患者饮食状况的评估可明确患者是否存在影响营养状况的饮食问题。

1. 用餐情况　注意评估患者用餐的时间、频次、方式、规律等。

2. 摄食种类及摄入量　食物种类繁多，不同食物中营养素的含量不同。应评估患者摄入食物的种类、数量及相互比例是否适宜，是否易被人体消化吸收。

3. 食欲评估　患者食欲有无改变，若有改变，注意分析原因。

4. 其他评估　患者是否服用药物、补品并注意其种类、剂量、服入时间，有无食物过敏史、特殊喜好，有无咀嚼不便、口腔疾患等可影响其饮食状况的因素。

（二）体格检查

通过对患者的外貌、皮肤、毛发、指甲、骨和肌肉等方面的评估可初步确定患者的营养状况。（表 14-4）

表 14-4　营养状况表

项目	营养良好	营养不良
外貌	发育良好、精神、有活力	消瘦、发育不良、缺乏兴趣、倦怠、疲劳
皮肤	皮肤有光泽、弹性良好	无光泽、干燥、弹性差、肤色过淡或过深
毛发	浓密、有光泽	缺乏自然光泽、干燥稀疏
指甲	粉色、坚实	粗糙、无光泽、易断裂
口唇	柔润、无裂口	肿胀、口角裂、口角炎症
肌肉和骨骼	肌肉结实、皮下脂肪丰满、有弹性、骨骼无畸形	肌肉松弛无力、皮下脂肪菲薄、肋间隙、锁骨上窝凹陷，肩胛骨和髂骨突出

（三）人体测量

人体测量是指通过对人体有关部位的长度、宽度、厚度及围度的测量，以达到根据个体的生长发育情况了解其营养状况的目的。临床最常用的是身高、体重、皮褶厚度和上臂围。

1. 身高、体重　身高和体重是综合反映生长发育及营养状况的最重要的指标，受营养、遗传、种族等多方面因素影响。在评价营养状况时需要测量身高、体重并用测得的数值与人体正常值进行比较，然后按公式计算出标准体重，并计算实测体重占标准体重的百分数。百分数在 ±10% 之内为正常范围，增加 10%～20% 为超重，超过 20% 为肥胖，减少 10%～20% 为消瘦，低于 20% 为明显消瘦。

标准体重的计算公式（我国常用的标准体重的计算公式 Broca 公式的改良公式）：

男性：标准体重（kg）＝身高（cm）－ 105

女性：标准体重（kg）＝身高（cm）－ 105 － 2.5

实测体重与标准体重偏离的百分数

$$\frac{实测体重-标准体重}{标准体重}\times100\%$$

采用体重和身高平方的比例来衡量体重是否正常，称为体重指数（body mass index, BMI），即体重（kg）/［身高（m）］^{2} 的比值。按照中国营养学会的标准，BMI ≥ 28 为肥胖，24 ≥ BMI ＜ 28 为超重，BMI ＜ 18.5 为消瘦。

2. 皮褶厚度　皮褶厚度又称皮下脂肪厚度，反映身体脂肪含量，对判断消瘦或肥胖有重要意义。常用测量部位有：肱三头肌部，即右上臂肩峰与尺骨鹰嘴连线中点处；肩胛下部，即肩胛下角处；腹部，即距脐左侧 1cm 处。测量时选用准确的皮褶计算，测定 3 次取平均值。三头肌皮褶厚度最常用，其正常参考值为：男性 12.5mm，女性 16.5mm。所测数据可与同年龄的正常值比较，较正常值少 35% ～ 40% 为重度消耗，25% ～ 34% 为中度消耗，24% 以下为轻度消耗。

3. 上臂围　上臂围是测量上臂中点位置的周长。可反映肌蛋白贮存和消耗程度，是快速而简便的评价指标，也可反映热能代谢的情况。我国男性上臂围平均为 27.5cm。测量值＞标准值 90% 为营养正常，90% ～ 80% 为轻度营养不良，80% ～ 60% 为中度营养不良，＜ 60% 为严重营养不良。

（四）饮食史

饮食史包括患者平常的饮食形式及习惯、食物选择、过敏的食物及其他相关的因素，如患者获得食物的能力，社会的、经济的或影响营养的宗教因素。收集有关饮食方面资料的方法有以下四种：

1. 24h 饮食回顾　护士询问患者，并且让患者回忆在 24h 内进食的所有食物和液体。

2. 饮食频率记录　显示患者进食一般食物及特殊食物的频度，提供的是所进食物的类型而不是数量。

3. 饮食日记　详细记录患者在一段特殊的时间，通常是 3 ～ 7 天所进的食物及量。

4. 饮食记录　包括经常食用的食物的特征、频度及食物的数量，因此它也包括以上三项。

三、患者的一般饮食护理

患者入院后，由病区负责医生根据患者病情开出饮食医嘱，确定患者所需的饮食种类。护士根据医嘱填写入院饮食通知单，送交营养科，并填写在病区的饮食单上，同时在患者的床头注上相应标记，作为分发饮食的依据。

因病情需要而更改饮食时，如半流质饮食改为软质饮食、手术前需要禁食或病愈出院需要停止饮食等，需由医生开出医嘱。护士按医嘱填写饮食更改通知单或饮食停止通知单，送交订餐人员或营养科，由其做出相应处理。

（一）患者进食前的护理

1.饮食教育　由于饮食习惯不同、缺乏营养知识，患者可能对于医院的某些饮食不理解，难以接受。护士应根据患者所需的饮食种类对患者进行解释和指导，说明意义，明确可选用和不宜选用的食物及进餐次数等，取得患者的配合。良好的饮食教育会使患者理解并愿意遵循饮食计划。

（1）健康教育　让患者了解形成良好饮食习惯的必要性。改变患者的饮食习惯是非常困难的，需要护士解释调整饮食的原因及重要意义，让患者了解改变既往饮食习惯对获得和维持健康的必要性。

（2）患者的饮食评估　帮助患者改变不适宜的饮食习惯。护士应在对患者饮食评估的基础上，结合具体条件，帮助患者改变不良饮食习惯，如营养素摄取的量、质、有无偏食等。同时在制定计划时，应尽量以患者的饮食习惯为基本框架，根据患者的年龄、疾病种类、个人喜好及经济状况等指导患者合理饮食，用一些容易接受的食物代替限制食物，以便患者容易适应改变后的饮食习惯。

（3）制定合理的饮食指导模式　包括：①食物品种多样；②活动与饮食平衡，保持健康的体重；③选择低脂肪、低饱和脂肪及低胆固醇饮食；④摄入适量的蔬菜、水果及谷类食物；⑤控制含糖食物的摄入；⑥适量地摄入盐和含碘食物；⑦控烟限酒。

2.进食环境准备　舒适的进食环境可使患者心情愉快，促进食欲。患者进食的环境应以清洁、整齐、空气新鲜、气氛轻松愉快为原则。

（1）进食前　暂停非紧急的治疗及护理工作。

（2）病室内　如有危重或呻吟的患者，应以屏风遮挡。

（3）整理床单位　收拾床旁桌椅及床上不需要的物品，避免不良视觉印象。对于病室内不能如厕的患者，饭前半小时给予便器排尿或排便，使用后应及时撤除，开窗通风，防止病室内残留不良气味影响食欲。

（4）多人共同进餐可促进患者食欲　如条件允许，应鼓励患者在病区餐厅集体进餐，或鼓励同病室患者共同进餐。

3.患者准备　进食前患者感觉舒适会有利于患者进食。因此，在进食前，护士应协助患者做好相应的准备工作。

（1）减轻或去除各种不舒适因素　疼痛患者给予适当的镇痛措施；高热者给予降温；敷料包扎固定过紧、过松者给予适当调节；因固定的特定姿势引起疲劳时，应帮助患者更换卧位或给予相应部位按摩。

（2）减善患者的不良心理状态　对于焦虑、忧郁者给予心理指导；条件许可时，可允许家人陪伴患者进餐。

（3）协助患者洗手及清洁口腔　对病情严重的患者给予口腔护理，以促进食欲。

（4）协助患者采取舒适的进餐姿势　如病情许可，可协助患者下床进食；不便下床者，可安排坐位或半坐位，并于床上摆放小桌进餐；卧床患者可安排侧卧位或仰卧位（头转向一侧）并给予适当支托。

（5）协助患者进食　征得患者同意后将治疗巾或餐巾围于患者胸前，以保持衣服和被单的清洁，并使患者做好进食准备。

4.食物的准备　应根据医嘱，结合患者的病情及饮食习惯，制订饮食计划。在编制食谱和烹调制备时要考虑食品的色、香、味和多样化，通过视觉、嗅觉、味觉的刺激，促进消化液分泌，增强食欲，以利于食物的消化吸收。

（二）患者进食中的护理

1.及时分发食物　护士洗净双手，衣帽整洁。根据饮食单上的饮食要求协助配餐员及时将热饭、热菜准确无误地分发给每位患者。

2.鼓励并协助患者进食患者进食，期间应巡视患者，同时鼓励或协助患者进食。

（1）检查　治疗饮食、试验饮食的实施情况，并适时给予督促，随时征求患者对饮食制作的意见，并及时向营养科反映，对访客带来的食物，需经护士检查，符合治疗护理原则的方可食用，必要时协助加热。

（2）进食期间　护士可及时地、有针对性地解答患者有关饮食方面的问题，逐渐纠正其不良饮食习惯。

（3）鼓励卧床患者自行进食　并将食物、餐具等放在患者易于取到的位置，必要时护士应给予帮助。

（4）对不能自行进食者，应根据患者的进食习惯　如进食的顺序与方法等，护士应耐心给予喂食。限食者，每次进食的量及速度可按患者的情况和要求而定，不要催促患者，以便于其咀嚼和吞咽。进食的温度要适宜，防止烫伤。饭和菜、固体和液体食物应轮流喂食。进流质饮食者，可用吸管吸吮。

（5）对双目失明或眼睛被遮的患者，除遵守上述喂食要求外，应告诉患者喂食内容以增加其进食的兴趣。若患者要求自己进食，可按时钟平面图放置食物，并告知方向、食品名称，利于患者按顺序摄取，如6点钟放饭，12点钟放汤，3点钟及9点钟放菜。（图14-2）

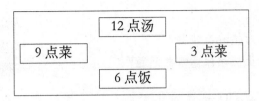

图 14-2 食物放置平面图

（6）对禁食或限量饮食者 应告知患者原因，以取得配合，同时在床头挂上标记，做好交接班。

（7）对于需要增加饮水量者 应向患者解释大量饮水的目的及重要性。督促患者白天饮水量应占一天总饮水量的 3/4，以免夜间饮水多，增加排尿次数而影响睡眠。

（8）对限制饮水量者 护士应向患者及家属说明限水的目的及饮水量，以取得合作。患者床头应有限水标记。

3. 特殊问题的处理 在巡视患者时应及时处理进食过程中的特殊问题。

（1）恶心 若患者在进食过程中出现恶心，可鼓励其做深呼吸并暂时停止进食。

（2）呕吐 若患者发生呕吐，应及时给予帮助。将患者头偏向一侧，防止呕吐物进入气管内；给患者提供盛装呕吐物的容器；尽快清除呕吐物并及时更换被污染的被服等；观察呕吐物的性质、颜色、量和气味等并做好记录。开窗通风，去除室内不良气味；帮助患者漱口或给予口腔护理，以去除口腔异味；询问患者是否继续进食，对不愿意继续进食者，可帮助其保存好剩下的食物待其愿意进食时给予。

（3）呛咳 告诉患者在进食过程中应细嚼慢咽，不要边进食边说话，以免发生呛咳。若患者发生呛咳，应帮助患者拍背；若异物进入喉部，应及时在腹部剑突下、肚脐上用手向上、向下推挤数次，使异物排出，防止发生窒息。

（三）患者进食后的护理

1. 做清洁 及时撤去餐具，清理食物残渣，整理床单位，督促和协助患者饭后洗手、漱口或为患者做口腔护理，以保持餐后的清洁和舒适。

2. 做记录 餐后根据需要做好记录，如进食的种类、数量、患者进食时和进食后的反应等，以评价患者的进食是否达到营养需求。

3. 做接班 对暂需禁食或延迟进食的患者应做好交接班。

【工作情景与任务】

陈某，男性，61 岁。因"呕血 2 小时"入院。诊断：肝硬化，腹水。患者有乙肝病史多年，去年 5 月份在当地医院诊断为"肝硬化失代偿期"。患者 1 小时前进食晚餐后出现恶心，呕出鲜红色血液，查体：身高 175cm，体重 60kg，慢性病容，有肝掌，腹部移动性浊音（＋）。实验室检查：总蛋白 48g/L，谷丙转氨酶 120U/L，HBsAg、HBcAg阳性。胃镜：食管中下段静脉曲张。B 超：提示肝硬化，中等腹水。

请思考

1. 该患者的营养治疗措施有哪些?

2. 该患者平时饮食上应该注意哪些问题?

四、患者的特殊饮食护理

【重点提示】

管饲饮食的目的、方法及注意事项。

对于病情危重、存在消化道功能障碍、不能经口或不愿经口进食的患者,为保证营养素的摄取、消化、吸收,维持细胞的代谢,保持组织器官的结构与功能,调控免疫、内分泌等功能并修复组织,促进康复,临床上常根据患者的不同情况采用不同的特殊饮食护理,包括胃肠内营养和胃肠外营养。

胃肠内营养是采用口服或管饲等方式经胃肠道提供能量及营养素的支持方式。根据所提供营养食品的不同,可以分为要素饮食、非要素饮食和组件膳等。要素饮食主要可用管饲的方法供给患者。管饲是将导管插入胃肠道,给患者提供必需的食物、营养液、水及药物的方法,是临床中提供或补充营养的极为重要的方法之一。根据导管插入的途径,可分为:①口胃管,导管由口插入胃内;②鼻胃管,导管经鼻腔插入胃内(本节主要以鼻胃管为例讲解管饲法的操作方法);③鼻肠管,导管由鼻腔插入小肠;④胃造瘘管,导管经胃造瘘口插入胃内;⑤空肠造瘘管,导管经空肠造瘘口插至空肠内。当给患者通过导管注入营养液时,可以用注射器将管饲物注入导管,也可用肠内营养泵注入。

(一)鼻饲法

鼻饲法是将导管经鼻腔插入胃内,从管内灌注流质食物、水分和药物的方法。

【目的】

对不能自行经口进食患者以胃管供给食物和药物,以维持患者营养和治疗的需要。

【适应证】

1. 昏迷患者。

2. 口腔疾患或口腔手术后患者,上消化道肿瘤引起吞咽困难的患者。

3. 不能张口的患者,如破伤风患者。

4. 其他患者,如早产儿、病情危重者、拒绝进食者等。

【禁忌证】

1. 上消化道出血、食管梗阻、食管癌患者。

2. 食管、胃底静脉曲张。

3. 鼻腔、食道手术后的患者。

【操作前准备】

1.评估患者并解释

（1）评估　患者的年龄、病情、意识、鼻腔的通畅性、心理状态及合作程度。

（2）解释　向患者及家属解释操作目的、过程及操作中的配合方法。

2.患者准备　了解管饲饮食的目的、操作过程及注意事项，愿意配合，鼻孔是否通畅，有无鼻腔疾患，如鼻中隔偏曲、鼻甲肥大、鼻息肉等；如有鼻腔疾患，应选择健侧。

3.环境准备　环境清洁，无异味。

4.护士准备　衣帽整洁，修剪指甲，洗手，戴口罩。

5.用物准备

（1）治疗车上层　无菌鼻饲包（内备：治疗碗、镊子、压舌板、纱布、胃管、50mL注射器、治疗巾。胃管可根据鼻饲持续时间、患者的耐受程度选择橡胶胃管、硅胶胃管或新型胃管）、石蜡油棉球、棉签、胶布、别针、橡皮圈、手电筒、听诊器、弯盘、鼻饲流食（38℃～40℃）、温开水适量、手消毒液、按需准备漱口液或口腔护理用物及松节油。

（2）治疗车下层　生活垃圾桶、医用垃圾桶。

【操作步骤】

鼻饲法操作步骤，见表14-5。

表14-5　鼻饲法

操作流程	操作说明
插管 1.核对解释	◆洗手，戴口罩，备齐用物，携用物至患者床旁，再次查对患者信息。向患者解释操作目的、过程及配合方法。拉好床帘
2.插管准备	◆<u>有活动义齿者取下义齿</u> ◆根据病情，帮助患者取<u>半卧位或坐位</u>（半卧位或坐位可减少胃管通过鼻咽部时的呕吐反射，使胃管易于插入，如果患者呕吐，也可防止窒息）。<u>昏迷患者取去枕平卧位，头向后仰</u>（图14-2A） ◆将治疗巾围于患者颌下，棉签蘸温开水清洁鼻腔，备胶布2～3条 ◆取鼻饲包放于治疗车上，打开鼻饲包，将一次性胃管和10mL一次性注射器按无菌操作放入鼻饲包内，戴手套，取弯盘置于患者口角旁，备石蜡油棉球于换药碗内 ◆检查胃管是否通畅，关闭胃管末端开口，<u>测量插管长度</u>（测量方法：<u>自前额发迹至胸骨剑突或自耳垂经鼻尖至剑突的距离。胃管插入长度：一</u>般成人为45～55cm，婴幼儿14～18cm），<u>做好标记，润滑胃管前段</u>
3.开始插管	◆左手托住胃管，右手用血管钳夹胃管前端，沿选定侧鼻孔轻插入（嘱患者深呼吸），当插至约14～16cm时，嘱患者做吞咽动作（如为昏迷患者，操作者左手托起患者头部，使下颌贴近胸骨柄，见图14-2B），嘱患者张口，查看胃管是否盘于口中，迅速将胃管插入所需长度

（续表）

操作流程	操作说明
4. 确认证实	◆证实胃管在胃内（3种方法：①用注射器连接胃管抽出胃液；②将胃管开口端置入水中，无气泡溢出；③用注射器注入 10mL 空气，同时用听诊器在胃部听到气过水声），塞紧胃管末端塞子，放于口角旁的弯盘内，用胶布固定胃管于鼻翼
5. 注食固定	◆取 50mL 注射器，先注 10 ~ 20mL 温开水，再抽取流质食物，缓缓注入（每次不超过 200mL），注毕再注入少量温开水，将胃管末端抬高后塞上塞子用纱布包好，橡皮圈固定，用胶布将胃管固定于同侧脸颊部，用别针将胃管末端固定于患者衣肩上或枕头上。撤下弯盘和毛巾，放于治疗车下层，将大治疗盘端回治疗车上
6. 整理记录	◆脱手套，洗手，脱口罩，记录。 ◆协助患者取舒适体位，整理床单位宣教（保护胃管，防止滑脱：咳嗽时不要用力过猛，可用手扶住胃管；翻身时不要压迫胃管；如有不适，请按信号灯）。
拔管 1. 核对解释	◆核对患者信息，解释，戴口罩
2. 拔管前准备	◆铺治疗巾于颌下，弯盘置于口角旁，松开别针，揭去固定胶布，戴手套
3. 拔出胃管	◆左手用纱布包裹近鼻孔处胃管，嘱患者深呼吸，当患者呼气时拔出胃管（边拔边用纱布擦胃管，至咽喉处快速拔出）
4. 拔管后处理	◆胃管放入弯盘内（一次性胃管放入医疗垃圾袋中），脱下手套，清洁患者面部及口鼻，擦尽胶布痕迹 ◆协助患者漱口，擦干口唇，撤去弯盘和治疗巾，放于治疗车下层，脱手套，协助患者取舒适体位 ◆洗手，脱口罩，记录，整理床单位，健康教育（饮食指导）

【评价】

1. 护士操作熟练，护患沟通有效，患者能主动配合。

2. 插管及拔管过程中患者均未出现损伤。

3. 患者了解鼻饲法的相关注意事项。

【小结】

1. 操作重点　实施中加下划线的地方为操作重点。

2. 注意事项

（1）插管　动作应轻柔，避免损伤食管黏膜，尤其是通过食管3个狭窄部位（环状软骨水平处，平气管分叉处，食管通过膈肌处）时。

（2）插入胃管至 10 ~ 15cm（咽喉部）　清醒患者，嘱其做吞咽动作；若为昏迷患者，则用左手将其头部托起，使下颌靠近胸骨柄，可增大咽喉通道的弧度，以利插管。

　　（3）插入胃管过程　如果患者出现呛咳、呼吸困难、发绀等，表明胃管误入气管，应立即拔出胃管。

　　（4）每次鼻饲前　应证实胃管在胃内且通畅，并用少量温水冲管后再进行喂食，鼻饲完毕后再次注入少量温开水，防止鼻饲液凝结。

　　（5）鼻饲液温度　应保持在38℃～40℃左右，避免过冷过热；新鲜果汁与奶液应分别注入，防止产生凝块；药片应研碎溶解后注入。

　　（6）鼻饲法禁忌　食管静脉曲张、食管梗阻的患者禁忌使用鼻饲法。

　　（7）长期鼻饲者　应每天进行2次口腔护理，并定期更换胃管，普通胃管每周更换一次，特殊材料遵循产品说明书的留置时间。

【健康教育】

　　1.向患者讲解管　饲饮食的目的、操作过程，减轻患者焦虑。

　　2.向患者讲解　鼻饲液的温度、时间、量、胃管的冲洗、患者卧位等。

　　3.向患者介绍　正确体位、胃管的冲洗方法及更换胃管的知识。

　　4.向患者告知　若鼻饲后有不适，应及时告知医务人员。

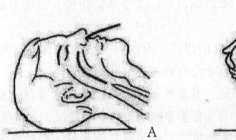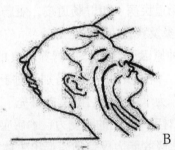

注：图 A 右枕平卧位；图 B 左手托起患者头部，使下颌贴近胸骨柄。

图 14-3　为昏迷患者插管示意图

（二）要素饮食

　　要素饮食是一种化学精制食物，含有全部人体所需的易于消化吸收的营养成分，包含有游离氨基酸、单糖、主要脂肪酸、维生素、无机盐类和微量元素。它的主要特点是无须经过消化过程，可直接被肠道吸收。

　　1.目的　用于临床营养治疗，可提高危重患者的能量及氨基酸等营养素的摄入，促进伤口愈合，改善患者营养状况，以达到辅助治疗的目的。

　　2.分类　要素饮食根据治疗用途可分为营养治疗用和特殊治疗用两大类。营养治疗用要素饮食主要包含游离氨基酸、单糖、重要脂肪酸、维生素、无机盐类和微量元素等。特殊治疗用要素饮食主要针对不同疾病患者，增减相应营养素以达到治疗目的。主要有适用于肝功能损害的高支链氨基酸低芳香族氨基酸要素饮食、适用于肾功能衰竭的以必需氨基酸为主的要素饮食、适用于苯丙酮尿症的低苯丙氨酸要素饮食等。这里主要介绍营养治疗用要素饮食。

3. 特点

（1）要素膳　具有高热效能，在不能进食的情况下，用适量的要素膳可代替正常膳食，保证机体的正常生理和病理的需要。

（2）要素膳　主要成分为氨基酸和单糖，基本上不需要再消化，在小肠上部完全吸收，减轻了肝、胆、胰腺的负担，减少了对消化道黏膜的刺激。

（3）要素膳　为小分子物质。不含有纤维素，残渣少，不利于细菌在肠道内繁殖，也使大便的量和次数减少。

（4）要素膳　不含有粗蛋白和乳糖，因此适用于对食物过敏和乳糖不耐受的婴儿。

（5）要素膳　含有人体所需的各种营养素，而且成分均匀、性质稳定、配制方便，既能口服，又可管喂（鼻胃管或鼻肠管饲）和重力或输液泵滴注（空肠造瘘管滴注）。

4. 适应证

（1）超高代谢　如严重烧伤、创伤、化脓性感染、多发性骨折。

（2）胃肠道疾病　如胃肠道瘘，短肠综合征，溃疡性结肠炎、吸收不良综合征，急、慢性胆管炎及胰腺功能不全等。

（3）各种原因引起的严重营养不良的患儿　及时补充要素饮食，有利于增进食欲、增加体重、纠正负氮平衡，特别是对于化疗和放疗的肿瘤患儿。

（4）可作为术前及术后的营养补充　术前用要素膳可提高血浆蛋白，改善贫血状态，增加患者对手术创伤的耐受力；术后应用要素膳可改善全身状况，促进伤口愈合。

（5）消化吸收能力极差的超低出生体重儿　采用婴儿要素配方奶粉喂养，既容易消化吸收，又能满足婴儿发育的需要。

5. 应用方法　根据患者的病情需要，供给患者适宜浓度和剂量的要素饮食。可经口服、鼻饲、经胃或空肠造瘘口滴入的方式摄入，一般有以下4种供给方法：

（1）分次注入　将配制好的要素饮食或现成制品用注射器通过胃管注入胃内，每日4-6次，每次250～400mL。主要用于非危重患者，经鼻胃管或造瘘管行胃内喂养者。操作方便、费用低廉，但较容易引起恶心、呕吐、腹胀、腹泻等胃肠道症状。

（2）间歇滴注　将配制好的要素饮食或现成制品放入有盖吊瓶内，经输注管缓慢注入，每日4～6次，每次400-500mL，每次输注持续时间约30～60分钟，多数患者可耐受。

（3）连续滴注　装置与间歇滴注相同，在12～24小时内持续滴入，或用输液泵保持恒定滴速，多用于经空肠喂养的危重患者。

（4）口服法　适用于病情较轻且能经口进食者。开始由50mL/次逐渐增加到

100mL/ 次，可在其中添加果汁或蔬菜汁调味，减轻要素饮食的不佳口感，使患者易于耐受。

6. 并发症　患者应用过程中，可因营养制剂选择不当、配制不合理、营养液污染或护理不当等因素引起各种并发症。

(1) 机械性并发症　与营养管的硬度、插入位置等有关，主要有鼻咽部和食管黏膜损伤、管道阻塞。

(2) 感染性并发症　若营养液误吸可导致吸入性肺炎，若肠道造瘘患者的营养管滑入腹腔可导致急性腹膜炎。

(3) 代谢性并发症　有的患者可出现高血糖或水电解质代谢紊乱。

(4) 其他并发症　患者还可发生恶心、呕吐、腹胀、腹痛、便秘、腹泻等其他并发症。

7. 注意事项

(1) 配制要素饮食　应严格执行无菌操作原则，所有配制用具均需消毒灭菌后使用。

(2) 每一种要素饮食　具体营养成分、浓度、用量、滴入速度，应根据患者的具体病情，由临床医生、责任护士和营养师共同商议而定。一般原则是由低、少、慢开始，逐步增加，待患者耐受后，再稳定配餐标准、用量和速度。

(3) 要素饮食　应新鲜配制、及时使用，已配好未启封的应放在 4℃ 以下的冰箱内保存，保证 24 小时内用完，防止被细菌污染或放置时间过长而变质。

(4) 要素饮食　口服温度一般为 37℃ 左右，鼻饲及经造瘘口注入的温度宜为 41℃ ~ 42℃。

(5) 要素饮食滴注前后　应用温开水或生理盐水冲净管腔，以防食物滞留管腔阻塞或腐败变质。

(6) 滴注过程　应经常巡视患者，如出现恶心、呕吐、腹胀、腹泻等症状，应及时查明原因，按需要调整速度、温度。反应严重者可暂停滴入。

(7) 应用要素饮食期间　应定期检查血糖、尿糖、血尿素氮、电解质、肝功能等指标，观察尿量、大便次数及性状，并记录体重，做好营养评估。

(8) 停用要素饮食　需逐渐减量，骤停易引起低血糖反应。

(9) 医护患者及时沟通　临床护士要加强与医师和营养师的联系，及时调整饮食，处理不良反应或并发症。

(10) 要素饮食　不能用于幼小婴儿和消化道出血者；消化道瘘和短肠综合征患者宜先采用几天全胃肠外营养后逐渐过渡到要素饮食；糖尿病和胰腺疾病患者应慎用。

【知识链接】胃造瘘

　　经腹部皮肤穿刺放置胃造瘘管，直接给予胃肠营养支持，提高患者生活质量的一种手术。胃造瘘术亦称管式造瘘术，是一种永久性胃造瘘术。主要用于进食困难者，原因包括咽喉、食管、贲门肿瘤压迫，纵隔肿瘤压迫；鼻咽、食管、贲门肿瘤放疗，食管化学物质烧伤导致狭窄及因中风等脑部病变不能进食者；进展期胃癌难以切除，伴有幽门梗阻，也需要行胃造瘘术。另外腹部手术估计留置胃管时间较长，为减少腹部并发症，也可术中加行胃造瘘术。

（三）胃肠外营养

胃肠外营养是指无法经胃肠道摄取营养或摄取不足的患者，通过周围静脉或中心静脉输入所需的全部能量及营养素，包括氨基酸、脂肪、各种维生素、电解质和微量元素的一种营养支持方法。

1. 目的　用于各种原因引起的不能从胃肠道摄入营养、胃肠道需要充分休息、消化吸收障碍以及存在超高代谢的患者，保证热量及营养素的摄入，从而维持机体新陈代谢，促进患者康复。

2. 分类　根据补充营养的量，肠外营养可分为部分肠外营养和全胃肠外营养两种。根据应用途径不同，胃肠外营养可分为周围静脉营养及中心静脉营养。短期、部分营养支持或中心静脉置管困难时，可采用周围静脉营养；长期、全量补充营养时宜采取中心静脉营养。

3. 用法　胃肠外营养的输注方法主要有全营养混合液输注及单瓶输注两种。

（1）全营养混合液输注　即将每天所需的营养物质在无菌条件下按次序混合输入输液袋或玻璃容器后再输注的方法。这种方法热氮比例平衡、多种营养素同时进入体内而增加节氮效果；同时简化输液过程，节省时间；减少污染并降低代谢性并发症的发生。

（2）单瓶输注　适用于无条件进行全营养混合液输注时，由于各营养素非同步进入机体，容易造成营养素的浪费及出现代谢性并发症。

4. 禁忌证

（1）胃肠道功能正常，能获得足够的营养。

（2）估计患者应用时间不超过5天。

（3）患者伴有严重水电解质紊乱、酸碱失衡、凝血功能障碍或休克时应暂缓使用，待内环境稳定后再考虑胃肠外肠外营养。

（4）已进入临终期、不可逆昏迷等患者不宜应用胃营养。

5. 并发症　在患者应用胃肠外营养的过程中，可能发生的并发症有：

（1）机械性并发症　与中心静脉置管时患者体位不当、穿刺方向不正确有关，常见有气胸、血胸、皮下气肿、血肿、神经损伤及空气栓塞等。护理不当时可出现导管脱出、折断等并发症。

（2）感染性并发症　若置管时无菌操作不严格、营养液污染以及导管长期留置可引起穿刺部位感染、导管性脓毒症等感染性并发症。长期肠外营养也可发生肠源性感染。

（3）代谢性并发症　与病情动态监测不够、治疗方案不当或未及时调整有关，如液体量超负荷、糖代谢紊乱、肝功能损害、酸碱平衡失调、电解质紊乱、代谢性骨病等。

（4）肠道并发症　长期肠外营养也可引起肠黏膜萎缩。

6. 注意事项

（1）加强配制营养液及静脉穿刺过程中的无菌操作。

（2）营养液应现配现用，未及时用时应放置4℃冰箱内储存，若存放超过24小时，则不宜使用。

（3）输液导管及输液袋每12～24小时更换一次；导管进入静脉处的敷料每24小时应更换一次。更换时严格无菌操作，注意观察局部皮肤有无异常征象。

（4）输液过程中加强巡视，保持输液通畅及速度均匀，开始时缓慢，逐渐增加滴速，一般成人首日输液速度60mL/h，次日80mL/h，第三日100mL/h。输液浓度应由较低浓度开始，逐渐增加。输液速度及浓度可根据患者年龄及耐受情况加以调节。

（5）输液过程中应防止液体中断或导管拔出，避免发生空气栓塞。

（6）静脉营养导管严禁输入其他液体、药物及血液，也不可在此处采集血标本或测中心静脉压。

（7）使用前及使用过程中要对患者进行严密的实验室监测，每日记录出入液量，观察血常规、电解质、血糖、氧分压、血浆蛋白、尿糖、酮体及尿生化等情况，根据患者体内代谢的动态变化及时调整营养液配方。

（8）密切观察患者的临床表现，注意有无并发症的发生。若发现异常情况应及时与医师联系，配合处理。

（9）停用胃肠外营养时应在2～3天内逐渐减量。

【课后检测】

选择题

1. 根据体重公式计算。属于正常范围的体重（　　）

A. ±10%　　　　　　　　　　　　B. 10～20%

C. 10%～20%　　　　　　　　　　D. ＞10%

2. 为增加组织修补能力应多给予（　　）

A. 碳水化合物　　　　　　　　　　B. 蛋白质

C. 脂肪　　　　　　　　　　　　　D. 维生素

3. 为提高昏迷患者鼻饲插管的成功率，在插管前应采取的措施是（　　）

A. 使患者头向后仰　　　　　　　　B. 使患者头向前仰

C. 使患者头偏向一侧再插　　　　　D. 使患者下颌向前仰

4. 禁忌使用管喂饮食的患者是（　　）

A. 昏迷患者　　　　　　　　　　　B. 口腔手术患者

C. 食管狭窄的患者　　　　　　　　D. 食管下段静脉曲张患者

5. 对患者的饮食护理工作中，以下做法错误的是（　　）

A. 双目失明者可帮助他进食   B. 需停止治疗，保证进食

C. 尊重患者对饮食选择   D. 需喂食者，可按其习惯行事

6. 医院的饮食种类分三种，下列叙述正确的是（   ）

A. 基本饮食，治疗饮食，要素饮食   B. 流质饮食，半流质饮食，普通饮食

C. 基本饮食，试验饮食，要素饮食   D. 基本饮食，治疗饮食，试验饮食

7. 流质饮食要求（   ）

A. 每日 3 ～ 4 次，每次 300–500mL   B. 每日 4 ～ 5 次，每次 300–400mL

C. 每日 5 ～ 6 次，每次 200–250mL   D. 每日 6 ～ 7 次，每次 200–250mL

8. 禁用高蛋白饮食的患者是（   ）

A. 严重贫血的患者   B. 肾结石症患者

C. 肝昏迷患者   D. 大手术后患者

9. 低盐饮食是指每天限用食盐量为（   ）

A.1g   B.2g

C.3g   D.4g

10. 关于要素饮食的描述，错误的是（   ）

A. 是天然合成的营养饮食   B. 不需消化液也能吸收

C. 适用于胃肠道瘘、急性胰腺炎等患者   D. 可口服，鼻饲或造瘘管滴入

11. 伤寒患者膳食宜选择（   ）

A. 软质饮食   B. 高热量饮食

C. 高蛋白饮食   D. 低渣饮食

12. 给危重患者喂食时哪项不妥（   ）

A. 宜小口喂食，以便咀嚼和吞咽   B. 进流质者可用吸管或水壶吸吮

C. 应先喂固态食物，后喂液态食物   D. 卧床者应使其头转向一侧

13. 一般手术后患者最理想的营养补充途径是（   ）

A. 静脉输入蛋白质，脂肪乳剂   B. 瘘管喂食高价营养

C. 肠道吸收营养物质   D. 全静脉营养

14. 急性胰腺炎禁食的主要目的是（   ）

A. 减少胃液分泌   B. 减少腹胀

C. 防止呕吐   D. 减轻胰腺负担

15. 不属于流质饮食的食物是（   ）

A. 肉汁   B. 豆腐

C. 豆浆   D. 冲蛋

16. 鼻饲时的注意事项中下列哪项不妥（   ）

A. 间隔时间大于 4 小时   B. 每次鼻饲不超过 200 毫升

C. 药片应研碎溶解后再注入   D. 新鲜果汁与奶汁应分别被注入

17. 属于治疗饮食的是（　　）

A. 流质饮食

B. 面条

C. 高蛋白饮食

D. 试验脂肪餐

18. 进食前护理程序为（　　）

A. 停止治疗→整理环境→协助解大小便

B. 协助洗手→停止治疗→整理环境→协助解大小便

C. 整理环境→停止治疗→协助洗手→协助解大小便

D. 停止治疗→协助洗手→整理环境→协助解大小便

19. 记录每日进水量不包括（　　）

A. 饮水量

B. 食物中的含水量

C. 输液量

D. 肌肉注射药量

20. 患者，男性，58 岁，患慢性胃溃疡多年。近日感到胃部疼痛，大便颜色发黑。来院检查需做潜血试验。三天内应禁吃（　　）

A. 大米稀饭

B. 面包

C. 鸡蛋

D. 瘦肉

21. 普通饮食的适用范围（　　）

A. 无发热和消化道疾患

B. 消化不良、术后恢复期阶段

C. 发热、体弱、消化道疾患

D. 病情严重吞咽困难、口腔疾患

22. 患者，李先生因消化道溃疡需做大便潜血试验，试验期内可进食（　　）

A. 动物血

B. 豆制品

C. 绿色蔬菜

D. 肉类

23. 患者，赵先生患慢性胆囊炎，向护士复述胆囊造影检查前饮食方法，其中应予以纠正的是（　　）

A. 检查的一日中午进高脂肪餐

B. 检查前一日晚餐应低脂、低蛋白

C. 检查前一日晚餐后口服造影剂，禁食

D. 检查当日早晨应清淡饮食

24. 王先生，40 岁，口腔手术后 1 天，留置胃管，根据李先生的病情，应给予（　　）

A. 普通饮食

B. 软质饮食

C. 半流质饮食

D. 流质饮食

25. 患者，张女士，因急性肠炎住院输液治疗，三餐饮食种类如下，其中不恰当的是（　　）

A. 小米粥

B. 咸菜

C. 面条

D. 鸡蛋羹

（26 ~ 27 题共用题干）

患者，王先生，67 岁，因肝硬化腹水入院，血压 200/100mmHg。

26. 根据王先生的病情，应给予（　　）

A. 低蛋白饮食　　　　　　B. 高蛋白饮食　　　　　C. 低盐饮食

D. 低脂肪饮食　　　　　　E. 软质饮食

27. 患者可食用　（　　）

A. 大米粥　　　　　　　　B. 咸菜　　　　　　　　C. 皮蛋

D. 虾皮　　　　　　　　　E. 香肠

（28 ～ 30 题共用题干）

患者，吴女士，50 岁，因慢性肾功能衰竭住院治疗。

28. 为测定肾小球滤过功能，应给予　（　　）

A. 潜血试验饮食　　　　　B. 糖尿病饮食　　　　　C. 肌酐试验饮食

D. 尿浓缩功能试验饮食　　E. 吸碘试验饮食

29. 该饮食要求禁食肉、禽、鱼等蛋白质含量高的食物的时间是　（　　）

A. 3 天　　　　　　　　　B. 7 天　　　　　　　　C. 10 天

D. 1 个月　　　　　　　　E. 2 个月

30. 试验期间，要求每日蛋白质的摄入量　（　　）

A. ＜ 100g　　　　　　　B. ＜ 80g　　　　　　　C. ＜ 40g

D. ＞ 40g　　　　　　　　E. ＞ 80g

（31 ～ 33 题共用题干）

患者，张先生，72 岁，因高血压引起脑出血昏迷已 1 周，护士给予鼻饲补充营养和水分。

31. 当胃管插至 15cm 时护士应　（　　）

A. 使患者头部后仰

B. 嘱患者做吞咽动作

C. 托起患者头部使其下颌靠近胸骨柄

D. 置患者平卧，头侧向一边

E. 加快插管动作以顺利插入胃管

32. 上述做法的目的是　（　　）

A. 避免损伤食管黏膜　　　B. 减轻患者痛苦　　　　C. 防止恶心呕吐

D. 增加咽喉部通道的强度　E. 促进咽部肌肉的收缩

33. 护士插入胃管后检查证实胃管是否在胃内，其中错误的方法是　（　　）

A. 注入少量空气，同时听胃部有气过水声

B. 抽吸出液体用石蕊试纸测试呈红色

C. 注入少量温开水，同时听胃部有水泡声

D. 胃管末端放入水杯内无气体溢出

E. 抽吸出胃液

（张芬）

第十五章　排泄护理

【学习要点】

【知识目标】

1. 掌握　排尿异常的类型、护理措施；排便异常的类型、护理措施。

2. 理解　男、女导尿的不同之处，各种灌肠法的异同。

3. 了解　影响排尿的因素，影响排便的因素。

【技能、职业能力培养目标】

1. 学会　能正确完成女患者导尿及留置导尿操作。

2. 学会　能正确完成大量不保留灌肠操作。

3. 学会　能正确完成膀胱冲洗操作。

4. 学会　学会能正确完成简易通便操作。

5. 学会　能正确完成口服甘露醇清洁肠道操作。

6. 学会　能正确完成肛管排气操作。

7. 明确　能坚持无菌操作原则。

【情感、态度等素质培养目标】

1. 熟悉　操作过程中，能始终保护患者隐私。

2. 明确　操作过程中，能始终注意保暖。

3. 学会　操作过程中，做到动作轻柔、态度和蔼、与患者沟通有效。

【情景导入与任务】

患者刘某，女，28岁，阴道分娩一男婴，体重4100g，产后9小时，诉下腹剧烈腹痛，有尿意但排尿困难。体检：耻骨联合上膨隆，可触及一囊性包块。请问：患者发生腹疼的原因？如何解决患者腹痛？

第一节 排尿护理

一、排尿评估

【重点提示】

尿液颜色的观察，六种异常排尿的定义。

（一）影响排尿的因素

1. 心理因素 心理因素对正常排尿有很大的影响，压力会影响会阴部肌肉和膀胱括约肌的放松或收缩，如当个人处于过度的焦虑和紧张的情形下，有时会出现尿频、尿急，有时也会抑制排尿出现尿潴留。排尿还受暗示的影响，任何听觉、视觉或其他身体感觉的刺激均可诱发排尿，如有人听见流水声就想排尿。

2. 个人习惯 多数人在潜意识里会养成一些排尿时间的习惯，如早晨起床第一件事是排尿，晚上就寝前也要排空膀胱。而儿童期的排尿训练对成年后的排尿形态也有影响。排尿的姿势、时间是否充裕和环境是否合适也会影响排尿的完成。

3. 文化教育 通过文化教育形成了一种社会规范，排尿应该在隐蔽的场所进行。当个体在缺乏隐蔽的环境中，就会产生许多压力，而影响正常的排尿。

4. 液体和饮食的摄入 如果其他影响体液的因素不变，液体的摄入量将直接影响尿量和排尿的频率，摄入得多，尿量就多。摄入液体的种类也影响排尿，如咖啡、茶、酒类饮料有利尿作用。有些食物的摄入也会影响排尿，如含水量多的水果、蔬菜等可增加液体摄入量，使尿量增加。饮用含盐较高的饮料或食物则会造成水钠潴留，使尿量减少。

5. 气候变化 夏季炎热，身体出汗量大，体内水分减少，血浆晶体渗透压升高，可引起抗利尿激素分泌增多，促进肾脏的重吸收功能，导致尿液浓缩和尿量减少。冬季寒冷，身体外周血管收缩，循环血量增加，体内水分相对增加，反射性地抑制抗利尿激素的分泌，从而使尿量增加。

6. 治疗及检查 外科手术、外伤均可导致失血、失液，若补液不足会使机体处于脱水状态，尿量减少。手术中使用麻醉剂会干扰排尿反射，改变患者的排尿形态，导致尿潴留。当输尿管、膀胱、尿道肌肉损伤失去功能，不能控制排尿，就会发生尿潴留或尿失禁。某些诊断性检查前要求患者禁食禁水，体液减少从而影响尿量。有些检查（如膀胱镜检查）可能造成尿道损伤、水肿与不适，导致排尿形态的改变。某些药物直接影响排尿，如利尿剂增加尿量，止痛剂、镇静剂影响神经传导而影响排尿，导致尿潴留。

7. 疾病 神经系统的损伤和病变，可导致尿失禁。肾脏病变使尿液生成障碍，出现少尿或无尿。泌尿系统的肿瘤、结石或狭窄也可导致排尿障碍，出现尿潴留。

8. 其他因素 妇女在妊娠时，可因子宫增大压迫膀胱致使排尿次数增多。在月经周期中排尿形态也有改变，行经前，大多数妇女有体液潴留、尿量减少的现象，行经开始，尿量增加。老年人因膀胱肌肉张力减弱，出现尿频。老年男性前列腺肥大压迫尿道，可出现排尿困难。婴儿因大脑发育不完善，其排尿是反射作用所产生，不受意识控制，2～3岁后才能自主控制。

（二）对尿液的观察

正常情况下，排尿受意识控制，无痛苦，无障碍，可自主进行。

1. 尿量与次数　尿量是反映肾脏功能的重要指标之一。一般成人白天排尿3～5次，夜间0～1次，每次尿量约200～400mL，24h的尿量约1000～2000mL，平均在1500mL左右。尿量和排尿次数受多方面因素的影响。

2. 颜色　正常新鲜尿液呈淡黄色或深黄色，是由于尿胆原和尿色素所致。当尿液浓缩时，可见量少色深。尿液的颜色还受某些食物、药物的影响，如进食大量胡萝卜或服用核黄素，尿液的颜色呈深黄色。在病理情况时，尿液的颜色可有以下变化：

（1）血尿　一般认为新鲜尿离心后，尿沉渣每高信镜视野红细胞≥3个，表示尿液中红细胞异常增多，称为血尿。血尿颜色的深浅，与尿液中所含红细胞量的多少和尿液的pH值有关。血尿轻者尿色正常，仅显微镜下红细胞增多，称为镜下血尿；尿液中含红细胞量多时呈洗肉水色、浓茶色或红色称为肉眼血尿。血尿常见于急性肾小球肾炎、输尿管结石、泌尿系统肿瘤、结核及感染。

（2）血红蛋白尿　大量红细胞在血管内破坏，形成血红蛋白尿，呈浓茶色、酱油样色、隐血试验阳性。常见于溶血、恶性疟疾和阵发性睡眠性血红蛋白尿。

（3）胆红素尿　尿呈深黄色或黄褐色，振荡尿液后泡沫也呈黄色。见于阻塞性黄疸和肝细胞性黄疸。

（4）乳糜尿　因尿液中含有淋巴液，故尿呈乳白色。见于丝虫病。

3. 透明度　正常新鲜尿液清澈透明，放置后可出现微量絮状沉淀物，是黏蛋白、核蛋白、盐类及上皮细胞凝结而成。蛋白尿不影响尿液的透明度，但振荡时可产生较多且不易消失的泡沫。新鲜尿液发生混浊有以下原因：

（1）正常情况　尿液含有大量尿盐时，尿液冷却后可出现微量絮状沉淀物使尿液混浊，但加热、加酸或加碱后，尿盐溶解，尿液即可澄清。

（2）异常情况　尿液中含有大量脓细胞、红细胞、上皮细胞、细菌或炎性渗出物时，排出的新鲜尿液即呈白色絮状混浊。此种尿液在加热、加酸或加碱后，其浑浊度不变，见于泌尿系统感染。

4. 气味　正常尿液气味来自尿内的挥发性酸。尿液久置后，因尿素分解产生氨，故有氨臭味。若新鲜尿有氨臭味，疑有泌尿道感染。糖尿病酮症酸中毒时，因尿中含有丙酮，故有烂苹果气味。

5. 酸碱反应　正常人尿液呈弱酸性，一般尿液pH为4.5～7.5，平均为6。饮食的种类可影响尿液的酸碱性，如进食大量蔬菜时，尿可呈碱性；进食大量肉类时，尿可呈酸性。酸中毒患者的尿液可呈强酸性，严重呕吐患者的尿液可呈强碱性。

6. 比重　成人在正常情况下，尿比重波动于 1.015～1.025 之间，一般尿比重与尿量成反比。尿比重的高低主要取决于肾脏的浓缩功能。若尿比重经常为 1.010 左右，提示肾功能严重障碍。

（三）常见的异常排尿

1. 多尿　多尿指 24h 尿量超过 2500mL 者。

原因：正常情况下饮用大量液体，妊娠；病理情况下由于内分泌代谢障碍或肾小管浓缩功能不全引起，多见于糖尿病、尿崩症、肾功能衰竭等患者。

2. 少尿　少尿指 24h 尿量少于 400mL 或每小时尿量少于 17mL 者。

原因：发热、液体摄入过少、休克等患者体内血液循环不足。如心脏、肾脏、肝脏功能衰竭等患者。

3. 无尿或尿闭　无尿或尿闭指 24h 尿量少于 100mL 或 12h 内无尿者。

原因：严重血液循环不足，肾小球滤过率明显降低所致。如严重休克、急性肾功能衰竭、药物中毒等患者。

4. 膀胱刺激征　膀胱刺激征的主要表现为尿频、尿急、尿痛。尿频指单位时间内排尿次数增多，主要是由于膀胱炎症或机械性刺激引起。尿急指患者突然有强烈尿意，不能控制需立即排尿，主要是由于膀胱三角或后尿道的刺激，造成排尿反射活动特别强烈。尿痛指排尿时膀胱区及尿道产生疼痛，主要为病损区域受刺激所致。有膀胱刺激征时常伴有血尿。

原因：膀胱及尿道感染；机械性刺激。

5. 尿潴留　尿潴留指尿液大量存留在膀胱内而不能自主排出。当尿潴留时，膀胱容积可增至 3000～4000mL，膀胱高度膨胀，可至脐部。患者主诉下腹胀痛，排尿困难。体检可见耻骨上膨隆，扪及囊样包块，叩诊呈浊音，有压痛。

引起尿潴留的常见原因有：

（1）机械性梗阻　膀胱颈部或尿道有梗阻性病变，如前列腺肥大或肿瘤压迫尿道，造成排尿受阻。

（2）动力性梗阻　由于排尿功能障碍引起，而膀胱、尿道并无器质性梗阻病变，如外伤、疾病或使用麻醉剂所致脊髓初级排尿中枢活动障碍或抑制，使其不能形成排尿反射。

（3）其他各种原因　引起的不能用力排尿或不习惯卧床排尿，包括某些心理因素，如焦虑、窘迫使得排尿不能及时进行。由于尿液存留过多，膀胱过度充盈，致使膀胱收缩无力，造成尿潴留。

6. 尿失禁　尿失禁指排尿失去意识控制或不受意识控制，尿液不自主地流出。根据尿失禁的原因分为：

（1）真性尿失禁 即膀胱稍有一些存尿便会不自主地流出，膀胱处于空虚状态。

原因：脊髓初级排尿中枢与大脑皮层之间联系受损，如昏迷、截瘫，因排尿反射活动失去大脑皮层的控制，膀胱逼尿肌出现无抑制性收缩。还见于因手术、分娩所致的膀胱括约肌损伤或支配括约肌的神经损伤，病变所致膀胱括约肌功能障碍。膀胱与阴道之间有瘘管。

（2）假性尿失禁（充溢性尿失禁） 即膀胱内的尿液充盈达到一定压力时，即可不自主溢出少量尿液。当膀胱内压力降低时，排尿立即停止，但膀胱仍呈胀满状态尿液不能排空。

原因：①脊髓初级排尿中枢活动受抑制，膀胱充满尿液，内压增高，迫使少量尿液流出。②下尿路梗阻：如前列腺增生，膀胱颈梗阻及尿道狭窄等。

（3）压力性尿失禁 即当咳嗽、打喷嚏或运动时腹肌收缩，腹内压升高，以致不自主地有少量尿液排出。

原因：膀胱括约肌张力减低、骨盆底部肌肉及韧带松弛、肥胖。多见于中老年女性。

【知识链接】排尿反射

排尿的生理：肾脏生成尿液是一个连续不断的过程，而膀胱的排尿则是间歇进行的。只有当尿液在膀胱内存储并达到一定量时，才能引起反射性排尿动作，使尿液经尿道排出体外。

膀胱受副交感神经紧张性冲动的影响处于轻度收缩状态，其内压经常保持在0.98kPa（10cmH2O）。由于膀胱平滑肌具有较大的伸展性，故在尿量开始增加时，膀胱内压并无明显升高。当尿量增加至400～500mL时，膀胱内压才超过0.98kPa而明显升高，并出现尿意。如果尿量增加至700mL，膀胱内压随之升高至3.43kPa（35cmH2O）时，膀胱逼尿肌便出现节律性收缩，但此时还可有意识地控制排尿。当膀胱内压达6.86kPa（70cmH2O）以上时，便出现明显的痛感，以致不得不排尿。

排尿活动是一种受大脑皮质控制的反射活动。当膀胱内尿量充盈达400～500mL时，膀胱壁的牵张感受器受刺激而兴奋，冲动沿盆神经传入脊髓的排尿中枢（S2～S4）；同时，冲动也到达脑干和大脑皮质的排尿反射高级中枢，产生尿意，如果条件允许，排尿反射进行，冲动沿盆神经传出，引起逼尿肌收缩，内括约肌松弛，尿液进入后尿道。此时尿液刺激尿道感受器，使冲动再次沿盆神经传至脊髓排尿中枢，以加强排尿并反射性抑制阴部神经，使膀胱外括约肌松弛，于是尿液被强大的膀胱内压驱出。在排尿时，腹肌、膈肌、尿道海绵体肌的收缩均有助于尿液的排出。如果环境不适宜，排尿反射将受到抑制。但小儿大脑发育不完善，对初级排尿中枢的控制能力较弱，所以小儿排尿次数多，且易发生夜间遗尿现象。

【拓展与思考】

1. 如何测量24小时尿量？

2."尿液很脏"的说法，正确吗？为什么？

二、排尿异常的护理

【重点提示】

尿失禁、尿潴留的护理措施。

（一）尿失禁的护理

1. 心理护理　无论什么原因引起的尿失禁，都会给患者造成很大的心理压力，如精神苦闷、忧郁、丧失自尊等，他们期望得到他人的帮助和理解。同时尿失禁也给他们的生活带来许多不便。医护人员应尊重理解患者，给予安慰、开导和鼓励，使其树立恢复健康的信心，积极配合治疗和护理。

2. 皮肤护理　保持皮肤清洁干燥。使用尿垫，床上铺一次性中单；经常用温水清洗会阴部皮肤，勤换衣裤、床单、尿垫。可使用皮肤保护剂，如赛肤润等保护会阴区皮肤。

3. 外部引流　必要时应用接尿装置引流尿液。女患者可用女式尿壶紧贴外阴部接取尿液。男患者可用尿壶接尿，也可用阴茎套连接集尿袋，接取尿液，但此法不宜长时间使用，每天要定时取下阴茎套和尿壶，清洗会阴部和阴茎，并将局部暴露于空气中。

4. 重建正常的排尿功能

（1）如病情允许　指导患者每日白天摄入液体 2000～3000mL。因多饮水可以促进排尿反射，还可预防泌尿系统的感染。入睡前限制饮水，减少夜间尿量。

（2）观察排尿反应　定时使用便器，建立规则的排尿习惯，初起每 1～2 小时使用便盆一次，以后间隔时间逐渐延长，以促进排尿功能的恢复。使用便器时，用手按压膀胱，协助排尿。注意用力要适度。

（3）锻炼骨盆底部肌肉　指导患者进行骨盆底部肌肉的锻炼，以增强控制排尿的能力。具体方法是患者取立、坐或卧位，试作排尿（排便）动作，先慢慢收紧盆底肌肉，再缓缓放松，每次 10 秒左右，连续 10 遍，每日进行数次。以不觉疲乏为宜。

5. 留置导尿术　对长期尿失禁的患者，可行留置导尿术，避免尿液浸渍皮肤，发生皮肤破溃。定时放尿锻炼膀胱壁肌肉张力。

（二）尿潴留的护理

1. 心理护理　安慰患者，消除其焦虑和紧张情绪。

2. 提供隐蔽的排尿环境　关闭门窗，屏风遮挡，请无关人员回避。适当调整治疗和护理时间，使患者安心排尿。

3. 调整体位和姿势　酌情协助卧床患者取适当体位，如扶卧床患者略抬高上身或坐起，尽可能使患者以习惯姿势排尿；对需绝对卧床休息或某些手术患者，应事先有计划地训练床上排尿，以免因不适应排尿姿势的改变而导致尿潴留。

4.利用条件反射 诱导排尿如听流水声或用温水冲洗会阴；亦可采用针刺中极、曲骨、三阴交穴或艾灸关元、中极穴等方法，刺激排尿。

5.热敷、按摩 按摩、热敷可放松肌肉，促进排尿。如果患者病情允许，可用手按压膀胱协助排尿。切记不可强力按压，以防膀胱破裂。

6.健康教育 指导患者养成定时排尿的习惯。

7.用药 必要时根据医嘱肌内注射卡巴可（氯化氨甲酸胆碱）等。

8.导尿术 经上述处理仍不能解除尿潴留时，可采用导尿术。

【拓展与思考】

1.如何理解"如病情允许，指导患者每日白天摄入液体2000～3000mL"？

2.留置导尿能作为尿失禁患者的常规护理措施吗？

三、与排尿有关的护理技术

【重点提示】

女患者导尿术，女患者留置导尿术，留置导尿的护理措施，膀胱冲洗注意事项。

（一）导尿术

导尿术是指在严格无菌操作下，用导尿管经尿道插入膀胱引流尿液的方法。

【目的】

1.为尿潴留患者引流出尿液，以减轻痛苦。

2.协助临床诊断。如留取未受污染的尿标本作细菌培养；测量膀胱容量、压力及检查残余尿；进行尿道或膀胱造影等。

3.为膀胱肿瘤患者进行膀胱化疗。

【评估】

1.患者的病情、意识状态、排尿情况、治疗情况。

2.患者的心理状态、对导尿的认识及合作程度。

3.患者膀胱充盈度、尿道口及会阴部情况。

【计划】

1.护士准备 衣帽整洁，洗手，戴口罩。

2.用物准备

（1）治疗盘内备无菌导尿包 [内装治疗碗或弯盘1个，导尿管10、12号各1根，小药杯1个内盛棉球4个，血管钳2把，润滑油棉球瓶1个，标本瓶数个（根据需要准备），洞巾1块]；外阴清洁用物：治疗碗1个（内盛消毒液棉球10余个，血管钳或镊子1把），弯盘1个，手套1只或指套2只；无菌持物钳和容器1套，无菌手套1双，消毒溶液。

（2）一次性治疗巾、浴巾、便器及便盆巾、屏风、男患者需准备纱布罐。

3.患者准备　患者和家属了解导尿的目的、意义、过程和注意事项，并学会如何配合操作。如患者不能配合时，请人协助维持适当的姿势。

4.环境准备　关闭门窗，调节室温24℃左右，屏风遮挡。

【实施】

导尿术操作流程，见表15-1。

表15-1　导尿术

操作流程	操作说明
1.核对解释	◆携用物至床旁，核对并解释以取得合作 ◆导尿前嘱患者清洁外阴，对不能自理者，协助其清洗
2.安置体位	◆女性患者：将患者两手交叉于胸前，脱去远侧裤褪盖在近侧腿上，浴巾盖在远侧腿上，将棉被三折盖于患者胸前，协助患者仰卧屈膝，两腿略外展，暴露外阴部；垫一次性治疗巾于臀下，以保护床单位，按需要给予便盆 ◆男性患者：协助患者仰卧，两腿平放略分开，暴露会阴部，垫一次性治疗巾于臀下
3.清洗外阴	◆弯盘置于患者外阴旁，治疗碗放置在弯盘后，以防止床单污染 ◆女性患者：一手戴手套，一手持血管钳夹取棉球清洗阴阜、大阴唇；用戴手套的手分开大阴唇，清洗小阴唇和尿道口。清洗顺序由外向内、自上而下，每个棉球限用一次 ◆男性患者：一手戴手套，一手持血管钳夹消毒液棉球依次清洗阴阜、阴囊、阴茎。再用无菌纱布裹住阴茎将包皮向后推，暴露尿道外口，自尿道口向外向后旋转擦拭清洗尿道口、龟头及冠状沟数次。每个棉球限用一次。包皮和冠状沟易藏污垢，应注意彻底清洗 ◆污棉球置弯盘内。清洗完毕，将弯盘和治疗碗移至治疗车下，脱下手套置弯盘内
4.开导尿包	◆将导尿包置于患者两腿之间，按无菌技术操作打开导尿包 ◆用无菌持物钳取小药杯，倒消毒液于药杯内，浸湿棉球 ◆戴无菌手套，铺洞巾，洞巾和内层包布形成一无菌区，扩大无菌区域，利于无菌操作 ◆按操作顺序排列好用物
5.润导尿管	◆选择合适的导尿管，成人一般选用10～12号导尿管，小儿宜选用8～10号导尿管。导尿管过粗易损伤尿道黏膜；过细尿液自尿道口漏出，达不到导尿的目的 ◆用润滑油棉球润滑导尿管前端

（续表）

操作流程	操作说明
6. 消毒外阴	◆**女性患者**：左手拇指、示指分开并固定小阴唇，右手持血管钳夹取消毒液棉球，依次消毒尿道口、两侧小阴唇、再尿道口。即由内→外→内，每个棉球只用一次，避免已消毒的部位污染；消毒尿道口时停留片刻，使消毒液充分与尿道口黏膜接触，达到消毒目的 ◆**男性患者**：一手用无菌纱布裹住阴茎并提起，使之与腹壁成60°角（见图15-2），阴茎上提，使耻骨前弯消失，利于插管。将包皮向后推，以暴露尿道口。用消毒液棉球如前法消毒尿道口、龟头及冠状沟数次。1个棉球限用一次，确保消毒部位不被污染 ◆污棉球、小药杯及消毒用的血管钳置床尾弯盘内
7. 插导尿管	◆**女性患者**：继续固定小阴唇，既可避免尿道口污染，又可充分暴露尿道口，便于插管；另一手将弯盘移至洞巾口旁，嘱患者张口呼吸，以减轻腹肌和尿道括约肌的紧张，便于插管。用另一血管钳夹持导尿管对准尿道口轻轻插入尿道4～6cm，见尿液流出再插入1～2cm左右（见图15-1） ◆**男性患者**：一手固定阴茎，一手将无菌治疗碗或弯盘置洞巾口旁，嘱患者张口呼吸，用另一血管钳夹持导尿管前端，对准尿道口轻轻插入约20～22cm，见尿液流出后，再插入约1～2cm，将尿液引流入治疗碗或弯盘内。男性尿道较长，又有三个狭窄，插管时略有阻力，因此在插管过程中受阻时，稍停片刻，请患者深呼吸，减轻尿道括约肌的紧张，再缓缓插入导尿管，切忌用力过快过猛而损伤尿道黏膜
8. 导出尿液	◆如弯盘内盛满尿液，可夹住导尿管尾端，倒尿液入便盆内，打开导尿管继续放尿。注意观察患者的反应及感觉
9. 留尿标本	◆若需作尿培养，用无菌标本瓶接取中段尿液5mL，盖好瓶盖，放置合适处，防止遗忘、丢失或污染
10. 拔导尿管	◆导尿毕，夹住导尿管末端，轻轻拔出导尿管，撤下洞巾，擦净外阴，脱手套置弯盘内 ◆撤出导尿包内用物、大浴巾，臀下的小橡胶单和治疗巾置治疗车下层，协助患者穿好裤子整理床单位
11. 整理记录	◆清理用物，测量尿量，尿标本贴标签后送检 ◆洗手、记录

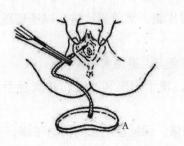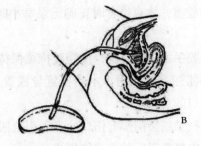

图 15-1 女患者导尿术

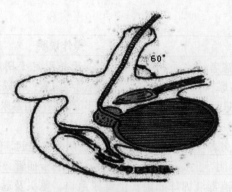

图 15-2　男患者导尿术

【评价】

1. 用物齐备，操作方法和步骤正确、熟练。

2. 有较强的无菌观念，操作过程无污染。

3. 在操作过程中注意保护患者隐私、关心患者。

【小结】

1. 操作重点　实施中加下划线的地方为操作重点。

2. 注意事项

（1）插管时动作要轻柔，避免损伤尿道黏膜。

（2）如果导尿管误入阴道，应另换无菌导尿管重新插入。如导尿管滑出不能再向内插，防逆行感染。

（3）老年女性尿道口回缩，插管时应仔细观察、辨认。

（4）对膀胱高度膨胀且又极度虚弱的患者，第一次放尿不得超过 1000mL。因为大量放尿，使腹腔内压急剧下降，血液大量滞留腹腔血管内，可致血压下降而虚脱。又因膀胱内压突然降低，可致膀胱黏膜急剧充血，发生血尿。

（二）导尿管留置法

导尿管留置法是在导尿后，将导尿管保留在膀胱内，引流尿液的方法。

【目的】

1. 抢救危重、休克患者时正确记录每小时尿量、测量尿比重，以密切观察患者的病情变化。

2. 为盆腔手术排空膀胱，使膀胱持续保持空虚，避免术中误伤。

3. 某些泌尿系统疾病手术后留置导尿管，便于引流和冲洗，并减轻手术切口的张力，促进切口的愈合。

4. 为尿失禁或会阴部有伤口的患者引流尿液，保持会阴部的清洁干燥。

5. 为尿失禁患者行膀胱功能训练。

【评估】

1. 患者的病情、临床诊断、留置导尿的目的。

2. 患者的意识状态、生命体征、心理状态。

3. 患者的合作程度。

4. 膀胱充盈度及局部皮肤情况。

【计划】

1. 护士准备 衣帽整洁、洗手、戴口罩。

2. 用物准备 同导尿术用物，另备无菌气囊导尿管 1 根、10mL 无菌注射器 1 副、无菌生理盐水 10 ~ 40mL，无菌集尿袋 1 个，橡皮圈 1 个，安全别针 1 个。

3. 患者准备 患者及家属了解留置导尿管的目的、过程和注意事项，学会在活动时防止导尿管脱落等。

4. 环境准备 关闭门窗，调节室温 24℃ 左右，屏风遮挡。

【实施】

导尿管的置法操作流程，见表 15-2。

表 15-2 导尿管留置法

操作流程	操作说明
1. 行导尿术	◆同导尿术插入导尿管（见导尿术操作流程 1 ~ 8）
2. 固定尿管	◆双腔气囊导尿管固定法：同导尿法插入导尿管，见尿后再插入 7 ~ 10cm。根据导尿管上注明的气囊容积向气囊注入等量的生理盐水，轻拉导尿管有阻力感，即证实导尿管已固定于膀胱内（见图 15-3）；硅胶导尿管与组织有较好的相容性，对组织刺激小，因导尿管前端有一个气囊，当注入一定量的气体或液体后可使导尿管固定于膀胱内，不易滑出；注意：膨胀的气囊不宜卡在尿道口，以免气囊压迫膀胱内壁，造成黏膜的损伤
3. 接集尿袋	◆将导尿管尾端与集尿袋的引流管接头连接，开放导尿管。再用橡皮圈、安全别针将集尿袋的引流管固定在床单上 ◆引流管要留出足够的长度，防止因翻身牵拉，使尿管滑出 ◆将集尿袋妥善地固定在低于膀胱的高度，防止尿液逆流引起泌尿系统感染
4. 整理记录	◆协助患者穿好裤子，取舒适的卧位 ◆整理床单位，清理用物 ◆洗手、记录

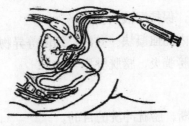

图 15-3 气囊导尿管留置法

【评价】

1. 操作正确、熟练，有较强的无菌观念，操作中无污染。

2. 操作中注意关心、保护患者。

3. 正确的健康教育。

4. 患者留置导尿管后护理措施及时、有效，无并发症的发生。

【小结】

1. 操作重点　实施中加下划线的地方为操作重点。

2. 注意事项

（1）保持尿道口清洁　女患者用消毒液浸湿的棉球擦拭外阴及尿道口，男患者用消毒液浸湿的棉球擦拭尿道口、龟头及包皮，每天 1～2 次；每周更换集尿袋 1～2 次，及时排空集尿袋，根据需要记录尿量；尿管的更换根据尿管的材质决定，橡胶导尿管每周更换 1 次，硅胶导尿管可酌情延长更换周期（一般 4 周更换一次），以防止泌尿系统逆行感染。

（2）鼓励患者多饮水　病情允许的情况下鼓励患者每日摄入 2000mL 以上水分，达到自然冲洗尿路的目的。

（3）训练膀胱反射功能　可采用间歇性夹管方式，夹闭导尿管，每 3～4h 开放 1 次，使膀胱定时充盈和排空，促进膀胱功能的恢复。

（4）观察尿液情况　发现尿液混浊、沉淀、有结晶时，应及时处理，每周进行尿常规检查 1 次。

（5）健康教育　向患者及其家属解释留置导尿管的目的和护理方法；说明摄取足够的水分和进行适当的活动对预防泌尿道感染的重要性；每天尿量应保持在 2000mL 以上，以达到自然冲洗尿路、防止尿路感染、预防尿路结石的目的；注意保持引流通畅，避免导尿管受压、扭曲、堵塞；嘱患者离床活动时，用胶布将导尿管远端固定在大腿上，以防导尿管脱出；集尿袋不得超过膀胱高度并避免挤压，防止尿液逆流，导致感染的发生。

（三）膀胱冲洗法

膀胱冲洗法是利用三通导尿管，将溶液灌入到膀胱内，再借用虹吸原理将灌入的液体引流出来的方法。

【目的】

1. 对留置导尿管的患者，保持尿液引流通畅。

2. 清洁膀胱，清除膀胱内的血凝块、黏液、细菌等异物，预防感染。

3. 治疗某些膀胱疾病如膀胱炎，膀胱肿瘤等。

【评估】

1. 患者的病情、临床诊断、膀胱冲洗的目的。

2.患者的意识状态、生命体征、心理状态、合作理解程度。

【计划】

1.护士准备衣帽整洁、洗手、戴口罩。

2.用物准备

(1) 开放式膀胱冲洗术 ①无菌治疗盘内置：治疗碗两个、镊子1把、70%的乙醇棉球数个、纱布2块、无菌膀胱冲洗器装置1套；②弯盘、便盆及便盆巾。

(2) 密闭式膀胱冲洗术 ①无菌治疗盘内置治疗碗1个、镊子1把、70%的乙醇棉球数个、无菌膀胱冲洗装置1套、血管钳1把；②开瓶器1个、输液调节器1个、输液架1个、输液瓶套1个、便盆及便盆巾。

(3) 常用冲洗溶液 生理盐水、0.02%呋喃西林液、3%硼酸液、氯己定液、0.1%新霉素溶液。

(4) 灌入溶液的温度 为38℃～40℃，若为前列腺肥大摘除术后患者，用冰生理盐水灌洗。

3.患者准备患者及家属了解膀胱冲洗的目的、过程和注意事项，学会配合护士操作。

4.环境准备屏风遮挡。

【实施】

膀胱冲洗液操作流程，见表15-3。

表15-3 膀胱冲洗法

操作流程	操作说明
1. 行导尿术	◆同导尿术插入导尿管（见导尿术操作流程1～8）
2. 固定尿管	◆按留置导尿管术固定导尿管（见导尿管留置法操作流程2）
3. 接集尿袋	◆按导尿管留置法接集尿袋（见导尿管留置法操作流程3） ◆引流管要留出足够的长度，防止因翻身牵拉，使尿管滑出 ◆将集尿袋妥善地固定在低于膀胱的高度，防止尿液逆流引起泌尿系统感染
4. 排空膀胱	◆<u>打开引流管夹子，排空膀胱降低膀胱内压，便于冲洗液顺利滴入膀胱。有利于药液与膀胱内壁充分接触，并保持有效浓度</u>
5. 冲洗膀胱	◆开放式膀胱冲洗术：分开导尿管与集尿袋引流管接头连接处，用70%的乙醇棉球分别消毒导尿管口和引流管接头，并用无菌纱布包裹，防止导尿管和引流管接头污染。取膀胱冲洗器吸取冲洗液，接导尿管，缓缓注入膀胱，避免压力过大使患者不适。注入200～300mL，取下冲洗器，让冲洗液自行流出或轻轻抽吸。抽吸出的液体不得再注入膀胱，如此反复冲洗，直至流出液澄清为止 ◆密闭式膀胱冲洗术：用开瓶器启开冲洗液铝盖中心部分，常规消毒瓶塞，打开膀胱冲洗装置，将冲洗导管针头插入瓶塞，将冲洗液瓶倒挂于输液架上，排气后用血管钳夹闭导管。膀胱冲洗装置类似静脉输液导管，其末端与"Y"形管的主管连接，"Y"形管的一个分管连接引流管，另一个分管连接导尿管。应用三腔导尿管时，可免用"Y"形管

（续表）

操作流程	操作说明
6. 固定尿袋	◆分开导尿管与集尿袋引流管接头连接处，消毒导尿管口和引流管接头，将导尿管和引流管分别与"Y"形管的两个分管相连接，"Y"形管的主管连接冲洗导管（图15-4）。夹闭引流管，开放冲洗管，使溶液滴入膀胱，调节滴速。待患者有<u>尿意或滴入溶液200～300mL后，夹闭冲洗管，放开引流管，将冲洗液全部引流出来后，再夹闭引流管。按需要如此反复冲洗。在冲洗过程中，经常询问患者感受，观察患者反应及引流液性状</u> ◆冲洗完毕，取下冲洗管，消毒导尿管口和引流接头并连接，如需注入药物，可根据治疗需要注药后连接 ◆清洁外阴部，固定好导尿管及集尿袋 ◆协助患者取舒适的卧位，整理床单位，清理物品
7. 整理记录	◆记录冲洗液名称、冲洗量、引流量、引流液性质、冲洗过程中患者的反应等 ◆洗手、记录

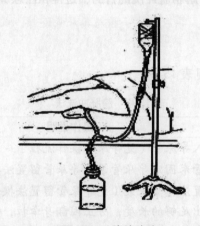

图 15-4　膀胱冲洗

【评价】

1. 操作正确、熟练，严格执行无菌操作。

2. 操作中注意关心、保护患者。

3. 正确的健康教育。

【小结】

1. 操作重点　实施中加下划线的地方为操作重点。

2. 注意事项

（1）若流出量少于灌入的液体量，应考虑有血块或脓液阻塞，可增加冲洗次数或更换导尿管。

（2）冲洗时若患者感觉不适，应减慢冲洗或停止冲洗，密切观察或通知医生给予处理。

（3）若患者感到剧痛或流出液中有鲜血时，应停止冲洗，通知医生处理。

（4）瓶内液面距床面约60cm，以便产生一定的压力，使液体能顺利滴入膀胱。

滴速一般为60～80滴/分，不宜过快，以防患者尿意强烈，膀胱收缩，迫使冲洗液从导尿管侧溢出尿道外。

（6）如滴入治疗用药，须在膀胱内保留30min后再引流出体外。

（7）"Y"形管须低于耻骨联合，以便引流彻底。

（8）每天冲洗3～4次，每次冲洗量500～1000mL。

（9）做好健康教育向患者及家属解释膀胱冲洗的目的和护理方法，并鼓励其主动配合。向患者说明摄取足够水分的重要性，每天饮水量应保持在2000mL左右，以产生足够的尿量冲洗尿道，预防感染的发生。

【知识链接】新型导尿用物

1.双腔气囊导尿管　双腔气囊导尿管是以橡胶、硅胶或塑胶做的导管，可以经由尿道插入膀胱以便引出尿液，导尿管插入膀胱后，靠近导尿管头端有一个气囊，固定导尿管留在膀胱内，使其不易脱出，导尿管另一腔与集尿袋连接，收集尿液。

2.三腔导尿管　三腔导尿管可用于前列腺手术后膀胱的恢复治疗，它由三腔管和气囊构成，三腔管的尾部分出气囊充气管、尿液引流管和膀胱冲洗管，部分三腔导尿管的膀胱冲洗管上还设有流量表和流量控制开关，能对药液的输入进行控制，达到最佳的治疗效果，不会给患者带来不必要的痛苦。

3.一次性导尿包　一次性导尿包由医用塑料制成，导尿盘做成椭圆形，内含导尿管、集尿袋、手套、镊子、装有生理盐水的注射器、碘伏棉球、石蜡油棉球及纱布等。将导尿用物装入导尿盘后，采用封闭膜封闭，用化学方法消毒。这种一次性导尿包已在临床广泛使用，还可用于战地救护、家庭病床等。

【拓展与思考】

1.为女患者导尿，第一次消毒和第二次消毒分别应遵循怎样的顺序？

2.为男患者导尿时，为什么要将阴茎提起与腹壁成一定角度？

第二节　排便护理

一、排便评估

【重点提示】

大便颜色的观察，五种异常排便的定义。

（一）影响排便的因素

1. 心理因素　心理因素是影响排便的重要因素。精神抑郁，身体活动减少，肠蠕动减少而导致便秘。而情绪紧张、焦虑可导致迷走神经兴奋，肠蠕动增加，最终导致吸收不良、腹泻。

2. 文化教育　社会文化教育影响个人的排便观念和习惯。排便属个人隐私，这种观念已被大多数社会文化所接受。当个体因排便问题需要医务人员帮助而丧失隐私时，个体就可能压抑排便的需要而造成排便功能异常。

3. 年龄　年龄可影响个体对排便的控制。2～3岁以下的婴幼儿，神经肌肉系统发育不全，不能控制排便。老年人随年龄增加，腹壁肌肉张力下降、胃肠蠕动减慢、肛门括约肌松弛等原因导致肠道控制能力下降而出现排便功能的异常。

4. 食物与液体摄入　均衡饮食与足量的液体摄入是维持正常排便的重要条件。富含纤维的食物可提供必要的粪便容积，加速食糜通过肠道，减少水分在大肠内的再吸收，使大便柔软而能轻易排出。每日摄入足量液体，可以软化肠内容物使食物能顺利通过肠道。当摄食量过少、食物中缺少纤维或水分不足时，无法产生足够的粪便容积和软化食糜，食糜通过回肠速度减慢、时间延长，水分的再吸收增加，导致粪便变硬、排便减少而发生便秘。

5. 活动　活动可维持肌肉的张力，刺激肠道蠕动，有助于维持正常的排便功能。各种原因所致长期卧床、缺乏活动的患者，可因肌肉张力减退而导致排便困难。

6. 个人排泄　习惯在日常生活中，许多人都有自己固定的排便时间；使用某种固定的便具；排便时从事某种活动如阅读等。当这些生活习惯由于环境的改变无法维持时，可影响正常排便。

7. 疾病　肠道本身的疾病或身体其他系统的病变均可影响正常排便。如大肠癌、结肠炎可使排便次数增加；脊髓损伤、脑卒中等可导致排便失禁。

8. 药物　有些药物能治疗或预防便秘和腹泻。如缓泻剂可刺激肠蠕动，减少肠道水分吸收，促进排便，防治便秘；如果药物剂量不正确，可导致相反的结果。有些药物则可导致便秘和腹泻，如长时间服用抗生素，可抑制肠道正常菌群而导致腹泻；麻醉剂或止痛药，可使肠运动能力减弱而导致便秘。

9. 治疗和检查　某些治疗和检查会影响个体的排便活动，例如腹部、肛门部位手术，会因为肠壁肌肉的暂时麻痹或伤口疼痛而造成排便困难；胃肠 X 线检查常需灌肠或服用钡剂，也可影响排便。

（二）对粪便的观察

当食物由口进入胃和小肠经过消化吸收后，残渣贮存于大肠内，其中除一部分水分被大肠吸收外，其余均经细菌发酵和腐败作用后形成粪便。通常情况下，粪便的性质与性状可以反映整个消化系统的功能状况。因此，护士通过对患者排便活动及粪便的观察，可以及早发现和鉴别消化道疾患，有助于诊断、选择治疗方法和护理措施。

1. 排便次数　排便是人体基本生理需要，排便次数因人而异。一般成人每天排便 1 ~ 3 次。婴幼儿每天排便 3 ~ 5 次。成人排便每天超过 3 次或每周少于 3 次，应视为排便异常。

2. 量　每日排便量与膳食种类、数量、摄入液体量、大便次数及消化器官的功能有关。正常成人每天排便量约 100 ~ 300g。进食少纤维、高蛋白质等精细食物者粪便量少而细腻；进食大量蔬菜、水果等粗粮者粪便量较多。当消化器官功能紊乱时，也会出现排便量的改变。

3. 形状　正常人的粪便为成形软便。便秘时粪便坚硬、呈栗子样；消化不良或急性肠炎可为稀便或水样便；肠道部分梗阻或直肠狭窄时，粪便常呈扁条形或带状。

4. 颜色　正常成人的粪便颜色呈黄褐色或棕黄色。婴儿的粪便呈黄色或金黄色。因摄入食物或药物种类的不同，粪便颜色会发生变化，如食用大量绿叶蔬菜，粪便可呈暗绿色；摄入动物血或铁制剂，粪便可呈无光样黑色。如果粪便颜色改变与上述情况无关，表示消化系统有病理变化存在。如柏油样便提示上消化道出血；白陶土色便提示胆道梗阻；暗红色血便提示下消化道出血；果酱样便见于肠套叠、阿米巴痢疾；粪便表面黏有鲜红色血液见于痔疮或肛裂；白色"米泔水"样便见于霍乱、副霍乱。

5. 内容物　粪便内容物主要为食物残渣、脱落的大量肠上皮细胞、细菌以及机体代谢后的废物，如胆色素衍生物和钙、镁、汞等盐类。粪便中混入少量黏液，肉眼不易看见。若粪便表面附有血液、脓液或肉眼可见的黏液，提示消化道感染或出血。肠道寄生虫感染患者的粪便中可查到蛔虫、蛲虫、绦虫节片等。

6. 气味　正常粪便气味因膳食种类而异，强度由腐败菌的活动性及动物蛋白质的量决定。肉食者味重，素食者味轻。严重腹泻患者因未消化的蛋白质与腐败菌作用，粪便呈碱性反应，气味极恶臭；下消化道溃疡、恶性肿瘤患者粪便呈腐败臭；上消化道出血的柏油样粪便呈腥臭味；消化不良、乳糖类未充分消化或吸收脂肪酸产生气体，粪便呈酸性反应，气味为酸臭味。

（三）常见的异常排便

1. 便秘　便秘是指正常的排便形态改变，排便次数减少，排出过干过硬的粪便，且排便不畅、困难。

（1）原因　某些器质性病变；排便习惯不良；中枢神经系统功能障碍；排便时间或活动受限制；强烈的情绪反应；各类直肠肛门手术；某些药物不合理的使用；饮食结构不合理，饮水量不足；滥用缓泻剂、栓剂、灌肠；长期卧床或活动减少等，均可抑制肠道功能而导致便秘的发生。

（2）症状和体征　头痛、腹痛、腹胀、消化不良、乏力、食欲不佳、舌苔变厚，粪便干硬，触诊腹部较硬实且紧张，有时可触及包块，肛诊可触及粪块。

2. 粪便嵌塞 粪便嵌塞指粪便持久滞留堆积在直肠内，坚硬不能排出。常发生于慢性便秘的患者。

（1）原因 便秘未能及时解除，粪便滞留在直肠内，水分被持续吸收；乙状结肠内的粪便又不断排入直肠内，最终使粪块变得又大又硬不能排出，发生粪便嵌塞。

（2）症状和体征 患者有排便冲动，腹部胀痛，直肠肛门疼痛，肛门处有少量液化的粪便渗出，但不能排出粪便。

3. 腹泻 腹泻指正常排便形态改变，频繁排出松散稀薄的粪便甚至水样便。任何原因引起的肠蠕动增加，肠黏膜吸收水分障碍，胃肠内容物迅速通过胃肠道，水分不能在肠道内被及时的吸收；又因肠黏膜受刺激，肠液分秘增加，进一步增加了粪便的水分。因此，当粪便到达直肠时仍然呈液体状态，并排出体外，形成腹泻。短时间的腹泻可以帮助机体排出刺激性物质和有害物质，是一种保护性反应。但是，持续严重的腹泻，可使机体内的大量水分和胃肠液丧失，导致水、电解质和酸碱平衡紊乱。又因机体无法吸收营养物质，长期腹泻将导致机体的营养不良。

（1）原因 饮食不当或使用泻剂不当；情绪紧张焦虑；消化系统发育不成熟；胃肠道疾患；某些内分泌疾病如甲亢等可引起肠蠕动增加，而发生腹泻。

（2）症状和体征 腹痛、肠痉挛、疲乏、恶心、呕吐、肠鸣、有急于排便的需要和难以控制的感觉。粪便松散或呈液体样。

4. 排便失禁 排便失禁指肛门括约肌不受意识的控制而不自主地排便。

（1）原因 神经肌肉系统的病变或损伤如瘫痪；胃肠道疾患；神经障碍、情绪失调等。

（2）症状和体征 患者不自主地排出粪便。

5. 肠胀气 肠胀气指胃肠道内有过量气体积聚，不能排出。一般情况下，胃肠道内的气体只有 150mL 左右，胃内的气体可通过口腔嗝出。肠道内的气体部分在小肠被吸收，其余的可通过肛门排出，不会导致不适。

（1）原因 食入产气性食物过多；吞入大量空气；肠蠕动减少；肠道梗阻及肠道手术后。

（2）症状和体征 患者表现为腹部膨隆，叩诊呈鼓音、腹胀、痉挛性疼痛、呃逆、肛门排气过多。当肠胀气压迫膈肌和胸腔时，可出现气急和呼吸困难。

【拓展与思考】

1. "两天不解大便为便秘"的说法，正确吗？为什么？

2. "大便很脏"的说法，正确吗？为什么？

二、排便异常的护理

【重点提示】

便秘患者、腹泻患者、大便失禁患者的护理措施。

1. 便秘患者的护理

(1) 健康教育 帮助患者及家属正确认识维持正常排便习惯的意义，教给患者及家属有关排便的知识。

(2) 帮助患者重建正常的排便习惯 指导患者选择适合自身排便的时间，理想的时间是饭后（早餐后最佳），因此时胃结肠反射最强，每天固定在此时间排便，不随意使用缓泻剂及灌肠等方法。

(3) 合理安排膳食 多摄取可促进排便的食物和饮料。如多食用蔬菜、水果、粗粮等含纤维高的食物；餐前提供开水、柠檬汁等热饮料，促进肠蠕动，刺激排便反射；适当提供轻泻食物如梅子汁等促进排便；多饮水，病情许可时每日液体摄入量不少于2000mL；适当食用油脂类的食物。

(4) 鼓励患者适当运动 按个人需要拟订规律的活动计划并协助患者进行运动，如散步、做操、打太极拳等。卧床患者可进行床上活动。此外还应指导患者进行增强腹肌和盆底部肌肉的运动，以增加肠蠕动和肌张力，促进排便。

(5) 提供适当的排便环境提供 隐蔽的环境并保证充足的排便时间。如拉床帘或屏风遮挡，避开查房、治疗、护理和进餐时间，以消除紧张情绪，保持心情舒畅，利于排便。

(6) 选取适宜的排便姿势 病情允许时让患者下床到厕所排便。床上使用便盆时，除非有特别禁忌，最好采取坐姿或抬高床头，利用重力作用增加腹内压促进排便。对手术患者，在手术前应有计划地训练其在床上使用便器。

(7) 腹部环形按摩 排便时用手自右沿结肠解剖位置向左环形按摩，可促使降结肠的内容物向下移动，并增加腹内压，促进排便。手指轻压肛门后端也可促进排便。

(8) 遵医嘱给予口服缓泻药物 缓泻剂可使粪便的水分含量增加，刺激肠蠕动，加速肠内容物的运行，起到导泻的作用。但使用缓泻剂时，应根据患者的特点及病情选用。对于老人、小孩应选择作用缓和的泻剂，慢性便秘的患者可选用蓖麻油、番泻叶、酚酞（果导）、大黄等接触性泻剂。使用缓泻剂可暂时解除便秘，但长期使用或滥用又可使个体养成对缓泻剂的依赖，导致慢性便秘的发生。

(9) 使用简易通便剂 常用开塞露、甘油栓等。其作用机制是软化粪便，润滑肠壁，刺激肠蠕动促进排便。

(10) 灌肠 以上方法均无效时，遵医嘱给予灌肠。

2. 粪便嵌塞患者的护理

(1) 通便 早期可使用栓剂、口服缓泻剂润肠通便。

(2) 灌肠 必要时先行油类保留灌肠，2～3h后再做清洁灌肠。

(3) 进行人工取便 通常在清洁灌肠无效后按医嘱执行。术者戴上手套，将涂润滑剂的示指慢慢插入患者直肠内，触到硬物时，机械地破碎粪块，一块一块地取出。操作时应注意动作轻柔，避免损伤直肠黏膜。心脏病、脊椎受损者，采用人工取便易刺激迷走神经，须特别小心，一旦患者出现心悸、头昏，应立即停止操作。

（4）健康教育　向患者及家属讲解有关排便的知识，保证合理的膳食结构。协助患者建立并维持正常的排便习惯，防止便秘的发生。

3. 腹泻患者的护理

（1）去除原因　如肠道感染遵医嘱给予抗生素治疗。

（2）卧床休息　减少肠蠕动，注意腹部保暖。对不能自理的患者应及时给予便盆，消除焦虑不安的情绪，使之达到身心充分休息的目的。

（3）膳食调理　鼓励患者饮水，酌情给予清淡的流质或半流质食物，避免油腻、辛辣、高纤维食物。严重腹泻时可暂禁食。

（4）注意补充水、电解质　防止水和电解质的紊乱，按医嘱给予止泻剂、口服补液盐或静脉输液。

（5）维持皮肤完整性　特别是婴幼儿、老人、身体衰弱者，每次便后用软纸轻擦肛门，温水清洗，并在肛门周围涂油膏保护局部皮肤。

（6）密切观察病情　记录排便的性质、次数等，必要时留取标本送检。病情危重者，注意生命体征变化。如疑为传染病，按肠道隔离原则护理。

（7）心理支持　因粪便异味及玷污的衣裤、床单、被套、便盆均会给患者带来不适，因此要协助患者清洗沐浴、更换衣裤、床单、被套，使患者感到舒适。便盆清洗干净后，置于易取处，方便患者取用。

（8）健康教育　向患者讲解有关腹泻的知识，指导患者注意饮食卫生，养成良好的卫生习惯。

4. 排便失禁患者的护理

（1）心理护理　排便失禁的患者因心情紧张而窘迫，常感到自卑和忧郁，期望得到理解和帮助。护理人员应尊重理解患者，给予心理安慰与支持。帮助其树立信心，配合治疗和护理。

（2）保护皮肤　床上铺一次性中单或一次性尿布，每次便后用温水洗净肛门周围及臀部皮肤，保持皮肤清洁干燥。必要时，肛门周围涂搽软膏以保护皮肤，避免破损感染。注意观察骶尾部皮肤变化，定时按摩受压部位，预防压疮的发生。

（3）帮助患者重建控制排便的能力　了解患者排便时间，掌握规律，定时给予便器，促使患者按时自己排便；与医生协调定时应用导泻栓剂或灌肠，以刺激定时排便；教会患者进行肛门括约肌及盆底部肌肉收缩锻炼。指导患者取立、坐或卧位，试做排便动作，先慢慢收缩肌肉，然后再慢慢放松，每次 10s 左右，连续 10 次，每次锻炼 20～30min，每日数次。以患者感觉不疲乏为宜。

（4）补充水分　如无禁忌，保证患者每天摄入足量的液体。

（5）保持清洁　保持床褥、衣服清洁，室内空气清新，及时更换污染的衣裤被单，定时开窗通风，除去不良气味。

5.肠胀气患者的护理

（1）指导患者养成细嚼慢咽的良好饮食习惯。

（2）去除引起肠胀气的原因。如不进食产气食物和饮料，积极治疗肠道疾患等。

（3）鼓励患者适当运动。协助患者下床活动如散步，卧床患者可在床上活动或变换体位，以促进肠蠕动，减轻肠胀气。

（4）轻微胀气时，可行腹部热敷或腹部按摩、针刺疗法。严重胀气时，遵医嘱给予药物治疗或行肛管排气。

【拓展与思考】

1.如何理解"床上使用便盆时，除非有特别禁忌，最好采取坐姿或抬高床头"？

2.便秘的护理措施中，腹部按摩为什么一定要顺时针按摩？

三、与排便有关的护理技术

【重点提示】

大量不保留灌肠操作流程、注意事项；少量不保留灌肠常用溶液；口服甘露醇清洁肠道的方法；简易通便术操作流程，肛管排气法注意事项。

（一）大量不保留灌肠

灌肠法是将一定量的液体由肛门经直肠灌入结肠，以帮助患者清洁肠道、排便、排气或由肠道供给药物，达到确定诊断和治疗目的的方法。

根据灌肠的目的可分为保留灌肠和不保留灌肠。不保留灌肠又根据灌入的液体量分为大量不保留灌肠和小量不保留灌肠。如果为了达到清洁肠道的目的，而反复使用大量不保留灌肠，则为清洁灌肠。

【目的】

1.解除便秘、肠胀气。

2.清洁肠道，为肠道手术、检查或分娩作准备。

3.稀释并清除肠道内的有害物质，减轻中毒。

4.灌入低温液体，为高热患者降温。

【评估】

1.患者的病情及治疗情况。

2.患者的意识状态、生命体征、排便情况和自理能力。

3.患者心理状况及对灌肠的理解配合程度。

4.患者肛周皮肤、黏膜情况。

【计划】

1. 护士准备　衣帽整洁、洗手、戴口罩。

2. 用物准备

（1）治疗盘　内备灌肠筒一套（橡胶管连接玻璃接管，全长120cm，筒内盛灌肠液）、肛管、血管钳（或液体调节开关）、润滑剂、棉签、弯盘、卫生纸、一次性治疗巾、水温计。

（2）便盆、便盆巾、输液架、屏风。

（3）灌肠溶液　常用0.1%～0.2%的肥皂液、生理盐水。成人每次用量为500～1000mL，小儿200～500mL。溶液温度一般为39℃～41℃，降温时用28℃～32℃，中暑者用4℃。

3. 患者准备了解灌肠的目的、过程和注意事项，并配合操作。

4. 环境准备关闭门窗，屏风遮挡。

【实施】

大量不保留灌肠操作原理，见表15-4。

表15-4　大量不保留灌肠

操作流程	操作说明
1. 核对解释	◆备齐用物携至床旁，核对并解释以取得合作 ◆认真执行查对制度，避免差错事故的发生 ◆嘱患者排尿
2. 安置卧位	◆协助患者取左侧卧位，双膝屈曲，褪裤至膝部，臀部移至床沿。该姿势使乙状结肠、降结肠处于下方，利用重力作用使灌肠液顺利流入乙状结肠和降结肠 ◆垫一次性治疗巾于臀下，盖好被子，保暖，维护患者隐私，使其放松
3. 准备溶液	◆打开灌肠包 ◆按需要配制灌肠溶液，将灌肠溶液倒入灌肠筒内 ◆挂灌肠筒于输液架上，筒内液面高于肛门约40～60cm，保持一定灌注压力和速度，灌肠筒过高，压力过大，不易保留，而且易造成肠道损伤
4. 插入肛管	◆戴手套 ◆润滑肛管前端 ◆连接肛管与灌肠筒 ◆排气，可防止气体进入肠道。右手托住肛管，左手揭开盖被，置弯盘于臀边，垫纱布或卫生纸分开肛门，暴露肛门口 ◆嘱患者深呼吸，一手将肛管轻轻插入直肠7～10cm。顺应肠道解剖，勿用力，以防损伤黏膜，如插入受阻，可退出少许，旋转后缓缓插入。小儿插入深度约4～7cm
5. 灌入溶液	◆固定肛管，松开血管钳，使液体缓缓流入（见图15-5）

（续表）

操作流程	操作说明
6. 密切观察	◆如液面下降过慢或停止，多由于肛管前端孔道被阻塞，可移动肛管或挤捏肛管，移动肛管使肛管前端的孔道朝向肠腔，不再贴紧肠壁，挤捏可使堵塞管孔的粪便脱落 ◆如患者感觉腹胀或有便意，可嘱其张口深呼吸并降低灌肠筒的高度或暂停片刻。张口深呼吸可转移患者的注意力，放松腹部肌肉，减轻腹压；降低灌肠筒，可减少灌入溶液的压力
7. 拔出肛管	◆如患者出现脉速、面色苍白、出冷汗、剧烈腹痛、心慌气促，应立即停止灌肠与医生联系，给予处理。因患者可能发生肠道剧烈痉挛或出血 ◆待灌肠液即将流尽时夹管，避免拔管时空气进入肠道及灌肠液和粪便随管流出
8. 保留溶液	◆对不能下床的患者，给予便器，将卫生纸、呼叫器放于易取处。排便后及时取出便器，擦净肛门，协助患者穿裤、整理床单位，开窗通风，以保持病房的整洁，去除异味。扶助能下床的患者上厕所排便
9. 整理归位	◆观察大便性状，必要时留取标本送检
10. 洗手记录	◆清理用物 ◆洗手、记录：在体温单大便栏目内记录灌肠结果，如灌肠后解便一次为1/E；灌肠后无大便记为0/E；自行排便一次，灌肠后排便二次记为1^2/E

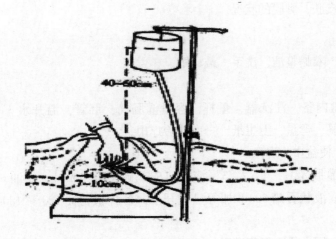

图 15-5　大量不保留灌肠

【评价】

1. 操作方法和步骤正确、熟练。

2. 灌肠液选择正确，灌肠筒的高度及肛管插入的深度合适。

3. 注意关心保护患者。

【小结】

1. 操作重点　实施中加下划线的地方为操作重点。

2. 注意事项

（1）正确选用灌肠溶液，掌握溶液的温度、浓度和量。肝昏迷患者禁用肥皂液灌肠；充血性心力衰竭和水钠潴留患者禁用生理盐水灌肠；急腹症、消化道出血、妊娠、严重心血管疾病等患者禁忌灌肠。

（2）伤寒患者灌肠时，灌肠筒内液面不得高于肛门 30cm，液体量不得超过 500mL。

（二）小量不保留灌肠

适用于腹部或盆腔手术后的患者、危重患者、年老体弱、小儿及孕妇等。

【目的】

1. 软化粪便，解除便秘。

2. 排出肠道内的气体，减轻腹胀。

【评估】

1. 患者的病情、临床诊断、灌肠的目的。

2. 患者的意识状态、生命体征、心理状况和排便状况。

3. 患者的合作理解程度。

4. 患者肛门皮肤、黏膜的状况。

【计划】

1. 护士准备　衣帽整洁、洗手、戴口罩。

2. 用物准备

（1）治疗盘内备　注洗器、量杯、容量灌肠筒、肛管、温开水 5 ~ 10mL、血管钳、润滑剂、棉签、弯盘、卫生纸、一次性治疗巾。

（2）便盆、便盆巾、屏风。

（3）常用灌肠液　"1、2、3"溶液（50% 硫酸镁 30mL、甘油 60mL、温开水 90m：）；甘油或液状石蜡 50mL 加等量温开水；各种植物油 120 ~ 180mL。液体温度为 38℃。

3. 患者准备　同大量不保留灌肠

4. 环境准备　同大量不保留灌肠

【实施】

小量不保留灌肠操作流程，见表 15-5。

表 15-5　小量不保留灌肠

操作流程	操作说明
1. 核对解释	◆备齐用物携至床旁，核对并解释以取得合作 ◆认真执行查对制度，避免差错事故的发生
2. 安置卧位	◆协助患者取左侧卧位，双膝屈曲，褪裤至膝部，臀部移至床沿。垫一次性治疗巾于臀下
3. 插入肛管	◆将弯盘置于臀边，用注洗器抽吸药液，连接肛管，润滑肛管前端，排气夹管 ◆一手垫纱布或卫生纸分开肛门，暴露肛门口，嘱患者深呼吸。一手将肛管轻轻插入直肠 7～10cm（见图 15-6）
4. 注入溶液	◆固定肛管，松开血管钳，缓缓注入溶液，注入速度不宜过快过猛，以免刺激肠黏膜，引起排便反射 ◆注射完毕夹管，取下注洗器再吸取溶液，松开血管钳后，再注入溶液，如此反复直至溶液注完。更换注洗器时，防止空气进入肠道，引起腹胀
5. 注入温水	◆注入温开水 5～10mL，抬高肛管尾端，使管内溶液全部流入
6. 拔除肛管	◆夹管或反折肛管，用纱布或卫生纸包住肛管轻轻拔出，放入弯盘内 ◆擦净肛门，协助患者取舒适卧位，嘱其尽量保留溶液 10～20min 再排便，以充分软化粪便，利于排出
7. 整理归位	◆协助患者排便，整理床单位，清理用物
8. 洗手记录	◆洗手、记录

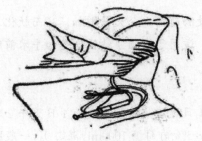 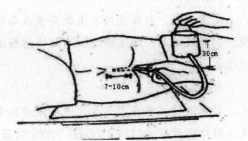

注：图 A 注洗器灌肠法；　　　　　　　　　　图 B 小容量灌肠筒灌肠法。

图 15-6　小量不保留灌肠

【评价】

同大量不保留灌肠。

【小结】

1. 操作重点　实施中加下划线的地方为操作重点。

2. 注意事项

（1）正确选用灌肠溶液，掌握溶液的温度、浓度和量。

（2）如用小容量灌肠筒，液面距肛门低于 30cm（见图 15-6）。

（三）清洁灌肠

反复多次进行大量的不保留灌肠，首次用肥皂水，之后用生理盐水（临床常用温开水），直到排出液无粪质为止。注意灌肠时压力要低，液面距肛门高度不超过 40cm。

【目的】

彻底清除肠道内粪便，为直肠、结肠检查和手术做肠道准备。

【评估】

同大量不保留灌肠。

【计划】

同大量不保留灌肠。

【实施】

同大量不保留灌肠。

【评价】

同大量不保留灌肠。

【知识链接】口服高渗溶液清洁肠道

1. 目的

高渗溶液，在肠道内不吸收而造成高渗环境，使肠道内水分大量增加，从而软化粪便，刺激肠蠕动，加速排便，达到清洁肠道的目的。适用于直肠、结肠检查和手术前肠道准备。

2. 方法

甘露醇法：患者术前 3 天进半流质饮食，术前 1 日进流质饮食，术前 1 日下午 2 时至 4 时口服甘露醇溶液 1500mL（20% 甘露醇 500mL+5% 葡萄糖 1000mL 混匀）。一般服用后 15 ~ 20 分钟即可反复自行排便。

硫酸镁法：患者术前 3 天进半流质饮食，每晚口服 50% 硫酸镁 10 ~ 30mL。术前 1 日进流质饮食，术前 1 日下午 2 时至 4 时，口服 25% 硫酸镁 200mL（50% 硫酸镁 100mL+50% 葡萄糖盐水 100mL），然后再口服温开水 1000mL。一般服后 15 ~ 30 分钟，即可反复自行排便，2 ~ 3 小时内可排便 2 ~ 5 次。

3. 注意事项

服药速度不宜过快，以免引起呕吐。服药中护士应观察患者的一般情况，注意排便次数及粪便性质，确定是否达到清洁肠道的目的并记录。

（四）保留灌肠

【目的】

将药液灌入到直肠或结肠内，通过肠黏膜吸收达到治疗的目的。常用于镇静、催眠和治疗肠道感染。

【评估】

1. 患者的病情（肠道病变部位）、治疗情况。
2. 患者的意识状态、生命体征、心理状态及合作程度。

【计划】

1. 护士准备　衣帽整洁、洗手、戴口罩
2. 用物准备

（1）同小量不保留灌肠。

（2）常用溶液　药物及剂量遵医嘱准备，一般镇静催眠用 10% 水合氯醛；肠道抗感染用 2% 小檗碱、0.5% ~ 1% 新霉素或其他抗生素溶液。灌肠溶液量不超过 200mL，溶液温度 391℃ ~ 41℃。

3. 患者准备　了解保留灌肠的目的、过程和注意事项，排空大小便，配合操作。
4. 环境准备　关闭门窗，屏风遮挡。

【实施】

保留灌肠操作流程，见表 15-6。

表 15-6　保留灌肠

操作流程	操作说明
1. 核对解释	◆备齐用物携至床旁，核对并解释以取得合作 ◆嘱患者排便、排尿利于药物保留
2. 安置体位	◆根据病情选择合适卧位，臀部抬高 10cm，防止药液溢出
3. 插入肛管	◆同小量不保留灌肠法轻轻插入肛管 10 ~ 15cm，注入药液
4. 拔出肛管	◆拔出肛管，用纱布或卫生纸在肛门处轻轻按揉，嘱患者尽量忍耐，保
5. 整理归位	留药液在 1h 以上，使药液充分被吸收，达到治疗目的
6. 洗手记录	◆整理床单位、清理用物、洗手 ◆观察患者反应，并做好记录

【评价】

1. 操作方法和步骤正确、熟练。
2. 灌肠液选择正确，灌肠筒的高度及肛管插入的深度合适。
3. 注意关心保护患者。

【小结】

1. 操作重点　实施中加下划线的地方为操作重点。

2. 注意事项

（1）慢性细菌性痢疾，病变部位多在直肠或乙状结肠，取左侧卧位；阿米巴痢疾病变多在回盲部，取右侧卧位，以提高疗效。

（2）为保留药液，减少刺激，要做到肛管细、插入深、注入药液速度慢、量少。液面距肛门不超过 30cm。

（五）简易通便术

【目的】

通过简便经济有效的措施，帮助患者解除便秘。适用于老人、体弱和久病卧床患者。

【评估】

1. 患者的病情、临床诊断及排便情况。

2. 患者的意识状态、生命体征、心理状况。

3. 患者的合作理解程度。

【计划】

1. 护士准备　衣帽整洁、洗手、戴口罩。

2. 用物准备　通便剂、卫生纸、剪刀。

3. 患者准备　了解简易通便的目的、过程和注意事项，配合操作。

4. 环境准备　关闭门窗，屏风遮挡。

【实施】

易通便术操作流程，见表 15-7。

表 15-7　易通便术

操作流程	操作说明
1. 核对解释	◆备齐用物携至床旁，核对并解释以取得合作
2. 安置体位	◆患者取左侧卧位，放松肛门外括约肌
3. 肛门给药	◆开塞露法：开塞露用甘油或山梨醇制成，装在塑料容器内，使用时将封口端剪去，先挤出少许液体，润滑开口处（见图 15-7）。将开塞露的前端轻轻插入肛门后再将药液全部挤入直肠内（见图 15-7）。保留 5 ～ 10min 后，排便
	◆甘油栓法：甘油栓是用甘油和明胶制成的栓剂。使用时手垫纱布或戴手套，捏住甘油栓底部轻轻插入肛门至直肠内（见图 15-8），抵住肛门处轻轻按摩。保留 5 ～ 10min 后，排便
	◆肥皂栓法：将普通肥皂削成圆锥形（底部直径约 1cm，长约 3 ～ 4cm），使用时手垫纱布或戴手套，将肥皂蘸热水后，轻轻插入肛门。保留 5 ～ 10min 后，排便
4. 整理归位	◆整理病床单位，清理用物

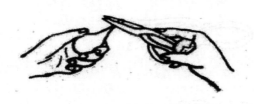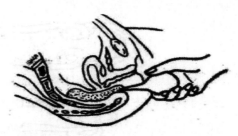

图 15-7　开塞露简易通便法

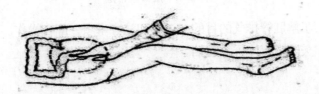

图 15-8　甘油栓简易通便法

【评价】

1. 操作方法和步骤正确、熟练，正确选择通便剂。

2. 注意关心保护患者。

【小结】

1. 操作重点　实施中加下划线的地方为操作重点。

2. 注意事项　有肛门黏膜溃疡、肛裂及肛门剧烈疼痛者，不宜使用肥皂栓通便。

（六）肛管排气法

将肛管从肛门插入直肠，以排除肠腔内积气的方法。

【目的】

排出肠腔积气，减轻腹胀。

【评估】

1. 患者的腹胀情况、临床诊断。

2. 患者的意识状态、生命体征、心理状况。

3. 患者合作理解程度。

【计划】

1. 护士准备衣帽整洁，洗手、戴口罩。

2. 用物准备治疗盘内备：肛管，玻璃接头，橡胶管，玻璃瓶内盛水 3/4 满，瓶口系带（见图 15-9），润滑油，棉签，胶布（1cm×15cm），别针，卫生纸，弯盘，屏风。

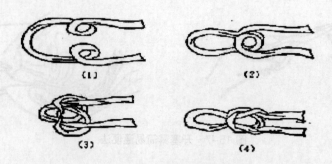

图 15-9　瓶口系带法

3. 患者准备　了解肛管排气的目的、过程和注意事项，配合操作。

4. 环境准备　关闭门窗，屏风遮挡。

【实施】

肛管排气法操作流程，见表 15-8。

表 15-8　肛管排气法

操作流程	操作说明
1. 核对解释	◆备齐用物携至床旁，核对并解释以取得合作
2. 安置体位	◆协助患者取左侧卧位或平卧位
3. 固定装置	◆将玻璃瓶系于床边，橡胶管一端插入玻璃瓶液面下，另一端与肛管相连，以防止外界空气进入直肠内，加重腹胀；还可观察气体排出量的情况
4. 插入肛管	◆润滑肛管前端，嘱患者张口呼吸，将肛管轻轻插入直肠 15～18cm，用胶布将肛管固定于臀部，橡胶管留出足够长度用别针固定在床单上（图 15-10）
5. 观察记录	◆记录排气情况，如排气不畅，帮助患者更换体位或按摩腹部 ◆若有气体排出，可见瓶内液面下有气泡自管端逸出 ◆保留肛管不超过 20min，拔出肛管，清洁肛门，需要时 2～3h 后再行肛管排气
6. 整理归位	◆协助患者取舒适的体位，询问患者腹胀有无减轻 ◆整理床单位，清理用物

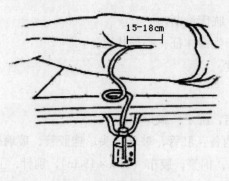

15-18cm

图 15-10　肛管排气

【评价】

1. 操作方法和步骤正确、熟练。完成操作后患者感觉舒适。

2. 肛管插入的深度合适，留置时间正确。

3. 注意关心保护患者。

【小结】

1. 操作重点 实施中加下划线的地方为操作重点。

2. 注意事项 保留肛管不超过 20min，长时间留置肛管，会降低肛门括约肌的反应，甚至导致肛门括约肌永久性松弛。

【课后检测】

选择题

1. 插导尿管前，再次消毒女性小阴唇的顺序是（　　）

A. 自上而下，由内向外　　　　　　B. 自上而下，由外向内

C. 自下而上，由内向外　　　　　　D. 自下而上，由外向内

E. 由外向内再由内向外

2. 对尿失禁病人的护理中哪项是错误的（　　）

A. 指导病人行盆底肌肉锻炼　　　　B. 可采用接尿器或尿壶接尿

C. 对长期尿失禁病人可给予留置导尿管

D. 注意皮肤护理　　　　　　　　　E. 嘱病人少饮水，以减少尿量

3. 为女性患者行导尿术，下列操作步骤中哪项是不正确的（　　）

A. 严格无菌操作　　　　　　　　　B. 病员取仰卧屈膝位

C. 插管动作宜轻慢

D. 导管插入尿道 4～6cm，见尿流出后再插入 1～2cm

E. 导管误插入阴道，应立即拔出重插

4. 解除尿潴留的措施中，以下哪项描述是错误的（　　）

A. 嘱病人坐起排尿　　　　　　　　B. 让其听流水声

C. 口服利尿剂　　　　　　　　　　D. 轻轻按摩下腹部

E. 用温水冲洗会阴

5. 为男性病人导尿过程中出现导尿管插入受阻，应该采取以下哪种措施（　　）

A. 拔出导尿管重新插入　　　　　　　　B. 嘱病人忍耐，用力插入

C. 稍停片刻，嘱病人深呼吸再缓慢插入　　D. 更换金属导尿管

E. 行局部麻醉后，再插入导尿管

6. 下列哪种情况不需留置导尿（　　）

A. 膀胱镜检查　　　　　　B. 子宫切除术　　　　　　C. 尿道修补术

D. 大面积烧伤　　　　　　　E. 前列腺肥大尿潴留

7. 患者，男性，45 岁，车祸导致高位截瘫合并尿潴留。留置导尿的护理不正确的是（　　）

A. 倾倒尿液时，引流管不可高于耻骨联合

B. 每月更换集尿袋 1 次

C. 每周更换导尿管 1 次

D. 消毒尿道口自上而下，由内向外

E. 极度虚弱的患者，第 1 次导尿量＜ 1000mL

8. 患者，女性，29 岁，于 1：30 顺利分娩一女婴。8：30 护理查房，产妇主诉有尿意，但未排尿。视诊，耻骨上膨隆，叩诊，膀胱区呈鼓音。护士应为其采取的护理措施不包括（　　）

A. 立即施行导尿术　　　　B. 协助其坐起排尿　　　　　　C. 热敷下腹部

D. 让其听流水声　　　　　E. 按摩下腹部

9. 患者，女性，56 岁，近日来出现咳嗽、打喷嚏时不自主排尿现象，这种现象称为（　　）

A. 压力性尿失禁　　　　　B. 反射性尿失禁　　　　　　　C. 急迫性尿失禁

D. 功能性尿失禁　　　　　E. 部分尿失禁

10. 患者，男性，46 岁，已 10 余小时未排尿，腹胀，为非尿路阻塞引起的尿潴留，用温水冲洗会阴的目的是（　　）

A. 分散注意力，减轻紧张心理　　　B. 利用条件反射促进排尿

C. 清洁会阴防止尿路感染　　　　　D. 利用温热作用预防感染

E. 使患者感觉舒适

11. 患者，男性，34 岁，因外伤瘫痪导致尿失禁，留置导尿，尿液出现混浊、色黄，护理时应注意（　　）

A. 经常清洗尿道口　　　　B. 进行膀胱冲洗　　　　　　　C. 及时更换导尿管

D. 观察尿量并记录　　　　E. 促进膀胱功能恢复

12. 患者，女性，28 岁。近日出现尿急、尿频。排出的新鲜尿液有氨臭味。提示为（　　）

A. 尿毒症　　　　　　　　B. 膀胱炎　　　　　　　　　　C. 肾结石

D. 肾积水　　　　　　　　E. 糖尿病酮症酸中毒

13. 患者，男性，45 岁，膀胱高度膨胀且极度虚弱，患者一次放尿过多可导致血尿，其原因是（　　）

A. 腹压急剧下降，致大量血液滞留于腹腔血管内

B. 膀胱内压突然降低，导致膀胱黏膜急剧充血

C. 尿道黏膜发生损伤

D. 操作过程中损伤尿道内口

E. 操作中损伤输尿管

14. 患者，李某，男，47岁，诊断为尿毒症，给予留置导尿12h后，引流出尿液175mL，估计该病人的排尿状况是（　　）

A. 正常　　　　　　　　B. 少尿　　　　　　　　C. 尿闭

D. 尿量偏少　　　　　　E. 尿潴留

15. 患者女，38岁。剖宫产术后第2天。导尿管拔除后5小时，患者诉下腹部胀痛，有尿意但排不出，护士检查发现耻骨上膨胀，应首先进行的处理措施是（　　）

A. 肌内注射卡巴可　　　　　　B. 用力按压膀胱，帮助患者排尿

C. 重新插导尿管，将尿液排出　　D. 让患者听流水声诱导其排尿

E. 让患者尝试去厕所蹲着排尿

（16～18题共用题干）

患者，男性，34岁，因慢性细菌性痢疾来院就诊，拟给予药物灌肠治疗。

16. 给予该患者最好的灌肠方法是（　　）

A. 大量不保留灌肠法　　B. 清洁灌肠法　　　　C. 小量不保留灌肠法

D. 保留灌肠法　　　　　E. 大量保留灌肠法

17. 行灌肠时，药量一般不超过（　　）

A.200mL　　　　　　　B. 400mL　　　　　　　C.500mL

D.650mL　　　　　　　E.800mL

18. 灌肠时，护士为该患者采取的卧位是（　　）

A. 仰卧位　　　　　　　B. 俯卧位　　　　　　　C. 左侧卧位

D. 右侧卧位　　　　　　E. 膝胸卧位

（刘莉华）

第十六章　冷热疗法

【学习要点】

【知识目标】

1. 掌握　冷、热疗法的作用、适用证、禁忌证和注意事项。
2. 理解　比较各种冷疗法的目的和方法，比较各种热疗法的目的和方法。
3. 了解　影响冷、热疗法效果的因素，冷、热疗法的生理效应和继发效应。

【技能、职业能力培养目标】

能运用所学知识，正确选择并实施冷、热疗法，操作规范、正确。

【情感、态度等素质培养目标】

1. 操作过程中，能始终保护患者隐私，关心病人。
2. 操作过程中，做到动作轻柔、态度和蔼、与患者沟通有效。

冷、热疗法是通过用冷或用热作用于人体全身或局部，达到降温、止血、镇痛、消炎和增加舒适的作用，是临床上常用的物理治疗方法。护士是冷、热疗法的实施者，应该熟悉冷、热疗法的相关知识，掌握正确的实施方法，并对治疗效果正确及时评价，来达到增进疗效、减少损伤发生的目的。

【情景导入与任务】

患者，男，36 岁。神志不清、精神不振、面色潮红而灼热，T 41℃，P 118 次 / 分钟，R 24 次 / 分钟，BP130/80mmHg，诊断为中暑。请问如何给患者实施降温措施？

第一节　冷疗法

【重点提示】

冷疗的作用、禁忌证。

一、冷疗的作用

（一）减轻局部充血或出血

冷疗可使局部毛细血管收缩，降低毛细血管的通透性，从而减轻局部组织的充血和水肿。另外，冷疗还会使血流减慢，血液的黏稠度增加，有利于血液凝固而控制出血。适用于局部软组织挫伤的初期、扁桃体摘除术后、鼻出血等患者。

（二）减轻疼痛

冷可使组织细胞的活动受到抑制，神经冲动的传导减慢，神经末梢的敏感性降低，从而减轻疼痛。另外，冷疗能使血管收缩，毛细血管的通透性降低，从而减轻由于组织肿胀而压迫神经末梢所导致的疼痛。适用于急性损伤初期、牙痛、烫伤等患者。

（三）控制炎症扩散

冷可使局部血管收缩，血流减少、减慢，降低细胞的新陈代谢和细菌的活力，从而限制炎症扩散。适用于炎症早期患者。

（四）降低体温

冷可通过传导和蒸发的物理作用散热，从而使体温降低，促进患者舒适。适用于高热、中暑的患者。头部用冷，能降低脑细胞的代谢，降低脑组织对缺氧的敏感性，减轻缺氧时脑细胞损害，并能预防脑水肿。适用于脑外伤、脑缺氧等患者。

二、冷疗的影响因素

（一）方式

冷疗分干法和湿法两大类。但是用冷疗方式不同，疗效也不一样。空气无论是传导能力还是渗透力都没有水强，所以，同样的温度，干法的效果没有湿法的好。使用湿冷时，水温应比干冷法高。

（二）温度

冷疗法的温度与机体治疗前体表的温度相差越大，机体对冷刺激的反应就越大；反之，则越小。另外，环境温度也可影响冷效应，如果在既干燥又寒冷的环境中用冷，由于散热增加，冷效应会增强。

（三）时间

在一定时间范围内，冷疗的效应会随着时间的延长而增强。冷疗时间一般为20 ~ 30min，如果时间过长，会产生与用冷作用相反的继发效应，从而抵消其治疗效应，甚至还可引起不良反应，如疼痛、皮肤苍白、冻伤等。

（四）面积

冷疗法的效果与应用的面积成正比。用冷面积越大，效果就越显著，反之，则较弱。但是须注意用冷的面积越大，患者的耐受性就越差，还可能会引起全身反应。如大面积用冷，导致血管收缩，周围皮肤的血液向内脏血管分流，致使患者血压升高。

（五）部位

皮肤的厚度、层次和血液循环对用冷的效果有直接影响。皮肤较厚的部位，如脚底、手心，对冷的耐受性大，用冷疗效比较差；而皮肤较薄的部位，如前臂内侧、颈部，对冷的敏感性强，用冷疗效比较好。由于冷觉感受器比温觉感受器表浅且数量要多，所以皮肤浅层对冷较敏感。血液循环良好的部位，能增强冷应用的效果。因此，临床上为高热患者物理降温时，将冰袋、冰囊置于患者颈部、腋下、腹股沟等体表大血管流经处，以增强散热。

（六）个体差异

年龄、性别、居住习惯、肤色、身体状况等影响冷疗的效果。婴幼儿由于神经系统发育尚未成熟，对冷刺激的耐受能力较低；老年人由于其感觉功能减退，对冷刺激的敏感性减低，反应比较迟钝。女性比男性对用冷要敏感；长期生活在寒冷地区者对冷的耐受性较高；深肤色者比浅肤色者对冷的刺激更为耐受；身体虚弱、意识不清、昏迷、感觉迟钝，麻痹或血液循环障碍等患者，对冷刺激的敏感性降低。用冷时一定要注意防止冻伤。

三、冷疗法禁忌证

（一）冷疗的禁忌部位

1. 枕后、耳郭、阴囊处　用冷容易引起冻伤。
2. 心前区　用冷可导致反射性心率减慢、心房纤颤或房室传导阻滞。
3. 腹部　用冷易引起腹泻。
4. 足底　用冷可导致反射性末梢血管收缩而影响散热或引起一过性冠状动脉收缩。

（二）血液循环明显障碍

冷疗法会使局部血管收缩，加重血液循环障碍，导致血液循环障碍的局部组织缺血缺氧更严重，甚至变性坏死。如大面积组织受损、全身微循环障碍、休克、水肿、周围血管病变、动脉硬化、糖尿病等患者。

（三）慢性炎症或深部化脓病灶

因冷疗可使局部毛细血管收缩、血流量减少，从而妨碍炎症的吸收。

（四）组织损伤、破裂或有开放性伤口处

因冷疗可降低血液循环，增加组织损伤，从而影响伤口愈合，特别是大范围组织损伤，应禁止用冷。

（五）对冷过敏者

患者使用冷疗可出现过敏症状，如红斑、荨麻疹、关节疼痛、肌肉痉挛等。

四、冷疗的方法

冷疗方法分局部冷疗法与全身冷疗法两大类。局部冷疗法有冰袋、冰囊、冰帽、冷湿敷和化学冰袋等；全身冷疗法有温水拭浴、乙醇拭浴等。

【重点提示】

冰袋的使用，乙醇拭浴操作。

（一）冰袋、冰囊的使用

【目的】

降温、止血、镇痛、消炎、消肿。

【评估】

1. 患者的病情、年龄、性别、意识状态、有无用冷过敏史及治疗情况。
2. 患者的心理状态、对用冷的认识及合作程度。
3. 患者用冷部位皮肤情况。

【计划】

1. 护士准备　衣帽整洁，洗手，戴口罩。
2. 用物准备　冰袋或冰囊及布套（图16-1）、冰块、木槌、帆布袋、毛巾、脸盆及冷水、冰匙。
3. 患者准备
（1）清楚用冷的目的、方法、注意事项和配合要点
（2）取舒适的体位，愿意配合操作
4. 环境准备　室温适宜，酌情关闭门窗，避免对流风直吹患者。

【实施】

水袋、冰囊的使用操作流程，见表16-1。

表 16-1 冰袋、冰囊的使用

操作流程	操作说明
1. 备冰装袋	◆检查冰袋或冰囊有无破损，冰袋能否夹紧 ◆将冰块放入帆布袋内，用木槌敲成小块，放入脸盆中，用冷水冲去棱角 ◆将冰块装入冰袋或冰囊内约1/2满，排尽空气，夹紧袋口，擦干，倒提，检查 ◆将冰袋或冰囊装入布套内
2. 核对解释	◆携用物至床旁，核对并解释以取得合作
3. 放置位置	◆高热降温置冰袋于前额、头顶部和体表大血管流经处（如颈部两侧、腋窝、腹股沟等）（图 16-2 至图 16-3） ◆鼻部冷敷将冰囊吊在支架上，底部接触鼻根部 ◆扁桃体摘除术后将冰囊置于颈前颌下
4. 放置时间	◆不超过 30min
5. 观察	◆效果与反应 ◆局部皮肤出现发紫、麻木感等情况，应停止使用
6. 用物处理	◆冰袋内冰水倒空，倒挂晾干，吹入少量空气，夹紧袋口备用 ◆布袋送洗
7. 整理记录	◆擦干冷疗部位，协助患者取舒适卧位，整理床单位 ◆洗手，记录用冷部位、时间、效果及患者的反应

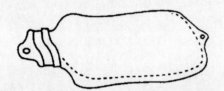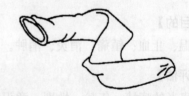

图 16-1 冰袋、冰囊

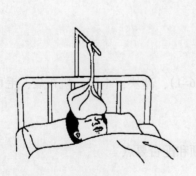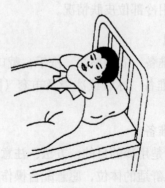

图 16-2 冰袋使用法   图 16-3 颈部冷敷

【评价】

1. 用物齐备，操作熟练，方法正确，达到冷疗目的。

2. 放置部位准确，患者舒适安全。

3. 在操作过程中关心患者，护患沟通有效。

【小结】

1. 操作重点　实施中加下划线的地方为操作重点。

2. 注意事项

（1）随时现察冰袋有无漏水，袋口是否夹紧，冰块是否融化，及时更换，保持袋套干燥。

（2）注意观察用冷部位皮肤情况，防止冻伤。倾听患者主诉，发现异常立即停止用冷。

（3）若用于降温，使用 30 min 后应测体温，当体温降至 39℃ 以下，取下冰袋，做好记录。如需长时间用冷者，可间隔 1h 后再重复使用。

（二）冰帽的使用

【目的】

头部降温，减轻缺氧对脑细胞的损害，预防脑水肿。

【评估】

1. 患者的病情、年龄、体温、已实施的治疗、护理措施。

2. 患者的意识状态、活动能力、心理反应、合作程度。

3. 患者用冷部位皮肤情况。

【计划】

1. 护士准备　衣帽整洁，洗手，戴口罩。

2. 用物准备

（1）护理车上层　治疗盘内置冰帽、肛表、海绵垫；治疗盘外置手消毒液。

（2）护理车中层　冰块、帆布袋、木槌、脸盆及冷水、漏勺、橡胶单及中单或一次性中单。

（3）护理车下层　水桶、生活垃圾桶、医疗垃圾桶。

3. 患者准备

（1）神志清醒者　需了解使用冰帽的目的、方法、注意事项及配合要点（神志不清者告知患者家属）。

（2）体位舒适、愿意配合。

4. 环境准备室温适宜，酌情关闭门窗。

【实施】

冰帽的使用操作流程，见表16-2。

表 16-2　冰帽的使用

操作流程	操作说明
1. 备冰装帽	（同冰袋）
2. 核对解释	◆携用物至床旁，核对患者床号、姓名，向患者或家属解释以取得合作
3. 降温	◆头部置于冰帽中，后颈部、双耳廓垫海绵保护，以<u>防冻伤</u>
	◆排水管放水桶内（图16-4）
4. 观察	◆效果与反应
	◆<u>监测肛温为防心房、心室纤颤，请维持肛温在33℃左右，不低于30℃</u>
	◆观察局部皮肤、冰块融化等情况，及时添加冰块
5. 用物处理	◆同冰袋
6. 整理记录	◆擦干局部，协助患者取舒适卧位，整理床单位
	◆洗手，记录用冷时间及效果

【评价】

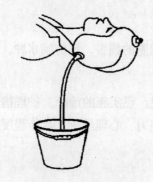

图 16-4　冰帽的使用

1. 操作熟练、方法正确，达到冷疗目的。

2. 患者舒适、安全，无不良反应。

3. 沟通有效。

【小结】

1. 操作重点　实施中加下划线的地方为操作重点。

2. 注意事项

（1）注意观察冰帽有无破损、漏水，帽内冰块融化情况，冰块融化后，应及时更换或添加冰块。

（2）密切观察患者的皮肤变化，防止耳郭冻伤。

（3）监测体温，肛温不得低于30℃；注意用冷时间，防止继发效应。

（三）冷湿敷

【目的】
止血、止痛、消炎和消肿。

【评估】
1. 患者的病情、年龄、体温、已采用的治疗及护理。
2. 患者的意识状态、活动能力、心理反应、合作程度。
3. 患者湿敷部位皮肤情况。

【计划】
1. 护士准备　衣帽整洁，剪指甲、洗手，戴口罩。
2. 用物准备
（1）护理车上层　治疗盘内备敷布 2 块、凡士林、纱布、棉签、一次性治疗巾、手套、换药用物；治疗盘外备盛放冰水的容器和手消毒液。
（2）护理车下层　生活垃圾桶、医疗垃圾桶。
3. 患者准备
（1）了解冷湿敷的目的、方法、注意事项及配合要点。
（2）体位舒适、愿意配合。
4. 环境准备　室温适宜，酌情关闭门窗，必要时屏风或床帘遮挡。

【实施】
冷湿敷操作流程，见表 16-3。

表 16-3　冷湿敷

操作流程	操作说明
1. 核对解释	◆携用物至床旁，核对患者床号、姓名，向患者解释以取得合作
2. 患处准备	◆暴露患处，在冷敷部位下垫小橡胶单和治疗巾
	◆冷敷部位涂凡士林后盖一层纱布
	◆必要时屏风遮挡，保护患者隐私
3. 冷敷	◆戴手套，将敷布放入冰水中浸透，用长钳夹起拧至半干（以不滴水为度）
	◆抖开敷布，平整地敷于患处（图 16-5）
	◆酌情每 3 ~ 5min 更换一次敷布，持续 15 ~ 20min
4. 观察	◆患者反应及湿敷部位皮肤变化
5. 用物处理	◆清理用物，敷布清洗晾干，消毒后备用
6. 整理用物	◆去除凡士林，擦干冷敷部位，脱手套，协助患者取舒适体位，整理床单位
	◆记录冷敷部位、时间、效果及患者的反应

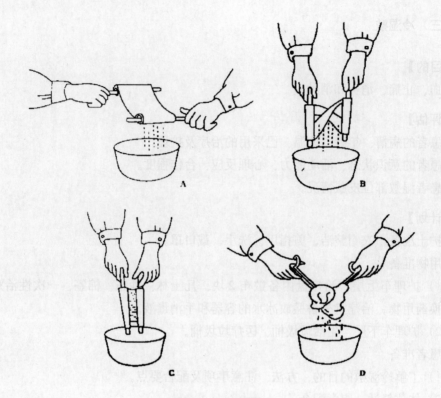

图 16-5 冷湿敷

【评价】

1.操作熟练、方法正确、轻稳，达到冷疗目的。

2.患者无不良反应。

3.护患沟通有效，操作中关心患者，患者舒适、安全。

【小结】

1.操作重点　实施中加下划线的地方为操作重点。

2.注意事项

（1）注意观察局部皮肤情况及患者的反应。

（2）敷布湿度适当，以不滴水为度。

（3）若为降温，则在使用冷湿敷 30min 后应测量体温，并记录于体温单上。

（四）温水拭浴或乙醇拭浴

【目的】

为高热患者降温。乙醇具有较强的挥发性，拭浴时在皮肤上迅速蒸发，吸收和带走机体大量的热，并且具有刺激皮肤扩张血管作用，所以散热能力较强。

【评估】

1. 患者的病情、年龄、体温、意识状态、有无乙醇过敏史、治疗情况。

2. 患者的心理状态、对拭浴的认识及合作程度。

3. 患者皮肤情况。

【计划】

1. 护士准备　衣帽整洁，剪指甲，洗手，戴口罩。

2. 用物准备

（1）护理车上层　治疗盘内置大毛巾、小毛巾2条、热水袋及袋套、冰袋及袋套、干净衣裤；治疗盘外置手消毒液。

（2）护理车中层　脸盆（内盛2/3满32℃～34℃温水或30℃，25%～35%乙醇200～300mL）。

（3）护理车下层　生活垃圾桶、医疗垃圾桶。必要时备便器。

3. 患者准备

（1）了解温水拭浴或乙醇拭浴目的、方法、注意事项以及配合要点。

（2）按需排尿，体位舒适，愿意配合。

4. 环境准备　调节室温，关好门窗，床帘或屏风遮挡。

【实施】

温水或乙醇拭浴操作流程，见表16-4。

表16-4　温水或乙醇拭浴

操作流程	操作说明
1. 核对解释	◆备齐用物携至床旁，核对患者床号、姓名，向患者或家属解释以取得合作
2. 准备	◆调节室温，关好门窗，拉好床帘 ◆松开床尾盖被，协助患者脱去上衣，以方便擦拭 ◆<u>将冰袋置于患者头部</u>（协助降温和防止头部充血） ◆<u>热水袋置于患者足底</u>（促进足底血管扩张使患者感到舒适，并可减轻头部充血）
3. 拭浴	（1）方法 ◆将大毛巾垫于擦拭部位下，小毛巾浸入温水或乙醇中浸透，拧至半干，将毛巾包裹于手掌成手套状，以离心方向拭浴，拭浴后用大毛巾拭干皮肤 ◆注意保暖，拭浴时只暴露拭浴部位，大毛巾应半铺半盖 ◆先近侧后对侧 （2）顺序 ◆双上肢 a. 外侧颈部外侧→肩→上臂外侧→前臂外侧→手背

（续表）

操作流程	操作说明
	b. 内侧侧胸→腋窝→上臂内侧→肘窝→前臂内侧→手心（擦至腋窝、肘窝、手心处稍用力，并延长停留时间，以促进散热） ◆腰背部患者取侧卧位，颈下背部→臀部，拭浴毕，协助患者穿好上衣 ◆双下肢患者取仰卧位，按顺序擦拭 a. 外侧髂骨→下肢外侧→足背 b. 内侧腹股沟（稍用力并延长停留时间）→下肢内侧→内踝 c. 后侧臀下→大腿后侧→腘窝（稍用力并延长停留时间）→足跟 （3）时间 ◆每个部位（四肢、背部）3分钟，全过程应控制在20分钟内，以防继发效应
4. 观察	◆<u>患者的反应，如出现寒战、面色苍白、呼吸脉搏异常等情况，应停止拭浴，及时处理</u> ◆拭浴毕，取下热水袋
5. 用物处理	◆热水袋内水倒空，倒挂晾干，吹入少量空气，夹紧袋口备用 ◆布袋送洗
6. 整理记录	◆协助患者取舒适卧位，整理床单位 ◆洗手，记录拭浴时间及患者的反应 ◆拭浴30分钟后测量体温，并记录于体温单上；若体温低于39℃，取下头部冰袋

【评价】

1. 用物齐全，操作熟练，方法正确，擦拭力度适中，达到冷疗目的。

2. 热水袋及冰袋放置部位正确。

3. 在操作过程中关心患者，护患沟通有效。

【小结】

1. 操作重点　实施中加下划线的地方为操作重点。

2. 注意事项

（1）拭浴过程中，应密切观察局部皮肤情况及全身反应，如出现面色苍白、寒战、呼吸异常时，应立即停止拭浴，并立即通知医生，给予相应处理。

（2）因摩擦可产热，拭浴时，应以拍拭方式进行，避免使用摩擦方式。在体表大血管分布处，如腋窝、肘窝、掌心、腹股沟、腘窝等处，应适当延长拍拭时间，以促进散热。

（3）心前区用冷可导致反射性心率减慢，心房、心室纤颤及房室传导阻滞；腹部用冷容易引起腹泻；足底用冷可导致反射性末梢血管收缩而影响散热或引起一过性冠状动脉收缩；后颈部用冷会导致神经反射性，影响心率。所以心前区、腹部、后颈部、足底为拭浴的禁忌部位。

（4）婴幼儿用乙醇擦拭皮肤易引起中毒，严重者可导致昏迷和死亡；血液病患者用乙醇拭浴易引起和加重出血，故婴幼儿及血液病患者高热时禁用乙醇拭浴降温。

（五）其他冷疗方法

1. 化学致冷袋　可代替冰袋，维持时间 2 小时左右，具有使用方便、实用的特点。化学致冷袋有两种一种是一次性的，是将两种化学制剂分别装在特制的密封聚乙烯塑料袋内，使用时将两种化学制剂充分混合后即可使用。使用过程中，需检查有无破损、漏液等现象，如有异常，应立即更换，以免损伤皮肤。另一种可重复使用，又叫超级冷袋。内装凝胶或其他冰冻介质，使用前，将其放入冰箱内冷冻 4 小时，其内容物由凝胶状态变为固态；使用时取出，冷袋在常温下吸热，又由固态变为凝胶状态；使用后，用消毒液擦拭冷袋外壁后，置冰箱内，可重复使用。

2. 冰毯机　又称医用冰毯全身降温仪。分为单纯降温法和亚低温治疗法两种，单纯降温法用于高热患者降温，亚低温治疗法用于重型颅脑损伤患者。冰毯机是利用半导体制冷原理，将水箱内蒸馏水冷却后通过主机与冰毯内的水进行循环交换，促进与毯面接触的皮肤进行散热，达到降温目的。使用时，在毯面上需覆盖中单，协助患者脱去上衣，将整个背部帖于冰毯上。冰毯机上连有肛温传感器，可设置肛温上、下限，根据肛温变化自动切换"制冷"开关，将肛温控制在设定范围。冰毯机使用过程中应注意监测肛温，传感器是否固定在肛门内，水槽内水量是否足够等。

3. 半导体降温帽　是利用半导体温差电制冷技术，造成帽内局部的低温环境，从而降低脑代谢率。多用于脑外伤、脑缺氧、脑水肿和颅内压增高等患者。由冰帽和整流电源两部分组成，帽内温度由整流电源输出电流调节，在环境温度不高于 35℃ 时，帽内温度在 0℃～25℃ 范围内连续可调。与传统冰帽比较，具有降温时间持久，操作简便、能随意控制温度等特点。

【拓展与思考】

1. 如何理解冷疗的继发效应？实际操作中如何避免发生？

2. 如何运用所学知识，针对不同的患者，正确实施冷疗？

3. 冷疗法应用不当，可能出现哪些不良影响？如何避免？

【情景导入与任务】

患者，男性，72 岁。胃癌晚期，末梢循环不良，四肢冷，体温 35.6℃，脉搏 82 次/分，身体虚弱。请问如何给患者增加舒适感？

第二节　热疗法

【重点提示】

热疗的目的与禁忌证。

一、热疗的作用

（一）促进炎症的消散和局限

热疗可使局部血管扩张，血流加快，有利于组织中毒素的排出。另外，热疗可促进血液循环，增加局部血液量，加快新陈代谢，使白细胞的吞噬功能增强。所以，炎症早期用热可加快炎性渗出物的吸收与消散；而炎症后期用热，可加速白细胞释放蛋白溶解酶，溶解坏死组织，这样有利于坏死组织的清除和组织修复，从而使炎症局限。

（二）减轻疼痛

热疗可降低痛觉神经的兴奋性，改善血液循环，加快致痛物质的排出和炎性渗出物的吸收，解除对神经末梢的刺激和压迫，使疼痛减轻。另外，热疗能使肌肉、肌腱以及韧带等松弛，从而缓解因肌肉痉挛、关节强直所致的疼痛。常用于腰肌劳损、胃肠痉挛等患者。

（三）减轻深部组织充血

热疗可使体表血管扩张，血流量增多，导致深部组织血液相对减少，从而减轻了深部组织充血。

（四）保暖

热疗可使局部血管扩张，血液循环加快，体温升高，患者感到温暖舒适。多用于危重、年老体弱、小儿和末梢循环不良患者的保暖。

二、热疗的影响因素

（一）方式

热疗的方式分为干热法和湿热法两种。用热方式不同，效果也不相同。水的渗透性大，并且传导热的能力比空气强，因此，湿热的效果比干热要好。所以，使用湿热时，温度要比干热稍低。

（二）部位

同样温度的热用于不同的部位，其效果也不尽相同。皮肤较厚，且经常暴露的部位比皮肤较薄且不经常暴露的部位对热的反应要迟钝。另外，血液循环良好的部位比血液循环不良的部位热疗效果要好。

（三）时间

在一定时间范围内（10 ～ 30分钟），热疗的效应与用热的时间成正比。时间过长可引起与用热效应相反的继发效应，而抵消热疗效果，会导致不良反应，甚至引起烫伤等。

（四）温度差

热疗的温度与体表皮肤的温度差越大，机体对热刺激的反应就越强，反之则越弱。另外，环境温度对热疗效果也有影响，如热疗时环境温度过低，会降低热疗效果。

（五）用热面积

热疗的效果与用热面积成正比。热疗面积大则反应强，热疗面积小则反应弱。必须注意的是，热疗面积越大，机体的耐受性就越差，越容易引起全身反应。

（六）个体差异

患者的机体状况、精神状态、年龄和性别不同，对热疗的耐受力不同，反应也不相同。如婴幼儿对热疗的耐受性较低；老年患者，因感觉功能减退，对热刺激反应较迟钝；女性较男性对用热敏感等。所以，对此类患者用热时应特别注意，以防烫伤。

三、热疗法禁忌证

（一）急腹症未明确诊断前

热疗能减轻疼痛，掩盖病情真相，贻误诊断和治疗。

（二）面部危险三角区感染时

面部危险三角区血管丰富又无静脉瓣，且与颅内海绵窦相通。热疗使此处血管扩张，血液量增多，导致细菌和毒素进入血液循环，引起炎症扩散，甚至造成颅内感染和败血症。

（三）各种脏器内出血及出血性疾病

热疗使局部血管扩张，增加了脏器的血流量和血管的通透性，从而加重出血。

（四）软组织损伤早期

软组织损伤（挫伤、扭伤或砸伤）48 小时内，忌用热疗。因为热疗可促进局部血液循环，血流加快，从而加重出血、肿胀和疼痛。

（五）其他

1. 心、肝、肾功能不全者　此类患者不能使用大面积热疗。因大面积热疗使皮肤血管扩张，导致内脏器官的血流供应减少，而加重病情。

2. 金属　金属移植物部位、人工关节金属具有良好的导热作用，用热易造成烫伤。

【拓展与思考】
软组织损伤患者，如何进行冷热疗法？

【重点提示】
热水袋的使用。

四、热疗的方法

热疗的方法有干热法和湿热法两种。干热法包括热水袋、红外线和鹅颈灯等；湿热法包括热湿敷、热水坐浴和温水浸泡等。

（一）热水袋

【目的】
保暖、解痉、镇痛、增进舒适。

【评估】
1. 患者的病情、年龄、意识、体温、已采取的治疗和护理措施。
2. 患者的活动能力、有无感觉障碍、合作程度及心理状态。
3. 患者的局部皮肤情况。

【计划】
1. 护士准备　衣帽整洁，剪指甲、洗手，戴口罩。
2. 用物准备
（1）护理车上层　治疗盘内置热水袋及布套、盛水容器、热水、水温计、干毛巾；治疗盘外备手消毒液。
（2）护理车下层　生活垃圾桶、医疗垃圾桶。
3. 患者准备
（1）了解　使用热水袋的目的、部位和注意事项。

（2）体位　舒适、愿意配合。

4.环境准备　调节室温，酌情关闭门窗，避免对流风直吹患者。

【实施】

热水袋的使用操作流程，见表16-5。

表 16-5　热水袋的使用

操作流程	操作说明
1.备热水袋	（1）准备 ◆检查热水袋有无破损，塞子与热水袋是否配套、完好 （2）灌水 ◆根据病情、年龄、意识等情况，准备温度合适的热水 一般成人 60℃～70℃ <u>昏迷、老年人、婴幼儿、感觉迟钝和循环不良的患者，应低于50℃</u> （3）排气 ◆去塞，放平热水袋，一手持热水袋口边缘，一手灌热水。边灌边提高热水袋，使水不致溢出（图16-6），灌至1/2～2/3满 （4）检查 ◆缓慢放平热水袋，驱除袋内空气，拧紧塞子 ◆用毛巾擦干热水袋，倒提，<u>检查有无漏水</u> （5）加套 ◆将热水袋装入布套
2.核对解释	◆携用物至床旁，核对患者床号、姓名，向患者及家属解释以取得合作
3.置热水袋	◆放置在所需部位，袋口朝向身体外侧，以防烫伤
4.放置时间	◆不超过 30min
5.观察	◆使用过程中，<u>经常巡视，观察效果与反应、热水温度等</u> 如出现皮肤潮红、疼痛，应立即停止，并在局部涂凡士林 维持热水温度，以保障治疗效果
6.用物处理	◆热水袋内水倒空，倒挂晾干，吹入少量空气，拧紧塞子，放阴凉处备用 ◆布袋送洗
7.整理记录	◆协助患者取舒适体位，整理床单位 ◆记录热疗部位、时间、效果及患者的反应

【评价】

1.操作熟练、方法正确，达到热疗目的。

2.患者舒适、安全，未发生烫伤。

3.护患沟通有效，操作中关心患者。

【小结】

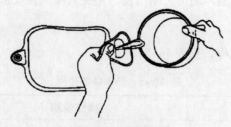

图 16-6　灌热水袋

1. 操作重点　实施中加下划线的处为操作重点。

2. 注意事项

（1）使用热水袋过程中经常巡视患者，观察局部皮肤情况，必要时床边交班。

（2）特殊患者使用热水袋时，为防烫伤，应在布套外再包大毛巾或放于两层毯子之间。

（3）炎症部位热敷时，热水袋只灌水 1/3 满，避免压力过大，引起疼痛。

（4）热水袋应按要求妥善保管，使用前仔细检查。

（二）红外线灯及烤灯

可由红外线灯或鹅颈灯（普通灯泡）提供辐射热，用于婴儿红臀、会阴部伤口以及植皮供皮区等部位的照射治疗。

【目的】

消炎、解痉、镇痛、促进创面干燥结痂、保护肉芽组织生长。

【评估】

1. 患者的病情、年龄、意识及治疗情况。

2. 患者的局部皮肤情况、循环状况、有无感觉障碍及对热的耐受程度。

3. 患者的活动能力、心理反应及合作程度。

【计划】

1. 护士准备　衣帽整洁，洗手，戴口罩。

2. 用物准备　红外线灯或鹅颈灯，必要时备湿纱布或有色眼镜、屏风。

3. 患者准备

（1）了解　使用烤灯的目的、部位和注意事项。

（2）体位　舒适、愿意配合。

4. 环境准备　调节室温，酌情关闭门窗，避免对流风直吹患者。

【实施】

红外线灯或烤灯操作流程，见表 16-6。

表 16-6 红外线灯或烤灯

操作流程	操作说明
1. 核对解释	◆携用物至床旁，核对患者床号、姓名，向患者及家属解释以取得合作
2. 暴露	◆拉好床帘，协助患者取舒适体位，暴露治疗部位并做好清洁，注意保暖
3. 选择	◆根据治疗部位选择不同功率灯泡胸、腹、腰、背 500 ~ 1000W；手、足部 250W（鹅颈灯 40 ~ 60W）
4. 调节	◆根据患者具体病情调节灯距和温度，<u>一般灯距为 30 ~ 50cm</u>（图 16-7），用手试温以感觉温热为宜，防止烫伤
5. 照射	◆时间 20 ~ 30min，以防继发效应 ◆做好保护，如前胸、面颈部照射时应给患者戴有色眼镜或用纱布遮盖，以保护眼睛
6. 观察	◆每 5min 巡视一次 ◆<u>观察并询问患者有无过热、心慌、头昏感觉及皮肤有无发红、疼痛等</u>，如出现上述情况应立即停止照射，并报告医生 ◆局部皮肤出现均匀红斑为合适
7. 用物处理	◆治疗结束，关闭电源开关，红外线灯或烤灯冷却后擦拭整理备用
8. 整理记录	◆协助患者取舒适体位，整理床单位 ◆记录照射部位、时间、效果及患者的反应

【评价】

1. 操作熟练、方法正确，达到治疗目的。

2. 患者舒适、安全，未发生烫伤及火灾。

3. 护患沟通有效，操作中关心患者。

【小结】

1. 操作重点实施中加下划线的处为操作重点。

2. 注意事项

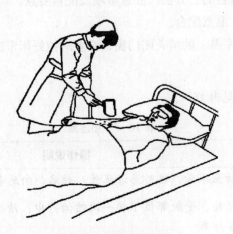

图 16-7　烤灯的使用

（1）注意安全，告知患者及家属照射过程中避免触摸灯泡，或用布覆盖烤灯，以免发生烫伤及火灾。

（2）意识不清、局部感觉障碍、血液循环障碍、瘢痕患者，治疗时应加大灯距，防止烫伤。

（3）由于眼内含液体较多，对红外线吸收较强，一定强度的红外线直接照射可引发白内障。所以前胸、面颈部照射时，应戴有色眼镜或用纱布遮盖眼睛。

（4）红外线多次治疗后，治疗部位皮肤可出现网状红斑和色素沉着。

（三）热湿敷

【目的】

解痉、消炎、消肿、止痛。

【评估】

1. 患者的病情、年龄、意识及治疗情况。

2. 患者的局部皮肤和伤口情况。

3. 患者的活动能力、心理反应及合作程度。

【计划】

1. 护士准备　衣帽整洁，剪指甲、洗手，戴口罩。

2. 用物准备

（1）治疗车上层　治疗盘内备敷布 2 块（大于患处面积）、卵圆钳 2 把、凡士林、棉签、一次性治疗巾、棉垫、水温计、手套。治疗盘外备热水瓶、脸盆（内盛放 50℃ ~ 60℃热水）、手消毒液。必要时备大毛巾、热水袋及换药用物。

（2）治疗车下层　医疗垃圾桶、生活垃圾桶。

3. 患者准备

（1）了解　热湿敷目的、方法、注意事项及配合要点。

（2）体位　舒适、愿意配合。

4. 环境准备　调节室温，酌情关闭门窗，必要时拉好床帘或屏风遮挡。

【实施】

热湿敷操作流程，见表 16-7。

表 16-7　热湿敷

操作流程	操作说明
1. 核对解释	◆携用物至床旁，核对患者床号、姓名，向患者及家属解释以取得合作
2. 患处准备	◆暴露患处，受敷部位下垫一次性治疗巾；清洁热敷部位，涂上凡士林后盖一层纱布

（续表）

操作流程	操作说明
3. 热湿敷	◆将敷布浸入热水中（浸透），用卵圆钳夹起拧至不滴水（图16-8），用手腕内侧试温（以不烫为宜） ◆抖开敷布，将敷布折叠后敷于患处，盖上棉垫 及时添加热水，维持水温50℃～60℃ 询问患者，若感觉过热，可掀起敷布一角散热 热敷部位若有伤口，须按无菌操作处理伤口 ◆每3～5min更换敷布一次，持续热敷15～20min
4. 观察	◆观察热敷部位皮肤颜色及全身情况，防止烫伤
5. 用物处理	◆敷毕，轻轻拭干热敷部位 ◆用物清洁、消毒后备用
6. 整理记录	◆协助患者取舒适体位，整理床单位 ◆记录热湿敷部位、时间、效果及患者的反应

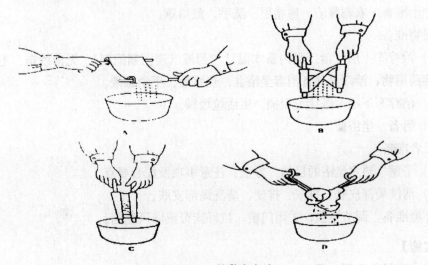

图 16-8　拧敷布方法

【评价】

1. 操作熟练、方法正确，达到治疗目的。

2. 患者舒适、安全，未发生烫伤。

3. 护患沟通有效，操作中关心体贴患者。

【小结】

1. 操作重点　实施中加下划线的处为操作重点。

2. 注意事项

（1）若患者热敷部位可承受压力，可在敷布外放置热水袋后再加盖大毛巾，来维持温度。

（2）敷毕切记勿用摩擦方法擦干，因皮肤长时间处于湿热中容易破损。

（3）面部热敷患者，为预防感冒，应休息 30min 后方可外出。

（4）热敷部位若有伤口，需严格无菌技术操作，热敷后按外科换药法处理伤口。

（四）热水坐浴

【目的】

消炎、消肿、止痛和促进引流，适用于会阴、肛门部疾病和手术后等患者。

【评估】

1. 患者的病情、年龄、治疗情况。

2. 患者的局部皮肤和伤口状况。

3. 患者的活动能力、合作程度及心理状态。

【计划】

1. 护士准备　衣帽整洁，剪指甲、洗手，戴口罩。

2. 用物准备

（1）治疗车上层　治疗盘内备水温计、药液（遵医嘱配制）、无菌纱布、毛巾、必要时备换药用物；治疗盘外备消毒坐浴盆、热水瓶、手消毒液。

（2）治疗车下层　医疗垃圾桶、生活垃圾桶。

（3）另备　坐浴椅。

3. 患者准备

（1）了解　热水坐浴的目的、方法、注意事项及配合要点。

（2）清洗局部皮肤　排尿、排便，清洗局部皮肤。

4. 环境准备　调节室温，关闭门窗，拉好床帘或屏风遮挡。

【实施】

热水坐浴操作流程，见表 16-8。

表 16-8　热水坐浴

操作流程	操作说明
1. 配药、调温	◆遵医嘱配制坐浴药液置于坐浴盆内 1/2 满，调节水温 40℃～45℃（图 16-9）
2. 核对解释	◆携用物至床旁，核对患者床号、姓名，向患者及家属解释以取得合作
3. 遮挡、暴露	◆床帘或屏风遮挡患者，协助患者褪裤至膝盖部，暴露患处
4. 坐浴	◆嘱患者用纱布蘸药液清洗外阴 ◆待水温适应后，协助患者坐入浴盆中 臀部应完全泡入水中

（续表）

操作流程	操作说明
	随时调节水温，尤其是冬季更应注意室温与保暖，以防患者着凉 加热药水时，应先抬起臀部，超出液面，以免烫伤
5.观察	◆密切观察，若患者出现面色苍白、脉搏加快、眩晕、软弱无力等情况，应停止坐浴
6.浴后处理	◆坐浴完毕，扶起患者，用纱布擦干臀部，依伤口情况，按无菌操作进行换药 ◆协助患者穿好裤子 ◆倒掉药水，浴盆清洁、消毒后备用
7.整理记录	◆协助患者取舒适体位，整理床单位 ◆洗手，记录坐浴时间、药液、效果及患者的反应

【评价】

1.操作方法正确，达到治疗目的。

2.患者舒适、安全，未发生烫伤和跌倒。

3.护患沟通有效，安全意识强，关心体贴患者。

【小结】

1.操作重点实施中加下划线的处为操作重点。

2.注意事项

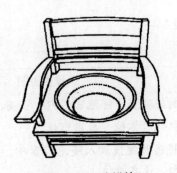

图 16-9　坐浴椅

（1）热水坐浴前须先排尿、排便，因热水刺激肛门、会阴部易引起排尿、排便反射。坐浴部位若有伤口，坐浴盆、药液及用物必须无菌，坐浴后应按无菌操作技术处理伤口。

（2）女性患者月经期、妊娠后期、产后2周内、阴道流血及盆腔炎症急性期不宜坐浴，以免引起感染。

（3）注意安全，随时观察患者面色、脉搏等，如患者主诉头晕、乏力等，应立即停止坐浴，扶患者上床休息。

（五）温水浸泡

【目的】

消炎、镇痛、清洁、消毒伤口，用于手、足、前臂及小腿感染时。

【评估】

1. 患者的病情、年龄、意识及治疗情况。

2. 患者的局部皮肤和伤口状况。

3. 患者的活动能力、合作程度及心理状态。

【计划】

1. 护士准备　衣帽整洁，剪指甲、洗手，戴口罩。

2. 用物准备

（1）治疗车上层　治疗盘内备长镊子、纱布、遵医嘱备药液、必要时备换药用物；治疗盘外备热水瓶、浸泡容器（根据浸泡部位选择）、手消毒液。

（2）治疗车下层　医疗垃圾桶、生活垃圾桶。

3. 患者准备

（1）了解温水浸泡目的、方法、注意事项及配合要点。

（2）清洗局部皮肤，取舒适坐姿。

4. 环境准备　调节室温，酌情关闭门窗，拉好床帘。

【实施】

温水浸泡操作流程，见表 16-9。

表 16-9　温水浸泡

操作流程	操作说明
1. 配药、调温	◆遵医嘱配制药液置于浸泡容器内 1/2 满，调节水温 43℃～46℃
2. 暴露患处	◆协助患者取舒适体位，暴露患处
3. 浸泡	◆协助患者将患肢缓慢放入浸泡容器中，必要时可用长镊子夹纱布蘸药水轻擦创面，使之清洁 ◆浸泡 30min
4. 观察	◆观察局部皮肤有无发红、疼痛等情况 ◆维持浸泡温度，如水温低，为防止烫伤，应先移出浸泡肢体后再加热水
5. 泡后处理	◆浸泡完毕擦干浸泡部位，如有伤口须按无菌技术处理伤口 ◆协助患者整理衣裤 ◆倒掉药水，浸泡容器清洁、消毒后备用
6. 整理记录	◆协助患者取舒适体位，整理床单位 ◆洗手，记录浸泡部位、时间、药液、效果及患者的反应

【评价】

1. 操作方法正确，达到治疗目的。

2. 患者舒适、安全，未发生烫伤。

3. 护患沟通有效，安全意识强，关心体贴患者。

【小结】

1. 操作重点　实施中加下划线处为操作重点。

2. 注意事项

（1）浸泡过程中，注意观察浸泡部位皮肤，认真听取患者主诉，随时调节水温。

（2）若浸泡部位有伤口，浸泡容器、药液及其用物必须无菌；浸泡后需按无菌技术处理伤口。

【知识链接】石蜡疗法

石蜡疗法是一种用加热后的石蜡治疗疾病的方法。其主要作用包括：①温热作用 石蜡加热后储热较多，保温时间较长，在其冷却过程中，缓慢释放出大量热能维持较长时间的温热作用；石蜡疗法可以扩张血管，加速血液循环，促进炎症渗出的吸收，从而加快修复过程，减轻疼痛；另外可以增加胶原组织的延展性，缓解痉挛。②机械作用 石蜡具有良好的可塑性、柔韧性、黏滞性和伸展性。石蜡加热后敷于人体时可紧贴皮肤，冷却时体积缩小，对组织产生机械压迫作用，有利于水肿消散。③润滑作用 石蜡具有油性，敷蜡后皮肤润滑，有利于皮肤软化和护理。石蜡疗法适应证有：软组织挫伤恢复期、肌纤维组织炎、慢性关节炎、肩周炎、手术后粘连和增生、坐骨神经痛以及皮肤护理等。石蜡疗法禁忌证有：恶性肿瘤、高热、急性炎症、急性损伤、皮肤感染、结核、出血倾向、开放性伤口等。

（六）其他热疗法

1. 化学加热袋　是密封的塑料袋，内盛两种化学物质。使用时，将两种物质充分混合，两种化学物质在袋内发生化学反应而产热。反应初期热温不足，随后逐渐加热并有一高峰期，化学加热袋最高温度可达 76℃，其平均温度为 56℃，可持续使用 2 小时左右。其使用方法与热水袋相同，一定要加布套或包裹后使用，必要时需加双层布包裹后使用。

2. 透热法　透热法是利用高频电流来提供深部组织的强热，主要应用于类风湿性关节炎、变形性关节疾病、创伤、肌肉痉挛、筋膜炎等的物理治疗。应用时注意身体不可有金属物，尤其是金属移植物等，以免烫伤。

【课后检测】

选择题

1. 高热、中暑的患者使用冷疗法的目的是（　　）

A. 减轻局部充血和出血　　　　B. 降低体温　　　　C. 减轻疼痛

D. 使患者舒适　　　　E. 控制炎症扩散

2. 患者，男性。全身微循环障碍，临床上禁忌使用冷疗的理由是（　　）

A. 可引起腹泻　　　　B. 可发生冻伤

C. 可降低血流循环，影响创面愈合

D. 可引起过敏　　　　E. 可导致组织缺血缺氧而变性坏死

3. 患者，男性，18 岁。行扁桃体摘除术，术后应将冰袋置于（　　）

A. 头顶部　　　　B. 前额　　　　C. 颈前颌下

D. 腋窝处　　　　E. 胸部

4. 患者，女性。腋温 39.7℃，使用冰袋为其降温时应将冰袋放在（　　）

A. 颈前颌下　　　　B. 足底、腹股沟　　　　C. 前额、头顶

D、背部、腋下　　　　E. 枕后、耳郭

5. 患者，男性，35 岁。不慎左侧踝关节扭伤，为防止皮下出血与肿胀，早期应（　　）

A. 热湿敷　　　　B. 冷湿敷　　　　C. 冷热交替敷

D. 局部按摩　　　　E. 松节油涂擦

6. 患儿，女，10 岁。高热 3 天，行温水拭浴时，禁忌擦拭的部位是（　　）

A. 面部、背部、腋窝　　　　B. 面部、腹部、足部

C. 胸前区、腹部、足底　　　　D. 肘窝、手心、腹股沟

E. 腘窝、腋窝、腹股沟

7. 患者，女性，38 岁。因关节疼痛，需每日红外线照射一次，照射过程中局部皮肤出现紫红色提示（　　）

A. 改用小功率灯头　　　　B. 改用大功率灯头

C. 停止照射，局部涂凡士林　　　　D. 停止照射，立即改用热敷

E. 为适宜剂量，继续照射

8. 患者，女性，26 岁。分娩时行会阴侧切，现切口部位出现红、肿、热、痛，给予红外线灯局部照射，照射时间宜控制在（　　）

A.10min　　　　B.10 ～ 20min　　　　C.20 ～ 30min

D.40min　　　　E.50min

9. 有创面的部位行热湿敷，应特别注意的是（　　）

A. 热敷部位皮肤涂凡士林

B. 垫一次性垫巾或橡胶单和治疗巾

C. 维持合适的水温

D. 及时更换敷料

E. 严格无菌操作

10. 患者女性，76 岁，末梢循环不良，四肢冰冷，用热水袋保暖时，水温应调至
（   ）

A.48℃   B.58℃   C.60℃

D.62℃   E.65℃

（郭灿芳）

第十七章　药物疗法

【学习要点】

【知识目标】

1. 掌握　药物的保管原则、治疗原则、注射原则；常用给药医嘱的外文缩写；口服给药、雾化吸入疗法及各种注射方法。

2. 理解　不同理化性质药物的存放要求；各类药物口服时的注意事项及服药指导；常用的给药途径和目的；常用注射部位及注意事项。

3. 了解　常用药物的种类；影响药物作用的因素。

【技能、职业能力培养目标】

1. 熟悉　能正确完成口服给药。

2. 熟悉　能正确完成超声雾化吸入、氧气雾化吸入操作。

3. 熟悉　能正确完成各种药液抽吸操作。

4. 熟悉　能正确完成皮内注射、皮下注射、肌内注射、静脉注射操作；保证注射部位、进针角度、深度及剂量准确无误。

5. 熟悉　能正确运用无痛注射技术。

6. 明确　能坚持无菌原则、注射原则、查对制度、消毒隔离制度。

【情感、态度等素质培养目标】

1. 明确　操作过程中，具有慎独精神、爱伤观念及严谨的工作作风。

2. 熟悉　操作过程中，能做到严格查对、合理解释、安全注射、正确给药。

3. 学会　操作过程中，能做到动作轻稳，关爱患者，并运用沟通技巧，取得患者合作。

【情景导入与任务】

25 床，文华，男，71 岁，因"糖尿病"入院治疗，医嘱：胰岛素 4U，H，饭前 30 分钟。请问：护士三查八对三注意的具体内容？如何指导患者正确存放胰岛素制剂？

第一节　给药的基本知识

【重点提示】

药品的领取保存方法，药物治疗原则，三查八对三注意。

药物在预防、诊断和治疗疾病过程中起重要的作用。给药，即药物治疗，是临床最常用的一种治疗方法。在临床护理工作中，护士是各种药物治疗的实施者，也是用药过程的监护者。为了合理、准确、安全、有效地给药，护士不仅要了解相关的药理学知识，还必须熟悉药物的领取与保管方法、给药的时间和途径等，熟练掌握正确的给药方法和技术，严格遵守给药原则，指导患者合理用药，正确评估患者用药后的疗效与不良反应，使药物治疗达到最佳效果。

一、药物的种类

常用药物的种类，依据给药途径不同可分为以下几种

1. 内服药　分为固体剂型和液体剂型，固体剂型包括片剂、丸剂、散剂、胶囊等；液体剂型包括口服液、酊剂和合剂等。

2. 外用药　包括软膏、搽剂、酊剂、洗剂、滴剂、粉剂、栓剂、涂膜剂等。

3. 注射药　包括水溶液、混悬液、油剂、结晶、粉剂等。

4. 其他及新剂型　中草药、中成药、粘贴敷片、植入慢溶药片、胰岛素泵等。

二、药物的领取和保管原则

（一）药物的领取

1. 病区药柜　病区药柜备有一定数量的常用药品，由专人负责，定期清点药品存量，根据消耗量到医院中心药房领取和补充。患者使用的贵重药、特殊药须凭医生处方领取。剧毒药和麻醉药（如吗啡、哌替啶等），病区内有固定数量，使用后凭医生处方和空安瓿领取补充。

2. 中心药房　医院中心药房的护士负责摆药，病区护士负责核对并领取住院患者的日间用药。

3. 联网管理　患者用药从医生给出医嘱到医嘱处理、药物计价、药品消耗、结算等均由专人负责，用计算机处理。既方便了患者，又减少了护士的工作量，提高了管理效率。

（二）药物的保管

1. 药柜放置　药柜应置于通风、干燥、光线明亮处，避免阳光直射，保持整洁。应由专人负责，定期检查药品质量，以确保药品安全。

2. 分类放置　药柜内的药物应按内服、外用、注射、剧毒等分类放置，并按药物有效期的先后顺序有计划地使用，以免失效。剧毒药、麻醉药、贵重药应有明显标记，加锁保管，实行"三专"管理，即专人负责、专用处方、专本登记，并严格执行交班制度，班班交接。

3.标签明显　所有的药品都应有明显的标签，内服药标签为蓝色边，外用药标签为红色边，剧毒药和麻醉药为黑色边。标签上标明药品名称（中、英文对照）、剂量、浓度、用法、有效期，要求字迹清晰，标签完好。

4.定期检查　定期检查药物的质量和有效期，如发现药物标签脱落、辨认不清或药物有沉淀、混浊、潮解、异味、霉变等现象，均应立即停止使用。

5.妥善保存　各类药物根据性质不同，应采取相应的保存方法，避免药物变质，影响疗效或增加毒副作用。

（1）易挥发、潮解或风化的药物　如乙醇、碘酊、甘草、过氧乙酸、糖衣片、酵母片等，应置于密封瓶内保存，用后盖紧瓶盖。

（2）易被热破坏的药物　某些生物制品和皮试液如疫苗、胎盘球蛋白、抗毒血清、血液制品、胰岛素等，应置于2℃～10℃冰箱内冷藏保存。

（3）易燃易爆的药物　如乙醇、乙醚、环氧乙烷等，应密闭置于阴凉处，单独存放，远离火源。

（4）易氧化和遇光易变质的药物　如维生素C、盐酸肾上腺素、氨茶碱等，应装入有色密封瓶中，针剂应放入黑纸遮光的纸盒内，置于阴凉处保存。

（5）易过期的药物　如各种抗生素、胰岛素等，应按有效期先后，有计划地使用，避免因药物过期造成浪费。

（6）中药　各类中药应存放在干燥、阴凉、防虫处，芳香类药物应置于密封的器皿中保存。

6.专用药物　患者个人专用的贵重或特殊药物，应注明病室、床号、姓名，单独存放。

三、药物治疗原则

（一）根据医嘱准确给药

给药属于非独立性的护理操作，必须有医嘱作为法律依据，护士必须严格执行医嘱。护士对医嘱有监督的义务，对于有疑问或错误的医嘱要及时与医生沟通、核对清楚，切忌盲目执行或擅自更改医嘱。

（二）严格执行查对制度

1.三查　摆药后查；服药、注射、处置前查；服药、注射、处置后查。

2.八对　对床号、姓名、药名、剂量、浓度、给药方法、给药时间、药物的有效期。

3.三注意　注意检查药物质量，对疑有变质或已经变质的、超过有效期的药物不得使用；注意药物之间的配伍禁忌；注意观察用药后的反应。

（三）安全正确给药

1. 做到"五个准确" 将准确的药物，按准确的剂量，用准确的途径，在准确的时间内给予准确的患者。备好的药物应及时使用，避免放置过久导致药物污染或药效降低。

2. 熟练掌握给药方法 掌握正确的给药方法，是护士胜任药疗工作的必备条件。

3. 防止过敏反应发生 使用易致过敏反应的药物，用药前应先了解患者的用药史、过敏史及家族史，并按要求做药物过敏试验，加强观察，结果为阴性方可使用。

4. 临床试验用药 应了解试验用药物的作用及不良反应，征得患者同意后方可使用。用药过程中，必须密切观察疗效及不良反应，同时做好相关记录。

5. 注意配伍禁忌 当有两种或两种以上的药物联合使用时，应核查有无配伍禁忌。

（四）密切观察用药反应

给药后护士要监测患者的病情变化，动态评价药物疗效和不良反应。尤其对易引起过敏反应或毒副作用较大的药物，更应注意观察，必要时做好记录。如用硝苯地平治疗心绞痛时，应观察心绞痛发作的次数、强度、心电图等情况。

（五）指导患者合理用药

合理用药是指充分发挥药物的治疗作用，尽量减少药物的毒副作用，达到迅速、有效地治疗疾病、控制疾病、减轻症状、恢复及促进患者健康的目的。护士应主动与患者有效沟通并给予相应的用药指导，提高患者自我合理用药的能力。

四、给药途径

根据药物的性质、剂型、机体组织对药物的吸收情况和治疗需要等，选择不同的给药途径。常用的给药途径有口服、舌下含服、吸入、皮肤黏膜用药、直肠给药及注射给药（皮内、皮下、肌内、静脉注射）等。除动、静脉注射药液直接进入血液循环外，其他药物均有一个吸收过程，吸收顺序依次为 吸入＞舌下含服＞直肠＞肌内注射＞皮下注射＞口服＞皮肤。

五、给药的次数和时间间隔

给药次数与时间取决于药物的半衰期，以能维持药物在血液中的有效浓度为最佳选择，同时考虑药物的特性及人体的生理节奏。临床工作中常用外文缩写来描述给药时间、给药部位和给药次数等。医院常用外文缩写。（表 17-1）

表 17-1　医院常用药物外文缩写与中文译意

外文缩写	中文译意	外文缩写	中文译意
qm	每晨一次	12n	中午 12 点
am	上午	12mn	午夜 12 点
pm	下午	hs	临睡前
ac	饭前	prn	必要时（长期）
pc	饭后	sos	需要时（限用 1 次）
qd	每日一次	st	立即
bid	每日两次	Dc	停止
tid	每日三次	gtt	滴
qid	每日四次	Po	经口、口服、内服
qod	隔日一次	ID	皮内注射
qn	每晚一次	H	皮下注射
biw	每周两次	IM 或 im	肌内注射
qh	每一小时一次	IV 或 iv	静脉注射
q2h	每两小时一次	ivgtt 或 VD	静脉滴注
q3h	每三小时一次	aa	各，每个
q4h	每四小时一次	MAN	生产日期
q6h	每六小时一次	LOT	生产批号
q8h	每八小时一次	EXP	有效期至

【知识链接】高警示药品临床使用管理制度

高警示药品是指若使用不当或发生用药错误会对患者造成严重伤害或死亡的药品。

1. 高警示药品的贮存与保管

（1）病区需设高警示药品专柜放置，除高警示药品存放柜和抢救车除外其他区域不得存放高警示药品。高警示药品存放药柜应标识醒目，设置统一的高警示药品警示牌提醒护理人员注意。

（2）高警示药品应整齐摆放、目视垂直方向能看到完整的药品名称和规格。

（3）高警示药品实行专人管理。严格按照药品说明书进行贮存、保管，并加强高警示药品的有效期管理，做到"先进先出""近效期先用"，确保药品质量。

2. 高警示药品的使用

（1）高警示药品必须凭临床医师的处方（住院医师医嘱）领用，与其他普通药品有效区分。

（2）护理单元需严格限定使用人员资格，不具备独立值班能力的护士不得独立进行该类药品的配制与使用。护理人员进行该类药品的配制与使用时，须严格执行"三查八对"制度，并且行双人复核，确保配制与使用准确无误。

（3）护士在使用高警示药品过程中，必须提高警惕。在给药时，要严格执行给药的"5R"原则：病人对、药品对、剂量对、给药时间对、给药途径对，确保准确给药。

（4）对高警示药品应做到定期盘点，做到账目与实物数量一致。

（5）加强高警示药品的不良反应监测。

【拓展与思考】

1.如何指导女性妊娠期、哺乳期安全用药？

2.抗生素及磺胺类药物必须准时给药，为什么？

【情景导入与任务】

患者李思兰，女，63岁，因"支气管扩张合并肺部感染、左心衰竭"入院治疗。入院时体温39.4℃，呼吸急促，端坐呼吸。经过积极抗炎、利尿、强心治疗后，体温降至正常范围，能够平卧，现改用地高辛口服。请问：护士如何准确备药、发药？如何指导患者正确服药？

第二节 口服给药法

【重点提示】

各类药物的服药指导。

口服给药法是药物经口服后，通过胃肠道黏膜吸收进入血液循环，达到局部或全身治疗疾病的一种方法。口服给药是临床上最常用的给药方法，方便、经济、安全。但口服药物吸收较慢且不规则，易受胃内容物的影响，药效产生的时间较长，故不适用于急救、意识不清、呕吐频繁、吞咽困难及禁食等患者。

一、目的

药物口服后经胃肠道吸收、利用，以达到协助诊断、防治疾病、减轻症状、维持正常生理功能的目的。

二、操作流程

【评估】

1.患者的病情、年龄、意识、吞咽能力，是否有鼻饲管、有无呕吐、能否自理服药等。

2.患者的心理反应、合作程度、对所服药物的了解程度。

【计划】

1.护士准备 衣帽整洁，洗手，戴口罩。

2.用物准备 服药本、小药卡、药盘、药杯、量杯、药匙、滴管、研钵、湿纱布、治疗巾、水壶（备温开水），根据需要另备纸、吸管。

3.患者准备 患者和家属了解用药的目的、方法、时间及注意事项。

4.环境准备 环境清洁，光线充足。

【实施】

口服给药法操作流程，见表 17-2。

表 17-2 口服给药法

操作流程	操作说明
备药	
1.严格查对	◆核对服药本与小药卡，按床号将小药卡插入药盘内，放好药杯
2.正确配药	◆对照服药本上的床号、姓名、药名、浓度、剂量、时间进行配药，严格执行查对制度
	◆<u>固体药 用药匙取</u>。一手拿药瓶，瓶签朝向自己，另一手用药匙取出所需药量，放入药杯。<u>粉剂、含化片用纸包好，放入药杯中。先摆固体药后摆水剂或油剂药</u>
	◆<u>水剂 用量杯取</u>。应先摇匀药液，开瓶盖，内面朝上，一手持量杯，拇指置于所需刻度，并使视线与刻度齐平，以保证剂量准确；另一手持药瓶，瓶签向掌心，倒药液至所需刻度，再倒入药杯内。倒毕，用湿纱布擦净瓶口，盖好瓶盖放回原处。更换药液品种时，应洗净量杯再用，同时服用几种药液者，应分别放置
	◆油剂、滴剂药量不足 1mL 时，先在药杯内倒入少量温开水，以免药液黏附药杯，影响药物剂量。以滴计算的药液用滴管吸取，滴药时滴管稍倾斜，保证药量准确。1mL 按 15 滴计算
3.再次查对 发药	◆摆药完毕，物归原处，并根据服药本重新核对一遍，发药前由另一护士再核对一次，保证准确无误
4.准备分发	◆携带服药本，准备温开水，发药前了解病人有关情况
5.核对解释	◆备齐用物携至床旁，核对床号、姓名、药名、剂量、浓度、时间，确认无误再发药
6.协助服药	◆协助病人取舒适体位，并给予用药指导
	◆协助病人服药，视病人病情、年龄等灵活运用不同方法。<u>能自理者，帮助其倒水，确认服下后方可离开，特别是麻醉药、催眠药、抗肿瘤药等要仔细观察；自理困难者（如危重者及不能自行服药者）应喂服；鼻饲者须将药物碾碎，用水溶解后，从胃管注入，再以少量温开水冲净胃管</u>
7.消毒整理	◆再次查对，服药后收回药杯、药盘。先浸泡消毒，后冲洗清洁（盛油剂的药杯，先用纸擦净再作初步消毒），再消毒备用。清洁药盘，一次性药杯集中消毒后销毁
8.观察记录	◆观察患者服药后的反应，若有异常，及时与医生联系，必要时记录

【评价】

1. 护士操作熟练，护患沟通有效，患者能主动配合。

2. 患者了解所服药物的基本作用及注意事项。

3. 用药安全。

三、注意事项

1. 发药前，详细评估患者的有关情况。如遇患者因特殊检查或手术而禁食，应暂不发药，将药带回保管，并做好交班工作；如患者不在，应将药带回，适时再发；如患者病情有变化，应暂不发药，并及时报告医生进行处理。

2. 严格执行查对制度。发药时，一次不能同时取出两位患者的药物，避免发错。

3. 需吞服的药物通常用温开水送下，勿用茶水、糖水、牛奶、汤汁等送服。

4. 对危重及不能自行服药者应喂服；婴幼儿、鼻饲或上消化道出血患者所用的固体药，发药前需将药片研碎。

5. 发药时若患者提出疑问，应耐心听取。必要时重新核查医嘱，确认无误后，需对患者耐心解释，再给患者服药。增加或停用某种药物时，应及时告知患者。

6. 注意药物之间的配伍禁忌，密切观察患者服药后的疗效及不良反应，发现异常情况，及时通知医生进行处理。

四、服药指导

1. 健胃及增进食欲的药物，宜饭前服；对胃黏膜有刺激的药物及助消化的药物宜饭后服，使药物与食物混合，减少对胃黏膜的刺激，以利于食物消化。

2. 对牙齿有腐蚀作用或使牙齿染色的药物，如酸剂、铁剂，服用时应避免与牙齿接触，可用吸水管吸入，服用后及时漱口。

3. 止咳糖浆对呼吸道黏膜起安抚作用，服后不宜立即饮水，以免冲淡药液，降低疗效；需要同时服用多种药物时，应最后服用止咳糖浆。

4. 磺胺类药物由肾脏排出，尿少时可析出结晶，故应鼓励患者多饮水，以免因尿液不足而致磺胺结晶析出，堵塞肾小管。

5. 抗生素和磺胺类药物要严格按规定的时间准时给药，以维持血药的有效浓度。

6. 服用强心苷类药物前应先测脉率（心率）及心律，脉率（心率）低于60次／分钟或节律不齐者应停服，并报告医生进行处理。

7. 某些有相互作用的药物不能同时服用，例如胃蛋白酶在碱性环境里能迅速失去活性，故忌与碳酸氢钠、复方氢氧化铝等碱性药物同时服用。

8. 缓释片、肠溶片、胶囊吞服时不可嚼碎。

9. 舌下含片应放于舌下或两颊黏膜与牙齿之间待其溶化。

10. 驱虫药宜在空腹或半空腹服用。

11. 催眠药应在睡前服。

【知识链接】小儿喂药技巧

1. 小儿喂药 注意抬高头部，压下颌或两颊使其张口，将滴管或小匙伸入口内，从患儿的口角顺口颊方向慢慢倒入，直至患儿将药物全部吞咽后将小匙取出。婴儿哭闹时不可喂药，以免呛入气管或呕吐，也不可将药物与乳汁混合哺喂。

2. 年长患儿 应耐心说服，训练其自行服药。对不合作的幼儿不可捏住双侧鼻孔喂药。

【拓展与思考】

1. 驱虫药为什么最好选择在空腹或半空腹时服用？

2. 如何指导患儿家长正确服用脊髓灰质炎糖丸疫苗？

3. 脉率（心率）低于60次／分钟或节律不齐者应停服强心苷类药物，为什么？

【情景导入与任务】

患者周强，女，35岁，因"哮喘"入院治疗。入院时体温38.3℃，呼吸憋喘，需进行超声雾化吸入。请问：护士如何为患者配制合适的雾化药液？如何指导患者正确配合超声雾化治疗？

第三节　雾化吸入法

【重点提示】

雾化吸入的目的，方法。

雾化吸入法是应用雾化装置将水分或药液分散成细小的雾滴以气雾状喷出，使其悬浮于吸入的空气中，经口或鼻吸入以达到湿化呼吸道黏膜、祛痰、解痉、消炎等治疗目的。雾化吸入药物除了对呼吸道局部有治疗作用外，还可通过肺组织吸收而产生全身性疗效。由于雾化吸入法见效快，药物用量小，不良反应较轻，临床应用日渐广泛。常用的雾化吸入法有超声波雾化吸入法、氧气雾化吸入法、手压式雾化器雾化吸入法。

一、氧气雾化吸入法

氧气雾化吸入法是利用一定压力的氧气或空气产生的高速气流，使药液形成雾状，随着吸气进入呼吸道产生疗效的方法。

【目的】

1. 协助消炎、镇咳、祛痰。

2. 稀释和松解黏稠的分泌物。

3. 解除支气管痉挛，改善通气功能。

4. 预防和治疗呼吸道感染。

【评估】

1. 患者的病情及治疗情况。

2. 患者的呼吸道通畅情况，面部及口腔黏膜状况。

3. 患者的自理能力及合作程度。

【计划】

1. 护士准备　衣帽整洁，洗手，戴口罩。

2. 用物准备　氧气装置一套（湿化瓶内不装水）、氧气雾化吸入器、按医嘱备药、弯盘、5 毫升注射器、生理盐水、治疗巾、纸巾。

3. 患者准备　患者体位舒适安全，了解氧气雾化吸入法的目的，积极配合。

4. 环境准备　环境整洁，温湿度适宜，安全、无明火。

【实施】

氧气雾化吸入法操作流程，见表 17-3。

表 17-3　氧气雾化吸入法

操作流程	操作说明
1. 检查配药	◆检查氧气雾化吸入器（图 17-1）是否完好，并配制药液，稀释至 5mL，注入雾化罐内，连接雾化器的接气口与氧气装置的橡皮管
2. 核对解释	◆携用物至病人床旁，核对床号、姓名、解释，以取得合作。协助病人漱口，取坐位或半坐位
3. 调节流量	◆调节氧气流量至 6～8L/min
4. 指导吸入	◆协助患者取舒适卧位，颌下铺治疗巾。指导患者手持雾化器，将吸嘴放入口中，紧闭口唇吸气，用鼻呼气，如此反复，直至药液吸完为止（一般 15～20 分钟）
5. 停氧消毒	◆治疗完毕，取出雾化器，关闭氧气开关，整理用物，将雾化器浸泡于消毒液中 1 小时，然后清洗、擦干，归还原处
6. 整理记录	◆整理用物及床单位，协助患者漱口，取舒适体位 ◆记录雾化开始、结束的时间，患者的反应

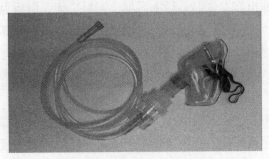

图 17-1　氧气雾化吸入器

【评价】

1. 护士操作熟练，护患沟通有效，患者能主动配合。

2. 氧气雾化吸入器性能良好，吸入安全、有效。

3. 患者了解氧气雾化吸入法的目的及注意事项。

4. 患者呼吸道症状减轻，痰液能顺利咳出，达到治疗目的。

【注意事项】

1. 严格执行查对及消毒制度，以防差错事故及交叉感染的发生。

2. 注意用氧安全，严禁接触烟、火和易燃品。氧流量不可过大，以免损坏雾化器颈部。氧气湿化瓶内勿装水，以免液体进入雾化器内使药液稀释而影响疗效。

二、超声波雾化吸入法

超声波雾化吸入法是利用超声波声能产生高频振荡，使药液变成细微的雾滴，随着吸入的空气散布在气管、支气管、细支气管等深部呼吸道而发挥疗效的方法。其特点是雾量大小可以调节；雾滴小而均匀（直径 <5μm）；药液可随深而慢的吸气到达终末支气管和肺泡，治疗效果好；并因雾化器的电子部件产热而对药物温和加热，使病人感觉温暖舒适。

临床用超声雾化吸入器（图17-2）。

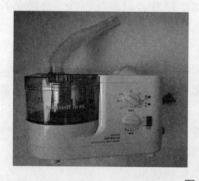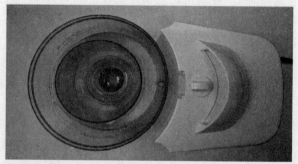

图 17-2　超声雾化吸入器

1. 机器构造　①超声波发生器：通电后输出高频电能，面板上有电源开关、雾量调节开关及定时器；②水槽与晶体换能器：水槽盛冷蒸馏水，其底部有一晶体换能器，接收发生器输出的高频电能，并将其转化为超声波声能；③雾化罐与透声膜：雾化罐盛药液，其底部是透声膜，超声波声能可透过此膜与罐内药液作用，产生雾滴喷出；④螺纹和口含嘴（或面罩）。

2. 工作原理　超声波发生器通电后发出高频电能，使水槽底部晶体换能器发生超声波声能，声能透过雾化罐底部的透声膜作用于罐内的药液，使药液表面张力及惯性受到破坏成为细微雾滴，通过导管随病人的深吸气进入呼吸道。

3. 常用药物　①控制呼吸道感染，消除炎症：常用抗生素如庆大霉素、卡那霉素等；②解除支气管痉挛：常用氨茶碱、沙丁胺醇（舒喘灵）等；③稀释痰液，帮助祛痰：常用 α - 糜蛋白酶、乙酰半胱氨酸（易咳净、痰易净）等；④减轻呼吸道黏膜水肿：常用地塞米松等。

【目的】

1. 预防和治疗呼吸道感染　消除炎症，减轻呼吸道黏膜水肿，稀释痰液，帮助祛痰。常用于肺炎、咽喉炎、肺脓肿、支气管扩张、肺结核等病人。预防呼吸道感染，常用于胸部手术前后的病人。

2. 湿化气道　常用于呼吸道湿化不足、痰液黏稠、气道不通畅者，也是气管切开术后病人常规治疗方法。可配合人工呼吸器，湿化气道或间歇雾化吸入药物。

3. 改善通气功能　解除支气管痉挛，保持气道通畅。常用于支气管哮喘等病人。

4. 治疗肺癌　间歇吸入抗癌药物以治疗肺癌。

【评估】

1. 患者的病情及治疗情况，尤其是呼吸系统的情况，如呼吸道是否通畅，有无感染、支气管痉挛、呼吸道黏膜水肿、痰液等。

2. 患者的意识状态、自理能力、心理状态及对超声雾化给药的认知及合作程度。

【计划】

1. 护士准备　衣帽整洁，洗手，戴口罩。

2. 用物准备　超声波雾化吸入器、按医嘱备药、弯盘、治疗巾、纸巾、冷蒸馏水、水温计、电源插座。

3. 患者准备　患者体位舒适安全，了解超声波雾化吸入法的目的，愿意配合。

4. 环境准备　环境整洁，温湿度适宜。

【实施】

表 17-4　超声波雾化吸入法

操作流程	操作说明
1. 检查连接	◆使用前检查雾化器各部件是否完好，有无松动，脱落等异常情况 ◆连接雾化器主件与附件，水槽内加冷蒸馏水 250mL，液面高度约 3cm，要求浸没雾化罐底部的透声膜
2. 配制药液	◆核对药物并将其稀释至 30 ～ 50mL，倒入雾化罐内，检查无漏水后，放入水槽中，盖紧水槽盖
3. 核对解释	◆携用物至床旁，核对床号、姓名、解释以取得病人合作。协助病人取舒适卧位，颌下铺治疗巾
4. 调节雾量	◆接通电源，预热 3 ～ 5min，调整定时开关至所需时间（一般 15 ～ 20 分钟），调节雾量：大档 3mL/min、中档 2mL/min、小档 1mL/min。将口含嘴放入病人口中（或面罩罩住口鼻处），嘱病人闭口做深呼吸

（续表）

操作流程	操作说明
5. 观察处理	◆在使用过程中，如发现水槽水温超过50℃，应关机更换冷蒸馏水。如发现雾化罐内液体过少，影响正常雾化时，应增加药量，但不必关机，从盖上小孔注入即可
6. 关闭机器	◆治疗毕取下口含嘴或面罩，擦净面部。先关雾量开关，再关电源开关
7. 清洁消毒	◆整理用物，放出水槽水并擦干，口含嘴、雾化罐、螺纹管浸泡于消毒液中1小时，洗净晾干备用
8. 整理记录	◆记录雾化开始、结束时间，患者的反应及效果

【评价】

1. 护士操作熟练，护患沟通有效，患者能主动配合。

2. 机器性能良好，吸入安全、有效。

3. 患者了解超声波雾化吸入法的目的及注意事项。

4. 患者感觉舒适，呼吸道炎症消除或减轻，呼吸困难缓解或消除，痰液易咳出，无不良反应。

【注意事项】

1. 严格执行查对、消毒制度，以防差错事故及交叉感染的发生。

2. 超声波雾化吸入器水槽底部的晶体换能器和雾化罐底部的透声膜薄而质脆，易破碎，操作过程中应动作轻、稳，以免损坏。

3. 水槽中应有足够的蒸馏水，槽内水温不能超过50℃，必要时关机调换蒸馏水，以免损坏电晶片。

4. 连续使用超声波雾化器时，中间应间隔30min。

5. 加强健康教育（根据患者的实际需要进行），重点指导患者深呼吸配合操作及预防呼吸道疾病。

6. 观察病人痰液排出情况，若因黏稠的分泌物经湿化后膨胀致痰液不易咳出时，应予拍背以协助痰液排出，必要时吸痰。

【知识链接】手压式雾化吸入法

手压式雾化器是将药液置于由适当的抛射剂制成的送雾器。由于送雾器内腔为高压，将其倒置，用拇指按压顶部时其内阀门即打开，药液便从喷嘴喷出，随着深吸气的动作，药物经口缓慢地吸入，尽可能屏住呼吸（10s左右）再呼气。每次喷1～2次，间隔时间不少于3～4h。用后将药瓶置阴凉处保存。由于其出速极快，故80%的雾滴会直接喷到口腔及咽部黏膜。临床多用于哮喘患者，可快速缓解支气管痉挛。

【拓展与思考】

呼吸道感染患者，更适合哪种雾化吸入法？

【情景导入与任务】

患者全小米，男，18 岁，因淋雨后发热、咳嗽，入院时体温 38.7℃，诊断：大叶性肺炎。医嘱：青霉素 80 万 U，im，q6h。请问：护士如何遵医嘱为患者配制注射药液？如何指导患者摆放正确体位？如何正确定位注射部位？如何正确实施无痛注射技术？

第四节　注射给药法

【重点提示】

注射原则，无痛注射技术，药液抽吸法，各种注射法的进针角度、进针深度及操作要点，臀大肌注射定位法、股静脉穿刺定位法。

注射给药法是将一定量的无菌药液或生物制剂注入体内的方法。注射给药的主要特点是药物吸收快，血药浓度迅速升高，适用于各种原因不宜口服给药或需要药物迅速发生疗效的患者。常用的注射法有皮内注射、皮下注射、肌内注射、静脉注射。

一、注射原则

（一）严格执行查对制度

1.严格执行"三查八对"制度　确保用药安全。

2.认真检查药物质量　发现药液变质、变色、混浊、沉淀，药物已过有效期，安瓿有裂痕，密封瓶盖松动等情况均不能使用。

3.注意药物的配伍禁忌　若几种药物同时注射，应在确认无配伍禁忌后方可进行。

（二）严格遵守无菌操作原则

1.环境清洁，符合无菌技术要求　注射前，操作者应衣帽整洁，洗手，戴口罩。

2.注射器保持无菌　注射器空筒内壁、活塞、乳头、针梗、针尖、针栓内壁必须保持无菌。

3.注射部位皮肤常规消毒　用蘸取 2% 碘酊的棉签以注射点为中心，由内向外螺旋式旋转涂擦，消毒范围直径在 5cm 以上，待干（约 20s）后，用蘸取 75% 乙醇的棉签以同样方式脱碘，范围大于碘酊消毒面积，乙醇挥发后方可注射；或用安尔碘以同法涂擦消毒两遍，无须脱碘，待干后即可注射。

（三）严格执行消毒隔离制度

1.注射　做到一人一针一管、一人一根止血带、一人一个垫枕，防止交叉感染。

2.所用物品　须按消毒隔离要求处理，不可随意丢弃。

3. 一次性物品　应按规定处理，污染针头置损伤性锐器盒，按损伤性废弃物处理；注射器空筒与活塞分离，按感染性废弃物处理。

（四）选择合适的注射器与针头

1. 根据药液量、黏稠度、刺激性强弱、注射方法及患者情况，选择合适的注射器和针头。

2. 注射器应完整无损、无裂缝、不漏气；针头锐利、无钩、无弯曲、型号合适；注射器与针头衔接紧密。

3. 一次性注射器的包装应密封，且在有效期内。

（五）选择合适的注射部位

1. 注射部位应避开神经、血管（动、静脉注射除外），不可在局部有硬结、损伤、炎症、瘢痕处进针。

2. 对需长期进行注射的患者，应经常更换注射部位。

3. 静脉注射时应由远心端到近心端选择血管。

（六）药液应现用现配

注射药液应现用现配，即刻注射，以免放置时间过久，药物疗效降低或被污染。

（七）注射前排尽空气

注射前必须排尽注射器内空气，特别是动、静脉注射，以免空气进入血管形成空气栓塞。排气时注意防止浪费药液。

（八）掌握合适的进针角度和深度

各种注射法分别有不同的进针角度和深度，要求进针时不可将针梗全部刺入皮肤内，以免不慎发生断针时处理困难。

（九）注药前检查回血

1. 进针后、注射药液前应抽动活塞，检查有无回血。

2. 动、静脉注射必须有回血后方可注入药液。

3. 皮下、肌内注射，抽吸无回血，方可注入药液；如有回血，应拔出针头重新进针，不可将药液注入血管内。

（十）掌握无痛注射技术

1. 解除患者的思想顾虑，分散其注意力；指导患者做深呼吸，尽可能地身心放松。

2. 指导并协助患者采取合适体位，以利肌肉放松，易于进针。

3. 注射时做到"两快一慢加匀速"，即进针与拔针要快，推注药液速度宜慢且均匀。

4. 注射刺激性较强的药物或油剂时，应选择粗长针头，进针要深，以免引起疼痛和硬结。注射完毕拔针时，适当延长按压穿刺点的时间。如需同时注射几种药物，一般应先注射刺激性较弱的药物，再注射刺激性较强的药物。

二、用物准备

（一）注射盘

1. 皮肤消毒液 2% 碘酊、75% 乙醇、安尔碘、喷雾式消毒液等。

2. 无菌持物钳或镊 盛放于灭菌后的干燥容器内或浸泡在盛有消毒液的罐内。

3. 其他 消毒棉签、无菌治疗巾、砂轮、开瓶器、弯盘、免洗手消毒液等（如为静脉注射，另备止血带、小垫枕、胶布）。

（二）注射器和针头

注射器和针头构造（图 17-3）。

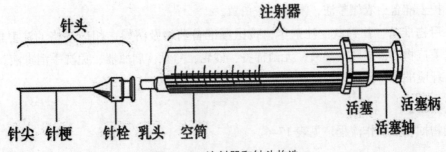

图 17-3 注射器和针头构造

1. 注射器 注射器由空筒、活塞两部分组成。空筒前端为乳头部，空筒上标有容量刻度；活塞包括活塞体、活塞轴、活塞柄。其中，乳头、空筒内壁、活塞体应保持无菌，不得用手触摸。（表 17-5）

2. 针头 针头分为针尖、针梗、针栓三个部分。除针栓外壁外，其余部分不得用手指触摸，以防污染。

表 17-5 注射器规格、针头型号及主要用途

注射器规格	针头型号	主要用途
1mL	4 ~ 5 号	皮内注射、注射小剂量药液
2mL、5mL	6 ~ 7 号	皮下注射、肌内注射、静脉采血
10mL、20mL、30mL、50mL、100mL	7 ~ 12 号	静脉注射、静脉输血、采血、各种穿刺

目前，有些医院开始采用一种安全、可靠、简便、经济的"双保险"回缩式一次性自毁注射器，有效地降低了临床护士针刺伤的发生率。

（三）注射药物及其他

遵医嘱准备。

三、药物抽吸法

【目的】
准确吸取药液，为各种注射做准备。

【评估】
1.药物的名称、剂量、给药途径、有效期。
2.药物的颜色、质量，有无絮状物、有无颗粒状漂浮物等，确保药物未被污染。
3.保存药物的容器以及抽吸药物的注射器是否包装完好。
4.药物性能、给药目的及给药方法。

【计划】
1.护士准备　衣帽整洁，洗手，戴口罩。
2.用物准备　注射盘、注射卡、按医嘱准备药物及溶媒、相应规格的注射器及针头、无菌持物钳、皮肤消毒液、无菌棉签、砂轮、弯盘、启瓶器、免洗手消毒液。
3.环境准备　环境清洁，光线充足。

【实施】
药物抽吸法操作流程，见表17-6。

表17-6　药物抽吸法

操作流程	操作说明
自安瓿内吸取药液法	
1.严格查对	◆核对医嘱，核对药名、剂量、浓度，检查质量、有效期
2.消毒安瓿	◆将安瓿顶端药液弹至体部，用75%乙醇消毒颈部，用砂轮在安瓿颈部划一锯痕，再重新消毒安瓿（安瓿颈部有蓝色标记的无须划痕，可直接折断）
3.折断安瓿	◆从敷料缸内取一纱布裹住安瓿并折断，检查药液内有无玻璃碎屑
4.抽吸药液	◆备注射器及针头，持注射器刻度朝上，针尖斜面向下，放入安瓿内的液面下，抽动活塞，吸取药液。针尖不能触及安瓿外口，不能将针栓置于安瓿内。抽药时手不可触及活塞体部，以免污染药液（图17-4）
5.排尽空气	◆将针头垂直向上、先回抽活塞使针头内的药液流入注射器内，并使气泡聚集在乳头处，再轻推活塞，排出空气。若注射器乳头偏向一侧，排气时可让注射器倾斜使乳头朝上，利于气泡集中于乳头根部，再排出气体

（续表）

操作流程	操作说明
6. 保持无菌	◆将空安瓿或密封瓶套在针头上，核对无误后放于无菌盘内备用也可将针头护套套在针头上，但安瓿或密封瓶不可丢弃，以便查对
7. 清理用物	◆再次查对，清理用物并正确处理

自密封瓶吸取药液法

操作流程	操作说明
1. 严格查对	◆核对医嘱，核对药名、剂量、浓度，检查质量、有效期
2. 消毒瓶塞	◆用启瓶器除去铝盖中心部分，常规消毒瓶盖顶部及其周围
3. 抽吸药液	◆备注射器及针头，持注射器内吸入与所需药液等量的空气后将针头插入瓶塞内并注入空气，倒转药瓶，使针头在液面以下，吸取药液至所需量后，以食指固定针栓拔出针头（图 17-5）。吸取结晶和粉剂药物时，先抽吸无菌生理盐水或专用溶媒，注入瓶中并抽出空气，待药物充分溶解后吸取。混悬液摇匀后立即抽取，油剂用粗针头吸取
4. 排尽空气	◆将针头垂直向上、先回抽活塞使针头内的药液流入注射器内，并使气泡聚集在乳头处，再轻推活塞，排出空气。若注射器乳头偏向一侧，排气时可让注射器倾斜使乳头朝上，利于气泡集中于乳头根部，再排出气体
5. 保持无菌	◆将空安瓿或密封瓶套在针头上，核对无误后放于无菌盘内备用也可将针头护套套在针头上，但安瓿或密封瓶不可丢弃，以便查对
6. 清理用物	◆再次查对，清理用物并正确处理

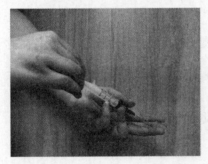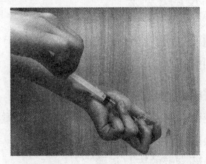

图 17-4　自安瓿内吸取药液法

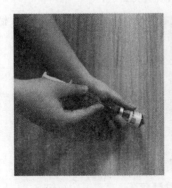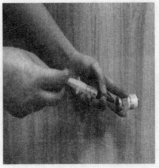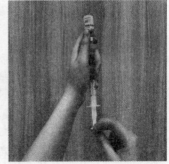

图 17-5　自密封瓶吸取药液法

【评价】

1. 严格按照操作程序抽吸药液，手法正确，药量准确。

2. 抽药过程中药液和针头始终保持无菌。

【小结】

1. 操作重点 实施中加下划线的地方为操作重点。

2. 考核流程及分值。

【注意事项】

1. 严格执行查对制度及无菌技术操作原则。

2. 针头进出安瓿时，不可触及安瓿外口、外壁。

3. 吸药时，手只能触及活塞柄和针栓，不能触及活塞、针梗和针尖；不可将针栓插入安瓿内，以防药液被污染。

4. 从大安瓿内抽吸药液时，安瓿的倾斜度不可过大，以免药液流出造成浪费。

5. 排气时不可浪费药液以免影响药量的准确性。

6. 根据药液的性质抽取药液。混悬剂摇匀后立即吸取；吸取结晶、粉剂药物时，用无菌生理盐水、注射用水或专用溶媒将其充分溶解后吸取；油剂可稍加温或双手对搓药瓶（药液遇热易破坏者除外）后，用稍粗针头吸取。

四、皮内注射法

皮内注射法（intradermic injection，ID）是将少量无菌药液或生物制品注射于表皮与真皮之间的方法。

【目的】

1. 进行药物过敏试验，以观察有无过敏反应。

2. 预防接种。

3. 局部麻醉的先驱步骤。

【部位】

1. 皮内试验 常选用前臂掌侧下段处，因该处皮肤较薄，易于注射，且此处肤色较淡，易于辨认局部反应。

2. 预防接种 常选用上臂三角肌下缘。

3. 局部麻醉 实施局部麻醉处的局部皮肤。

【评估】

1. 患者的病情、用药史、过敏史、家族史。

2. 患者的心理反应、合作程度，对注射药物的认知程度。

3. 患者注射部位的皮肤情况，有无瘢痕、硬结、炎症或溃疡等。

【计划】

1. 护士准备　衣帽整洁，洗手，戴口罩。

2. 用物准备　注射盘、注射卡、按医嘱准备药物、1mL 注射器及 4～5 号针头、无菌持物钳、皮肤消毒液、无菌棉签、砂轮、弯盘、启瓶器、做药物过敏试验另备 0.1% 盐酸肾上腺素和 2mL 注射器、免洗手消毒液。

3. 患者准备　患者了解皮内注射的目的、方法、注意事项及配合要点，取舒适体位并暴露局部注射部位。

4. 环境准备　环境清洁，光线充足。

【实施】

皮内注射法操作流程，见表 17-7。

表 17-7　皮内注射法

操作流程	操作说明
1. 核对解释	◆按医嘱准备药液，备齐用物携至床旁，核对床号、姓名 ◆如为药物过敏试验应详细询问过敏史、用药史、家族史 ◆向患者解释方法及注意事项，以取得合作
2. 选择部位	◆药物过敏试验 选用前臂掌侧下段，该处皮肤较薄，肤色较淡，易于注射，且易观察局部反应 ◆预防接种 如卡介苗接种，常选用上臂三角肌下缘 ◆局部麻醉的起始步骤 选用实施局麻处
3. 消毒皮肤	◆用 75% 乙醇消毒皮肤，待干。忌用碘酊消毒，避免影响结果的观察
4. 核对排气	◆再次核对药物并排尽空气
5. 进针推药	◆左手绷紧局部皮肤，右手以平执式持注射器，针尖斜面向上，与皮肤呈 0°～5° 进针（图 17-6） ◆待针尖斜面完全刺入皮内后，放平注射器，固定针栓，推入药液 0.1mL，使局部隆起呈半球状皮丘，皮肤变白并显露毛孔
6. 拔针观察	◆注射完毕，迅速拔出针头，再次查对 ◆嘱病人勿离开病室，勿揉擦局部，20 分钟后观察结果
7. 整理记录	◆协助患者取舒适卧位，整理床单位，清理用物，洗手。观察并做出判断，记录皮试结果

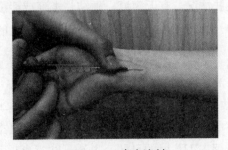

图 17-6　皮内注射

【评价】

1. 护士操作方法正确，用药安全、有效。

2. 患者了解皮内注射的目的，能主动配合。

3. 患者获得预防药物过敏的相关知识。

【注意事项】

1. 严格执行查对制度和无菌技术操作原则。

2. 做药物过敏试验前，应仔细询问患者的用药史、过敏史及家族史，如患者对需要注射的药物有过敏史，则不可作皮试，应及时与医生联系，更换其他药物。做药物过敏试验后，应嘱患者不可随意离开病室，便于观察用药后的反应及结果。

3. 忌用含碘消毒剂，以免着色而影响对局部反应的观察与判断，并避免与碘过敏反应相混淆。

4. 为患者做药物过敏试验前，要备好急救药品，以防发生意外。

5. 做药物过敏试验时，拔针后应嘱病人勿按揉注射部位，以免影响对反应结果的判断。

五、皮下注射法

皮下注射法（hypodermic injection，H）是将少量无菌药液或生物制剂注入皮下组织的方法。

【目的】

1. 预防接种。

2. 局部麻醉用药。

3. 不宜口服给药且需要在一定时间内发生药效者，如胰岛素、阿托品、肾上腺素等药物的注射。

【部位】

常选用上臂三角肌下缘、腹壁、后背、大腿前侧和外侧。

【评估】

1. 患者的病情及治疗情况。

2. 患者注射部位的皮肤情况，有无瘢痕、硬结、炎症或溃疡等。

3. 患者肢体活动能力、心理状态、合作程度，对注射药物的认知程度。

【计划】

1. 护士准备　衣帽整洁，洗手，戴口罩。

2. 用物准备　注射盘、注射卡、按医嘱准备药液、1～2mL注射器及5～6号针头、无菌持物钳、皮肤消毒液、无菌棉签、砂轮、弯盘、启瓶器、免洗手消毒液。

3. 患者准备　患者了解皮下注射的目的、方法、注意事项及配合要点，取舒适体位并暴露局部注射部位。

4.环境准备　环境清洁，光线充足，必要时遮挡患者。

【实施】

皮下注射法操作流程，见表17-8。

表 17-8　皮下注射法

操作流程	操作说明
1. 核对解释	◆按医嘱准备药液，备齐用物携至床旁，核对并解释，取得患者合作。若注射胰岛素应告知患者及家属，在餐前半小时注射
2. 选择部位	◆常选用上臂三角肌下缘、腹壁、后背、大腿前侧和外侧等
3. 消毒皮肤	◆常规消毒皮肤，待干
4. 核对排气	◆再次核对药物并排尽空气
5. 进针推药	◆一手绷紧皮肤，一手持注射器，以示指固定针栓，针尖斜面与皮肤呈30°～40°，快速刺入针梗的1/2～2/3，一手固定针栓，一手放松皮肤，抽吸无回血，缓慢推药（图17-7）
6. 拔针按压	◆注射毕，用无菌干棉签按压针刺处，快速拔针，按压片刻至不出血为止，并再次核对
7. 整理记录	◆协助患者取舒适卧位，整理床单位，清理用物，洗手，记录

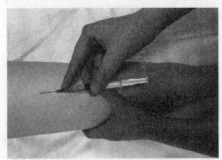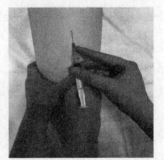

图 17-7　皮下注射

【评价】

1.护士操作方法正确，用药安全、有效。

2.患者了解皮下注射的目的，能主动配合。

3.患者注射部位未发生硬结、感染。

【注意事项】

1.严格执行查对制度和无菌操作原则。

2.对于过瘦者需捏起局部组织或适当减小穿刺角度，进针角度不宜超过45°，以免针头刺入肌层。

3.长期皮下注射患者，应有计划地更换注射部位，避免出现硬结，影响药物吸收。

4. 剂量过大或刺激性较强的药物不宜做皮下注射。

5. 注射药液不足 1mL 时，应选择 1mL 注射器抽吸药液，以保证剂量准确。

【知识链接】胰岛素注射笔

胰岛素注射笔是一种笔型的胰岛素注射器（诺和笔）。

胰岛素注射笔外观轻巧，可随身携带，在任何时间、任何地点都可以迅速准确地完成注射。其剂量可精确至 1 单位，是传统注射器精确度的 12 倍。只需排气、选择剂量、注射 3 步，就可完成整个过程。

糖尿病需终身治疗，主要的治疗活动一般在家中进行。使用胰岛素注射笔注射胰岛素，操作简单、快捷，而且操作方法简便，病人容易掌握和接受，深受广大糖尿病病人的欢迎。

六、肌内注射法

肌内注射法（intramusular injention, IM）是将一定量的无菌药液注入肌肉组织内的方法。

【目的】

1. 不宜采用口服或不宜静脉注射且要求比皮下注射更快获得疗效的药物。

2. 注射刺激性较强或剂量较大的药物。

【部位】

注射部位多选择肌肉丰厚，远离大血管及神经的部位。最常用的部位是臀大肌，其次为臀中肌、臀小肌、股外侧肌、上臂三角肌。

1. 定位方法

（1）臀大肌注射定位法　注射时，为避免损伤坐骨神经，定位方法有两种：①十字法 从臀裂顶点向右或向左划一水平线，然后从髂嵴最高点作一垂直平分线，将臀部分分为 4 个象限，其外上象限避免内下角（髂后上棘至股骨大转子连线）即为注射区（图 17-8A）。②连线法 取髂前上棘与尾骨连线的外上 1/3 处为注射部位（图 17-8B）。

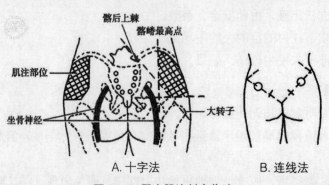

A.十字法　　　　B.连线法

图 17-8 臀大肌注射定位法

（2）臀中肌、臀小肌注射定位法　臀中肌、臀小肌处血管神经分布较少，且脂肪组织较薄，目前已广泛使用。其定位法有两种 ①构角法 以食指尖、中指尖分别置于髂前上棘和髂嵴下缘处，这样髂嵴、食指、中指之间便构成一个三角形区域，即为注射部位（见图17-9A）。②三指法 髂前上棘外侧三横指处，以患者的手指宽度为标准（图17-9B）。

（3）股外侧肌注射定位法　大腿中段外侧髋关节下10cm至膝上10cm，宽约7.5cm的范围内为注射部位，此处大血管、神经干很少通过，适合多次注射（图17-10）。

（4）上臂三角肌注射定位法　上臂外侧，肩峰下2～3横指处为注射部位，此处肌肉不如臀部肌肉丰厚，只能做小剂量注射（图17-11）。

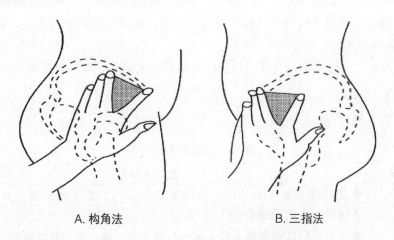

A. 构角法　　　　　　　　　　B. 三指法

图17-9　臀中肌、臀小肌注射定位法

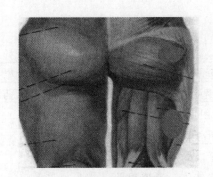

图17-10　股外侧肌注射定位法

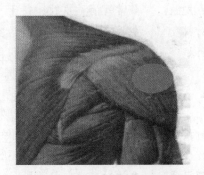

图17-11　上臂三角肌注射定位法

2.常用体位　为了使臀部肌肉松弛，减少疼痛，注射时常取下列各种体位。

（1）侧卧位　上腿伸直放松，下腿稍弯曲。

（2）俯卧位　足尖相对，足跟分开，头偏向一侧。

（3）仰卧位　自然平躺，肌肉放松。常用于危重不能翻身的患者，宜选用臀中肌、臀小肌做肌内注射。

（4）坐位　凳子宜稍高，常用于门诊、急诊病人。

【评估】

1. 患者的病情及治疗情况。

2. 患者注射部位皮肤、肌肉组织情况，有无瘢痕、硬结、炎症或溃疡等。

3. 患者肢体活动能力、心理状态、合作程度，对注射药物的认知程度。

【计划】

1. 护士准备　衣帽整洁，洗手，戴口罩。

2. 用物准备　注射盘、注射卡、按医嘱准备药液，2～5mL注射器及6～7号针头、无菌持物钳、皮肤消毒液、无菌棉签、砂轮、弯盘、启瓶器、免洗手消毒液。

3. 患者准备　患者了解肌内注射的目的、方法、注意事项和配合要点，取舒适体位并暴露局部注射部位。

4. 环境准备　环境清洁，光线充足，注意保护患者隐私，需要时备屏风或床帘。

【实施】

肌内注射法操作流程，见表17-9。

表17-9　肌内注射法

操作流程	操作说明
1. 核对解释	◆按医嘱准备药液，抽吸药液置无菌盘内，备齐用物携至床旁，核对并解释，取得患者合作
2. 选择部位	◆最常用的部位是臀大肌，其次为臀中肌、臀小肌、股外侧肌、上臂三角肌，根据患者情况采取适当卧位
3. 消毒皮肤	◆常规消毒皮肤，待干
4. 核对排气	◆再次核对药物并排尽空气
5. 进针推药	◆左手拇指、示指绷紧局部皮肤，右手以执笔式持注射器，中指固定针栓，用前臂带动腕部的力量，将针头迅速垂直刺入针梗1/2～2/3。消瘦者及患儿的进针深度酌减。松开左手，抽动活塞，如无回血，固定针头，缓慢注入药液。体现"两快一慢"无痛注射技术（图17-12）
6. 拔针按压	◆注射毕，用无菌干棉签轻压进针处，快速拔针 ◆轻压片刻，压迫至不出血即可，并再次核对
7. 整理记录	◆协助患者取舒适卧位，整理床单位，清理用物，洗手，记录

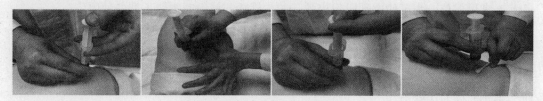

图17-12　肌内注射

【评价】

1. 护士操作熟练，护患沟通有效，患者能主动配合。

2. 患者了解注射药物的基本作用及注意事项。

3. 患者注射部位未发生硬结、感染。

4. 用药安全、有效，不良反应降低到最低程度。

【注意事项】

1. 严格执行查对制度和无菌技术操作原则。

2. 注射时切勿将针梗全部刺入，以防针梗从衔接处折断。若针头折断，应先稳定患者情绪，并嘱其保持原位不动，固定局部组织，以防断针移位，同时尽快用无菌血管钳夹住断端取出，如断端全部埋入肌肉，立即请外科医生实施手术取出。

3. 由于臀大肌的解剖位置毗邻于坐骨神经，故注射时应准确定位，避免损伤坐骨神经。2 岁以内婴幼儿不宜选择臀大肌注射，因其臀大肌尚未发育完善，注射时有损伤坐骨神经的危险，可选用臀中、小肌或股外侧肌注射。

4. 需长期肌内注射的患者，应交替更换注射部位，并选用细长针头，以利于药物的充分吸收，防止组织损伤或皮下硬结。

5. 两种药物同时注射时，应注意配伍禁忌。

【知识链接】皮下硬结

皮下硬结临床表现为局部肿胀、搔痒，局部可扪及硬结。严重者可导致皮下纤维组织变性、增生，形成肿块或出现脂肪萎缩，甚至坏死。出现皮下硬结时可采用理疗、50% 硫酸镁湿热敷，或用云南白药和食醋调成糊状，涂于局部，以促进炎症消退和药物吸收。

【知识链接】特色注射技术

1. Z 型注射 进针时用一手将皮肤和皮下组织向一侧牵拉，然后针头 90° 刺入，固定、回抽，无回血后缓慢将药液注入，稍停片刻，让药液渗入肌肉。拔出针头，迅速将牵拉一侧的皮肤和皮下组织复位，使针刺通道闭合。此法用于注射刺激性较强的药物，预防药液溢出至皮下，而造成疼痛与组织受损。

2. 留置气泡技术 注射器抽吸药液后，再吸入 0.2 ~ 0.3mL 的空气（空气量可依据注射器与针头的规格与型号来决定）。注射时气泡在上，全部药液注入后再注入空气。该技术可使针头内的药液全部注入而不留在注射器乳头及针头内，从而确保药液的剂量准确；另外拔针时可预防药液渗入皮下组织而引起疼痛，还可将药液限制在肌肉局部而有利于组织的吸收。

七、静脉注射法

静脉注射法（intravenous injection，Ⅳ）是由静脉注入无菌药液的方法。

【目的】

1. 注入药物　注入不宜口服、皮下或肌内注射又需迅速发生药效的药物。

2. 输液输血　常用于急危重症患者的治疗，为静脉输入液体、药物、血液提供通道。

3. 诊断性检查　注入药物以协助临床诊断，如胆囊 x 射线摄片、肾功能检查前注入药物等。

4. 静脉营养治疗。

【部位】

1. 四肢浅静脉　上肢常用贵要静脉、正中静脉、头静脉、腕部及手背静脉，下肢常用大隐静脉、小隐静脉、足背静脉（图 17-13）。

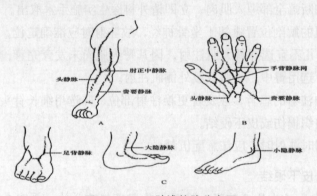

图 17-13　四肢浅静脉分布图

2. 股静脉　位于股三角区，髂前上棘和耻骨结节连线中点为股动脉，股动脉内侧 0.5cm 处为股静脉（图 17-14）。

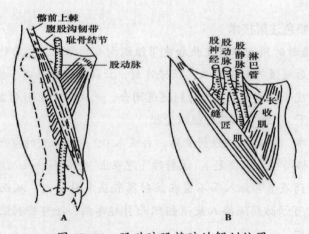

图 17-14　股动脉股静脉的解剖位置

【评估】

1. 患者的病情、意识状态及治疗情况。

2. 患者注射部位的静脉是否明显，肢体的血液循环情况及活动度。

3.患者的心理状态、对静脉注射给药的认识与合作程度。

【计划】

1.护士准备　衣帽整洁，洗手，戴口罩。

2.用物准备　注射盘、注射卡、按医嘱准备药液，根据药量选择注射器及 7～9 号针头或头皮针、止血带、小垫枕、胶贴、无菌持物钳、皮肤消毒液、无菌棉签、砂轮、弯盘、启瓶器、免洗手消毒液。

3.患者准备　患者了解静脉注射的目的、方法、注意事项及配合要点，取舒适体位并暴露局部注射部位。

4.环境准备　环境清洁，光线充足，注意保护患者隐私，需要时备屏风或床帘。

【实施】

静脉注射法操作流程，见表 17-10。

表 17-10　静脉注射法

操作流程	操作说明
四肢浅静脉注射	
1.核对解释	◆按医嘱准备药液，备齐用物携至床旁，核对解释，取得患者合作
2.选择静脉	◆选择粗直、弹性好、易于固定的静脉，避开关节及静脉瓣
	◆对长期静脉用药的患者，为保护血管，要有计划地自远心端到近心端选择血管注射
	◆以手指探明静脉方向及深浅，在穿刺部位的肢体下放置小垫枕
	◆如采用头皮针，此时应备好胶布
3.扎止血带	◆在穿刺部位上方（近心端）约 6cm 处扎紧止血带，末端向上。上肢注射，嘱患者握拳
4.消毒皮肤	◆患者取适当卧位，常规消毒皮肤，待干
5.核对排气	◆再次核对药物，并排尽空气
6.穿刺静脉	◆一手拇指绷紧静脉下端皮肤，使其固定；另一手持注射器（或头皮针针柄），示指固定针栓，针尖斜面向上，与皮肤呈 15°～30°，自静脉上方或侧方刺入皮下，再沿静脉走向潜行刺入静脉，见回血，可再顺静脉进针少许（图 17-15A）
7.两松固定	◆松开止血带，嘱患者松拳，固定针头（如为头皮针，用胶布固定）（图 17-15B）
8.注药观察	◆缓慢注药，注射毕，将无菌干棉签放于穿刺点上方，快速拔出针头，按压片刻至不出血为止，或嘱病人屈肘
9.整理记录	◆再次核对，协助患者取舒适卧位，整理床单位，清理用物，洗手，记录
股静脉注射	
1.核对解释	◆按医嘱准备药液，备齐用物携至床旁，核对解释，取得患者合作
2.安置体位	◆协助患者取仰卧位，穿刺侧下肢伸直略外展外旋，必要时臀下垫小枕，暴露注射部位。如为小儿注射，需用尿布覆盖会阴，以防其排尿打湿穿刺部位

（续表）

操作流程	操作说明
3. 准确定位	◆于股三角区扪及股动脉搏动最明显处或以髂前上棘和耻骨结节连线中点作为股动脉的定位，股静脉位于股动脉内侧 0.5cm 处
4. 消毒皮肤	◆常规消毒局部皮肤，待干。同时消毒术者左手食指和中指
5. 核对排气	◆再次核对药物，排尽空气
6. 进针推药	◆左手食指和中指扪及股动脉搏动最明显处并固定，右手持注射器，针头和皮肤呈 45°角或 90°角，在股动脉内侧 0.5cm 处刺入，抽出暗红色血液，固定针头，根据需要注入药液或采集血标本（图 17-15C） ◆注药过程中要缓慢的试抽回血，以检查针头是否仍在静脉内，如有局部疼痛或肿胀隆起，抽吸无回血，应拔出针头，更换部位，重新注射
7. 拔针按压	◆操作毕，拔出针头，局部用无菌纱布加压止血 3～5 分钟，确认无出血后用胶布固定
8. 整理记录	◆协助患者取舒适体位，整理床单位，清理用物，洗手，记录

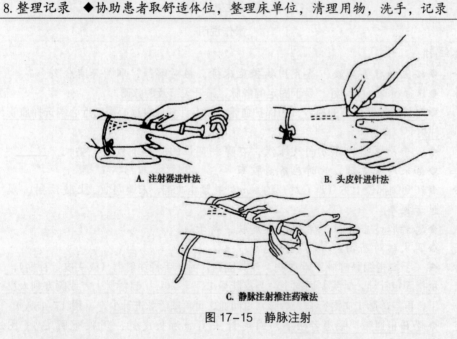

A. 注射器进针法　　B. 头皮针进针法

C. 静脉注射推注药液法

图 17-15　静脉注射

【评价】

1. 护士操作熟练，护患沟通有效，患者能主动配合。

2. 患者了解注射药物的基本作用及注意事项。

3. 用药安全、有效，无不良反应。

【注意事项】

1. 严格执行查对制度和无菌操作原则。

2. 为保护血管，应有计划地自远心端至近心端选择血管。

3. 根据患者年龄、病情及药物性质，调整注入药物速度，随时倾听患者主诉，观察注射局部情况及病情变化。

4. 注射对组织刺激性强的药物时，应采用引导注射法。另备 0.9% 氯化钠注射液穿刺，证实针头在血管内后，再换上所需药液推注，以防药液外渗于皮下而发生组织坏死。

5. 如静脉出现烧灼感、触痛或其他异常感觉，可用 50% 硫酸镁湿热敷或报告医生进行处理。应保持皮肤清洁，以防发生感染。

6. 股静脉穿刺中，若回血呈鲜红色，表示误刺入股动脉，应立刻拔出针头，并用无菌纱布压迫穿刺处 5 ~ 10min，直至无出血为止，再改用另一侧股静脉重新穿刺。

【静脉穿刺失败的常见原因】（图 17-16）

1. 针头未刺入静脉内　穿刺时，因进针角度过小或因静脉滑动，针头刺入皮下组织，抽吸无回血，推注药液可见局部皮肤隆起并有疼痛。

2. 针头斜面一部分在血管内　穿刺时，见回血后未改为平行进针或针尖斜面推进不完全；或在穿刺成功后，因固定不当或松解止血带方法欠妥，导致针头移位，使针尖斜面部分在血管外，抽吸可见回血，推药时部分药液渗出至皮下组织，局部皮肤隆起并伴有疼痛。

3. 针头刺破对侧血管壁　针头刺入略深，即针头斜面部分穿破对侧静脉管壁，抽吸有回血，推注时部分药液溢至深部组织，局部皮肤无明显隆起，患者有明显疼痛感。

4. 针头刺入深层组织　针头刺入过深，即针头穿刺对侧静脉管壁后进入深层组织，抽吸无回血，推注药液时局部皮肤无隆起，但有疼痛感。

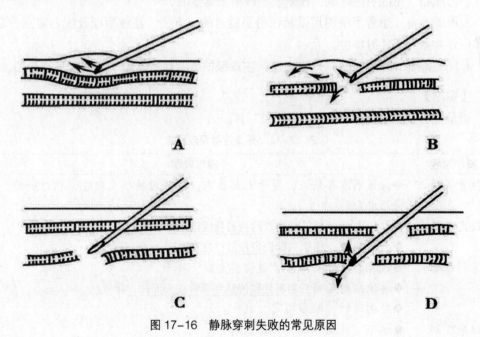

图 17-16　静脉穿刺失败的常见原因

八、微量注射泵应用法

微量注射泵是电子调速注射装置，能将小剂量药液持续、均匀、定量注入静脉的注射装置。临床上常用于小儿及某些药物例如哌替啶、硫酸镁、氨茶碱、毛花苷 C 等静脉注射。

【目的】

使药物剂量准确，速度均匀。

【部位】

同四肢静脉注射。

【评估】

1. 患者的病情及治疗情况。

2. 患者注射部位皮肤状况、静脉状况、肢体的血液循环情况及活动度。

3. 患者的意识状态、心理反应、合作程度及对治疗计划的了解情况。

【计划】

1. 护士准备　衣帽整洁，洗手，戴口罩。

2. 用物准备　注射盘、注射卡，按医嘱准备药液，根据药量选择注射器及 7 ～ 9 号针头或头皮针、止血带、小垫枕、胶贴、无菌持物钳、皮肤消毒液、无菌棉签、砂轮、弯盘、启瓶器、免洗手消毒液、注射泵、注射泵延长管。

3. 患者准备　患者了解使用微量注射泵的目的、方法、注意事项及配合要点，取舒适体位并暴露局部注射部位。

4. 环境准备　环境清洁，光线充足，注意保护患者隐私，需要时备屏风或床帘。

【实施】

微量注射泵应用法操作流程，见表 17-11。

表 17-11　微量注射泵应用法

操作流程	操作说明
1. 核对解释	◆按医嘱准备药液，置于无菌盘内。备齐用物携至床旁，核对解释，取得患者合作
2. 设定参数	◆接通电源，将抽好药液的注射器固定于注射泵上（见图 17-17） ◆打开开关，根据医嘱设定注射速度和时间
3. 穿刺静脉	◆选择合适的静脉，常规消毒皮肤，待干 ◆再次核对后将注射器连接静脉穿刺针或头皮针，排气 ◆穿刺进针，胶布固定
4. 注射观察	◆按下"开始"键，开始注射
5. 拔针按压	◆注药过程中随时注意观察患者反应和注射泵的运行情况 ◆药液注射完毕，按下"停止"键，用无菌干棉签轻压穿刺点，快速拔针，按压至不出血为止

（续表）

操作流程	操作说明
6.整理记录	◆再次核对后取下注射器，关闭注射泵，切断电源 ◆协助患者取舒适卧位，整理床单位，清理用物，洗手，记录

【评价】

1.护士操作规范、正确，护患沟通有效，患者能主动配合。

2.患者了解注射药物的基本作用及注意事项。

3.用药安全、有效，无不良反应。

【注意事项】

1.严格执行查对制度和无菌技术操作原则。

2.注射过程中要随时观察患者反应和注射泵运转情况。

3.严格遵医嘱调节注射速度和时间。

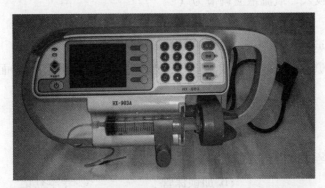

图 17-17 微量注射泵

【知识链接】特殊患者的静脉穿刺要点

1.肥胖患者 肥胖者皮下脂肪较厚，静脉位置较深，不明显，但相对固定。注射时，在摸清血管走向后由静脉上方进针，进针角度稍加大（30°～40°）。

2.水肿患者 可沿静脉解剖位置，用手按揉局部，以暂时驱散皮下水分，使静脉充分显露后再行穿刺。

3.脱水患者 血管充盈不良，穿刺困难。可作局部热敷、按摩，待血管充盈后再穿刺。

4.老年患者 老年人皮下脂肪较少，静脉易滑动且脆性较大，针头难以刺入或易穿破血管对侧。注射时，可用手指分别固定穿刺段静脉上下两端，再沿静脉走向穿刺。

【拓展与思考】

1.2 岁以下小儿臀部肌内注射要注意哪些？

2.如何保障肌内注射、静脉注射的安全性？

【课后检测】

一、选择题

1. 最常用、最方便，既经济又安全的给药方法是（　　）

A.HS   B.PC   C.PO

D.ID   E.H

2. 静脉注射时止血带应扎在穿刺部位上方约（　　）

A.2cm   B.4cm   C.6cm

D.8cm   E.10cm

3. 有关无痛注射的叙述，错误的是（　　）

A. 解除思想顾虑   B. 刺激性强的药物先注射

C. 注意配伍禁忌   D. 刺激性药物的针头宜粗长

E. 注射时要两快一慢

4. 氧气雾化吸入，氧流量应调节为（　　）

A.0.5L/min   B.1 ～ 2L/min   C.2 ～ 4L/min

D.5 ～ 6L/min   E.6 ～ 8L/min

5. 护士在给患者发药时，需要遵循"三查八对"的给药原则，下面不属于"八对"的是（　　）

A. 患者姓名   B. 患者床号   C. 药物名称

D. 药物剂量   E. 药物作用

6. 关于剧毒药、麻醉药的保管，下列说法不妥的是（　　）

A. 专人负责   B. 加锁保管   C. 专本登记

D. 凭空瓶领取   E. 登记本由医生签名

7. "隔日1次"的外文缩写是（　　）

A.qd   B.bid   C.tid

D.qid   E.qod

8. 皮下注射给药，下述步骤哪项是错误的（　　）

A. 药液不足 1mL 可选择 1mL 注射器   B. 注射部位可选择三角肌下缘

C. 针头与皮肤呈 10°～ 20°角进针   D. 抽吸无回血后推注药液

E. 注射毕用无菌干棉签轻压进针处，快速拔针

9. 护士在使用下列药物时，必须避光的是（　　）

A. 维生素 B   B. 尼可刹米   C. 硝普钠

D. 鱼腥草   E. 卡托普利

10. 护士采取股外侧肌注射的情况是（　　）

A. 药物过敏试验   B. 多次注射   C. 预防接种注射

D. 一次注射   E. 混合剂注射

11. 下列有关超声雾化吸入的目的，不正确的叙述是（　　）

A. 预防感染　　　　　　B. 解除痉挛　　　　　C. 消除炎症

D. 稀释痰液　　　　　　E. 缓解缺氧

12. 发挥药效最快的给药途径是（　　）

A. 静脉注射　　　　　　B. 皮下注射　　　　　C. 口服

D. 外敷　　　　　　　　E. 吸入

13. 应放在 4℃ 冰箱内保存的药物是（　　）

A. 青霉素　　　　　　　B. 氨茶碱　　　　　　C. 泼尼松

D. 苯巴比妥钠　　　　　E. 胎盘球蛋白

14. 需要专人负责、加锁保存并列入交班内容的药物是（　　）

A. 可待因　　　　　　　B. 柴胡　　　　　　　C. 地西泮

D. 硝酸甘油　　　　　　E. 胎盘球蛋白

15. 指导病人服药，错误的方法是（　　）

A. 服铁剂忌饮茶　　　　　　B. 服酸类药物需用吸水管吸入

C. 服止咳糖浆后不宜饮水　　D. 助消化药饭前服

E. 对胃有刺激的药物饭后服

16. 不符合取药操作要求的是（　　）

A. 取固体药用药匙

B. 取水剂药液前将药液摇匀

C. 药液量不足 1mL 用滴管吸取

D. 油剂药液滴入杯内后加入适量冷开水

E. 患者个人专用药不可互相借用

17. 发口服药不符合要求的是（　　）

A. 根据医嘱给药　　　　　　B. 做好心理护理　　　　C. 鼻饲患者暂缓发药

D. 患者提出疑问须重新核对　　　　　　　　　　　　E. 危重患者要喂服

18. 下列哪类药物服用后须多饮水（　　）

A. 铁剂　　　　　　　　B. 止咳糖浆　　　　　C. 助消化药

D. 健胃药　　　　　　　E. 磺胺类药

19. 使用超声波雾化吸入器，水槽内应加（　　）

A. 冷蒸馏水　　　　　　B. 自来水　　　　　　C. 温水

D. 热水　　　　　　　　E.5% 葡萄糖溶液

20. 应用饮水管吸取的口服药液是（　　）

A. 稀盐酸　　　　　　　B. 止咳糖浆　　　　　C. 磺胺合剂

D. 颠茄合剂　　　　　　E. 胃蛋白酶合剂

21. 孕妇，33 岁，妊娠 8 周，有习惯性流产史。遵医嘱给予黄体酮肌内注射，护士

正确的操作是 （　　　）

 A. 碘酒消毒皮肤 B. 消毒范围是 4cm C. 选择粗长针头注射

 D. 进针角度为 60° E. 见回血后方可推药

22. 患者，女性，27 岁，上呼吸道感染 3 天。患者咳嗽、咳黏痰。医嘱 超声雾化吸入，tid。护士指导患者做超声雾化吸入时，操作不妥的是 （　　　）

 A. 吸入罐内放药液稀释至 30 ～ 50mL

 B. 开机，先调整定时器，再调节雾量大小

 C. 水温不超过 60℃ 不必关机

 D. 吸入时间不超过 20 分钟

 E. 完毕，先关雾化开关，再关电源开关

23. 患者，女性，57 岁，心力衰竭伴呼吸道感染，护士发药时告诉患者在所有药物中，最后服用的是 （　　　）

 A. 地高辛 B. 止咳糖浆 C. 呋塞米

 D. 维生素 B E. 阿莫西林

24. 患者，男性，76 岁，诊断为充血性心力衰竭，服用洋地黄。护士为其发药时需特别注意 （　　　）

 A. 核对患者的床号、姓名

 B. 叮嘱患者空腹服药

 C. 服药前仔细测量患者的脉搏

 D. 嘱患者卧床休息，减少剧烈运动

 E. 询问服药后有无不适

25. 患儿，2 岁，因佝偻病入院。医嘱 鱼肝油 10 滴，每日 1 次。护士为患儿配药时，在药杯中都先加少量温开水，再加鱼肝油，其原因是 （　　　）

 A. 有利于吞服 B. 减少药量损失 C. 减少药物毒性

 D. 避免药物挥发 E. 稀释药物

26. 患者女性，50 岁，因患呼吸系统疾病，需同时服用几种药物，最后服用的药物是 （　　　）

 A. 维生素 B. 罗红霉素 C. 维生素 B_1

 D. 复方甘草口服液 E. 乙酰半胱氨酸胶囊

27. 患者女性，50 岁。上呼吸道感染，医嘱口服磺胺药抗感染。护士嘱其服药后多饮水，目的是 （　　　）

 A. 维持血液 pH 值 B. 增强药物疗效 C. 减轻胃肠道刺激

 D. 避免损坏造血系统 E. 加快药物溶解避免结晶析出

28. 患者，女性，46 岁，因 COPD 需要做雾化吸入，医嘱使用氨茶碱，其目的是 （　　　）

 A. 消除炎症 B. 减轻黏膜水肿 C. 解除支气管痉挛

D. 保持呼吸道湿润　　　　E. 稀释痰液使其易于咳出

29. 患者，男性，28 岁，车祸术后常规行沐舒坦（盐酸氨溴索）雾化吸入，其目的是（　　）

A. 解痉　　　　　　　　　B. 止咳　　　　　　　　C. 抗炎

D. 抗过敏　　　　　　　　E. 稀释痰液，促进痰液排出

30. 某冠心病患者将其每日服用的氨氯地平，阿司匹林，舒降之，硝酸甘油和心得安放置在透明的塑料分药盒中，责任护士发现后立即告知患者有一种药物不宜放入盒中，这种药是（　　）

A. 氨氯地平　　　　　　　B. 阿司匹林　　　　　　C. 舒降之

D. 硝酸甘油　　　　　　　E. 心得安

31. 患儿，女，3 岁，半年来"感冒"反复发作，家长多次自行给予"阿司匹林"、"头孢拉定""阿莫西林""罗红霉素"等药物治疗。5 天前患金黄色葡萄球菌肠炎入院。出院时护士对家长进行健康指导应特别强调（　　）

A. 合理喂养　　　　　　　B. 注意饮食卫生　　　　C. 多进行户外活动

D. 注意儿童个人卫生　　　E. 滥用抗生素的严重后果

32. 患者男，56 岁。患类风湿性关节炎 20 年，全身关节活动受限，生活部分自理。三天前患者企图自杀被家人发现，及时将其送往医院接受治疗，门诊以"重度抑郁症"收治入院。护士对患者实施给药护理时，正确的做法是（　　）

A. 将药物放在床头柜上，让患者自行服用

B. 将药物交给家属，让其督促患者服用

C. 将药物混合在患者的食物内，一同服用

D. 护士看护患者服药，确认服下后离开

E. 患者拒绝服药时，应以命令或强制的方式执行

（33 ～ 35 题共用题干）

患者宁某，男性，48 岁，因"糖尿病"住院治疗，尿糖（+++）。医嘱 普通胰岛素（规格为 10mL，400U）12U，H，ac30 分钟。

33. 护士应抽取的药液量是（　　）

A.0.1mL　　　　B.0.2mL　　　　C.0.3mL　　　　D.0.4mL　　　　E.0.5mL

34. 护士应选择最适宜的注射部位是（　　）

A. 臀大肌　　　　　　　　B. 臀中肌、臀小肌　　　C. 三角肌下缘

D. 大腿前外侧　　　　　　E. 三角肌上缘

35. 医嘱 ac 的执行时间是（　　）

A. 早上 8：00　　　B. 晚上 8：00　　　C. 临睡前　　　D. 饭前　　　E. 必要时

（36～40题共用题干）

某新生儿出生后一般情况良好，护士准备为其进行预防接种卡介苗和乙肝疫苗。

36. 新生儿预防接种最好在出生后几小时内实施（　　）

A.6h　　　　　B.8h　　　　　C.10h　　　　　D.12h　　　　　E.24h

37. 护士应选择下列哪种皮肤消毒剂（　　）

A. 络合碘　　　　　　　B. 安尔碘　　　　　　C.75% 乙醇

D. 喷雾式消毒液　　　　E.2% 碘酊

38. 接种卡介苗的正确部位和方法是（　　）

A. 前臂掌侧下段 ID　　　B. 三角肌下缘 H　　　C. 三角肌下缘 ID

D. 上臂三角肌 H　　　　E. 臀大肌 im

39. 接种乙肝疫苗的正确部位和方法是（　　）

A. 前臂掌侧下段 ID　　　B. 三角肌下缘 H　　　C. 三角肌下缘 ID

D. 上臂三角肌 H　　　　E. 臀大肌 im

40. 卡介苗和乙肝疫苗应如何正确保存（　　）

A. 密闭置于阴凉处　　　B. 黑纸遮光保存　　　C. 专人专柜保存

D. 加锁保存并严格交班　　E. 放在 4℃ 冰箱内保存

二、案例分析题

（一）患儿小凡，男，1 岁 8 个月，上呼吸道感染。医嘱 小儿百服宁 1/4 片，q6h，prn；头孢唑啉钠，0.25g，im，bid。请问

41. 小儿百服宁 1/4 片，护士应如何准确获取？

42. 医嘱 q6h，prn，护士应如何正确把握喂药时间？

43. 该患儿肌内注射应选择什么部位？为什么？如何正确定位？

（二）患者江波，男，51 岁，静脉注射 10% 葡萄糖酸钙 20mL，推注过程中患者主诉疼痛，局部肿胀，抽吸无回血。请问

44. 你考虑发生了什么情况？如何处理？

45. 请分析还有哪些原因可能导致静脉注射失败？

（尹湘红　方敏）

第十八章　药物过敏试验法

【学习要点】

【知识目标】

1. 掌握　青霉素过敏反应的预防和青霉素过敏性休克的急救措施。
2. 理解　各类致敏药物的临床表现。
3. 了解　青霉素过敏反应的发生原因。

【技能、职业能力培养目标】

1. 明确　能准确配制各类致敏药物的皮试药液。
2. 熟悉　根据药物过敏的特点，正确判断过敏试验结果。
3. 学会　破伤风抗毒素脱敏注射技术。
4. 学会　能运用所学知识配合医生对青霉素过敏性休克的患者实施急救。

【情感、态度等素质培养目标】

1. 学会　具有爱伤观念，严格规范地进行操作，体现"以人的健康为中心"的护理观。
2. 熟悉　操作过程中，做到动作轻柔、态度和蔼、与患者沟通有效。

【情境导入与任务】

患者，女，30 岁，化脓性阑尾炎，手术当天，医嘱 0.9% 氯化钠 250 毫升加青霉素 400 万 U 静脉滴注，Bid，皮肤试验结果为阴性。在输液过程中患者突然感到胸闷、气促、面色苍白、出冷汗、脉搏细弱、血压 64/50mmHg。

1. 请问同学们该患者发生了什么？
2. 如果你是值班护士，你将如何处理？

药物过敏反应属于异常的免疫反应，只发生于少数过敏体质的人，且多发生于多次接受某种药物治疗的患者。因此，护士在使用致敏性高的药物前，除详细询问患者用药史、过敏史、家族过敏史外，还应做药物过敏试验，掌握药物过敏试验的方法，正确判断试验结果，同时掌握过敏反应处理方法，以确保用药安全。

第一节　青霉素过敏试验法

青霉素主要用于敏感的革兰氏阳性球菌、阴性球菌和螺旋体感染。青霉素的毒性较低，最常见的不良反应是过敏反应，其发生率在各种抗生素中最高，约3%～6%。常发生于多次接受青霉素治疗者，偶见初次用药的患者。各种类型的变态反应（Ⅰ、Ⅱ、Ⅲ、Ⅳ型）都可以出现，但以皮肤过敏反应和血清样反应较为多见。前者主要表现为荨麻疹，严重者会发生剥脱性皮炎；后者一般于用药后7～14天出现，临床表现与血清病相似，有发热、关节肿痛、皮肤发痒、荨麻疹、全身淋巴结肿大及腹痛等症状。上述反应多不严重，停药或应用H_1受体阻断药可恢复。属Ⅰ型变态反应的过敏性休克虽然少见，但其发生、发展迅猛，可因抢救不及时而死于严重的呼吸困难和循环衰竭。因此，在使用青霉素前都应做过敏试验，试验结果阴性方可用药，同时要加强青霉素使用前后的观察，及时发现过敏反应并处理。

一、青霉素过敏发生的原因

青霉素本身不具有免疫原性，其制剂中所含的高分子聚合物及其降解产物（如青霉烯酸、青霉唑酸等）作为半抗原进入人体后，与蛋白质、多糖及多肽类结合而成为全抗原，抗原刺激机体产生相应的抗体血清免疫球蛋白（Serum immunoglobulin E，IgE），IgE黏附于组织中的肥大细胞和血液中的嗜碱性粒细胞表面，使机体处于致敏状态。当机体再次接受青霉素后，抗原与肥大细胞和嗜碱性粒细胞表面的IgE结合，导致细胞破裂，释放组胺、缓激肽、慢反应物质、5-羟色胺等血管活性物质，这些物质分别作用于效应器官，使平滑肌痉挛，毛细血管扩张，通透性增高，腺体分泌增多，出现一系列过敏反应。此外，半合成青霉素（如阿莫西林、氨苄西林、羧苄西林等）与青霉素之间有交叉过敏反应，用药前同样要做皮肤过敏试验。

二、青霉素过敏反应的预防

【重点提示】

询问三史，皮肤试验，药液现配现用，备抢救药。

1. 使用青霉素前必须做皮肤过敏试验　青霉素过敏反应的发生与人的过敏体质有关。对青霉素过敏的人，接触该药后，无论何种年龄、剂量或制剂，均可发生过敏反应。因此，使用各种剂型的青霉素都应做皮肤过敏试验。试验前应详细询问患者的用药史、过敏史、家族过敏史，对有青霉素过敏史者禁止做过敏试验。对接受青霉素治疗的患者，停药3天以上，或在用药过程中更换药物批号，需重新做皮肤过敏试验，结果阴性方可使用。

2. 正确实施药物过敏试验　准确配制皮试液，正确实施皮内注射，及时观察和准确判断反应结果。

3. 试验结果阳性的处理　试验结果为阳性时，禁用青霉素，并在体温单、医嘱单、门诊病历、病历卡、注射卡及床头卡上醒目处标明"青霉素（+）"，同时告知患者和家属。

4. 青霉素皮试液应现用现配，青霉素水溶液在室温下非常不稳定，易产生降解产物，使其致敏性增高。

5. 加强工作责任心 护士在做青霉素过敏试验和注射前均应做好急救的准备工作，备盐酸肾上腺素、地塞米松和注射器等，严格三查八对，严密观察不良反应，倾听患者主诉。首次注射青霉素后应观察 30 分钟后，患者方可离开。

6. 如对皮试结果有怀疑 应在对侧掌侧下段前臂皮内注射生理盐水 0.1mL，以作对照，确认青霉素皮试结果为阴性方可用药。

三、青霉素过敏试验法

【重点提示】

配制时剂量准确、稀释时充分摇匀、结果判断正确。

1. 青霉素试验液的配制 青霉素试验液通常以 1mL 含青霉素 200 ~ 500U 为标准，注入剂量为 0.1mL，含青霉素 20 ~ 50U。下面以青霉素钠 80 万 U 配制成每 mL 含青霉素 400U 的皮试液为例，介绍试验液的配制方法（表 18-1）。

表 18-1 青霉素皮肤试验液的配制

青霉素钠	加 0.9% 氯化钠溶液（mL）	每 mL 药液青霉素钠含量（U）	要求
80 万 U	4	20 万	溶解
取上液 0.2	0.8	4 万	摇匀
取上液 0.1	0.9	4000	摇匀
取上液 0.1	0.9	400	摇匀

注意事项：配制青霉素试验液须用 0.9% 氯化钠溶液进行稀释；每次配制试验液时，均应将溶液混匀；配制方法应正确，剂量应准确。

2. 皮肤试验方法 对无过敏史的患者，按皮内注射的方法在前臂掌侧下段内侧 1/3 处注射青霉素皮试液 0.1mL（含青霉素 20 ~ 50U），20 分钟后观察、判断，并正确记录皮试结果。

3. 皮肤试验结果的判断

（1）阴性 皮丘未增大，皮丘周围无红、肿，全身无异常反应。

（2）阳性 皮丘隆起增大，出现红晕硬结，硬结直径大于 1cm，有时出现伪足或有痒感，严重时可出现过敏性休克。

四、青霉素过敏反应的临床表现

【重点提示】

青霉素过敏性休克的临床表现。

青霉素过敏反应的临床表现多种多样，其中最严重的是过敏性休克。

1. 过敏性休克　青霉素过敏性休克可发生于过敏试验过程中，也可发生在注射青霉素后，一般在数秒钟或数分钟内发生，也有在注射半小时后出现，极少数患者发生于连续用药过程中。其临床表现主要包括以下几个方面：

（1）呼吸道阻塞症状　由于喉头水肿、支气管痉挛、肺水肿引起，可表现为胸闷、气促、哮喘与呼吸困难，伴濒死感。

（2）循环衰竭症状　由于周围血管扩张导致有效循环血量不足，可表现为面色苍白，出冷汗、发绀，脉搏细弱，血压下降等。

（3）中枢神经系统症状　因脑组织缺氧，可表现为头晕、眼花、面部及四肢麻木，意识丧失，抽搐或大小便失禁等。

（4）皮肤过敏反应　患者出现瘙痒、荨麻疹等。

2. 血清病型反应　一般在用药后 7～12 天发生，临床表现和血清病相似，患者出现发热、皮肤瘙痒、荨麻疹、腹痛、关节肿痛、全身淋巴结肿大等。

3. 各器官或组织的过敏反应

（1）皮肤过敏反应　表现为皮肤瘙痒、皮疹（荨麻疹）、皮炎，严重者可发生剥脱性皮炎。

（2）呼吸道过敏反应　表现为哮喘或诱发原有的哮喘发作。

（3）消化系统过敏反应　表现为恶心、呕吐，腹痛和便血等。

以上症状可单独出现，也可同时存在，常最早出现呼吸道症状或皮肤瘙痒，因此要特别注意倾听患者的主诉。

五、青霉素过敏性休克的急救措施

【重点提示】
青霉素过敏性休克的抢救措施。

1. 立即停药，协助患者平卧、保暖，报告医生，就地抢救。

2. 遵医嘱立即皮下注射 0.1% 盐酸肾上腺素 1mL，患儿酌减。症状如不缓解，可每隔半小时皮下或静脉注射该药 0.5mL，直至脱离危险期。盐酸肾上腺素是抢救过敏性休克的首选药物，具有收缩血管、增加外周阻力、兴奋心肌、增加心输出量以及松弛支气管平滑肌等作用。

3. 给予氧气吸入，改善缺氧症状。呼吸受抑制时，应立即进行人工呼吸，遵医嘱肌内注射尼可刹米、洛贝林等呼吸兴奋剂。有条件者可利用呼吸机辅助呼吸。如喉头水肿导致窒息时，应尽快配合医生气管插管或施行气管切开术。

4. 遵医嘱给予地塞米松 5～10mg 静脉注射或将氢化可的松琥珀酸钠 200～400mg 加入 5%～10% 葡萄糖溶液 500mL 内静脉滴注；也可遵医嘱给予纠正酸中毒和抗组胺类

药物，如盐酸异丙嗪 25 ～ 50mg 或苯海拉明 40mg 肌内注射。

5. 遵医嘱静脉滴注平衡溶液等扩充血容量，如血压仍不回升，可遵医嘱给予多巴胺或去甲肾上腺素等升压药静脉滴注。

6. 患者发生呼吸心搏骤停时，立即进行心肺复苏。

7. 密切观察病情，记录患者生命体征、神志和尿量等病情变化。持续评价治疗与护理的效果，为进一步处置提供依据。

8. 患者脱离危险前，不宜搬动。

【知识链接】弗莱明与青霉素

青霉素的发现被认为是 20 世纪医学领域中最伟大、最突出的成就之一。青霉素是由英国细菌学家弗莱明（Alexander Fleming，1881—1955 年）发现的。1928 年，他在伦敦圣玛丽医学院的微生物实验室任细菌学讲师。一次偶然的机会，弗莱明观察到培养葡萄球菌的平皿被青霉菌污染了，并有一个现象引起了他的注意在这个被青霉菌污染了的培养皿上，青霉菌落周围的一些葡萄球菌菌落都被溶解了。弗莱明意识到这种现象的重要意义，因此进行深入研究。他有意识地在青霉球菌培养皿和其他微生物中接种了青霉菌，证实了青霉菌对葡萄球菌和其他细菌菌落有溶解作用。弗莱明设想，可能是青霉菌的代谢产物杀灭了这些细菌，把青霉菌的代谢产物称为青霉素。之后他又用青霉菌培养物的滤液局部治疗伤口感染，取得了一些成功。青霉素第一次真正用在临床医学上是在 1941 年，它被用在一位被葡萄球菌感染的患者身上，效果良好。自此，青霉素的显著疗效得到了医药界的承认，并开始广泛的普及开来。弗莱明也因他在青霉素研究方面的杰出贡献荣获了 1945 年诺贝尔生理学或医学奖。

第二节　其他过敏试验法

【重点提示】

6 种皮试液的配制方法及皮试剂量，试验阳性后的处理方法。

一、氨苄西林过敏试验法

氨苄西林属半合成青霉素，与青霉素之间有交叉反应，因此，同青霉素观察和护理。

1. 氨苄西林皮肤试验液的配制　试验液通常以 1mL 含氨苄西林 0.5 mg 为标准，注入剂量为 0.1mL，含氨苄西林 0.05 mg。下面以氨苄西林 0.5g 配制成每 mL 含氨苄西林 0.5 mg 的皮试液为例，介绍试验液的配制方法。（表 18-2）

表 18-2　氨苄西林皮肤试验液的配制

氨苄西林	加 0.9% 氯化钠溶液（mL）	每 mL 药液氨苄西林含量（mg）	要求
0.5g	2	250	溶解
取上液 0.2 mL	0.8	50	摇匀
取上液 0.1 mL	0.9	5	摇匀
取上液 0.1 mL	0.9	0.5	摇匀

2. 皮肤试验方法　对无过敏史的患者，按皮内注射的方法在前臂掌侧下段内侧 1/3 处注射氨苄西林皮试液 0.1mL（含氨苄西林 0.05 mg），20 分钟后观察、判断，并正确记录皮试结果。

3. 试验结果的判断

（1）阴性皮丘未增大，皮丘周围无红、肿，全身无异常反应。

（2）阳性皮丘隆起增大，出现红晕硬结，硬结直径大于 1cm，有时出现伪足或有痒感，严重时可出现过敏性休克。

二、链霉素过敏试验法

链霉素主要对革兰阴性细菌及结核杆菌有较强的抗菌作用。因链霉素本身具有毒性作用，主要损害第八对脑神经，还可导致皮疹、发热、荨麻疹、血管性水肿等过敏反应。过敏性休克发生率虽较青霉素低，但死亡率很高，故使用链霉素时，应做皮肤过敏试验。

1. 链霉素试验液的配制　链霉素试验液通常以 1mL 含链霉素 2500U 为标准，注入剂量为 0.1mL，含链霉素 250U。下面以链霉素 100 万 U 配制成每 mL 含链霉素 2500U 的皮试液为例，介绍试验液的配制方法。（表 18-3）

表 18-3　链霉素皮肤试验液的配制

链霉素	加 0.9% 氯化钠溶液（mL）	每 mL 药液链霉素含量（U）	要求
100 万 U	3.5	25 万	溶解
取上液 0.1 mL	0.9	2.5 万	摇匀
取上液 0.1 mL	0.9	2500	摇匀

2. 皮肤试验方法　取皮肤试验液 0.1mL（含链霉素 250U），按皮内注射的方法在前臂掌侧下段内侧 1/3 处注射，20 分钟后观察、判断，并正确记录皮试结果。

3. 试验结果的判断

（1）阴性　皮丘未增大，皮丘周围无红、肿，全身无异常反应。

（2）阳性　皮丘隆起增大，出现红晕硬结，硬结直径大于 1cm，有时出现伪足或有痒感，严重时可出现过敏性休克。

4. 链霉素过敏反应的临床表现及处理　链霉素过敏反应的临床表现与青霉素过敏反

应大致相同。链霉素的毒性反应比过敏反应更常见、更严重，可出现全身麻木、抽搐、肌肉无力、眩晕、耳鸣、耳聋等症状，可用 10% 葡萄糖酸钙或 5% 氯化钙缓慢静脉推注。肌肉无力、呼吸困难时用新斯的明皮下或静脉注射，哮喘患者禁用。

三、破伤风抗毒素（TAT）过敏试验法

破伤风抗毒素（Tetanus antitoxin，TAT）能中和病人体液中的破伤风毒素，常在救治破伤风患者时应用，有利于控制病情发展，并常用于有潜在破伤风危险的外伤伤员，作为被动免疫的预防注射。

TAT 对于人体是一种异种蛋白，具有抗原性，注射后容易出现过敏反应。因此，用药前须做过敏试验，曾用过 TAT 但停药超过一周者，需再次使用时，应重新做过敏试验。

（一）TAT 过敏试验

1. TAT 皮试液配制　用 1mL 注射器吸取 TAT 药液 0.1mL（1500IU/mL），加 0.9% 氯化钠溶液稀释至 1mL（150IU/mL），摇匀备用。

2. 皮内试验方法　取 TAT 皮试液 0.1mL（内含 TAT15IU），按皮内注射的方法在前臂掌侧下段内侧 1/3 处注射，20 分钟后观察、判断，并正确记录皮试结果。

3. 试验结果的判断

（1）阴性　局部无红肿、无全身反应。

（2）阳性　皮丘红肿，硬结，直径大于 1.5cm，红晕直径范围超过 4cm，有时出现伪足或有痒感，全身过敏反应与青霉素过敏反应相类似，以血清病型反应多见。

如皮试结果为阴性，可把所需剂量一次肌内注射。如结果为阳性，需采用脱敏注射法。

（二）TAT 脱敏注射法

脱敏的基本原理　破伤风抗毒素小剂量注射时变应原所致生物活性介质的释放量少，不至于引起临床症状。短时间内连续多次药物注射可以逐渐消耗体内已经产生的 IgE，最终可以全部注入所需药量而不致发病。但这种脱敏只是暂时的，经过一定时间后，IgE 再产生而重建致敏状态。故今后如再用 TAT，还需重做皮肤过敏试验。

脱敏注射法是将所需要的 TAT 剂量分次少量注入体内，具体方法见。（表 18-4）

表 18-4　破伤风抗毒素脱敏注射法

次数	TAT（mL）	加 0.9% 氯化钠溶液（mL）	注射途径	观察间隔时间
1	0.1	0.9	肌内注射	20 分钟
2	0.2	0.8	肌内注射	20 分钟
3	0.3	0.7	肌内注射	20 分钟
4	余量	稀释至 1mL	肌内注射	20 分钟

采用 TAT 脱敏注射前，应按抢救过敏性休克的要求准备好急救物品。在脱敏注射过程中，应密切观察患者的反应。如发现患者有面色苍白、发绀、荨麻疹、头晕等不适或出现过敏性休克时，应立即停止注射，配合医生进行抢救。如过敏反应轻微，可待症状消退后，酌情将剂量减少、注射次数增加，在密切观察患者情况下，使脱敏注射顺利完成。

【知识链接】人破伤风免疫球蛋白（human tetanus immunoglobulin, TIG）

TIG 通过给献血人群免疫破伤风类毒素后，筛选出具有高效价抗破伤风抗体的血浆，所获得的高效价抗破伤风免疫球蛋白，可以有效地中和致病的破伤风毒素。与从马血清中提取的 TAT 相比，TIG 一般没有过敏反应，因此更安全。TIG 多用于创伤发生之后的预防或破伤风症状出现之后的治疗。

需要注意的是，TAT 系异种蛋白制品，须严格按使用说明书进行皮试和注射，严密观察和防治过敏反应。而 TIG 属人源蛋白制品，不需皮试，可以重复使用。一旦出现破伤风或可疑症状时，除采用抗生素等综合治疗外，应大剂量使用人破伤风免疫球蛋白或TAT。若对 TAT 过敏，则必须用 TIG。

四、普鲁卡因过敏试验法

普鲁卡因为一种常用的局部麻醉药，主要用于浸润麻醉、神经阻滞麻醉、腰椎麻醉及硬膜外麻醉，偶可见过敏反应。凡首次应用普鲁卡因或注射普鲁卡因青霉素者均须做过敏试验，结果阴性者方可用药。

1. 普鲁卡因皮肤试验液的配制　用 1mL 注射器吸取 1% 普鲁卡因注射液 0.25mL，加0.9% 氯化钠注射液 0.75 mL 稀释至 1mL 摇匀后备用。

2. 皮肤试验方法　取普鲁卡因皮肤试验液 0.1mL（0.25 mg），按皮内注射的方法在患者前臂掌侧下段内侧 1/3 处注射，20 分钟后观察、判断，并正确记录皮试结果。

3. 结果的判断和过敏反应的处理同青霉素过敏试验及过敏反应的处理。

五、细胞色素 C 过敏试验法

细胞色素 C 是一种细胞呼吸激活剂，常作为组织缺氧治疗的辅助用药，偶见过敏反应发生，用药前须做过敏试验，试验结果阴性者方可用药。过敏试验常用方法有两种

（一）皮内注射法

1. 皮肤试验液的配制　试验药液以 1mL 含细胞色素 C 0.75 mg 为标准。配制方法取细胞色素 C 注射液（每支 2mL，内含 15 mg）0.1mL 加 0.9% 氯化钠溶液 0.9mL（1mL 内含细胞色素 C0.75 mg），注入剂量为 0.1mL（内含细胞色素 C0.075 mg）。

2. 皮肤试验方法　按皮内注射的方法在患者前臂掌侧下段内侧 1/3 处注射细胞色素 C 皮试液 0.1mL（内含细胞色素 C0.075 mg），20 分钟后观察、判断，并正确记录皮试结果。

3. 结果的判断和过敏反应的处理同青霉素过敏试验及过敏反应的处理。

（二）划痕试验法

1. 皮肤试验液　细胞色素 C 原液（每 1mL 含细胞色素 C0.75 mg）1 滴。

2. 皮肤试验方法　在患者前臂下段内侧，用 75% 乙醇常规消毒皮肤，待干；取细胞色素 C 原液（每 1mL 含细胞色素 C0.75 mg）1 滴，滴于皮肤上；用无菌针头在表皮上划痕两道，长约 0.5 cm，深度以微量渗血为度。

3. 皮肤试验结果的判断

（1）阴性　局部无红肿。

（2）阳性　局部红肿，直径大于 1cm，有丘疹。

4. 注意事项及急救措施　同青霉素过敏反应。

六、碘过敏试验法

临床上常用碘化物造影剂做肾脏、胆囊、膀胱、支气管、脑血管等部位的造影检查，此类药物也可发生过敏反应。凡首次用药者，应在碘造影前 1 ~ 2 天做过敏试验，结果为阴性时方可做碘造影检查。

1. 过敏试验方法

（1）口服法　口服 5% ~ 10% 碘化钾 5mL，每日 3 次，共 3 天，观察结果。

（2）皮内注射法　皮内注射碘造影剂 0.1mL，注射后 20 分钟观察、判断试验结果。

（3）静脉注射法　在患者静脉内缓慢注入碘造影剂 1mL（30% 泛影葡胺 1mL），注射后 5 ~ 10 分钟观察、判断试验结果。

2. 试验结果判断

（1）口服法　服药后有口麻、头晕、心慌、恶心呕吐、流泪、流涕、荨麻疹等症状为阳性。

（2）皮内注射法　局部有红肿、硬结，直径超过 1cm 为阳性。

（3）静脉注射法　有血压、脉搏、呼吸及面色等改变为阳性。

有少数病人虽过敏试验阴性，但在注射碘造影剂时也会发生过敏反应，故造影时仍需备好急救药品。过敏反应的处理同青霉素过敏反应的处理。

3. 过敏反应的救治措施同青霉素过敏反应。

4. 注意事项

（1）静脉注射造影剂前，必须先做皮内试验，阴性者再做静脉注射试验，静脉试验阴性者方可进行碘造影。

（2）少数患者过敏试验为阴性，但在注射碘造影剂时仍可发生过敏反应，所以在造影时需准备好急救物品。

【拓展与思考】

1. 先锋霉素使用前是否需要做过敏试验？为什么？

2. 青霉素能空腹时使用吗？为什么？

【课后检测】

一、选择题

1. 患者，男性，23岁，在工地上被铁钉扎伤就诊，医嘱破伤风抗毒素皮试，皮试结果阳性，拟进行脱敏注射，方法为（　　）

A. 分2次肌内注射　　　　B. 分4次肌内注射　　　C. 分2次平均稀释肌内注射

D. 分4次平均稀释肌内注射　　　　　　　　　　　E. 分4次逐渐增量稀释肌内注射

2. 患者，女性，30岁，因肠结核入院。医嘱链霉素1g，im，qd。皮肤过敏试验结果为阳性，此时护士的处置不正确的是（　　）

A. 建议医生修改治疗方案

B. 告知患者链霉素皮试阳性，应慎用

C. 注射链霉素前给予葡萄糖酸钙预防过敏

D. 将结果记录于体温单和医嘱记录单

E. 列入交班内容

3. 肺结核患者使用链霉素治疗过程中，出现全身麻木抽搐，此时选用治疗的药物是（　　）

A.10% 葡萄糖酸钙　　　　B.0.1% 肾上腺素　　　C. 新斯的明

D. 地塞米松　　　　　　　E. 山莨菪碱

4. 患者女性，24岁，肺炎，医嘱青霉素治疗。患者在青霉素皮试后2分钟突然出现休克，护士首先应（　　）

A. 观察生命体征　　　　　B. 应用升压药　　　　C. 让患者平卧

D. 通知医生　　　　　　　E. 给患者吸氧

5. 护士为张某做青霉素过敏试验，20分钟后观察，其结果是局部皮丘隆起，出现红晕，直径1.5cm，应判断为（　　）

A. 阳性　　　　　　　　　B. 弱阳性　　　　　　C. 强阳性

D. 阴性　　　　　　　　　E. 假阳性

6. 病员李某，注射青霉素过程中觉头晕、胸闷、面色苍白，查体脉细弱，血压下降。应立即注射的药物是（　　）

A. 盐酸肾上腺素　　　　　B. 氢化可的松　　　　C. 异丙嗪

D. 去甲肾上腺素　　　　E. 尼可刹米

7. 患者，男性，22岁，因外伤行破伤风抗毒素过敏试验。20分钟后结果显示局部皮丘红肿，硬结大于1.5cm，红晕大于4cm，自述有痒感。此时护士采取的正确处理措施是（　　）

A. 不能注射破伤风抗毒素

B. 在对侧前臂作对照试验后再注射

C. 将抗毒素稀释后分4次注射

D. 将抗毒素分成3等份后每10分钟注射1次

E. 将抗毒素分4次逐渐增加剂量注射

8. 下列皮试液1mL含量错误的是（　　）

A. 青霉素500U　　　　B. 链霉素2500U　　　　C. 破伤风抗毒素150IU

D. 细胞色素C 7.5mg　　E. 普鲁卡因2.5mg

9. 用皮内注射法做药物过敏试验，不正确的是（　　）

A. 详细询问有无过敏史，有过敏史者不能做

B. 前臂掌侧下段皮肤用2%碘酊消毒后，70%乙醇脱碘后待干

C. 针头斜面向上穿刺进皮内

D. 推注药液0.1mL，局部形成圆形皮丘

E. 拔出外头，切勿按揉

（10～12题共用题干）

陈某，男，40岁，因淋雨后发热、咳嗽，门诊拟"大叶性肺炎"收入院。在接受青霉素治疗过程中突然出现面色苍白，出冷汗，胸闷、气促伴濒死感，体查脉搏细弱，血压80/50mmHg。

10. 患者可能发生了（　　）

A. 气胸　　　　　　　B. 心衰　　　　　　　C. 输液反应

D. 过敏性休克　　　　E. 不能确定

11. 值班护士对该患者的处理错误的是（　　）

A. 搬运至抢救室

B. 协助平卧

C. 立即皮下注射0.1%盐酸肾上腺素1mL

D. 给予氧气吸入

E. 配合医生抢救

12. 患者出现上述表现的原因是（　　）

A. 过敏体质　　　　　B. 抵抗力差　　　　　C. 药液污染

D. 毒性反应　　　　　E. 剂量过大

二、案例分析题

王某，20岁，体温39℃，脉搏116次/分，咽喉疼痛，诊断为"化脓性扁桃体炎"。医嘱青霉素皮试。

13. 如何配制青霉素皮试液？

14. 青霉素皮试液的皮内注射剂量是多少？

15. 皮肤试验5分钟，患者出现胸闷、气急伴有濒死感，皮肤瘙痒，面色苍白，出冷汗，脉细速，血压70/50mmHg，烦躁不安。考虑王某可能出现了什么问题？护士首先应采取的紧急措施是什么？

（徐芳）

第十九章　静脉输液和输血法

【学习要点】

【知识目标】

1. 掌握　静脉输液、输血的目的和原则；静脉输液常用溶液的种类及作用；常见的输液、输血反应发生的原因、症状及处理措施。

2. 理解　各种输液工具的不同之处及适应证。

3. 了解　各种血管通道的维护。

【技能、职业能力培养目标】

1. 明确　能按照正确步骤和要求完成静脉输液与静脉输血的技术操作。

2. 明确　在静脉输液过程中能够正确、合理地选择穿刺部位，并能有意识地保护静脉。

3. 熟悉　能正确计算静脉输液速度和时间。

4. 熟悉　能正确识别和处理输液过程中出现的常见故障。

5. 学会　能为患者做好输血前的各项准备工作。

6. 学会　能准确识别常见的输血反应并处理。

【情感、态度等素质培养目标】

1. 明确　能规范而熟练地进行静脉输液、输血操作。学会运用护理程序对患者进行个体化的操作前评估和操作后评价。

2. 熟悉　培养护生高尚的职业道德和情操，树立关爱生命、关注健康，乐于奉献的思想。

3. 学会　培养严谨求实、一丝不苟的工作态度，具备高度的责任心、同情心、爱心、团队合作精神，建立良好的人际关系。

静脉输液与输血是临床上最常用和重要的治疗措施，用于纠正人体水、电解质及酸碱平衡失调，恢复内环境稳定并维持机体正常生理功能。正常情况下，人体内水、电解质、酸碱度均保持在恒定的范围内，以维持机体内环境的相对平衡状态，保证机体正常的生理功能。但在疾病和创伤时，水、电解质及酸碱平衡会发生紊乱，通过静脉输液与输血可以迅速、有效地补充机体丧失的体液和电解质，增加血容量，改善微循环，维持血压。此外，通过静脉输注药物，还可以达到治疗疾病的目的。因此，护士必须熟练掌握有关输液、输血的理论知识和操作技能，以便在治疗疾病、保证患者安全和挽救生命过程中发挥积极、有效的作用。

【情景导入与任务】

患者，女，50岁，既往体健。中餐进食冰箱中前几天的剩菜卤猪耳朵后出现头昏、恶心呕吐及腹痛腹泻，精神萎靡急诊入院，诊断为"食物中毒"，医嘱静脉输液。但是患者拒绝，要求医生开口服药，理由是害怕打针的疼痛。后经过医护人员和家属的劝说才勉强同意，但一直处于紧张、焦虑状态。

请问：

1. 你有过静脉输液的经历吗？你当时有怎样的感觉？如果是害怕的感觉，那你害怕的原因是什么？

2. 作为护士，患者出现这种情况你如何处理？

第一节　静脉输液法

【重点提示】

静脉输液治疗目的，输入溶液的种类和作用，预期效果。

静脉输液是利用大气压和液体静压形成的输液系统内压高于人体静脉压的原理，将无菌溶液直接输入人体静脉的方法。（图19-1）

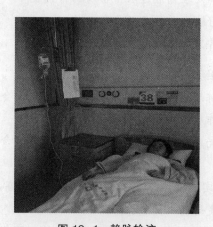

图19-1　静脉输液

一、静脉输液的目的

1. 补充水分和电解质，维持酸碱平衡　常用于各种原因引起的脱水、酸碱平衡紊乱患者，如腹泻、剧烈呕吐、大手术后。

2. 增加血容量，改善微循环，维持血压　常用于治疗大出血、休克、严重烧伤等患者。

3. 输入药物达到解毒、控制感染、利尿及治疗疾病的目的　常用于中毒、感染等患者。

4.供给营养和热量，促进组织修复，达到正氮平衡　常用于慢性消耗性疾病、胃肠道疾病、昏迷等患者。

【知识链接】静脉输液发展史

静脉输液治疗是将各种药物包括血液注入血液循环的一种治疗手段。之前只是危重疾病的一种额外治疗手段。如今，静脉输液已成为医学领域中治疗与支持的重要手段。它的发展经历了一个漫长的过程。

17世纪——静脉内治疗实践的开始。

1628年，英国医生哈维发现了血液循环，认识到血液的运输作用，从而奠定了静脉输液的基础。

1656年，英国医生克利斯朵夫和罗伯特用羽毛管作针头，把药物注入狗的静脉，是历史上首例注入血流的行为。

1662年，德国一名叫约翰的医师，首次将药物注入人体，但由于感染，病人未被救活。

19世纪——静脉内治疗发展较快的阶段。

1832年苏格兰霍乱流行，医生托马斯成功将煮沸的盐水注入静脉，效果明显。成功奠定静脉输液治疗模式。

19世纪后半叶，英国医生李斯特创立了无菌理论和方法；法国巴斯德借助显微镜发现微生物感染；佛洛伦斯发现热源。

20世纪初，研制出更安全的静脉注射液体。

1940年以前，静脉输液只是危重疾病的一种额外治疗手段，仅有医生操作，护士只协助做相关物品准备工作。

1940年二战爆发，输液广泛应用。

40年代以后，静脉输液技术迅速发展，护理责任范围得以扩展。

50年代，一次性物品诞生。

1957年，发明一次性头皮针。在此前，输液工具为羽毛卷片、动物静脉、动物膀胱、塑料橡胶制品及注射器针头。

60年代，是静脉输液治疗迅速发展的里程碑。静脉输注液体超过200多种；静脉输液给药方式多样化。

70年代，开始精尖技术在临床应用——如移动式输液装置、输液泵、自控麻醉泵等。静脉输液作为一个专业学科得到认可。

80年代，医疗中心的成立——中国开始应用静脉留置针。

90年代，静脉输液工具更先进。

1999年12月，中国静脉输液学会在北京成立。

二、常用溶液及作用

（一）晶体溶液

晶体溶液的分子量小，在血管内存留时间短，能维持细胞内外水分的相对平衡，纠正体内的水、电解质失调效果明显。临床上常用的有：

1. 葡萄糖溶液　作用是补充热量和水分，进入人体后迅速分解，常用作静脉给药的载体和稀释剂。临床常用的有 5% 葡萄糖溶液和 10% 葡萄糖溶液。

2. 等渗电解质溶液　用于补充水分和电解质，维持体液容量和渗透压平衡。常用的等渗电解质溶液包括 0.9% 氯化钠溶液、复方氯化钠溶液（林格氏等渗溶液）和 5% 葡萄糖氯化钠溶液。

3. 碱性溶液　作用是纠正酸中毒，维持酸碱平衡。常用有 5% 碳酸氢钠溶液和 11.2% 乳酸钠溶液。

4. 高渗溶液　用于利尿脱水、提高血浆渗透压、消除水肿、可降低颅内压。常用 20% 甘露醇溶液、25% ~ 50% 葡萄糖溶液。

（二）胶体溶液

胶体溶液分子量大，在血管内存留时间长，能有效维持血浆胶体渗透压，增加血容量，改善微循环，提高血压。临床上常用的有：

1. 右旋糖酐溶液　作用是提高血浆胶体渗透压、扩充血容量和降低血液的黏稠度，预防或消除血管内红细胞聚集和血栓形成等。常用的有低分子右旋糖酐，用于各种休克所致的微循环障碍、弥漫性血管内凝血等。

2. 代血浆　有维持血液胶体渗透压作用，用于失血、创伤、烧伤及中毒性休克等。常用的有羟乙基淀粉（706 代血浆）等。

3. 血液制品　输入后能提高胶体渗透压，扩充循环血容量，补充蛋白质和抗体，有助于组织修复和增强机体免疫力。常用的有 20% 白蛋白、血浆等。

4. 水解蛋白液　能为机体合成代谢提供必需氨基酸，以维持体内氮的平衡，纠正低蛋白血症，促进组织修复。

（三）静脉高营养溶液

高营养溶液能供给患者能量，补充蛋白质，维持正氮平衡，并补充各种维生素和矿物质。常用的有复方氨基酸、脂肪乳剂等。

【知识链接】静脉药物配置中心（Pharmacy Intravenous Admixture Services, PIVAS）

静脉药物配置中心是指在符合国际标准、依据药物特性设计的操作环境下，经过药师审核的处方由受过专门培训的药护技人员严格按照操作标准程序进行全静脉营养、细胞毒性药物和抗生素等静脉药物的配置的临床机构。随着现代医药科技的发展，静脉输液的治疗模式已由开放式、半开放式、向着全密闭式转换。为解决传统配药方式所造成的药物污染、配伍不合理、药物不良反应、交叉感染、交叉耐药，以及操作人员长期吸入或接触化疗药品、抗生素等药物而导致身体损害等问题，静脉药物配置中心应运而生。1969 年，世界上第一所 PIVAS 建立于美国俄亥俄州州立大学医院。随后，美国及欧洲各国的医院纷纷建立起自己的 PIVAS。

　　建立静脉药物配置中心有如下优点：①优化了配置环境，减少微粒污染，保证了药品配置质量；②优化资源配置，降低医疗成本；③推广合理用药，保证静脉用药安全；④加强了医院管理，提高用药安全。（图 19-2 至图 19-3）

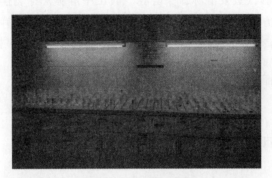

图 19-2　配药治疗台

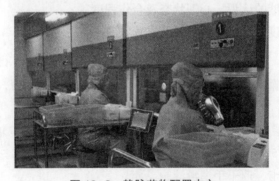

图 19-3　静脉药物配置中心

【拓展与思考】

　　分组参观附近医院的静脉药物配置中心或洁净层流工作台，了解常用静脉溶液的种类和配置过程。

三、静脉输液法

【重点提示】

周围静脉输液法。

（一）静脉输液法种类

1.周围静脉输液法　是目前最常用的静脉输液法，一般选择普通钢针或静脉留置针。输液部位是周围浅表静脉，常用部位有上肢的肘正中静脉、头静脉、贵要静脉、手背静脉网。成年患者输液时首选手背静脉网；下肢常用大隐静脉、小隐静脉、足背静脉网。小儿常用足背静脉网。

2.头皮静脉输液法　输液部位是头皮浅表静脉，常用于小儿输液时的部位选择。

3.经外周静脉置入中心　静脉导管输液（Perpherally inserted central venous catherers，PICC）是指经外周静脉（贵要静脉、头静脉、肘正中静脉）穿刺插管，导管尖端位于上腔静脉或下腔静脉的方法，为患者提供中长期的静脉输液治疗、静脉输注刺激性大的药物，如化疗、胃肠外营养等，是一种新型的输液技术。

（二）周围静脉输液法

【目的】
同"静脉输液的目的"。

【评估】
1.患者年龄、病情、意识状态、心肺功能、营养状况及自理能力等。

2.患者对静脉输液的认识、心理状态及合作程度。

3.患者肢体活动度、穿刺部位皮肤及血管状况等。

【计划】
1.护士准备　衣帽整洁，举止大方，修剪指甲，洗手，戴口罩。

2.用物准备

（1）治疗车上层　治疗盘、弯盘、皮肤消毒液、无菌棉签、输液敷贴、胶布、无菌纱布、无菌手套、5½ ～ 7号头皮针头1个、输液器、压脉带、一次性治疗巾、输液小垫枕、药液、输液卡、速干手消毒液。

（2）治疗车下层　锐器收集盒、生活垃圾桶、医用垃圾桶。

（3）输液架、必要时备绷带及小夹板、输液泵。

3.患者准备　了解静脉输液的目的、方法、注意事项及配合要点，输液前排空大小便，取舒适卧位。

4.环境准备　整洁、安静、舒适、安全，光线充足。

【实施】
周围静脉输液法操作流程，见表19-1。

表 19-1 周围静脉输液法

操作流程	操作说明
1. 核对解释	◆核对医嘱，核对床号、姓名、药名、剂量、浓度、时间、用法、药品有效期等 ◆以两种以上的方法确认患者身份，如姓名、病案号、出生日期等，但不包括患者的床号，并做好解释，请患者做好输液准备，嘱患者排尿
2. 准备药液	◆遵医嘱备齐药液，在治疗室内先检查瓶口有无松动、瓶体有无裂痕及灰尘，认真核对药液和检查药液质量，对光检查药液有无絮状物、沉淀、混浊、颜色变化等，根据医嘱填写输液瓶贴，并倒贴于输液袋（瓶）上，拉环启瓶盖，常规消毒瓶塞，遵医嘱加入药物 ◆检查输液器的有效期及包装有无破损并打开，把瓶针插入瓶塞至针头根部，关闭调节器。两人核对并在输液卡上签名，整理治疗台，洗手
3. 排气	◆将用物携至床旁，核对并解释输液目的 ◆挂输液袋（瓶）于输液架上，茂菲氏滴管倒置，使液体流入滴管，当液体到达 1/3 ~ 1/2 时迅速转正滴管，打开调节器，使液体沿着滴管壁缓慢流入，直至排尽输液管和针头内的空气，再关闭调节器，首次排气原则不滴出药液（图 19-4）
4. 戴手套 选择静脉	◆戴手套，协助患者取舒适卧位，在穿刺部位下垫小枕及一次性治疗巾，避开关节和静脉瓣，扎压脉带，选择静脉，松开压脉带，取无菌棉签蘸适量消毒液以穿刺点为中心由内向外螺旋消毒，直径 5cm 以上，备输液贴，在穿刺点上方 6cm 处扎止血带，嘱患者握拳
5. 再次核对	◆再次核对及排气，取下针帽，排出少量药液至弯盘，关闭调节器，对光检查输液器滴管下段，确保滴管下段无气泡，准备穿刺（图 19-5）
6. 穿刺	◆嘱患者握拳，使针尖斜面向上与皮肤呈 15° ~ 30°角进针，行静脉穿刺，使针头斜面全部进入血管，见回血后再平行进入少许
7. 三松固定	◆一手固定针柄，一手松开压脉带，嘱患者松拳，打开调节器。待液体滴入畅通后，用输液贴分别固定针柄、针梗、头皮针下端输液管。（图 19-6）
8. 脱手套 调节滴速	◆脱手套，根据患者年龄、病情、药物性质和医嘱，调节输液速度。一般成人 40 ~ 60gtt/min，儿童 20 ~ 40gtt/min ◆对年老、体弱、婴幼儿，升压药等输入速度宜慢、心肺疾患的患者输入速度宜慢，严重脱水，心肺功能良好者，速度可稍快
9. 核对记录	◆再次核对，在输液卡上记录输液时间、滴速，签全名，挂于固定位置，交代注意事项
10. 整理	◆协助患者舒适体位，整理床单位，清理用物
11. 输液观察	◆患者输液时定时巡视，观察有无输液反应、局部是否肿胀及滴速是否合适，及时更换液体，保持输液通畅
12. 拔针	◆输液完毕，关闭调节器，去除输液贴，用干棉球或干棉签轻压穿刺点上方，快速拔针，根据患者病情适当按压
13. 再次整理	◆协助患者置于舒适体位，整理床单位，清理用物，记录，洗手，摘口罩，根据情况进行健康教育

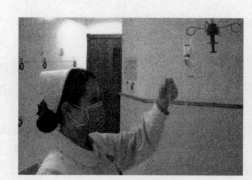
图 19-4　排气

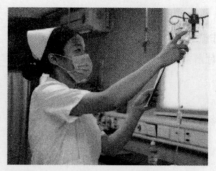
图 19-5　再次核对

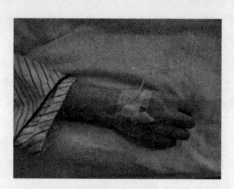
图 19-6　固定

【评价】

1. 用物齐全，操作方法和步骤正确、熟练。

2. 无菌观念强，操作过程无污染。

3. 排气一次成功，不浪费药液；穿刺一针见血，输液通畅，局部无肿胀。

4. 与患者沟通、宣教到位。

5. 在操作过程中体现人文关怀，患者满意。

【小结】

1. 操作重点　实施中加下划线的地方为操作重点。

2. 考核流程及分值（表 19-2）

表 19-2　周围静脉输液考核流程及分值　　　　　规定时间：钢针输液 15 分钟

序号	内容	分值
1	评估	5 分
2	计划	10 分
3	实施	
	（1）核对解释（5 分）	
	（2）准备药液（10 分）	

（续表）

序号	内容	分值
	（3）排气（5分）	70分
	（4）戴手套，选择静脉（10分）	
	（5）再次核对（5分）	
	（6）穿刺（10分）	
	（7）三松固定（3分）	
	（8）脱手套，调节滴速（5分）	
	（9）核对记录（3分）	
	（10）整理（3分）	
	（11）输液观察（5分）	
	（12）拔针（3分）	
	（13）再次整理（3分）	
4	评价	15分
5	合计	100分

【注意事项】

1. 严格执行无菌技术操作原则，预防感染；严格执行查对制度，防止差错事故发生。

2. 注意保护和合理使用静脉，尽量从远端的小血管开始（抢救时可例外）。

3. 根据医嘱和治疗原则，合理安排液体输入的顺序，注意药物的配伍禁忌。根据患者年龄、病情、药物性质，调节输液速度。一般成人 40 ～ 60gtt/min，儿童 20 ～ 40gtt/min。对年老、体弱、婴幼儿、使用升压药者、心肺疾病的患者输入速度宜慢，严重脱水，心肺功能良好者，速度可稍快。

4. 输液前必须排尽输液管及针头内的空气，及时更换药液，输液完毕及时拔针，防止空气栓塞。

5. 输液过程中，加强巡视，严密观察有无输液反应及输液故障，及时处理。

6. 一次性输液钢针用于短期或单次给药，腐蚀性药物不能使用周围血管输注。

7. 不要使用下肢静脉，因为它会导致组织损伤，存在血栓性静脉炎的风险。

（三）静脉留置针输液法

【目的】

1. 同"静脉输液的目的"。

2. 便于抢救，适用于长期静脉输液患者。

【评估】

1. 同"周围静脉输液法"。

2. 患者的治疗情况、用药史、过敏史、心理状态及合作程度。

3.患者肢体活动度、穿刺部位皮肤及血管状况等。

【计划】

1.护士准备　衣帽整洁，举止大方，修剪指甲，洗手，戴口罩。

2.用物准备

（1）治疗车上层　治疗盘、弯盘、皮肤消毒液、无菌棉签、静脉留置针2个、留置针敷贴、胶布、无菌纱布、无菌手套、输液器、压脉带、一次性治疗巾、输液小垫枕、药液、封管液、输液卡、速干手消毒液。

（2）治疗车下层　锐器收集盒、生活垃圾桶、医用垃圾桶。

（3）输液架、必要时备绷带及小夹板、输液泵。

3.患者准备　了解静脉输液使用留置针的目的、方法、注意事项及配合要点，输液前排空大小便，取舒适卧位。

4.环境准备　整洁、安静、舒适、安全，光线充足。

【实施】

静脉留置针输液法操作流程，见表19-3。

表19-3　静脉留置针输液法

操作流程	操作说明
1.核对解释	◆核对医嘱，核对床号、姓名、药名、剂量、浓度、时间、用法、药品有效期等 ◆以两种以上的方法确认患者身份，如姓名、病案号、出生日期等，但不包括患者的床号，并做好解释，请患者做好输液准备，嘱患者排尿
2.准备药液	◆遵医嘱备齐药液，在治疗室内先检查瓶口有无松动、瓶体有无裂痕及灰尘，认真核对药液和检查药液质量，对光检查药液有无絮状物、沉淀、混浊、颜色变化等，根据医嘱填写输液瓶贴，并倒贴于输液袋（瓶）上，拉环启瓶盖，常规消毒瓶塞，遵医嘱加入药物，并两人核对 ◆检查输液器的有效期及包装有无破损并打开，把瓶针插入瓶塞至针头根部，关闭调节器。两人核对，整理治疗台，洗手
3.排气及备留置针、敷贴	◆将用物携至床旁，核对并解释输液目的 ◆同"周围静脉输液法"，排气至药液距离头皮针头2～3cm处，注意药液不排出 ◆打开留置针、敷贴外包装
4.戴手套选择静脉	◆戴手套，协助患者取舒适卧位，在穿刺部位下垫小枕及一次性治疗巾，避开关节和静脉瓣，扎压脉带，选择静脉，松开压脉带
5.转动针芯再次排气穿刺送管	◆在穿刺点上方10cm处扎压脉带，取无菌棉签蘸适量消毒液以穿刺点为中心由内向外螺旋消毒，直径8cm以上（图19-7） ◆再次核对输液卡及药液 ◆取头皮针去针帽，插入留置针肝素帽，去除留置针护针帽，松开调节器，排气至弯盘（药液不超过3滴）

（续表）

操作流程	操作说明
	◆松动针芯（左右转动），嘱患者握拳，绷紧皮肤及血管，使针尖斜面向上以15°～30°角直刺入静脉，见回血后再进针少许，后撤针芯0.2～0.3cm
	◆右手持针座及针翼，将导管与针芯全部送入血管内
6. 三松固定	◆嘱患者松拳，松开压脉带，打开调节器，待液体滴入畅通后，左手示指和中指固定针翼，右手匀速撤出针芯
	◆取无菌敷贴以穿刺点为中心无张力固定留置针，边撕边框边按压敷贴，防止卷边，延长管"高举平台"法固定（图19-8）
7. 脱手套调节滴速	◆脱手套，根据患者年龄、病情、药物性质和医嘱，调节输液速度。一般成人40～60gtt/min，儿童20～40gtt/min
	◆对年老、体弱、婴幼儿，升压药等输入速度宜慢、心肺疾患的患者输入速度宜慢，严重脱水，心肺功能良好者，速度可稍快
8. 核对记录	◆在敷贴边框相应部位用防水笔记录留置时间、操作者姓名（大写首拼）
	◆再次核对，在输液卡上记录输液时间、滴速，签全名，挂于固定位置，健康教育
9. 整理	◆协助患者取舒适体位，整理床单位，清理用物
10. 输液观察	◆患者输液时定时巡视，观察有无输液反应及滴速是否合适，及时更换液体，保持输液通畅
11. 拔针或冲、封管	◆输液结束评估穿刺处，根据情况决定拔针或冲、封管
	◆拔针同"周围静脉输液法"
	◆选择正确的封管液正压封管，以脉冲式手法边推注封管液边退头皮针，在头皮针拔离肝素帽前应剩余约0.5～1mL封管液，在靠近留置针底座处夹紧小夹子，
12. 再次输液	保持正压拔除头皮针直至滴出一滴封管液
	◆常规消毒肝素帽，将头皮针插入，输液前应先冲管，在冲管前先抽回血
	◆协助患者取舒适体位，整理床单位，清理用物，记录，洗手，摘口罩，宣教

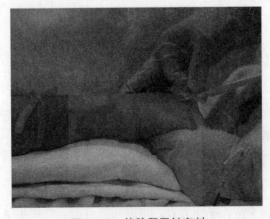

图 19-7　静脉留置针穿刺

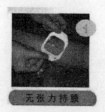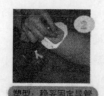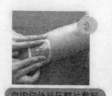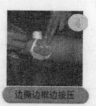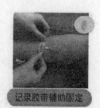

图 19-8　静脉留置针固定

【评价】

1. 用物齐备，操作方法和步骤正确、熟练。

2. 有较强的无菌观念，操作过程无污染。

3. 排气一次性成功，不浪费药液；穿刺一针见血，输液通畅，局部无肿胀。

4. 与患者沟通、宣教到位。

5. 在操作过程中体现人文关怀，患者满意。

【注意事项】

1. 同"周围静脉输液法"的注意事项 1～5。

2. 每次输液前后应当检查患者穿刺部位及静脉走向有无红、肿，询问患者感受，发现异常及时拔除导管和处理。

3. 告知患者输液期间可适度活动肢体。洗澡时注意防水，沐浴时用塑料薄膜保护，保持敷贴清洁干燥，敷贴松脱或潮湿及时更换。但留置针留置期间，肢体应避免提重物及用力活动，不输液时，也尽量避免肢体下垂姿势，以免由于重力作用造成回血堵塞导管。若出现穿刺部位红、肿、热、痛，应立即告知护士，由护士拔除留置针。

4. 静脉留置针留置时间为 72～96 小时，使用期间须防止回血堵塞及断管发生，一旦发生堵塞不能暴力冲管，必须使用正确的冲封管手法。

5. 需连续输液者，应每 24 小时更换输液器。

（四）小儿头皮静脉输液法

【目的】

同"静脉输液的目的"。

【评估】

1. 患儿年龄、病情、意识、心肺功能、营养状况及自理能力等。

2. 患儿及家属对静脉输液的认识、心理状态及合作程度。

3. 患儿头皮穿刺部位皮肤及血管状况等。

【计划】

1. 护士准备　着装整洁，举止大方，态度和蔼可亲，修剪指甲，洗手，戴口罩。

2. 用物准备 治疗盘、弯盘、皮肤消毒液、根据需要可备静脉留置针、无菌纱布、压脉带、输液贴、无菌棉签、一次性治疗巾、输液器（儿童型号）、4～5号头皮针1个、5～10mL注射器1付（内盛0.9%氯化钠）无菌手套、输液卡、瓶套、药液、封管液、输液架，必要时备胶布、剃刀。

3. 患儿准备 患儿及家属了解静脉输液的目的、方法、注意事项及配合要点，输液前排空大小便，取舒适卧位。

4. 环境准备 整洁、安静、舒适、安全，光线充足。

【实施】

小儿头皮静脉输液法操作流程，见表19-4。

表19-4 小儿头皮静脉输液法

操作流程	操作说明
1. 准备	◆同周围静脉输液法
2. 选择静脉	◆患儿仰卧或侧卧位，头颈部垫小枕，请助手站于患儿身旁固定患儿肢体及头部 ◆操作者立于患儿头部选择静脉，必要时剃去预穿刺部位局部的头发
3. 戴手套、消毒	◆戴手套，用皮肤消毒剂以穿刺点为中心从内向外螺旋消毒局部皮肤两遍，待干
4. 再次核对	◆再次核对及排气，取下针帽，排出少量药液至弯盘，关闭调节器，对光检查输液器滴管下段，确保滴管下段无气泡，准备穿刺
5. 穿刺	◆左手拇指、示指分别固定静脉两端皮肤，右手持头皮针，在距静脉最清晰点向后移约0.3cm处将针头沿静脉方向刺入皮下，然后将针头稍挑起，沿静脉走行徐徐刺入血管，进针无阻力感一般说明穿刺成功（图19-9）
6. 固定	◆确定针头在血管内，打开调节器，待液体滴入畅通后，用胶布妥善固定，最后一条胶布固定于患儿耳郭或耳垂
7. 脱手套、调节滴速	◆脱手套，根据患儿年龄、病情、药物性质，调节输液速度。一般儿童20～40 gtt/min；新生儿及婴幼儿输入速度宜慢。
8. 核对记录	◆再次核对，在输液卡上记录输液时间、滴速，签全名，挂于固定位置，交代患儿家属注意事项
9. 整理	◆协助患儿舒适体位，整理床单位，清理用物
10. 输液观察	◆定时巡视，观察有无输液反应、局部是否肿胀及滴速是否合适，及时更换液体，保持输液通畅
11. 拔针	◆输液完毕，关闭调节器，去除胶布，用无菌干棉球或干棉签轻压穿刺点上方，快速拔针，根据患儿病情适当按压
12. 再次整理	◆协助患儿舒适体位，整理床单位，清理用物，记录，洗手，摘口罩，向患儿家属宣教

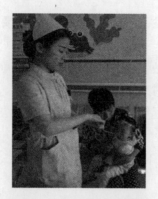

图 19-9　小儿头皮静脉输液

【评价】

1. 用物齐备，操作方法和步骤正确、熟练。

2. 无菌观念强，操作过程无污染。

3. 关爱患儿，与患儿及家属有效沟通。

4. 正确处理输液过程中的异常情况。

【注意事项】

1、1～7同周围静脉输液法注意事项。

2、输液前争取患儿及家属的合作，在家属同意的情况下可以适当约束。

3、注意鉴别头皮静脉与动脉（见表19-5）

表 19-5　小儿头皮静脉与动脉的区别

项目	头皮静脉	头皮动脉
外观	微蓝色	浅红色
血管壁	薄，容易压瘪	厚，不容易压瘪
血液颜色	暗红色	鲜红色
血流方向	向心	离心
搏动	无	有
注药时阻力	小	大，用力推药时局部血管呈树枝状苍白

【知识链接】选择小儿头皮静脉输液需谨慎

　　小儿常见的穿刺部位有手背、足背、头皮等表浅静脉，但是小儿头皮静脉输液较多适用于两岁以下的婴幼儿。此年龄段的小儿头皮静脉表浅显露清楚，毛细血管丰富，容易固定。

　　但小儿头皮静脉输液，也有风险。新版《静脉治疗护理技术操作规范》明确指出：因经头皮静脉输液，一旦发生药液渗出，局部可能出现瘢痕，影响头发生长和美观，故小儿不宜首选头皮静脉。

四、输液滴注速度与时间的计算

在临床输液过程中，根据患者的年龄、病情及药液的性质调节输液速度，通常情况下，成人 40 ~ 60gtt/min，儿童 20 ~ 40gtt/min。每毫升溶液的滴数（滴 / 毫升）称为该输液器的点滴系数。目前临床常用的静脉输液器的点滴系数有 10、15、20 三种型号。静脉点滴的速度和时间可以按照下列公式来计算。

（一）已知每分钟滴数与液体总量，计算输液所需用的时间

$$输液时间（小时）= \frac{液体总量（毫升）× 点滴系数}{每分钟滴数 × 60（分钟）}$$

举例：患者需输入 800mL 液体，每分钟滴数为 50 滴，输液器的点滴系数为 15，需用多长时间输完？

$$输液时间（小时）= \frac{800 × 15}{50 × 60} = 5（小时）$$

（二）已知输入液体总量与计划需用时间，计算每分钟滴数

$$每分钟滴数 = \frac{液体总量（毫升）× 点滴系数}{输液时间（分钟）}$$

举例：已知有 10% 的葡萄糖溶液 500mL，要求 5h 滴完，点滴系数为 15，问输液速度为多少？

$$每分钟滴数 = \frac{500 × 15}{5 × 60} = 25（滴 /分钟）$$

【拓展与思考】

患者李先生，35 岁，因"低钾血症"收住入院，医嘱予"0.9% 生理盐水 500mL+10% 氯化钾 10mL"缓慢静滴。请问：

如果用点滴系数为 15 的输液器以 50gtt/min 的速度滴注，现在是 13：00，李先生要求于晚餐前（17：30）结束输液，你觉得可能吗？

【情景导入与任务】

上述低钾血症患者李先生输上液后安静入睡，14：25 护士小芳巡视时发现液体不滴，茂菲氏滴管内液面过低，查见留置针软管内有较多回血，局部未见肿胀、疼痛。请问：

1. 患者输液过程中发生了什么情况？

2. 护士该如何正确处理？

五、常见输液故障和处理

【重点提示】

能正确识别和处理输液过程中出现的常见故障。

（一）药液不滴

1. 针头滑出血管外液体滴入皮下组织，引起局部肿胀、疼痛，应立即拔出针头并更换，另选血管重新穿刺。

2. 针头斜面紧贴血管壁液体滴入不畅，局部无肿胀及疼痛反应，有时有回血，应及时调整针头位置或适当改变肢体位置，直到点滴注入通畅为止。

3. 压力过低液体滴入缓慢，因输液瓶（袋）位置过低或患者穿刺部位肢体抬举过高所致，应适当抬高输液瓶位置或放低穿刺部位肢体的位置。

4. 针头阻塞液体滴入不畅，表现为回抽无回血，应考虑是针头阻塞，不能强行冲洗或挤压导管，应更换针头重新选择血管静脉穿刺。

5. 静脉痉挛液体输入变慢，因穿刺肢体在寒冷环境中暴露时间过长或输入的液体温度过低所引起，可局部热敷，缓解痉挛。

（二）茂菲滴管内液面过高

1. 滴管侧壁有调节孔者，可夹住滴管上端的输液管，打开调节孔，待液体降至露出滴管时，见到点滴，再关闭调节孔，松开上端的输液管。

2. 滴管侧壁无调节孔者，可将输液瓶（袋）取下并倾斜，使插入瓶（袋）内针头露出液面，待滴管内液体缓缓下流至露出液面时，再将输液瓶（袋）挂回输液架上继续输液。

（三）茂菲（氏）滴管内液面过低

可夹住滴管下端输液管，用手挤压滴管，迫使液体下流至管内，当液面升高至所需高度时，停止挤压，松开下端输液管即可。

（四）茂菲滴管内液面自行下降

输液过程中，如果茂菲滴管内液面自行下降，则应检查滴管上端输液管与滴管接头是否松动、滴管有无漏气或裂隙，必要时予以更换。

【情景导入与任务】

患者，王女士，48岁，公司职员，因左侧乳房发现一无痛性肿块2月余，近期肿块不断增大而入院，取活检病理检查报告为乳腺癌，行乳腺癌根治术。术后继续化疗6个周期。由于需要长期输入化疗药物，遵医嘱给予患者留置PICC导管，以下是患者的问题。

1. 什么是PICC？

2. 为什么要给我用 PICC？

3. 为什么不能在左手留置 PICC 导管？

4. 会不会影响我的生活？

作为责任护士的小芳该如何回复患者的问题？

六、输液治疗的维护与管理

随着医疗技术的飞速发展，临床上出现了各种各样的治疗形式，如果仅仅采用外周静脉血管通路（包括留置针输液）已经完全不能满足患者的需要。对于一些特殊患者，如肿瘤、全肠外营养支持、输注高渗、低渗、刺激性及发疱性药物等，临床上选用了中长线导管，如 PICC、CVC、输液港等。临床上由医生操作的有 CVC 及输液港，护理人员操作置管的有 PICC，需由经过专门置管培训合格后的护理人员实施。但是，置管后的管道维护是所有护理人员都应该掌握的一项基本操作。

（一）敷料的选择与更换

透明敷料有许多优点，如透明、透气、增加可视性便于观察注射部位，黏贴牢固等，所以临床工作中广泛应用透明敷料。如果置管部位有渗血，首选纱布作为敷料。

1. 应每日观察穿刺点及周围皮肤的完整性　若穿刺部位发生渗液渗血时，应及时更换敷料，当置管部位敷料发生松动、污染时等完整性受损时应立即更换。

2. 更换无菌透明敷料　至少每周更换一次，纱布敷料常规每 48 小时更换 1 次。纱布敷料与透明敷料一起使用时，应视为纱布敷料，每 48 小时更换 1 次。

（二）穿刺部位的护理

1. 严格无菌技术操作。

2. 穿刺点应覆盖无菌纱布或者无菌、透明、透气的敷料。

3. 每日对穿刺部位进行评估，透过敷料来触诊穿刺部位，询问患者是否有压痛。如果患者有压痛，应去除不透明的敷料并进行观察。如患者局部温度升高、触痛、红肿、可触及条索等，应立即拔除导管。

（三）冲管、封管

对血管内的导管应按照有关规定进行定期冲管，将导管内残留的药液冲入血液，以促进和保持其通畅，避免刺激局部血管，防止不相溶药物和液体的混合，并减少药物之间的配伍禁忌。

1. 在每一次输液之前，作为评估导管功能和预防并发症的一个步骤，应该冲洗和抽吸血管通路装置。

2. 在每一次输液后，应该冲洗血管通路装置，以便将输入的药物从导管腔内清除，降低不相容药物之间的接触的风险。

3. 在输液结束冲管之后，应该封闭血管通路装置，以减少管腔内闭塞和导管相关血流感染的风险。

4. 使用脉冲式冲管技术。即推一下、停一下，在导管内形成涡流，有利于把导管内各个方向的残留药物冲洗干净。

5. 使用正压封管技术，尽量减少血液回流至血管通路。钢针方法：将针尖留在肝素帽内少许，脉冲式推注封管液剩 0.5 ~ 1mL 时，一边推封管液，一边拔针头（推液速度大于拔针速度），确保留置导管内充满封管液，使导管内无药液或血液。无针接头方法：冲管后拔除注射器前将小夹子尽量靠近穿刺点，夹闭小夹子后拔除注射器。

（四）PICC 的维护技术

随着静脉治疗技术及输液穿刺工具的发展，护士在静脉治疗中的作用越来越重要。PICC，指将导管经外周静脉穿刺置入中心静脉内。可通过上肢贵要静脉、肘正中静脉、头静脉、肱静脉、颈外静脉（新生儿可通过下肢大隐静脉，头部颞浅静脉，耳后静脉等）穿刺置管，导管尖端位于上腔静脉或下腔静脉。PICC 因为尖端到达血管粗、血流量大、流速快的上腔静脉或下腔静脉，致腐或刺激性等药物通过 PICC 途径进入血流后会很快被稀释，从而有效避免对血管壁的损伤，保护外周静脉，减少静脉输液并发症。PICC 导管留置时间较长（5 天 ~ 1 年），达到一针治疗的目的，减少患者静脉输液穿刺的痛苦。

规范进行 PICC 导管的维护是影响导管留置的重要环节，可以提高输液安全性和护理服务质量，减少并发症发生。

【目的】

1. 减少输液相关并发症。

2. 减少导管相关血流感染。

3. 维持导管功能状态。

【评估】

1. 患者的病情、意识状态、配合程度。

2. 导管刻度、穿刺点局部情况及上次维护的时间。

3. 患者有无碘酒、乙醇及敷贴的过敏史。

【计划】

1. 护士准备　衣帽整洁，洗手，戴口罩。

2. 用物准备　护理车、治疗盘、手部皮肤消毒液、弯盘、剪刀、卷尺、胶布、一次性 PICC 维护包、10mL 预冲式冲洗器或 10 ~ 20mL 生理盐水注射器、输液正压接头、独立包装的思乐扣固定装置1套、无菌透明贴膜。

3. 患者准备　患者和家属了解导管维护目的、意义、过程和注意事项，并学会如何配合操作。如患者不能配合时，请人协助。有皮肤过敏史者，需在PICC置管前用贴膜在术侧前臂掌侧做过敏试验。

4. 环境准备　换药室内空气已消毒，温度适宜，关闭门窗。

【实施】

PICC导管维护技术操作流程，见表19-6。

表19-6　PICC导管维护技术

操作流程	操作说明
1. 核对解释	◆携用物至床旁，核对并解释以取得合作 ◆查看维护手册，<u>测量臂围（肘关节上10cm）</u>了解导管刻度及穿刺点局部和贴膜下皮肤情况
2. 揭贴膜	◆<u>先揭松贴膜四周，从外露导管一端向穿刺点方向揭贴膜（勿拔出导管）</u>（图19-10） ◆观察穿刺点情况
3. 消毒	◆<u>以穿刺点为中心上下各10cm，左右至臂缘，75%酒精避开穿刺点1cm螺旋消毒3遍，再用络合碘轻压穿刺点3秒，螺旋消毒2遍</u>（图19-11） ◆<u>外露导管用络合碘由穿刺点处消毒到尾端</u> ◆最后用络合碘消毒皮肤一遍
4. 固定	◆消毒液待干，更换输液正压接头 ◆妥善固定导管，避免导管打折，使用思乐扣固定装置固定导管 ◆<u>贴膜无张力粘贴</u>（图19-12）
5. 冲管封管	◆<u>脉冲式冲管</u>（采用推一下停一下的冲洗方法） ◆<u>正压封管</u>
6. 记录	◆贴膜上标明导管刻度、换膜时间和签名 ◆正压接头上标明更换接头时间 ◆记录PICC维护本

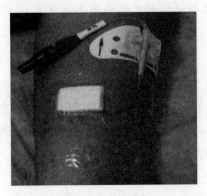

图19-10　PICC

【评价】

1.用物齐备，操作方法和步骤正确、熟练。

2.有较强的无菌观念，操作过程无污染。

3.在操作过程中注意保护患者隐私、关心患者。

【注意事项】

1.为避免将 PICC 导管带出体外，一定要注意贴膜的揭取方向。

2.消毒剂使用前要询问过敏史，使用乙醇消毒时避开穿刺点 1cm。

3.严格执行无菌操作，防止感染发生。

4.贴无菌透明贴膜时要无张力贴法，禁止将导管体外部分人为地移入体内。

5.每次换药时要更换输液正压接头，禁止使用小于 10mL 的注射器给药及冲封管。

6.可以使用 PICC 导管进行常规加压输液或输液泵给药，但是禁止用于高压注射泵推注造影剂，耐高压 PICC 导管除外。

7.透明敷贴过敏患者考虑使用无菌纱布替代，注意妥善固定，防止导管脱出。纱布 + 敷贴应视同为纱布敷料固定，每 48 小时维护 1 次。

8.不宜在置管侧肢体上方扎止血带，测血压，以免血液反流造成导管堵塞。

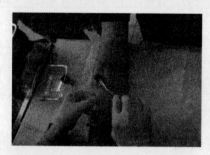 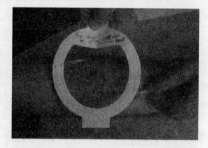

图 19-11　络合碘棉球消毒导管　　　图 19-12　无张力垂放无菌贴膜

【知识链接】植入式输液港

植入式输液港适用于需要长期及重复注射药物的患者，可用于任何性质的药物输注，不应使用高压注射泵注射造影剂（耐高压导管除外）。输液港的植入手术需经过专门培训的医生进行。

【情景导入与任务】

男性患者，刘先生，28 岁，因"发热三天"拟"左下肺炎"收住入院，步入病房，既往体健，无过敏史。查：神志清楚，精神略萎靡，体温 39.0℃，X 胸片示"左下肺炎"，医嘱予"0.9% 氯化钠 250mL+ 青霉素 400 万 U 静滴"，青霉素皮试（-）。输液过程中，患者出现发冷、寒战和发热。

请问：

1.患者发生了什么情况？

2. 值班护士该如何处理？

3. 你是如何正确区分输液过程中的发热反应和过敏反应的？

七、常见的输液反应与护理

【重点提示】

输液反应。

（一）发热反应

1. 原因　因输入致热物质引起。大多由于输液器具灭菌不彻底或再次被污染，输入液体制剂不纯、消毒或保管不良发生变质，输液过程中未严格遵守无菌技术操作等所引起。

2. 临床表现　患者在输液后数分钟至 1 小时，出现发冷、寒战及高热。轻者体温在 38℃ 左右，停止输液后数小时内可自行恢复正常，严重者初起寒战，继之高热，体温可达 41℃，并伴有头痛、恶心、呕吐、脉搏细速等全身症状。

3. 护理

（1）反应轻者可减慢输液速度，通知医生。重者立即停止输液，并同时通知医生，保留余液及输液器送检，根据需要送检，以查找发热反应的原因。

（2）出现寒战时注意保暖，高热时行物理降温，必要时遵医嘱给予药物降温、抗过敏药物或激素、抗生素等治疗。

（3）密切观察生命体征及其他伴随症状的变化。

4. 预防　严格遵守无菌技术操作原则及查对制度。操作前认真检查药液质量和输液器具的包装、灭菌日期、有效期等，防止致热源进入体内。

（二）循环负荷过重

1. 原因　由于输液速度过快，在短期内输入液体过多，使全身循环血量急剧增加，心脏负担过重所致。尤其是心肺功能不良、老年、儿童患者更易发生。

2. 临床表现　患者突然感到胸闷、气短、呼吸急促、面色苍白、出冷汗、咯粉红色泡沫样痰；严重时痰液可由口鼻涌出，听诊双肺部布满湿啰音，心率快且心律不齐。

3. 护理

（1）立即停止输液，但保留静脉通道利于抢救，迅速通知医生进行紧急处理。

（2）如病情允许，可使患者取端坐位，双腿下垂，以减少下肢静脉回流，减轻心脏负担。必要时进行四肢轮扎。用橡胶止血带或血压计袖带适当加压四肢，以阻断静脉血流，但动脉血仍可通过。每 5 ～ 10min 轮流放松一侧肢体上的止血带，可有效地减少静脉回心血量。症状缓解后，逐渐解除止血带。

（3）给予高流量氧气吸入，一般为 6 ～ 8 L/min，可使肺泡内压力增高，减少肺泡内毛细血管渗出液的产生。氧气湿化瓶内加入 20%～30% 的乙醇进行湿化。因乙醇能降低肺泡内泡沫的表面张力，使泡沫破裂消散，改善肺部气体交换，减轻缺氧症状。

（4）遵医嘱给予镇静、平喘、强心、利尿和扩血管药物，以减轻心脏负荷。

（5）严密观察病情，如生命体征、意识、面色、尿量等。

（6）给予患者心理护理，安慰患者，缓解其紧张情绪，促使其积极配合治疗、护理。

4. 预防　输液过程中，根据患者病情严格控制输液速度和输液总量，对老年、儿童、心肺功能不良的患者更应注意。

（三）静脉炎

1. 原因　由于长期输注高浓度和刺激性较强的药物，或静脉内放置刺激性较强的静脉导管时间过长，而引起局部静脉壁的化学炎性反应，也可因输液过程中执行无菌操作不严格而引起局部静脉感染。

2. 临床表现　沿静脉走向出现条索状红线，局部组织发红、肿胀、灼热、疼痛，有时伴有畏寒、发热等全身症状。

3. 护理

（1）一旦发生静脉炎，头皮钢针和外周静脉导管要立即拔除，暂时保留 PICC。

（2）尽早对症处理。局部用 95% 乙醇或 50% 硫酸镁进行湿敷，2 次／日，每次 20 分钟。也可将如意金黄散加蜂蜜调成糊状局部外敷，2 次／日，具有清热、止痛、消肿的作用。严重者，遵医嘱局部应用抗生素药膏或湿热敷。

（3）抬高患肢，避免受压，避免剧烈运动。

（4）加强观察局部和全身情况，做好宣教指导。

（5）被评为 2 级或更高级别的静脉炎必须作为不良事件上报。

4. 预防

（1）严格遵守无菌技术操作原则和手卫生原则。

（2）对血管壁有刺激性的药物应充分稀释后再使用，输液速度要放慢，防止药物漏出血管外。

（3）合理的选择输液工具。

（4）对所有穿刺部位和肢体应常规评估，询问患者有无疼痛、发热、刺痛和其他不适。

【知识链接】静脉炎临床表现与分级

0 级：没有症状；

1 级：输液部位发红，伴有或不伴有疼痛；

2 级：输液部位疼痛，伴有发红和（或）水肿；

3 级：输液部位疼痛，伴有发红和（或）水肿，有条索状物形成，可触及条索状静脉；

4 级：输液部位疼痛，伴有发红和（或）水肿，有条索状物形成，可触及条索状静脉，长度 > 2.5cm，有脓液流出。

（四）空气栓塞

1.原因　输液器内空气未排尽；导管连接不紧，有漏气；加压输液、输血时无人守护；液体输完未及时更换药液或拔针。

发生机理进入静脉的空气形成栓子，随血流首先被带到右心房然后进入右心室。若空气量少，则随血液被右心室压入肺动脉并分散到肺小动脉内最后经毛细血管吸收、因而损害较小。若空气量大，空气进入右心室后阻塞肺动脉入口，使血液不能进入肺内进行气体交换，引起机体严重缺氧而危及患者生命。（图 19-13）

2.临床表现　患者在输液过程中突然感到心前区异常不适，胸骨后疼痛，随之出现呼吸困难、严重发绀、伴濒死感，听诊心前区可闻及响亮的、持续的水泡声。心电图出现心肌缺血和急性肺源性心脏病的表现。

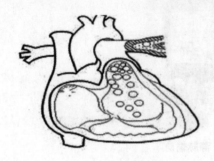 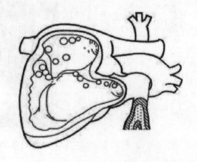

图 19-13　空气在右心室内阻塞肺动脉入口　　图 19-14　置患者于左侧头低足高卧位，

使气泡避开肺动脉入口

3.护理

（1）立即关闭输液调节器，将患者置于左侧头低足高卧位。头低足高时可增加胸内压力，以减少空气进入静脉，左侧卧位可使肺动脉的位置低于右心室，有利于气体浮向右心室尖部，避开肺动脉入口，随着心脏舒缩，将空气混成泡沫，分次小量进入肺动脉内，逐渐被吸收。（图 19-14）

（2）给予高流量氧气吸入，提高患者的血氧浓度，纠正缺氧状态。

（3）严密观察患者病情变化，如有异常及时对症处理。

（4）有条件时可通过中心静脉导管抽出空气。

4.预防　输液前认真检查输液器的质量，排尽输液器内的空气；输液过程中加强巡视，及时更换输液瓶或添加药物；输液完毕及时拔针。加压输液时必须有专人守护。

【拓展与思考】

1.静脉输液过程中常见的输液反应有哪些？

2.最常见和最严重的输液反应分别是什么？

3.如何预防和处理静脉输液反应？

第二节　静脉输血法

静脉输血是将全血或成分血（血浆、红细胞、白细胞、血小板等）通过静脉输入体内的方法。正常情况下血液占体重的 7% ~ 8%。成人一次失血量超过全身血量的 20%，会导致机体活动障碍，需要及时进行输血。1930 年的诺贝尔生理／医学奖获得者——卡尔·兰茨泰纳（Kari Landsteiner）发现了人类的 ABO 血型及凝集规律，为现代输血提供了坚实的病理生理学基础。静脉输血是急救和治疗的重要手段之一，在临床上广泛应用。

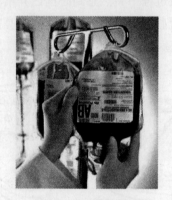

图 19-15　静脉输血

一、输血的目的

1.补充血容量　增加有效循环血量，改善心肌功能和全身血液灌流，提升血压，增加心输出量，改善和促进循环。用于失血、失液引起的血容量不足或休克患者。

2.纠正贫血、补充血红蛋白　增加血红蛋白含量，促进携氧功能。用于严重贫血和慢性消耗性疾病的患者。

3.补充血小板和各种凝血因子　改善凝血功能，预防和控制出血。用于凝血功能障碍及大出血的患者。

4.补充血浆蛋白　增加蛋白质，改善营养，维持血浆胶体渗透压，减少组织渗出和水肿，保持有效循环血量。用于低蛋白血症、大出血、大手术的患者。

5.补充抗体、补体等血液成分　增加机体抵抗力，提高机体抗感染能力。用于严重感染的患者。

6.排除有害物质　改善组织器官的缺氧状况，如一氧化碳、苯酚等化学物质中毒。

7.排除血浆中的自身抗体　当发生溶血性输血反应、重症新生儿溶血病时，可采用换血疗法，达到排除血浆中自身抗体作用。

【知识链接】换血疗法

换血疗法是通过大量输入正常的血液，同时换去患者原有的部分或大部分血液，来医治某些疾病的一种治疗方法，属于静脉输血法的一种。换血疗法应用于新生儿溶血症、严重的溶血反应、尿毒症、高钾血症、严重一氧化碳中毒、某些类型的肝昏迷等。

二、静脉输血的原则

1. 输血前必须作血型鉴定及交叉配血试验。

2. 无论是输全血还是成分血，一般应选用同型血液输注，特殊紧急情况下，如无同型血液，可选用 O 型血输给患者，但输入速度宜慢，量应控制在 400mL 以内。

3. 需要再次输血，必须重新做交叉配备试验。

三、血液制品的种类

（一）全血

1. 新鲜血　指在 4℃抗凝保养液中保存 1 周内的血液。保留了血液中原有的各种成分，可补充各种血细胞、凝血因子和血小板。适用于血液病患者。

2. 库存血　指在 4℃冰箱内保存 2～3 周的血液。库存血虽含有血液的所有成分，但随着保存时间延长，本身的有效成分部分破坏，如血小板、凝血酶原等，血浆钾离子浓度升高，酸性增强。所以，大量输库血时要防止酸中毒和高钾血症。适用于各种原因引起的大出血或手术患者。

3. 自体血　择期手术或脾切除、宫外孕的患者，可利用血液回收装置进行术中失血回输。对身体一般情况好，符合自身输血条件的患者，可在术前 2～3 周定期反复采集自身血液保存，手术时回输。

（二）成分血

成分血是指在一定条件下，采用特定方法将血液中的各种有效成分加以分离提纯，制成高浓度和高纯度的血液制品。根据患者的病情及治疗，针对性地输入相应的血液中的成分，称为成分输血。其优点是针对性强，治疗效果好，减少输血反应，一血多用，满足不同患者的需求，节约血源。

1. 血浆　全血分离后所得的液体部分。不含血细胞，无凝集原，输注时无须做血型鉴定和交叉配血试验。分为以下几种：

（1）新鲜血浆　含全部凝血因子。适用于凝血因子缺乏的患者。

（2）保存血浆　除血浆蛋白外，其他成分逐渐被破坏。适用于低血容量和低血浆蛋白的患者。

（3）冰冻血浆　新鲜冰冻血浆含有全部凝血因子，在 –30℃ 低温环境下保存，有效期为 1 年。普通冰冻血浆在 –30℃ 低温环境下保存，有效期为 5 年，主要用以补充稳定的凝血因子和血浆蛋白。

（4）冷沉淀　是新鲜冰冻血浆在控制的温度下（0℃ ~ 4℃）融化后收集的冷不溶成分。含有Ⅷ因子及纤维蛋白原，可治疗缺乏Ⅷ因子及纤维蛋白原而出血不止的患者或血友病患者。

2. 红细胞　可增加血液的携氧能力，用于失血多的手术和各种贫血患者。一般以 100mL 为一个单位。

（1）浓缩红细胞　新鲜全血经离心或沉淀分离血浆后的余下部分。适用于血容量正常的贫血、一氧化碳中毒、携氧功能缺陷的患者。

（2）红细胞悬液　是全血经离心后去除血浆加入等量红细胞保养液制成。适用于战地急救和中小手术的患者。

（3）洗涤红细胞　是全血经离心去除血浆和白细胞，经生理盐水洗涤数次后，再加入适量的生理盐水。适用于免疫性溶血性贫血、脏器移植术后及反复输血的患者。

（4）去白细胞浓缩红细胞　全血经过去除白细胞处理后得到的红细胞。适用于原因不明的发热反应患者或因白细胞抗体造成输血发热反应患者，也用于再生障碍性贫血，骨髓、器官移植、免疫缺失或抑制导致贫血的患者。

3. 白细胞浓缩悬液　新鲜全血经离心后而成的白细胞，保存于 4℃ 环境中，有效期为 48h。适用于粒细胞缺乏伴严重感染的患者。

4. 浓缩血小板　全血离心所得，22℃ 环境下保存，24h 内有效。适用于功能障碍性出血或血小板减少的患者。

5. 各种凝血制剂　如凝血酶原复合物等。适用于各种原因引起的凝血因子缺乏的出血性疾病。

（三）其他血液制品

1. 白蛋白液　从血浆中提纯而得，能提高机体血浆蛋白和胶体渗透压。适用于低蛋白血症患者，如烧伤、肝硬化、肾病患者。

2. 纤维蛋白原　适用于纤维蛋白缺乏症和弥散性血管内凝血患者。

3. 抗血友病球蛋白浓缩剂　适用于血友病患者。

【知识链接】自体输血

自体输血是通过采集患者自身的血液，经过储存或成分处理后，在术中或术后需要时再回输给患者，是一种较为安全的输血治疗方法。自体输血包括贮存式自体输血、回收式自体输血和稀释式自体输血。

自体输血的优势有：①可以避免因输入异体血液可能导致的溶血反应、发热及过敏、抗宿主反应，还能避免受血者免疫功能下降；②达到安全用血的目的，没有传播艾滋病、疟疾、梅毒、肝病、巨细胞病毒等血液传染性疾病的危险；③输血后极少发生代谢性酸中毒、低钙血症、高钾血症等不良反应；④血液质量好。自体输血因血液新鲜，其携氧功能、凝血功能都大大优于库存异体血；⑤能缓解目前用血紧张的状况，解决某些稀有血型如 Rh 阴性血型者供血问题；⑥扩大血源，减少患者经济开支，提供安全用血；⑦进行自体输血的患者，由于需反复抽血，可以刺激骨髓造血细胞活力，使患者术后的造血速度加快，有利于身体康复。鉴于以上自体输血的诸多优点，在确保患者输血安全的同时也可以减轻采供血机构无偿献血的压力，应该大力推广。

四、静脉输血法

【重点提示】
输血前的备血，三查八对的内容。

（一）输血前准备

1.备血　输血前应做交叉配血试验，配血标本的采集。

（1）用至少 2 种方法对患者进行核对　请患者自报姓名；核对腕带。

（2）根据医嘱抽取患者血标本 2mL，与填写完整的输血申请单和配血单一并送血库，作血型鉴定和交叉配血试验。采血时，禁止一名护士同时采集两个患者的血标本，以免发生混淆。

2.取血

（1）配血合格后　根据输血医嘱，由医护人员凭提血单到血库取血，与血库人员共同核对，做好"三查""八对"工作。"三查"即查血液的有效期、血的质量和输血装置是否完好，"八对"即对姓名、床号、住院号、血瓶（袋）号、血型、交叉配血试验结果、血液种类和血量。准确无误时，双方共同签名后方可取回。

（2）凡血袋有下列情形之一的，不得取回　①标签破损，字迹不清。②血袋有破损、漏血。③血液中有明显凝块。④血浆呈乳糜状或暗灰色。⑤血浆中有明显气泡、絮状物或粗大颗粒。⑥未摇动时血浆层与红细胞的界面不清或交界面上出现溶血。⑦红细胞层呈紫红色。⑧过期或其他须查证的情况。

3.取血后注意事项　血液取出后，勿剧烈震荡，以免红细胞大量破坏造成溶血。如为库血，可在室温下放置 15 ~ 20min 后再输入。切勿加温，以免血浆蛋白凝固变性而引起反应。

4.核对输血前　须与另一名护士核对交叉配血报告单及血袋标签各项内容，检查血袋有无破损渗漏，血液颜色是否正常，确定无误后方可输入。

（二）输血法

【目的】

同"输血的目的"。

【评估】

1. 患者的年龄、病情、血型、输血史及过敏史。

2. 患者心理状态及输血的认识。

3. 患者穿刺部位皮肤、血管状况及肢体活动度。

【计划】

1. 护士准备　衣帽整洁，洗手，戴口罩。

2. 用物准备　一次性输血器，0.9%氯化钠溶液、血液制品（根据医嘱准备）、其他同密闭式输液法。

3. 患者准备　患者和家属了解输血的目的、意义、过程和注意事项等。排空大小便，取舒适卧位。

4. 环境准备　整洁、安静、舒适、安全。

【实施】

静脉输血法操作流程，见表19-7。

表 19-7　静脉输血法

操作流程	操作说明
1. 核对解释	◆由两名医护人员带病历到患者床旁共同核对患者床号、姓名、性别、年龄、住院号、科室名称、血型等，确认与配血报告相符，再次核对血液。
	◆向患者做好评估并解释
2. 建立静脉通道	◆将输血器插入0.9%氯化钠溶液，按静脉输液法进行操作，穿刺成功后，先输入少量0.9%氯化钠溶液，确定滴注通畅后，冲洗输血器管道
3. 再次核对	◆由两名护士按"三查八对"内容再次核对，并摇匀储血袋内的血液（轻轻旋转血袋，避免剧烈振荡）
4. 输血	◆打开储血袋封口，常规消毒血袋上的输血接口
	◆将输血器针头从0.9%氯化钠溶液瓶上拔下，插入消毒后的输血接口内，缓慢将储血袋倒挂在输液架上，打开输血器调节器，开始输血
5. 调整滴速	◆开始宜慢，不超过20gtt/min（观察15min若患者无不适，再根据病情、年龄调节滴速）
6. 核对记录	◆脱手套，再次核对，填写输血卡，挂血型牌
7. 整理	◆协助患者取舒适卧位，整理床单位，交代注意事项，清理用物，洗手，取口罩
8. 巡视	◆密切观察病情变化，注意有无输血反应发生

（续表）

操作流程	操作说明
9. 输血完毕	◆输血完毕，再继续输入少量 0.9% 氯化钠溶液，如输入两袋以上血液时，两袋血液之间应输入 0.9% 氯化钠溶液直到输血器内的血液全部输入体内，再拔针
10. 整理记录	◆整理床单位，清理用具（将输血袋送输血科保留 24 小时），洗手，进行输血记录（记录输血时间、种类、量、血型、血袋号、有无输血反应等）

【评价】

1. 用物齐备，操作方法和步骤正确、熟练。

2. 有较强的无菌观念，操作过程无污染。

3. 在操作过程中注意保护患者隐私、关心患者。

【注意事项】

1. 根据配血单采集血标本，禁止一名护士同时采集两个患者的血标本，以免出现差错。除输入血浆和白蛋白外，输入全血或其他成分血均必须在输血前进行交叉配血试验。

2. 严格执行查对制度和无菌操作原则，输血前必须经两人核对无误后方可输入，如用库血，认真检查库血质量。

3. 如果患者既输全血，又输成分血，应先输成分血，后输全血，以保证成分血能发挥最好效果。

4. 输血前后及输入两袋血液之间须输入少量生理盐水，输入的血液内不可随意加入其他药品，如钙剂、酸性或碱性药物、高渗或低渗溶液，以防止血液变质。输血过程中，密切观察有无输血反应，特别是输血开始 10 ~ 15min 内，应耐心听取患者主诉，如发生输血反应，立即报告医生配合处理，并保留余血以供检查分析原因。加压输血时必须专人守护，避免发生空气栓塞。

5. 全血、成分血或其他血液制品从血库取出后应 30 分钟内输注，一个单位的全血或成份血应在 4 小时内输完。

6. 血液制品不可加热，不可随意加入其他药物。

7. 输血袋用后需低温保存 24h，以便患者在输血后发生输血反应时检查、分析原因。

8. 输血操作时，输注的速度要根据血液成分、患者的病情、年龄区别对待。

（1）对年老体弱、严重贫血、合并呼吸、心血管疾病或中毒情况时，输血速度应慢。

（2）当失血量超过循环血量 20% 时应快速输血。

（3）血小板的输注速度要快，以患者能够耐受为准。

（4）凝血因子输注速度以患者能够耐受的最快速度为宜。

（5）新鲜血浆的输注速度不超过 5 ~ 10mL/min，溶化后的血浆在 4 小时内输注。

9. 连续输血者，每 4 小时更换一次输血装置和附加过滤器。

【拓展与思考】

1. 通过护理实训课掌握静脉输血操作。

2. 能根据不同案例说出静脉输血的目的和原则。

3. 主动参与无偿献血活动。

【情景导入与任务】

患者，李阿姨，56岁，因"头晕、乏力2月，贫血貌"诊断为急性白血病入院，今日血常规回报：血红蛋白41g/L，医嘱输注A型浓缩红细胞2U，输血后约15min患者出现面色苍白、烦躁不安、呼吸急促、脉搏细速、血压下降，诉感头胀痛、胸痛、心前区压迫感、腰背酸痛、恶心、呕吐等全身不适。

请问：

1. 患者发生了什么反应？

2. 造成以上输血反应的原因是什么？

3. 如何防治？

五、常见输血反应与护理

【重点提示】

输血反应及处理方法。

（一）发热反应

1. 原因

（1）由致热原所致，由于血液、保养液或输血用具被致热原污染，输血后即会发生发热反应。

（2）输血时违反无菌技术操作原则，造成输血过程污染。

（3）因多次输血后，受血者血液中产生白细胞抗体和血小板抗体，当再次输血时，受血者体内产生的抗体与供血者的白细胞和血小板发生免疫反应，引起发热。

2. 临床表现通常发生在输血过程中或输血后1～2小时内，初起发冷或寒战，继而出现高热，体温可达38℃～41℃，可伴有皮肤潮红、头痛、恶心、呕吐等全身症状，持续时间不等，轻者持续1～2小时可缓解，体温逐渐降至正常。

3. 护理

（1）严格管理血库保养液和输血用具，有效去除致热原，严格无菌技术操作，防止污染。

（2）密切观察病情变化，反应轻者减慢输血速度，严重者应立即停止输血，静脉滴注生理盐水，以维持静脉通路。

（3）寒战时注意保暖，高热时注意降温。

（4）遵医嘱给药，如解热镇痛药、抗过敏药或激素类药物。

（5）将输血器，剩余血液连同储血袋一同送检。

（二）过敏反应

1. 原因

（1）受血者为过敏体质　输入血液中的异体蛋白质与患者机体的蛋白质结合，形成全抗原而致敏。

（2）输入血液中含有致敏物质　如供血者在献血前用过可致敏的药物或食物。

（3）多次输血产生抗体　患者多次输血，体内产生抗体，当再次输血时，抗原和抗体作用而发生过敏反应。

2. 临床表现　过敏反应通常发生在输血后期或输血即将结束时，其表现轻重不一。轻者为皮肤瘙痒，局部或全身出现荨麻疹，血管神经性水肿（多见于颜面，如眼睑、口唇高度水肿），重者可出现喉头水肿表现为呼吸困难，支气管痉挛，两肺闻及哮鸣音，严重者可发生过敏性休克。

3. 护理

（1）预防　献血者在采血前 4h 内不宜吃富含高蛋白质和脂肪的食物，可饮糖水或清淡饮食，以免血中含有致敏物质。输血前对有过敏史的患者遵医嘱给抗过敏药物，正确管理血液与血液制品。

（2）密切观察反应并及时处理　轻者减慢滴速，遵医嘱给抗过敏药物；重者应立即停止输血，保留静脉通路，遵医嘱皮下注射 0.1% 肾上腺素 0.5 ~ 1mL。

（3）对症处理　对呼吸困难者给予氧气吸入，对严重喉头水肿者应配合医生行气管切开，循环衰竭者立即抗休克治疗。

（4）监测生命体征变化。

（三）溶血反应

由于受血者和供血者的红细胞发生异常破坏或溶解而导致一系列临床表现。它是最严重的输血反应。

1. 原因

（1）输入异型血　即供血者与受血者血型不符而造成血管内溶血，是输血反应中最严重的一种。多由于 ABO 血型不相容引起，反应发生非常快，一般输入 10 ~ 15mL 血液即出现严重症状，后果非常严重。

（2）输入变质血　输血前红细胞就已破坏溶解，如血液储存过久，保存温度过高，输血前将血液加温或剧烈震荡，血液受细菌污染，血液内加入高渗、低渗溶液或加入能影响血液 pH 值的药物等。

（3）Rh 血型系统不符　Rh 阴性者首次输入 Rh 阳性血液后，不发生反应，血清中产生抗 Rh 阳性的抗体，当再次接受 Rh 阳性血液，即可发生血管外溶血。此种类型反应发生较慢，一般在输血后几小时至几天才发生。

2.临床表现　轻重不一，轻者与发热反应相似，重者在输入 10 ~ 15mL 血液时，即可出现症状，随着输入血量的增加而加重，死亡率高。临床表现可分为以下三个阶段：

（1）第一阶段　受血者血浆中的凝集素和输入血中红细胞的凝集原发生凝集反应，使红细胞凝集成团，阻塞部分小血管，患者出现头胀痛、四肢麻木、腰背部剧烈疼痛、恶心呕吐、心前区疼痛感等反应。

（2）第二阶段　由于凝集的红细胞发生溶解，大量血红蛋白进入到血浆中，患者出现黄疸和血红蛋白尿，同时伴有寒战、发热、呼吸急促、血压下降等。

（3）第三阶段　大量的血红蛋白从血浆进入肾小管，遇酸性物质形成结晶，阻塞肾小管。另外，由于抗原、抗体的相互作用，引起肾小管内皮缺血、缺氧而坏死脱落，进一步加重肾小管阻塞，导致急性肾衰竭。表现为少尿或无尿，尿内出现蛋白或管型，尿素氮滞留，高钾血症和酸中毒，严重者可致死亡。

3.护理

（1）预防　严格执行查对制度，认真做好血液标本采集、血型鉴定及交叉配血试验，杜绝差错事故的发生。

（2）停止输血　一旦发生溶血反应立即停止输血（保留静脉通道，遵医嘱给药），给予氧气吸入，并通知医生；保留余血并抽取患者血标本一同送检，重做血型鉴定、交叉配血试验。

（3）保护肾脏　双侧腰部封闭，并用热水袋敷双侧肾区，以解除肾血管痉挛，保护肾脏。

（4）碱化尿液　遵医嘱静脉滴注 5% 碳酸氢钠，以碱化尿液，增加血红蛋白在尿液中的溶解度，减少沉淀，避免肾小管阻塞。

（5）密切观察病情变化　密切观察生命体征和尿量，做好记录。一旦出现尿少、尿闭者，按急性肾衰竭处理，如出现休克症状，立即配合医生进行抗休克治疗。

（四）大量输血后反应

大量输血是指在 24h 内紧急输血量大于或等于患者的总血容量。常见的反应有循环负荷过重、出血倾向、枸橼酸钠中毒反应等。

1.循环负荷过重　其原因、临床表现、护理措施同静脉输液反应。

2.出血倾向

（1）原因　长期反复输库血，由于库血中的血小板破坏较多，凝血因子减少而引起出血。输血的同时输入了大量的枸橼酸钠，引起凝血障碍。

（2）症状　患者表现为皮肤、黏膜瘀点或瘀斑，牙龈出血，穿刺部位可见渗血，或手术后伤口渗血，严重者出现血尿。

（3）护理措施　密切观察患者意识、血压、脉搏等变化，注意皮肤、黏膜或手术伤口有无出血倾向，严格掌握输血量，遵医嘱间隔输入新鲜血或血小板悬液，以补允足够的血小板和凝血因子，根据凝血因子的缺乏情况补充有关成分。

3.枸橼酸钠中毒反应

（1）原因　由于大量输血随之输入大量枸橼酸钠，如患者肝功能不全，枸橼酸钠尚未氧化即和血中游离钙结合而使血钙浓度下降。

（2）症状　患者表现为手足抽搐、血压下降、心率缓慢、心室纤维颤动，甚至出现心搏骤停。

（3）护理　严密观察患者的反应，出现症状及时通知医生紧急处理，输入库存血1000mL以上时，遵医嘱静脉注射10%葡萄糖酸钙或氯化钙10mL，以补充钙离子。

【知识链接】输血传播性疾病

输血传播疾病又称输血相关传染病，是指受血者通过输入含有病原体的血液或血液成分而引起的传染病或感染。目前，可通过输血传播的疾病与感染已知有二十几种，其中常见的有：乙型、丙型肝炎，艾滋病，巨细胞病毒感染，梅毒，疟疾，弓形体病等。献血者有EB病毒感染，黑热病、丝虫病、回归热感染时，均有可能通过输血传播。此外，如血液被细菌污染，可使受血者由此引起菌血症，严重者可致败血症。在由输血引起的疾病中，以乙型病毒性肝炎及丙型病毒性肝炎和艾滋病危害性最大。世界卫生组织（WHO）统计显示，全球每年有近百万人因输入不健康血液或血液制品感染病毒性肝炎、艾滋病、梅毒等。每年新增的人类免疫缺陷病毒（HIV）携带者中，5%～10%有经输血或血液制品感染史。

（五）其他

如空气栓塞、细菌污染反应以及因输血传播的疾病，如病毒性肝炎、疟疾、艾滋病、梅毒等。因此，应严格管理血液制品，严格筛选供血员，严格把握采血、贮血和输血操作的各个环节，保证患者输血安全。严禁通过非正规途径买卖血液，只有血站是采集、提供临床用血的唯一机构。

【拓展与思考】

1.最常见和最严重的输血反应分别是什么？

2.有人说"异体输血即器官移植，难免会发生排斥反应，所以发生输血反应不足为怪"。你赞同这个观点吗？为什么？

3.你是如何看待"输血有风险，输血要谨慎"这个问题的？

【课后检测】

选择题

1. 关于静脉输液的目的，下列哪一项是错误的（　　）

A. 补充营养，维持热量　　　　　　B. 输入药物，治疗疾病

C. 增加循环血量，维持血压　　　　D. 纠正水电解质失调，维持酸碱平衡

E. 测定中心静脉压

2. 对纠正体内电解质失调有显著效果的溶液是（　　）

A. 浓缩白蛋白　　　　　B. 右旋糖酐　　　　　　C. 血浆

D. 晶体溶液　　　　　　E. 全血

3. 下列哪项不是导致红细胞被破坏的原因（　　）

A. 血液储存过久　　　　　　　　B. 血液被剧烈震荡

C. 血液内加入了高渗或低渗溶液　　D. 血液在室温中放置时间过长

E. 血液在 4℃的冰箱内保存

4. 最常见的输液反应是（　　）

A. 过敏反应　　　　　B. 心脏负荷过重的反应　　C. 发热反应

D. 空气栓塞　　　　　E. 静脉炎

5. 对维持血浆胶体渗透压、增加血容量及提高血压有显著效果的溶液是（　　）

A.5% 葡萄糖溶液　　　B.10% 葡萄糖溶液　　　C.0.9% 氯化钠溶液

D. 林格氏液　　　　　　E. 低分子右旋糖酐

6. 脑水肿患者静脉滴注 20% 甘露醇 250mL，要求在 30 分钟内滴完，输液速度应为（　　）

A.60 滴 / 分　　　　　B.100 滴 / 分　　　　　C.125 滴 / 分

D.150 滴 / 分　　　　　E.160 滴 / 分

7. 库存血的有效保存期是（　　）

A.7 ～ 14 天　　　　　B.14 ～ 21 天　　　　　C.21 ～ 28 天

D.28 ～ 35 天　　　　　E.35 ～ 42 天

8. 发生溶血反应时，患者出现黄疸和血红蛋白尿的机理是（　　）

A. 红细胞凝集成团，阻塞部分小血管

B. 凝集的红细胞溶解，大量血红蛋白进入血浆

C 血红蛋白进入肾小管

D 进入肾小管的血红蛋白遇酸性物质而变成晶体，阻塞肾小管

E 肾小管内皮细胞坏死脱落，阻塞肾小管

9. 静脉输液过程中发生空气栓塞的致死原因是（　　）

A. 空气栓塞在主动脉入口　　　　　　B. 空气栓塞在肺动脉入口

C. 空气栓塞在上腔动脉入口　　　　　D. 空气栓塞在下腔动脉入口

E. 空气栓塞在肺静脉入口

10. 下列哪一项不是预防输血引起过敏反应的措施（　　）

A. 输血前注射肾上腺素 0.5 ~ 1mL　　　　　B. 勿选用有过敏史的献血员

C. 献血员在采血前 4 小时应禁食　　　　　D. 献血员在献血前禁食致敏食物

E. 对过敏体质的患者在输血前给予抗过敏药物

11. 血液病患者最适宜输入（　　）

A. 库存血　　　　　　B. 血浆　　　　　　C. 新鲜血

D. 白蛋白　　　　　　E. 水解蛋白

12. 下列哪一项不是预防静脉炎的方法（　　）

A. 严格执行无菌操作　　　　B. 有计划的更换注射部位

C. 严格控制输液速度　　　　D. 对血管有刺激性的药物先稀释再用

E. 防止浓度高的药物溢出血管外

13. 王某，女，32 岁，因一氧化碳中毒收入院，适合王某输入的血液制品是（　　）

A. 浓缩红细胞　　　　B. 新鲜冰冻血浆　　　　C. 洗涤红细胞

D. 白细胞浓缩悬液　　E. 冷沉淀凝血因子

14. 张先生，47 岁，因上呼吸道感染入院，遵医嘱给予补液抗感染治疗。护士在巡视病房时发现输液不滴，注射部位无肿胀，挤压无回血，有阻力。该患者可能发生了何种情况（　　）

A. 针头斜面紧贴血管壁　　　　B. 针头堵塞　　　　C. 压力过低

D. 针头滑出血管外　　　　　　E. 静脉痉挛

15. 输液时，张先生诉胸部不适，随即发生呼吸困难，严重发绀，心前区听诊闻及响亮持续的"水泡声"，该患者发生了（　　）

A. 发热反应　　　　　　B. 右心衰竭　　　　　　C. 过敏反应

D. 急性肺水肿　　　　　E. 空气栓塞

16. 患者李某，男，因车祸内脏破裂大出血而行急诊手术治疗。在输血 10 分钟时，患者突然感到头部胀痛，并出现恶心呕吐，腰背部剧痛。护士首先应（　　）

A. 测量血压、脉搏、呼吸　　　　　B. 通知医生和家属，安慰患者

C. 控制感染，纠正水电解质紊乱　　D. 双侧腰封或肾区热敷，控制腰痛

E. 停止输血，给患者吸氧并保留余血

17. 陈女士，于昨日行剖宫术，术后出血较多，医嘱 1000mL 库血静脉输入，输血后患者突然手足抽搐，血压下降，心率减慢，伤口渗血增加。患者可疑发生（　　）

A. 枸橼酸钠中毒　　　　B. 溶血反应　　　　　　C. 过敏反应

D. 出血倾向　　　　　　E. 急性心衰

18. 王某，女，39 岁，宫外孕大出血，急诊入院，入院时血压 80/50mmHg，为其输血时，应选择哪种溶液（　　）

A.0.9% 氯化钠溶液　　　　B. 代血浆　　　　　　C.10% 葡萄糖溶液

D.4% 碳酸氢钠溶液　　E. 复方氯化钠溶液

（19 ～ 21 题共用题干）

患者女性，35 岁。输液过程中突然呼吸困难，感到胸闷、气促、咳嗽、咳粉红色泡沫痰，肺部闻及湿啰音。

19. 根据临床表现，该患者可能出现了（　　）

A. 急性肺水肿　　　　B. 心肌梗死　　　　　　C. 过敏反应

D. 空气栓塞　　　　　E. 发热反应

20. 吸氧时，在湿化瓶内应加的湿化液是（　　）

A. 清水　　　　　　　B. 冷蒸馏水　　　　　　C.10% ～ 20% 乙醇

D.20% ～ 30% 乙醇　　E.1% ～ 4% 呋喃西林

21. 应立即协助患者取（　　）

A. 去枕仰卧位　　　　　　　B. 头低足高位　　　　C. 俯卧位

D. 半坐卧位，床尾抬高　　　E. 端坐位，双腿下垂

（22 ～ 26 题共用题干）

患者男性，42 岁，因车祸内脏破裂大出血，欲行急诊手术治疗。去手术室之前，护士遵医嘱为患者建立静脉通道并行输血治疗。因时间紧，护士从血库取血后将血袋放入热水中提温，5 分钟后给患者输入。当输血 10 分钟后，患者感到头部胀痛，出现恶心、呕吐、腰背部剧痛。

22. 患者最可能出现的反应是（　　）

A. 高钾血症　　　　　B. 过敏反应　　　　　　C. 溶血反应

D. 酸中毒　　　　　　E. 低血钙

23. 此反应产生的最大可能的原因是（　　）

A. 输入了致敏物质　　B. 输入了库存血　　　　C. 输入了异型血液

D. 枸橼酸浓度过高　　E. 血液加温破坏了红细胞

24. 此患者将出现的特征性表现是（　　）

A. 四肢麻木　　　　　B. 黄疸、血红蛋白尿　　C. 面部潮红

D. 心前区压迫感　　　E. 血压下降

25. 发生此反应，护士首选的护理措施是（　　）

A. 吸氧　　　　　　　B. 通知医生　　　　　　C. 停止输血

D. 静脉注射碳酸氢钠　E. 送检剩余血，重做交叉配血试验

26. 此反应造成患者死亡的常见原因是（　　）

A. 心力衰竭　　　　　B. 呼吸衰竭　　　　　　C. 过敏性休克

D. 肾功能衰竭　　　　E. 感染性休克

（王莉　杨艳）

第二十章　标本采集

【学习要点】

【知识目标】

1. 掌握　能正确陈述标本采集的基本原则；能正确描述血液标本、尿标本、粪便标本、痰标本及咽拭子标本采集的目的及注意事项；能正确说出 12h 或 24h 尿标本常用防腐剂的种类、作用与用法。

2. 理解　能正确理解标本采集的意义；能比较不同类型的静脉血标本采集的目的、采血量、方法及标本容器选择的不同点。

3. 了解　影响检验结果的因素。

【技能、职业能力培养目标】

1. 明确　能指导患者正确留取标本。

2. 熟练　能熟练进行各种标本的采集，方法正确、操作规范。

【情感、态度等素质培养目标】

1. 明确　具有以人为本的服务理念，养成严谨认真、一丝不苟的工作态度。

2. 熟悉　具有崇高的道德感，富有同情心和责任感，敏锐的观察力，良好的个人能力与人际关系技巧等优良的个性心理品质。

【情景导入与任务】

患者刘某，女，60 岁，因大隐静脉曲张住院，需择期手术治疗，医嘱化验血常规、尿常规、便常规。请问护士如何为患者留取此三项标本，注意事项及采集的意义是什么？

第一节　标本采集的意义和原则

在临床诊断和治疗过程中，常常需要借助对患者的血液、体液、分泌物、排泄物以及组织细胞等标本进行检验，以获得能够反映机体功能状态、病理变化或病因等客观资料，再结合其他临床资料进行综合分析。因此，标本对协助临床明确疾病的诊断、病情的观察、防治措施的制定和预后的判断等均有重要意义。标本一般由护士采集，护士应熟练掌握正确的标本采集方法及注意事项，并将标本及时送检和妥善保管，这是保证标本检验质量的一个重要环节。

一、标本采集的概念和意义

【重点提示】
标本采集的原则。

(一)标本采集的概念

标本采集是指采取患者少许的血液、排泄物(尿、粪)、分泌物(痰、鼻、伤口分泌物)、呕吐物、体液(胸水、腹水)和脱落细胞(食管、阴道)等样本,经物理、化学和生物学的实验室技术和方法对其进行检验,作为判断患者生理状态有无异常的依据。标本检验在一定程度上反映出机体正常的生理现象和病理改变。

(二)标本采集的意义

随着现代医学的发展,诊断疾病的方法日益增多,各种标本的化验检查结果仍是最基本的临床诊断方法之一。标本采集的意义是:①协助明确疾病诊断;②推测病程进展; ③为制定治疗措施提供依据;④为病情观察提供线索。标本检验结果的准确与否直接影响到对患者疾病的诊断、治疗和抢救,而化验结果的准确与否又与标本采集质量密切相关。所以,掌握正确地标本采集方法是极为重要的,它是护理人员应该掌握的基本知识和基本技能之一。

二、标本采集的原则

标本的采集应该遵照医嘱,在充分准备的前提下,经严格地查对,运用正确的采集方法和及时送检,保证标本的质量。在采集各种检验标本时,应遵循以下的基本原则:

(一)遵照医嘱

采集各种标本均应按医嘱执行。医生填写检验申请单,字迹要清楚,目的要明确,医生应签全名。一旦对检验申请单有疑问,护士应及时核准、核实后才可执行。

(二)准备充分

1.采集标本前 应明确检验项目、检验目的、采集标本量、采集的时间、选择采集的方法及注意事项。

2.患者准备 标本采集前患者的状态对检测结果会有一定的影响,因此,各种不同检测项目对标本采集前患者的状态有不同的要求。

(1)患者状态 一般需在安静状态下采集标本,运动能影响许多项目的测定结果。

(2)饮食 多数试验要求在采血前禁食12h,因为饮食中的不同成分可直接影响实验结果。

（3）药物　药物对检验的影响非常复杂，在采样检查之前，以暂停各种药物为宜，如某种药物不可停用，则应了解可能对检验结果产生的影响。

3.根据检验目的备好合适的试管或容器　必须在试管或容器上贴上检验申请单号码或条形码、住院患者应有科室、床号、姓名。

（三）严格查对

严格执行查对制度，采集前应认真查对医嘱，核对申请项目，患者姓名、床号、住院号及手腕带信息等。对检验申请单有疑问时，应及时核准、核实后方可执行，并检查标本容器有无破损、裂缝等。采集完毕，送检前应再次核对，避免发生差错。

（四）正确采集

1.采集时间　理想的采集标本的时间是，早晨7：00～8：00，空腹时。血培养标本应在发热初期或发热高峰期采血，一般要求选择在应用抗生素治疗前采血。

2.采集量　应根据检验目的及要求，准确采集标本量。

3.采集部位　禁止在静脉输液的同侧肢体采集血标本。

4.采集标本　采集血液标本的真空采血管与容器注射器应干燥，针头不能过细，分装血液标本时应取下针头，将血液沿试管壁缓慢推入试管或其他相应容器内。对于抗凝的标本，要温和地使血液与抗凝剂混匀，防止剧烈摇动使细胞损伤。

5.采用一次性真空采血管　多项化验采血顺序应首先将血注入血常规管，然后是其他抗凝管，最后是非抗凝管。血常规、血凝、血沉抽血量务必准确抽取规定的量，并轻轻颠倒混匀。

（五）及时送检

血标本采集后应尽快送检，时间最好不超过2 h。血沉应于2 h内测定完毕，否则血沉减慢。血气分析、细菌培养标本等应该在30 min内测定。血糖测定应于半小时内送检。特殊标本（如血气分析等）还需注明采集的时间、立即送检。要保证标本输送过程中妥善放置、防止过度震荡、防止标本容器的破损、防止标本被污染、防止标本对环境的污染等。同时做好标本交接手续，减少标本丢失和混淆。

【案例分享】标本采集纠纷给予我们的启示

某医院病房夜班护士清晨为病区患者采集血常规标本30余例，全部使用的是抗凝真空试管。标本于6：00am采集好后放置在病房，检验科人员于7：30am到病房收取标本，化验室于9：00am作检查时发现有19位患者的血标本凝血，无法作检查，紧急通知病房重新采集。在病房医护人员和患者的配合下有15位患者愿意再次采集标本，有4位患者持异议拒绝采集，要求医院就此事给予合理的答复。经反复调查发现，标本凝血与夜班护士采集时间过早、试剂混合不均匀以及化验室未能及时化验有关。其后，医院对护士进行正确标本采集培训，并与化验室协调标本送检的相关事项。采取上述措施后未再出现类似情况。

本案例提示我们：在临床护理工作中留取血液标本时，一是要严格遵守采集时间，二是在留取抗凝血标本时，必须充分混合均匀。

来源：《护理法律与患者安全》刘义兰、赵光红主编

【工作情景与任务】

患者，40岁，有十二指肠溃疡史2年，神志清楚，面色苍白、烦躁不安，中上腹有压痛收治入院，查体：T 36.8℃，P 106次/分钟，R 22次/分钟，BP 100/62mmHg。医嘱查粪便常规、尿常规、血常规。

1. 如何正确采集血常规标本？

2. 如何正确指导患者留取尿常规、粪便常规？

第二节　各种标本的采集法

检验标本包括血液标本和其他各种体液标本。检验标本的采集是保证检验结果准确的前提。护理人员在标本采集时应严格遵守检验标本质量管理体系，并严格遵照医嘱，充分准备，运用正确的采集方法，保证标本的质量。

一、血液标本的采集

【重点提示】

血液标本的采集方法及注意事项。

血液由血浆和血细胞两部分组成，在体内通过循环系统与全身各个组织器官密切联系。因此，血液检查是临床最常用的检查项目，是判断体内各种功能及异常变化的最重要指标之一。

（一）毛细血管采血法

毛细血管采血法是自外周血或末梢血采集标本的方法，一般由检验科人员具体实施。外周血或末梢血由于血液循环较差，且容易受气温、运动、外力挤压等物理因素影响而发生改变，因而检查结果不够恒定。

（二）静脉血标本采集法

静脉血标本采集是自静脉抽取血标本的方法。

1. 常用的静脉　包括：①四肢浅静脉：上肢常用肘部浅静脉（贵要静脉、肘正中静脉、头静脉）、腕部及手背静脉；下肢常用大隐静脉、小隐静脉及足背静脉；②颈外静脉：常用于婴幼儿的静脉采血；③股静脉：股静脉位于股三区，在股神经和股动脉的内侧。

2. 真空采血法　真空采血法是目前最好的静脉血采集方法。真空采血法的基本原理是将双向针的一端在持针器的帮助下刺入静脉，待有回血后将另一端插入真空试管内，血液在负压作用下自动流入试管。

标准采血管采用国际通用的头盖和标签，不同颜色指示着不同的添加剂种类和试验用途。（图 20-1）

（1）红色：干燥真空管　采血时最常用的一种用于血清生化及免疫学检测的试管。

（2）黄色：促凝管　常用于甲状腺功能、肿瘤标志物、PCR 及激素水平等检测。需要注意的是采血后要立即颠倒混匀。

（3）绿色：肝素抗凝管　用于血液流变学检查。

（4）紫色：EDTA 抗凝管　是因为其中的乙二胺四乙酸（EDTA）可有效螯合血液标本中的钙离子，防止标本凝固，采血后立即颠倒混匀。用于血常规、血型检测。

（5）蓝色：凝血试验管　枸橼酸钠通过与血样中钙离子螯合起抗凝作用，由于抗凝剂与血比例应为 1：9，所以要保证足够准确的 2mL 的量，才能确保检验结果的可靠性，同时采血后应立即颠倒混匀以免凝固。用于凝血检查。

（6）黑色：血沉试验管　血沉试验管要用添加 3.2% 的枸橼酸钠管，需要采足 2mL 的血，以保证抗凝剂与血比例为 1：4。因为若抗凝剂比例过高会造成血液稀释，血沉加快，采血后应立即颠倒混匀以免凝固。

（7）灰色：血糖管　这是一种用于监测血糖的试管，它含有弱效抗凝剂草酸钾或氟化钠，起着良好的防止血糖降解的作用，是血糖的优良保存剂，使用时需要缓慢颠倒混匀。

【目的】

1. 全血标本　用于测定血液中某些物质的含量，如血糖、尿素氮、血氨等。

2. 血清标本　用于测定血清酶、脂类、电解质和肝功能等。

3. 血浆标本　用于内分泌激素、血检测等。

4. 血培养标本　用于血液的细菌学检查。

【评估】

1. 了解患者的诊断及目前的治疗情况。

2. 患者病情、意识状态及肢体活动能力。

3. 对血液标本采集的认知程度及合作程度。

4. 有无生理因素影响，如吸烟、妊娠、饮酒、饮茶或咖啡等。

5. 需做的检查项目、采血量及是否需要特殊准备。

6. 患者的穿刺部位皮肤及静脉情况。

【计划】

1. 护士准备　着装整洁，修剪指甲，洗手，戴口罩，必要时戴无菌手套。

2. 用物准备

（1）治疗车上层　检验申请单（条形码）、注射盘、棉签、皮肤消毒剂、止血带、小垫枕、一次性垫巾、弯盘、手消毒液、一次性密闭式双向采血针及真空采血管（按检查项目选用）。如为非真空采血管则应准备一次性注射器按采血量选用或头皮针以及标本容器（试管、密封瓶），按需要准备酒精灯、打火机。

（2）治疗车下层　生活垃圾桶、医用垃圾桶、锐器回收盒。

3. 患者准备

（1）患者了解静脉血标本采集的目的、方法、临床意义、注意事项及配合要点。

（2）患者取舒适体位，充分暴露穿刺部位。

4. 环境准备　清洁、安静、温湿度适宜、光线充足，符合无菌操作要求，必要时用屏风或床帘遮挡。

【实施】

静脉血标本采集法操作流程，见表 20-1。

表 20-1　静脉血标本采集法

操作流程	操作说明
1. 贴标签或条形码	◆核对医嘱、检验申请单、标签（或条形码）及标本容器（或真空采血管），确认无误后按要求贴标签（或条形码）于标本容器（或真空血管）的外壁上，防止发生差错
2. 核对解释	◆备齐用物携至患者床旁，依据检验申请单查对患者的床号、姓名、住院号及手腕带信息；核对检验申请单、标本容器（或真空采血管）以及标签（或条形码）是否一致，确认患者，操作前查对
	◆向患者或家属解释留取静脉血标本的目的、方法及配合注意事项，以取得合作
3. 选择静脉	◆选择合适的静脉，将一次性垫巾铺在垫枕上，置于穿刺部位下
4. 消毒皮肤	◆按静脉注射法扎紧止血带，在采血点上方 6～8cm 处绑扎压脉带，绑扎时松紧适宜，扎好的止血带尾端应远离穿刺点，避免穿刺点被污染，为防止患者间交叉感染，压脉带应一人一用
	◆嘱咐患者握拳，使静脉充盈，常规消毒皮肤，从穿刺点中心以环状方式进行消毒 2 遍，消毒范围 ≥ 5cm，等待消毒区域自然干燥
5. 再次核对	◆操作中查对
6. 穿刺采血	◆真空采血器采血：取下真空采血针护针帽，手持真空采血针，按静脉注射法行静脉穿刺；见回血固定针头，将真空采血针另一端针头刺入真空采血管，血液即迅速流入真空采血管内，自动留取至所需血量；如需继续采集，置换另一支真空采血管。最后一支采血管即将采血完毕时（血流变慢），松开止血带，嘱患者松拳，将干棉签置于穿刺点上方，迅速拔出针头，使采

（续表）

操作流程	操作说明
	血针内血液被采血管剩余负压吸入管内，嘱患者屈肘按压大约 1~2 分钟，<u>凝血功能障碍的患者拔针后按压时间延长至 10 分钟</u>，至不出血为止，向患者致谢。有添加剂的真空采血管采血完毕须立即将真空采血管颠倒混匀 5~8 次，以使添加剂与血液充分接触 ◆<u>注射器采血</u>：手持一次性注射器，按静脉注射法行静脉穿刺，见回血后，固定注射器，抽动活塞，抽血至所需量；抽血毕，松开止血带，嘱患者松拳，以干棉签置于穿刺点上方，迅速拔出针头后按压，嘱患者屈肘按压大约 1~2 分钟，至不出血为止，向患者致谢；再将血液注入标本容器中 ◆<u>血培养标本</u>：培养瓶有密封瓶和三角烧瓶两种 注入密封瓶时，除去铝盖中心部，用 75% 乙醇消毒，更换针头后将抽出的血液注入瓶内，轻轻摇匀。<u>一般血培养标本每瓶采血量不少于 5mL，亚急性细菌性心内膜炎患者，为提高细菌培养阳性率，采血量可增至 10~15mL</u>（图 20-2） 注入三角烧瓶时，先将纱布松开，取硅胶塞，迅速在酒精灯火焰上消毒瓶口，将血液注入瓶内，轻轻摇匀，再将硅胶塞经火焰消毒后塞好，扎紧封瓶纱布 ◆<u>全血标本</u>：取下针头，将血液沿着管壁缓慢注入盛有抗凝剂的试管内，<u>立即轻轻摇动，使血液和抗凝剂混匀，防止血液凝固</u> ◆<u>血清标本</u>：取下针头，将血液沿管壁缓慢注入干燥试管内，<u>不可摇动，以防红细胞破裂造成溶血</u>
7. 整理记录	◆整理床单位，协助患者取舒适卧位 ◆再次核对检验申请单、患者信息、标本等 ◆根据情况进行健康教育 ◆按规定消毒处理用物，洗手、记录，标本连同检验申请单立即送检

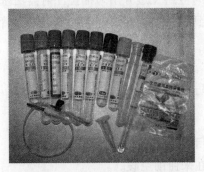

图 20-1 真空采血管和采血针

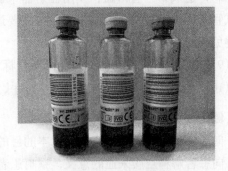

图 20-2 血培养瓶

【评价】

1. 严格按照无菌操作采集标本，能遵守标本采集原则，及时送检。

2. 标本采集方法正确。

3. 与患者沟通有效，患者配合较好。

【小结】

1. 操作重点　实施中加下划线的地方为操作重点。

2. 注意事项

（1）严格执行无菌操作技术及查对制度，避免感染及差错　采集培养标本时，应检查容器有无裂隙，培养基量是否足够，有无浑浊、变质。

（2）根据不同的目的准备标本容器　正确掌握采集的方法、采血量及时间。作生化检验，应在患者空腹时采取，此时血液的各种化学成分处于相对恒定状态，检验结果比较准确。因此，应事先通知患者早晨禁食禁水，避免因进食而影响检验结果。

（3）同时抽取几个项目的静脉血标本，一般注入容器的顺序为：血培养瓶（先厌氧菌培养瓶，后需氧菌培养瓶）→蓝盖管→红盖管→黄盖管→黑盖管→绿盖管→紫盖管→灰盖管，动作需迅速准确。

（4）采血量　血培养成人 8 ~ 10mL，儿童 3 ~ 5mL，血常规 2 mL，凝血常规 2 mL，常规生化、病毒、免疫等 3 ~ 5mL，血气分析 1mL。

（5）禁止　在输液、输血处取血标本，最好在对侧肢体采集。

（6）采集血标本后　应将注射器活塞略向后抽，以免血液凝固使注射器粘连和针头阻塞。

（7）分类医疗垃圾　使用后的采血针、注射器针头等锐器物品应毁形后直接放入不能刺穿的锐器盒内，禁止对使用后的一次性针头复帽或直接用手接触使用过的针头、刀片等锐器物。注射器针筒、棉签等其他医疗废物放入黄色医疗垃圾袋中，医疗垃圾和生活垃圾要分类收集存放。

（8）防止标本溶血　血液与抗凝剂比例合理；穿刺技术应熟练，避免针尖在局部反复穿刺，造成第一管溶血；使用注射器采血时应避免过分用力抽拉注射器活塞；血液注入试管前应取下针头；真空采血时血液要达到试管上标注的刻度；真空采血管颠倒混匀时避免剧烈震荡、次数过频过多。

（9）有出血倾向者　谨慎采集静脉血标本。

（10）给不同的患者采血间隔　应洗手，防止交叉感染。

【健康教育】

1. 向患者或家属说明采集血液标本的目的与配合要求。

2. 向患者解释空腹采血的意义，嘱咐患者在采血前空腹。

3. 向患者或家属说明如果在采集标本前患者已使用抗生素，应向医护人员说明。

【工作情景与任务】

患者李某，男，30 岁，既往身体健康，因煤气中毒住院治疗，请问如何为该患者采血做血液气体分析？

（三）动脉血标本采集法

动脉血标本采集是自动脉抽取血标本的方法。常用的动脉有肱动脉、股动脉、桡动脉。

【目的】

1. 采集动脉血进行血液分析，常用于呼吸衰竭、酸碱平衡失调的监护以及机械通气参数调节、疗效分析和预后判断。

2. 对于慢性呼吸系统疾病，可为医生确定治疗方案、调整药物、观察疗效等，提供依据。

3. 可作乳酸和丙酮酸测定等。

【评估】

1. 患者的病情、治疗情况、意识状态及肢体活动能力。

2. 患者了解采集血标本的种类，检验目的，采血方法及配合方法。

3. 穿刺部位皮肤状况、动脉充盈度及搏动情况。

4. 用氧或呼吸机使用情况（呼吸及参数的设置）。

5. 有无进食热饮、沐浴、运动等。

6. 患者有无血液性传染病。

【计划】

1. 护士准备　衣帽整洁，洗手，戴口罩，戴无菌手套。

2. 用物准备

（1）治疗车上层　检验申请单、注射盘、2mL 或 5mL 一次性注射器或动脉血气针、适量肝素、无菌纱布、无菌手套、无菌软木塞或橡胶塞、小沙袋、棉签、皮肤消毒剂、止血带、小垫枕、一次性垫巾、弯盘、手消毒液。

（2）治疗车下层　生活垃圾桶、医用垃圾桶、锐器回收盒。

3. 患者准备

（1）患者了解动脉血标本采集的目的、方法、临床意义、注意事项及配合要点。

（2）患者取舒适体位，充分暴露穿刺部位。

4. 环境准备　清洁、安静、温湿度适宜、光线充足，符合无菌操作要求，必要时用屏风或床帘遮挡。

【实施】

动脉血标本采集法操作流程，见表 20-2。

表 20-2　动脉血标本采集法

操作流程	操作说明
1. 贴标签或条形码	◆核对医嘱、检验申请单、标签（或条形码）及标本容器（或真空采血管），确认无误后按要求贴标签（或条形码）于标本容器（或真空血管）的外壁上，防止发生差错
2. 核对解释	◆备齐用物携至患者床旁，依据检验申请单查对患者的床号、姓名、住院号及手腕带信息；核对检验申请单、标本容器（或真空采血管）以及标签（或条形码）是否一致，确认患者，操作前查对
	◆向患者或家属解释留取动脉血标本的目的、方法及配合注意事项，以取得合作
3. 选择动脉	◆一般选用股动脉或桡动脉，以动脉搏动最明显处作为穿刺点。如选用股动脉时，协助患者仰卧，下肢稍屈膝外展，可垫沙袋于腹股沟下，以充分显露穿刺部位
	◆桡动脉穿刺点位于前臂掌侧腕关节上 2cm，动脉搏动处；股动脉穿刺点位于髂前上棘与耻骨结节连线中点，动脉搏动处
4. 消毒皮肤	◆常规消毒皮肤，范围大于 5cm；常规消毒操作者左手示指和中指或戴无菌手套
	◆不可用未戴无菌手套或未经消毒的手触碰穿刺部位
5. 再次核对	◆操作中查对
6. 穿刺采血	◆普通注射器采血
	（1）穿刺前先抽吸肝素 0.5mL，湿润注射器管腔后去余液，以防血液凝固
	（2）用左手示指和中指触及动脉搏动最明显处并固定动脉于两指间，右手持注射器在两指间垂直刺入或与动脉走向呈 45° 刺入动脉，见有鲜红色血液涌进注射器，即以右手固定穿刺针的方向和深度，左手抽取血液至所需量
	（3）采血毕，迅速拔出针头，局部用无菌纱布加压止血 5～10 分钟（指导患者或家属正确按压），必要时用沙袋压迫止血，针头拔出后立即刺入软木塞或橡胶塞，以隔绝空气，并轻轻搓动注射器使血液与肝素混匀，防血标本凝固
	◆动脉血气针采血
	（1）将针栓推到底部，拉到预设位置，除去护针帽，定位动脉，采血器与皮肤呈 45°～90° 角度进针，采血针进入动脉后血液自然涌入动脉采血器，空气迅速经过孔石排出（图 20-3）
	（2）血液液面达到预设位置，孔石遇湿封闭。拔出动脉采血器，用无菌纱布按压穿刺部位 5～10 分钟。将动脉采血器针头垂直插入橡皮针塞中（配套的）
	（3）按照医院规定丢弃针头和针塞，如有需要排除气泡，螺旋拧上安全针座帽
	（4）颠倒混匀 5 次，手搓样品管 5 秒以保证抗凝剂完全作用
	（5）立即送检分析，如 > 15 分钟需冰浴，对于 $PaCO_2$、PaO_2、乳酸等检测，标本必须在 15 分钟内进行检测，乳酸盐标本采集到检测的过程中，需将采血器始终放在冰水中保存

（续表）

操作流程	操作说明
7. 整理记录	◆整理床单位，协助患者取舒适卧位
	◆再次核对检验申请单、患者信息、标本等
	◆指导患者
	◆按规定消毒处理用物，洗手、记录，标本连同检验申请单立即送检

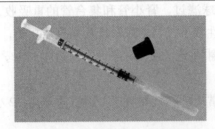

图 20-3　动脉血气针及橡皮塞

【评价】

1. 严格按照无菌操作采集标本，能遵守标本采集原则，及时送检。

2. 标本采集方法正确。

3. 与患者沟通有效，患者配合较好。

【小结】

1. 操作重点　实施中加下划线的地方为操作重点。

2. 注意事项

（1）严格执行无菌操作技术，预防感染。

（2）桡动脉穿刺点为前臂掌侧腕关节上 2cm 动脉搏动明显处。股动脉穿刺点在腹股沟股动脉明显处，穿刺时，患者取仰卧位，下肢伸直略外展外旋，以充分暴露穿刺部位。

（3）患者饮热水、洗澡、运动，需休息 30 分钟后取血，吸痰后待血氧饱和度升至正常再取血。

（4）穿刺部位应当垂直压迫至不出血为止。

（5）有出血倾向的患者，谨慎采集动脉血标本。如确需采集，应在采集后延长压迫时间，直至确无出血方可解除压迫。

（6）防止气体逸散，采集血气分析样本，抽血时注射器内不能有空泡，抽出后立即密封针头，隔绝空气（因空气中的氧分压高于动脉血，二氧化碳分压低于动脉血）。作二氧化碳结合力测定时，抽取血液后，应立即注入有石蜡油的抗凝试管中，注入时针头应插入石蜡油面以下，以隔绝空气，立即送检。否则血液中二氧化碳逸出，使检验结果降低，影响准确性。

（7）有出血倾向者慎用动脉穿刺法采集动脉血标本。

【健康教育】

1. 指导患者配合方法。

2. 告知患者正确按压穿刺点，并保持穿刺点的清洁和干燥。

二、尿标本采集技术

尿液是由血液经肾小球滤过，肾小管和集合管的重吸收、排泄、分泌产生的终末代谢产物。尿液的组成和性状不仅与泌尿系统疾病直接相关，而且受机体各系统功能状态的影响，反映机体的代谢状况。通过对尿标本的物理、化学、细菌学检查，以了解病情，协助诊断和观察疗效。

尿标本分以下几种：常规标本（如晨尿、随机尿等）、12 小时或 24 小时标本及培养标本。

【目的】

1. 尿常规标本　用于尿液常规检查，检查有无细胞和管型，特别是各种有形成分的检查和尿蛋白、尿糖等项目的测定。

2. 12 小时或 24 小时尿标本　12 小时尿标本常用于细胞、管型等有形成分计数，如 Addis 计数等。24 小时尿标本适用于体内代谢产物尿液成分定量检查分析，如蛋白、糖、肌酐等。

3. 尿培养标本　主要采集清洁尿标本（如中段尿、导管尿、膀胱穿刺尿等），适用于病原微物学培养、鉴定和药物敏感试验，协助临床诊断和治疗。

【评估】

1. 了解患者的诊断及目前的治疗情况。

2. 患者病情、意识状态及合作程度。

3. 女性患者有无月经等出血情况。

4. 患者对尿标本采集的目的和操作方法的了解程度。

【计划】

1. 护士准备　着装整洁，修剪指甲，洗手，戴口罩，必要时戴无菌手套。

2. 用物准备

（1）尿常规标本　一次性尿常规标本容器容量为 100mL，必要时备便器。

（2）12 小时或 24 小时尿标本　集尿瓶（容量在 3000mL ~ 5000mL）及防腐剂。根据检验目的准备防腐剂（见表 20-6）。

（3）尿培养标本　无菌标本试管、长柄试管夹，外阴消毒包，便器，打火机，酒精灯等，必要时备导尿包。

3. 患者准备　能理解采集尿标本的目的、方法、注意事项及配合要点。

4. 环境准备 整洁、安静、安全、隐蔽，必要时备屏风遮挡患者。

【实施】

尿标本采集法操作流程，见表20-3。

表20-3 尿标本采集法

操作流程	操作说明
1. 贴标签或条形码	◆核对医嘱、检验申请单、标签、（或条形码）及选择合适的标本容器（图20-4），确认无误后贴标签（或条形码）于标签容器的外壁上，防止发生差错 ◆12h 或 24h 标本，应按检查项目选用合适的防腐剂（表20-6），加入容器内，避免尿液久放变质，并注明留取尿液的起止时间
2. 核对解释	◆备齐用物携至床旁，核对患者床号、姓名手腕带信息；核对检验申请单、标本容器及标签（或条形码）是否一致，确认患者，操作前查对 ◆向患者及家属说明留取标本的目的及配合方法
3. 采集尿液标本	<u>常规尿标本采集法：</u> （1）能自理的患者，给予标本容器，嘱咐患者将晨起的第一次尿液留于标本容器内，除测定尿比重需留100mL以外，其余检验留取30～50mL即可，不可将粪便混于尿液中，门诊患者可留取随机尿 （2）行动不便的患者，协助在床上使用便器，收集尿液于标本容器内，注意使用屏风或床帘遮挡，保护好患者隐私 （3）留置导尿的患者，于集尿袋下方引流孔处打开橡胶塞收集尿液；婴儿或尿失禁患者可用尿套或尿袋协助收集 ◆<u>12小时或24小时尿标本采集法：</u> （1）将检验申请单标签或条形码贴于集尿瓶上，<u>注明留取尿液的起止时间</u>，将集尿容器置于阴凉处 （2）留取12小时尿标本：<u>嘱咐患者于7pm排空膀胱后开始留取尿液至次晨7am留取最后一次尿液</u> （3）留取24小时尿标本：<u>嘱咐患者于7am排空膀胱后，开始留取尿液，至次晨7am留取最后一次尿液</u> （4）患者可先将尿液排在便盆或尿壶内，再倒入集尿瓶内。 （5）留取最后一次尿液后，将12小时或24小时的全部尿液盛于集尿瓶内，集尿瓶应放在阴凉处，根据检验要求在尿液中加入防腐剂（于第一次尿液倒入后添加防腐剂），测总量，记录于检验单上 ◆<u>尿培养标本采集法：</u> （1）中段尿留取法： ①屏风遮挡，协助患者取适宜的卧位，放好便器。 ②用外阴消毒包按导尿术方法消毒外阴。

（续表）

操作流程	操作说明
	③嘱患者排尿，弃去前段尿，用试管夹夹住试管于酒精灯火焰上消毒试管口后，接取中段尿 5mL ~ 10mL，再次消毒试管口和盖子，立即塞紧塞子。
	④熄灭酒精灯，清洁外阴，协助患者穿好裤子
	（2）导尿术留取法：
	按照导尿术要求分别清洁、消毒外阴、尿道口，再按照导尿术引流尿液，见尿液后弃去前段尿液，接中段尿 5 ~ 10mL 于无菌试管中及时送检
	（3）留置导尿管术留取法
	留置导尿时，用无菌消毒法消毒导尿管外部及导尿管口，用无菌注射器通过导尿管抽吸尿液送检
4.整理记录	◆清洁外阴，撤便器，协助患者穿裤，给患者取舒适卧位，致谢
	◆再次核对检验申请单、患者信息、标本等
	◆整理床单位，清理用物，洗手记录
	◆标本连同检验单一起立即送检

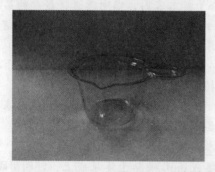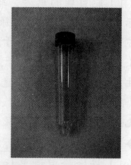

图 20-4 尿标本容器

表 20-4 常用防腐剂的作用及用法

名称	作用	用法	举例
甲醛	固定尿中有机成分、防腐	24 小时尿液中加 40% 甲醛 1 ~ 2mL	爱迪计数
浓盐酸	防止尿中的激素被氧化、防腐	24 小时尿液中加 5 ~ 10mL	17- 酮类固醇 17- 羟类固醇
甲苯	保持尿液的化学成分不变	100mL 加入 0.5% ~ 1% 甲苯 2mL	尿蛋白定量、尿糖定量、钠、钾、氯、肌酐、肌酸的定量检查

【评价】

1.严格按照无菌操作采集标本，采集方法正确，及时送检。

2.能与患者主动沟通，体位舒适，无不良反应发生。

【小结】

1. 操作重点　实施中加下划线的地方为操作重点。

2. 注意事项

(1) 住院患者常规尿标本宜留晨起第一次尿，此时尿液浓缩，还可减少食物、药物对检验结果的影响。

(2) 采集尿标本时不可将会阴部分泌物或粪便混入尿液中，以免影响检验结果。女患者月经期不宜留取尿标本。

(3) 昏迷或尿潴留患者可通过导尿术留取尿标本。

(4) 留取 12 小时或 24 小时尿标本，应妥善放置容器，做好交接班工作，督促并检查患者正确留取尿标本。

(5) 如选用防腐剂为甲苯，应在第一次尿液倒入后再加，使之形成薄膜覆盖于尿液表面，防止细菌污染。

(6) 留取尿培养标本时，应严格无菌操作，并注意膀胱充盈度。

【健康教育】

1. 留取前根据检验目的不同向患者介绍尿标本留取的目的、方法及注意事项。

2. 向患者说明正确留取尿标本对检验结果的重要性，教会患者留取方法，确保检验结果的准确性。

【知识链接】爱迪计数

爱迪计数是尿沉渣中有形成分定量计数的经典方法，即测定夜间 12 h 浓缩尿液内的管型、红细胞、白细胞及小圆上皮细胞。受试前的 24 h 内要少饮水，试验日晚餐摄入的液体量应小于 200 mL，留取从 8 am（先排空膀胱中的尿液）至次日晨 8 am 的全部尿液。控制患者受试时入水量主要是为了使尿液保持较高比重和渗透压，在尿比重 1.018 以上的尿液标本内，细胞和管型能较好地保持其形态，否则，细胞和管型会在短时间内被破坏或变形，从而影响检验的准确性。

正常值：红细胞 <50 万个，白细胞（包括小圆上皮细胞）<100 万个，管型 <5000 个。

三、粪便标本采集技术

正常粪便是由已消化和未消化的食物残渣、消化道分泌物、肠道菌群和水分组成。粪便标本的检验结果有助于评估患者的消化系统功能，协助诊断、治疗疾病。根据检验目的不同，其标本留取方法也不同，且留取方法与检验结果密切相关。

粪便标本分为四种：常规标本、细菌培养标本、隐血标本和寄生虫或虫卵标本。

【目的】

1. 常规标本　用于检查粪便的性状、颜色、混合物及寄生虫等。

2. 隐血标本　用于检查粪便内肉眼不能观察到的微量血液。

3. 寄生虫及虫卵标本　用于检查寄生虫成虫、幼虫及虫卵。

4. 培养标本　用于检查粪便中的致病菌。

【评估】

1. 了解患者的诊断及目前的治疗情况。

2. 患者病情、意识状态及合作程度。

3. 患者的大便情况，有无便秘、腹泻等情况。

4. 患者对粪便标本采集的目的和操作方法的了解程度。

【计划】

1. 护士准备　着装整洁，修剪指甲，洗手，戴口罩，必要时戴无菌手套。

2. 用物准备　除检验申请单、标签或条形码、手套、手消毒液、生活垃圾桶、医用垃圾桶以外，根据检验目的的不同，另备：

（1）常规标本　检便盒（如小瓶或塑料盒）、棉签或检便匙、清洁便盆。

（2）隐血标本　检便盒（如小瓶或塑料盒）、棉签或检便匙、清洁便盆。

（3）寄生虫及虫卵标本　检便盒（如小瓶或塑料盒）、棉签或检便匙，透明胶带及载玻片（查找蛲虫），清洁便盆。

（4）培养标本　无菌培养瓶、无菌棉签或检便勺、消毒便盆。

3. 患者准备　能理解采集标本的目的和方法，配合护士操作，并按要求在采集标本前排空膀胱。

4. 环境准备　病室整洁、安静、舒适，酌情关闭门窗，必要时备屏风遮挡患者。

【实施】

粪便标本采集法操作流程，见表 20-5。

表 20-5　粪便标本采集法

操作流程	操作说明
1. 贴标签或条形码	◆核对医嘱、检验申请单、标签（或条形码）及选择合适的标本容器（图20-5），确认无误后贴标签（或条形码）于标签容器的外壁上，防止发生差错
2. 核对解释	◆备齐用物携至床旁，核对患者床号、姓名手腕带信息；核对检验申请单、标本容器及标签（或条形码）是否一致，确认患者，操作前查对 ◆向患者及家属说明留取标本的目的及配合方法
3. 采集粪便标本	◆<u>常规标本：</u> 嘱患者排便于清洁便器内，排便时避免将尿液一起排出；用棉签或检便勺取脓、血、黏液部分或粪便表面、深处及粪端多处取约 5g 新鲜粪便（约蚕豆）置于检便盒内送检

（续表）

操作流程	操作说明
	◆隐血标本：
	嘱咐患者在<u>检查前3天禁食肉类、动物血、肝脏、含铁剂的药物及绿色蔬菜</u>，以免出现假阳性，再按常规标本采集法留取粪便标本
	◆寄生虫及虫卵标本：
	（1）患者排便于清洁便器内，根据检验目的采取不同的方法
	（2）检查寄生虫卵时，应在不同部位取带血及黏液的粪便标本5～10g放于检便器内。服驱虫剂后或作血吸虫孵化检查，应留取全部粪便
	（3）检查阿米巴原虫，应在采集标本前<u>将容器用热水加温</u>，便后连同容器立即送检。
	（4）查蛲虫时，嘱患者在晚间睡觉或清晨未起床前，将透明胶带黏贴在肛门周围（因蛲虫常在午夜或清晨时爬到肛门处产卵），取下黏有虫卵的透明胶带，粘贴在玻璃片上或将透明胶带对合，立即送检验室作显微镜检查
	◆培养标本采集法：
	（1）嘱患者排便于消毒便盆中，用无菌棉签取带脓血或黏液的粪便少许，放置于无菌粪便培养管或无菌蜡纸盒中
	（2）如患者无便意，可用无菌长棉签蘸取无菌生理盐水，<u>由肛门插入6～7cm</u>，沿一方向边旋转边退出棉签，置于无菌培养管中，塞紧
4.整理记录	◆协助患者穿裤，给患者取舒适卧位，致谢
	◆再次核对检验申请单、患者信息、标本等
	◆整理床单位，清理用物，洗手记录
	◆标本连同检验单一起立即送检

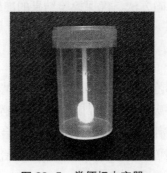

图 20-5 粪便标本容器

【评价】

1.严格按照无菌操作采集标本，采集方法正确，及时送检。

2.能与患者主动沟通，体位舒适，无不良反应发生。

【小结】

1.操作重点 实施中加下划线的地方为操作重点。

2. 注意事项

（1）盛粪便标本的容器必须有盖，有明显标记。

（2）粪便标本采集后容易干结，应及时送检。

（3）避免食物、药物对检验结果的影响。隐血试验需在检查前三天禁食肉类、动物肝、血和含铁丰富的药物、食物、绿叶蔬菜，三天后收集标本，以免造成假阳性。

（4）采集寄生虫标本时，如患者服用驱虫药或做血吸虫孵化检查，应取黏液、脓、血部分。如需孵化毛蚴应留取不少于 30g 的粪便，并尽快送检，必要时留取整份粪便送检。

（5）检查痢疾阿米巴滋养体时，在采集标本的前几天，不应给患者服用钡剂、油质或含金属的泻剂，以免金属制剂影响阿米巴虫卵或胞囊的显露。同时应床边留取新排出的粪便，从脓血和稀便部分取材，并立即保温送实验室检查。

（6）不应留取尿壶或混有尿液的便盆中的粪便标本。粪便标本中也不可混入植物、泥土、污水等异物。不应从卫生纸或衣裤、纸尿裤等物品上留取标本，不能用棉签有棉絮端挑取标本。

（7）采集培养标本，全部无菌操作并将标本收集于灭菌封口的容器内。若难以获得粪便或排便困难者及幼儿可采取直肠拭子法，即将拭子或无菌棉签前端用无菌甘油或生理盐水湿润，然后插入肛门约 4 ~ 5cm（幼儿 2 ~ 3cm），轻轻在直肠内旋转，擦取直肠表面黏液后取出，盛于无菌管中或保存液中送检。

【健康教育】

1. 留取标本前根据检验目的不同向患者介绍类粪便标本留取的方法及注意事项。

2. 向患者说明正确留取标本对检验结果的重要性。

3. 教会患者留取标本的正确方法，确保检验结果的准确性。

四、痰标本采集技术

痰液是气管、支气管和肺泡所产生的分泌物，正常情况下分泌很少。痰液的主要成分是黏液和炎性渗出物。当呼吸道黏膜受到刺激时，分泌物增多，痰量也增多。如伴随呼吸系统疾病或其他系统疾病伴有呼吸道症状时，痰量会增多、其透明度及性状也会有所改变。正确的痰液标本采集可以为临床检查、诊断和治疗提供依据，所以，应熟练、正确地采集标本为临床服务。

临床上常用的痰液标本检查分为常规痰标本、痰培养标本、24 小时痰标本三种。

【目的】

1. 常规痰标本　检查痰液中的细菌、虫卵或癌细胞等。

2. 痰培养标本　检查痰液中的致病菌，为选择抗生素提供依据。

3. 24 小时痰标本　检查 24 小时的痰量，并观察痰液的性状，协助诊断或作浓集结核杆菌检查。

【评估】

1. 了解患者的诊断及目前的治疗情况。

2. 患者病情、意识状态及合作程度。

3. 患者的口腔黏膜有无异常和咽部情况。

4. 患者对痰标本采集的目的和操作方法的了解程度。

【计划】

1. 护士准备　着装整洁，修剪指甲，洗手，戴口罩。

2. 用物准备

除检验申请单、标签或条形码、医用手套、手消毒液、生活垃圾桶、医用垃圾桶以外，根据检验目的的不同，另备：

（1）常规痰标本　痰盒（图 20-6）。

（2）痰培养标本　无菌培养瓶、漱口溶液（朵贝溶液、冷开水）。

（3）24 小时痰标本　容积约 500mL 的清洁广口集痰容器、防腐剂（如苯酚）。

（4）患者无法咳痰或不合作者　必要时备电动吸引器、一次性集痰器（图 20-6）、吸痰用物（吸引器、吸痰管）、0.9% 氯化钠溶液、一次性手套。如采集痰培养标本需准备无菌用物。

3. 患者准备　能理解采集痰标本的目的、方法、注意事项及配合要点。

4. 环境准备　病室整洁、安静、舒适。

【实施】

痰标本采集法操作流程，见表 20-6。

表 20-6　痰标本采集法

操作流程	操作说明
1. 贴标签或条形码	◆核对医嘱、检验申请单、标签、（或条形码）及选择合适的标本容器（图 20-6），确认无误后贴标签（或条形码）于标签容器的外壁上，防止发生差错
2. 核对解释	◆备齐用物携至床旁，核对患者床号、姓名手腕带信息；核对检验申请单、标本容器及标签（或条形码）是否一致，确认患者，操作前查对 ◆向患者及家属说明留取标本的目的及配合方法
3. 采集痰液标本	◆常规标本： （1）能自行排痰的患者 嘱咐患者晨起后漱口，以去除口腔中的杂质，深呼吸数次后用力咳出气管深处的痰液（晨起后第一口痰），置于痰盒中 （2）无力咳痰或不合作的患者 协助患者取合适的体位，自下而上叩击患者背部数次，将特殊集痰器分别连接电动吸引器和吸痰管，按照吸痰法将痰液吸入集痰器内，加盖

（续表）

操作流程	操作说明
	◆痰培养标本： （1）自然咳痰法 ①清晨嘱患者先用朵贝尔溶液漱口，再用清水漱口，清洁口腔和牙齿；深吸气后再用力咳出呼吸道深部的痰液于无菌容器中，痰液量不得少于1mL；如若痰咳出困难时可先雾化吸入生理盐水，再咳出痰液于无菌容器中，加盖 ②昏迷患者，可用吸痰管，外接大号注射器抽吸痰液。还可用吸引器吸取，在吸引器吸管中段接一无菌集痰器，无菌集痰器两侧各有一开口小管，一管接吸痰管，另一管接吸引器，开动吸引器后痰液即被吸进瓶内 （2）小儿取痰法 用弯压舌板向后压舌，将无菌拭子探入咽部，小儿因压舌板刺激引起咳嗽，喷出的肺或气管分泌物粘在拭子上即可送检 ◆24小时标本： （1）将集痰器中置入少量清水 （2）告知患者留痰时间：从清晨醒来（7am）未进食前漱口后第一口痰开始留取，至次日晨（7am）未进食前漱口后第一口痰结束 （3）将24小时的全部痰液吐入集痰容器中
4. 整理记录	◆按需要协助患者漱口或口腔护理，给患者取舒适卧位，致谢 ◆再次核对检验申请单、患者信息、标本等 ◆整理床单位，清理用物，洗手记录，用物按消毒、隔离要求处理 ◆标本连同检验单一起立即送检

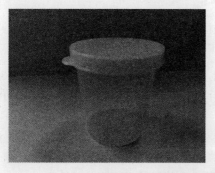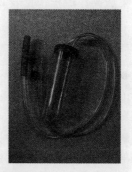

图 20-6　痰液标本采集容器

【评价】

1. 严格按照无菌操作采集标本，采集方法正确，及时送检。

2. 能与患者主动沟通，体位舒适，无不良反应发生。

【小结】

1. 操作重点　实施中加下划线的地方为操作重点。

2. 注意事项

（1）采集标本前应了解检验目的、患者病情及合作程度。

（2）应检查标本容器是否符合检验目的和要求。

（3）收集痰液时间宜选择在清晨，因此时痰量较多，痰内细菌也较多，可提高阳性率。

（4）采集痰标本时，根据患者病情，护士应戴好手套，酌情戴上护目镜、面罩等，避免交叉感染。

（5）采集标本操作规范，采集方法、采集量和采集时间准确，勿将唾液、漱口水、鼻涕等混入。

（6）留取痰培养标本时，应用朵贝尔溶液及冷开水漱口数次，尽量排除口腔内大量细菌并严格无菌操作，避免操作不当污染标本，影响检验结果。

（7）如查癌细胞时，应用 10% 甲醛溶液或 95% 乙醇溶液固定痰液后立即送检。

（8）做 24 小时痰量和分层检查时，应嘱咐患者将痰液吐在无色广口大玻璃瓶内，加少许防腐剂（如苯酚）防腐。

【健康教育】

1. 向患者及家属解释痰标本收集的重要性。

2. 指导患者痰液标本收集的方法及注意事项。

五、咽拭子标本采集技术

正常人咽喉部的口腔正常菌群是不致病的，但在机体抵抗力下降和其他外界因素共同作用下出现感染而导致疾病的发生。因此，咽拭子细菌培养能分离出致病菌，有助于白喉、化脓性扁桃体炎、急性咽喉炎等疾病的诊断。

【目的】

从咽部及扁桃体采集分泌物作细菌培养或病毒分离，以协助诊断。

【评估】

1. 了解患者的诊断及目前的治疗情况。

2. 患者病情、意识状态及合作程度。

3. 患者的口腔黏膜有无异常和咽部情况。

4. 患者对咽拭子标本采集的目的和操作方法的了解程度。

【计划】

1. 护士准备　着装整洁修，剪指甲，洗手，戴口罩。

2. 用物准备

（1）治疗车上层　无菌咽拭子培养试管、酒精灯、打火机、无菌生理盐水、压舌板、手电筒、检验申请单、标签或条形码、手消毒液。

（2）治疗车下层　生活垃圾桶、医用垃圾桶。

3.患者准备　能理解采集咽拭子标本的目的、方法、注意事项及配合要点。

4.环境准备　病室整洁、安静、舒适、光线充足。

【实施】

表20-7　咽拭子标本采集法

操作流程	操作说明
1.贴标签或条形码	◆核对医嘱、检验申请单、标签（或条形码）及选择合适的标本容器（图20-7），确认无误后贴标签（或条形码）于无菌咽拭子培养试管的外壁上，防止发生差错
2.核对解释	◆备齐用物携至床旁，核对患者床号、姓名手腕带信息；核对检验申请单、无菌咽拭子培养试管及标签（或条形码）是否一致，确认患者，操作前查对 ◆向患者及家属说明留取标本的目的及配合方法
3.采集标本	◆点燃酒精灯 ◆嘱患者张口发"啊"音，暴露咽喉，按无菌操作要求从培养试管中取出无菌长棉签，并用无菌生理盐水蘸湿，以灵敏而轻柔的动作擦拭两侧腭弓和咽、扁桃体上的分泌物 ◆取毕，将试管口和塞子在酒精灯火焰上烧灼，然后将棉签插入试管中，再次烧灼试管口后塞紧试管塞子
4.整理记录	◆按需要协助患者取舒适卧位，致谢 ◆再次核对检验申请单、患者信息、标本等 ◆整理床单位，清理用物，洗手记录 ◆标本连同检验单一起立即送检

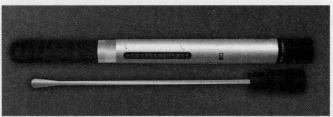

图20-7　一次性使用微生物采样传递拭子

【评价】

1.严格按照无菌操作采集标本，采集方法正确，及时送检。

2.能与患者主动沟通，体位舒适，无不良反应发生。

【小结】

1.操作重点　实施中加下划线的地方为操作重点。

2.注意事项

（1）最好在应用抗生素之前采集标本。

（2）为防止采集时患者呕吐，应避免在患者进餐后2小时内采集。采集时动作轻柔、准确、敏捷。

（3）做真菌培养时，须在口腔溃疡面上采集分泌物，避免接触正常组织。先用一个拭子揭去溃疡或创面浅表分泌物，第二个拭子采集溃疡边缘或底部分泌物。

（4）长棉签不可触及其他部位，防止污染标本，以免影响检验结果。

（5）标本采集后应及时送检。

六、呕吐物标本采集技术

留取呕吐物标本，可用于协助诊断消化系统疾病，也可用于明确中毒患者毒物的种类、性质等。当患者呕吐时，用弯盘或痰杯接取后及时送检；中毒患者洗胃，第一次抽取的胃液留标本送验。

【拓展与思考】

1.为什么采集标本前患者需要准备，如何准备？

2.如何防止标本丢失或错误？

【课后检测】

一、选择题

1.采集粪便标本检查阿米巴原虫前，将便盆加热的目的是（　　）

A.减少污染　　　　B.保持原虫活力　　　　C.降低假阳性率

D.降低假阴性率　　E.使患者测定

2.采集粪便标本做隐血试验时应禁食（　　）

A.牛奶　　　　B.西红柿　　　　C.动物肝脏

D.豆制品　　　E.土豆

3.需要用抗凝管采血检查的项目是（　　）

A.甘油三酯的测定　　B.肝功能检查　　　　C.血清酶测定

D.尿素氮测定　　　　E.血钠测定

4.患者，女性，30岁。空腔溃疡一周，采集标本做真菌培养，正确的采集方法是（　　）

A.采集患者24小时痰液　　　　B.用无菌长棉签擦拭鄂弓分泌物

C.用无菌长棉签擦拭咽部分泌物　　D.用无菌长棉签快速擦拭扁桃体分泌物

E.用无菌长棉签在口腔溃疡面上取分泌物

5.患者，男性，3岁。需留取粪便标本检查蛲虫，护士应告知患者标本采集的时间为（　　）

A.早餐后立即采集　　B.餐后2小时内　　　C.上午8时

D.午休后2小时内　　E.晚上睡觉前

6. 患者，男性，28 岁。血吸虫感染，现需要留取粪便标本做血吸虫孵化检查，护士告知患者标本留取的正确方法是（　　）

    A. 留取全部粪便并及时送检　　　　B. 将便盆加温再留取少许粪便

    C. 用检便匙取脓血处粪便　　　　　D. 取少量异常粪便置蜡纸盒送检

    E. 进食试验饮食后第三天留便送检

7. 患者，男性，58 岁。患肾脏疾病，需做尿蛋白定量检查，为保持尿液的化学成分不变，需要在标本中加入（　　）

    A. 甲醇　　　　　　　B. 甲苯　　　　　　　　C. 乙醇

    D. 稀盐酸　　　　　　E. 浓盐酸

8. 患者，男性，50 岁。为查找癌细胞需要留取痰标本，固定标本的溶液宜选用（　　）

    A.40% 甲醇　　　　　B.5% 苯酚　　　　　　C.95% 乙醇

    D.40% 甲醛　　　　　E. 稀盐酸

9. 患者，女性，55 岁。近期乏力明显，食欲下降，巩膜黄染，医嘱查碱性磷酸酶，护士采血的正确时间是（　　）

    A. 即刻　　　　　　　B. 饭前　　　　　　　　C. 睡前

    D. 晨起空腹时　　　　E. 饭后 2 小时

10. 患者，男性，52 岁。初步诊断为"糖尿病"，需做尿糖定量检查，为保持尿液化学成分不变，尿标本中需加入（　　）

    A. 浓盐酸　　　　　　B. 甲苯　　　　　　　　C. 甲醛

    D. 草酸　　　　　　　E. 乙醇

11. 患者，女性，26 岁。近日晨起呕吐，月经停止，疑为妊娠前期，为确诊需采集尿标本，留取标本时间宜为（　　）

    A. 饭前　　　　　　　B. 饭后　　　　　　　　C. 即刻

    D. 睡前　　　　　　　E. 晨起

12. 患者，男性，40 岁。为协助确诊肾小球肾炎，留 12 小时尿做 addis 计数，留取尿液的正确方法是（　　）

    A. 晨 7 时开始留尿，至晚 7 时弃去最后一次尿

    B. 晨 7 时排空膀胱后开始留尿，至晚 7 时最后一次尿

    C. 晚 7 时开始留尿，至次晨 7 时弃去最后一次尿

    D. 晚 7 时排空膀胱后开始留尿，至次晨 7 时留取最后一次尿

    E. 任意取连续 12 小时尿液

13. 患者，男性。患亚急性细菌性心内膜炎，需抽血做血培养，护士取血量为（　　）

    A.2mL　　　　　　　B.4mL　　　　　　　　C.5mL

    D.8mL　　　　　　　E.10mL

14. 患者，女性，30 岁。白血病，化疗过程中因口腔溃烂需做咽拭子培养，采集标本部位应选（ ）

A. 口腔溃疡面　　　　　B. 两侧腭弓　　　　　C. 舌根部

D. 扁桃体　　　　　　　E. 咽部

15. 患者，女性，31 岁。1 周来晨起眼睑水肿，排尿不适，尿色发红，疑急性肾小球肾炎，需留 12 小时尿作 addis 计数。为防止尿液久放变质，应在尿液中加入（ ）

A. 甲醛　　　　　　　　B. 乙醛　　　　　　　C. 乙酚

D. 稀盐酸　　　　　　　E. 浓盐酸

（16 ~ 18 题共用题干）

患者，男性，65 岁。1 年前诊断为心绞痛，今日午后无明显诱因出现心前区疼痛，服硝酸甘油不能缓解，急诊入院，医嘱要求检查肌酸磷酸激酶。

16. 适宜的采血时间为（ ）

A. 即刻　　　　　　　　B. 睡前　　　　　　　C. 晚饭前

D. 服药后 2 小时　　　　E. 次日晨起空腹

17. 采集血标本时，正确的措施是（ ）

A. 取血 1mL　　　　　　　　　　　B. 采血后避免振荡，防止溶血

C. 采血后更换针头再注入试管内　　D. 可在静脉留置针处取血

E. 快速将血液注入试管内

18. 试管外标签注明的内容不包括（ ）

A. 科室　　　　　　　　B. 床号　　　　　　　C. 姓名

D. 取血量　　　　　　　E. 送检目的

19. 王女士，急性肠炎入院，留取粪便培养标本查致病菌，下列叙述不正确的是（ ）

A. 取黏液部分粪便送检　　　B. 置于带盖容器内送检

C. 置于加温容器中送检　　　D. 如无便意，可用无菌棉签由肛门 6 ~ 7cm 处取标本

E. 用无菌棉签取标本

20. 患者，男，71 岁，因慢性阻塞性肺疾病而入院治疗。近 2 天来痰量增多，为脓性痰，怀疑并发细菌感染，需要痰培养。该患者无力咳痰，请问护士采集痰标本时不正确的做法是（ ）

A. 核对患者床号、姓名

B. 向患者和家属解释留痰的目的和方法

C. 让患者晨起后先用漱口水漱口，再用清水漱口

D. 协助患者取合适体位，由上向下叩击背部

E. 咳出的痰液置于无菌痰盒内

21. 患者林某，因 COPD 入院，医嘱：血气分析 Qd，下列有关标本采集过程中的叙

述不正确的是（　　　）

A. 穿刺后，压迫穿刺点 5 ~ 10min

B. 常规碘酒、酒精消毒皮肤

C. 垂直或与动脉走向成 40°角进针

D. 标本采集后注意隔绝空气送检

E. 注射器内加入一定量枸橼酸钠抗凝

22. 某患者，长期留置尿管者，出现尿频，尿极，尿痛的现象，医生开出医嘱尿细菌培养，ST！护士应在（　　　）留取尿标本。

A. 随时　　　　　B. 大量饮水后　　　　　C. 更换新导尿管后

D. 拔出导尿管后　　E. 输入抗生素后

二、简答题

23. 刘先生，60 岁，近 3 个月来出现厌食、恶心、腹胀、肝区不适，为明确诊断需做肝功能检验。请说出：

（1）静脉采血常用的采血部位有哪些？

（2）如何为该患者采集血标本。

（3）采集血标本的注意事项有哪些？

24. 患者王某，女，50 岁，因反复水肿 3 年，头昏乏力 1 年，加重 4 日来院就诊。患者既往有肾炎病史。查体：T 36.5℃，P 85 次 / 分，BP 180/100mmHg。意识清楚，眼睑及双下肢凹陷性水肿。若为此患者行尿蛋白定量试验项目检查，请问：

（1）应如何指导患者留取尿标本？

（2）尿液中应加入何种防腐剂？

25. 患者，男，45 岁。近 2 个月来无明显原因的体重下降 5kg，刺激性咳嗽、咳痰，持续痰中带血。既往有 30 年吸烟史，怀疑支气管肺癌。为明确诊断需留取痰标本查找癌细胞，请问：

（1）痰标本的种类有哪些？

（2）如何指导该患者正确留取痰标本？

（3）留取痰标本时患者如不能自行咳痰，护士应采取怎样的护理措施？

26. 患者肖女士，21 岁，因下腹疼痛、腹泻伴里急后重 2 日来院就诊。主诉 2 日前曾和同学在学校附近路边摊进食，此后每日排便 4 ~ 5 次，便后疼痛缓解，粪便呈糊状。医嘱：化验血常规、肝肾功能、尿常规、粪常规等检查。请问：

（1）采集标本前应如何告知患者？

（2）抽取血标本后注入试管的顺序是什么？

（3）留取粪、尿标本的注意事项有哪些？

（欧阳玉娟）

第二十一章　病情观察和危重患者的抢救

【学习要点】

【知识目标】

1. 掌握　病情观察的意义、内容与方法，心肺复苏有效的指标，吸氧、吸痰的目的及注意事项，危重患者护理内容及方法。

2. 熟悉　常用抢救设备，抢救物品管理要求，危重病人护理内容与方法。

3. 了解　抢救工作的组织管理。

【技能、职业能力培养目标】

1. 明确　能够及时发现病情变化，抢救及时、有效。

2. 明确　能够正确识别心跳骤停，并及时进行初步复苏，并正确评估复苏效果。

3. 明确　能够正确判断吸氧、吸痰指征，及时正确为需要的患者吸氧、吸痰，识别用氧有效的指标及正确评价吸痰的效果。

4. 熟悉　能够正确选用洗胃溶液，准确评估洗胃的指征。

5. 学会　吸氧、吸痰、心肺复苏术、简易呼吸气囊的使用。

【情感、态度等素质培养目标】

1. 熟悉　具备高尚、灵活、开放的人文精神，养成爱护、尊重护理对象和严谨、科学的工作态度。

2. 熟悉　具有快速、及时、严谨抢救患者的态度，做好危重患者的抢救与护理。

【情景导入与任务】

王某，男性，40岁，因发热伴全身抽搐急诊入院。入院时面色潮红、神志不清、烦躁不安、双眼上翻、听诊有痰鸣音，测 T 39.5℃、P 100次/分、R 24次/分、BP100/70mmHg。患者突然出现呼之不应、意识丧失、大动脉摸不清，胸廓无起伏。请问：

1. 此时发生了什么情况？

2. 作为第一个发现者，你该如何处理？

第一节　病情观察和危重患者的支持性护理

病情观察是临床护理工作中的一项重要内容。护士在工作中要运用"四觉"——视觉、听觉、触觉、嗅觉，做到"五勤"——勤巡视、勤观察、勤询问、勤思考、勤记录；细致、及时、准确地掌握和预见病情变化，并立即报告医生，以便采取有效治疗、防止恶化，对及时挽救患者的生命有十分重要的意义。

一、病情观察

【重点提示】
意识状态的观察，瞳孔的观察。

（一）一般情况的观察

1. 皮肤与黏膜　主要观察皮肤和黏膜的颜色、温度、湿度、弹性、完整性，有无出血、皮疹、水肿、皮下结节、囊肿、黄疸和发绀等情况。如严重缺氧患者口唇发绀，发热患者皮肤潮红，贫血患者面色、甲床及黏膜苍白，脱水患者皮肤弹性差，休克患者皮肤湿冷，急性黄疸型肝炎患者皮肤巩膜黄染等。

2. 表情与面容

（1）急性面容　一般见于急性感染性疾病，表现为面颊潮红、表情痛苦、呼吸急促、烦躁不安等，如肺炎球菌肺炎患者。

（2）慢性病容　一般见于慢性消耗性疾病，表现为面色苍白或灰暗、憔悴、精神萎靡、目光黯淡、消瘦无力等，如恶性肿瘤、肝硬化、严重结核病患者。

（3）二尖瓣面容　一般见于风湿性心脏病患者，表现为双颊紫红、口唇发绀等。

（4）贫血面容　一般见于各种贫血的患者，表现为面色苍白、表情疲惫乏力。

（5）甲状腺功能亢进面容　一般见于甲状腺功能亢进患者，表现为突眼、眼睑水肿等。临床上常见满月面容、肾病面容、面具面容、脱水面容、黏液性水肿面容等。

3. 体位、姿势与步态　患者的体位、姿势与步态与患者的病情有一定的联系。

（1）体位　主动体位、被动体位、被迫体位，如急性腹痛常呈被迫体位；昏迷、瘫痪、极度衰竭的患者由于不能自己调整肢体的位置，常呈被动体位等。

（2）姿势　如腹痛患者经常手扶腹部；颈椎、腰椎受伤患者需保持特定的姿势；破伤风患者出现角弓反张等。

（3）步态　常见异常步态如蹒跚步态（鸭子步）、慌张步态、剪刀步态、醉酒步态等。

4. 饮食与营养状态　饮食与营养在疾病的治疗中有着重要地位。一般危重患者摄入量减少，消化、吸收功能减退，而分解代谢增强。护理人员应注意观察患者食欲、饮食习惯、进食、饮水等情况。营养状态可通过皮肤的光泽度、皮下脂肪的厚度、肌肉的发育、体重、身高等情况来综合评定。

5. 发育与体型　临床上通常用年龄、智力与体格成长状态的关系来综合判断发育情况。成人发育标准的判断包括：体重、身高、头围、胸围等。成人的体型分为三种：匀称型（正力型）、矮胖型（超力型）、瘦长型（无力型）。

6.分泌物与呕吐物

（1）痰液观察　量、性质、气味，如咳出血性泡沫痰见于急性肺水肿。

（2）尿液观察　颜色、量、气味、透明度、次数，如失血性休克患者尿量减少，糖尿病酮症酸中毒患者有烂苹果味等。

（3）粪便观察　量、颜色、气味、性状、内容物、次数，如柏油样便有腥臭味提示上消化道出血，暗红色血便提示下消化道出血，白陶土色便提示胆道梗阻等。

（4）呕吐物观察　时间、方式、量、颜色、气味、伴随症状，如喷射性呕吐常见于颅内压增高，呕吐伴腹痛、腹泻常见于肠炎、食物中毒等。

（二）生命体征的观察

1.体温　体温突然升高见于急性感染的患者；体温低于 35 ℃见于休克及极度衰竭的患者；体温持续不升或持续高热、超高热均提示病情危重。

2.脉搏　观察脉搏的频率、节律、强弱变化。如脉率＜ 60 次 / 分或＞ 140 次 / 分、间歇脉、脉搏短绌等均是异常情况。

3.呼吸　观察呼吸的频率、节律、深浅度、声音、呼吸困难等变化。如呼吸频率＞ 40 次 / 分或＜ 8 次 / 分、潮式呼吸、间断呼吸等，均是病情危重的征象。

4.血压）　血压的观察对危重患者的病情观察具有重要意义，应监测病人的收缩压、舒张压、脉压差的变化。血压过高、过低或不稳定均为病情严重的表现。

（三）意识状态的观察

意识状态是大脑高级神经中枢功能活动的综合表现，是对环境的知觉状态。意识障碍是指个体对内外环境刺激缺乏正常反应的一种精神状态。意识障碍一般可分为以下几种：

1.嗜睡　是最轻的意识障碍。患者处于持续的睡眠状态，但能被语言或轻度刺激所唤醒，醒后能正确、简单而缓慢地回答问题，但反应迟钝，去除刺激后又很快入睡。

2.意识模糊　其程度较嗜睡重，表现为思维、语言不连贯，对时间、地点、人物的定向力全部或部分障碍，可出现错觉、幻觉、躁动不安、谵妄或精神错乱。

3.昏睡　患者处于熟睡状态，不易被唤醒，需给予强刺激（如压迫眶上神经等）可唤醒，醒后不能正确回答问题，停止刺激后即又进入熟睡状态。

4.昏迷　是最严重的意识障碍，按其轻重程度又可分为：

（1）浅昏迷：意识大部分丧失，无自主运动，对声、光刺激无反应，对疼痛刺激可有痛苦表情及躲避反应。瞳孔对光反射、角膜反射、眼球运动、吞咽反射、咳嗽反射等存在。生命体征无明显改变，可出现大小便失禁或潴留。

（2）深昏迷：意识完全丧失，对各种刺激均无反应。全身肌肉松弛，四肢瘫软，深浅反射均消失，偶有深反射亢进和病理反射出现，机体仅能维持呼吸、循环，生命体征不稳定，大小便失禁或潴留。

（四）瞳孔

1. 形状、大小和对称性　正常人瞳孔在自然光线下直径约为 2～5 mm，双侧等大、等圆、居中、边缘整齐。如瞳孔呈不规则形常见于虹膜粘连，呈椭圆形并伴有散大常见于青光眼等。病理情况下，瞳孔的大小可出现：①瞳孔散大：瞳孔散大指的是瞳孔直径大于 5 mm。双侧瞳孔散大，直径大于 5 mm，常见于颅内压增高、颅脑损伤、颠茄类药物中毒及濒死期患者；一侧瞳孔散大、固定、常提示同侧颅内病变引起的小脑幕裂孔疝；②瞳孔缩小：瞳孔缩小是指瞳孔直径< 2 mm。如果瞳孔直径< 1 mm 称为针尖样瞳孔。双侧瞳孔缩小常见于有机磷农药、吗啡、氯丙嗪等中毒；一侧瞳孔缩小常提示同侧颅内病变引起的小脑幕裂孔疝早期。

2. 对光反应　正常人瞳孔对光反应灵敏，在强光下瞳孔收缩，弱光下瞳孔扩大。当瞳孔大小不随光线刺激变化时，称瞳孔对光反应消失，常见于危重、深度昏迷或濒死期患者。

（五）心理反应的观察

对患者心理状态的观察，应通过其语言和非语言行为来进行，判断患者情绪状态、思维能力、认知能力、感知情况等是否正常。危重患者常会产生思维混乱、反应迟钝、语言行为异常，出现恐惧、焦虑、绝望、抑郁、猜疑等情绪反应。

（六）特殊检查及治疗的观察

在临床工作中，会对未明确诊断的患者进行一些特殊检查，如冠状动脉造影、腹腔镜、腰穿等。这些检查有不同程度的创伤，护士应重点了解注意事项，观察生命体征，倾听患者主诉，防止并发症。如股动脉造影时，应重点观察足背动脉搏动情况和伤口出血情况；有引流时，应注意观察引流液的颜色、量、性质、引流管是否通畅等。如中枢系统性白血病运用鞘内注射时，重点观察体位是否正确，是否有头痛等并发症发生。

（七）给药后的观察

药物治疗是临床最常用的治疗方法。患者用药后注意观察药物的疗效、副作用及毒性反应，尤其是强心剂、降压药、溶栓剂、抗肿瘤药等。如强心剂用药时和用药后应注意观察有无中毒反应；降压药根据作用时间，在服药注意观察降压效果；溶栓剂，注意疗效和有无出血的并发症；环磷酰胺使用后，观察有无血尿等。

（八）其他观察

除了以上观察内容外，护理人员还应该观察患者的自理能力、睡眠情况等，对患者进行针对性地护理。

二、危重患者的支持性护理

【重点提示】
危重患者支持性的护理内容。

（一）危重患者的病情观察与记录

危重患者由于病情危重，病情变化快，因此要及时严密观察患者生命体征、意识、瞳孔及病情，动态监测，并及时准确地做好各项护理记录。准确判断病情变化是抢救危重患者的重要环节。

（二）保持呼吸通畅

清醒患者应鼓励患者定时做深呼吸或叩背（手掌五指稍屈，成空杯状，由下至上、由外至内叩击）以利于分泌物排出。昏迷患者因其吞咽、咳嗽反射减弱或消失，呼吸道分泌物积聚喉头，易引起呼吸困难，严重者甚至窒息。因此，要将患者头偏向一侧，并及时清理呼吸道分泌物，防止窒息。人工气道患者应为患者翻身、叩背、雾化、吸痰、吸氧，以促进患者咳嗽、排痰、改善通气功能，预防继发性感染。

（三）保护患者的安全

医护人员应做好昏迷、谵妄、躁动不安、意识丧失患者的安全防护。如防坠床（加床档）、合理使用保护具、防拔管等，确保患者安全。对牙关紧闭、抽搐的患者，可用压舌板（裹上数层纱布）、开口器或牙垫，放于上下白齿之间，以免舌咬伤。室内光线宜柔和，工作人员动作要轻稳（四轻：走路轻、说话轻、操作轻、开关门轻），避免引起患者抽搐。准确执行医嘱，确保医疗安全。

（四）加强临床护理

1. 注意眼、鼻、口及皮肤的护理
（1）眼睛护理　患者由于眼睑不能自行闭合，易发生角膜干燥而导致结膜炎或并发角膜溃疡，严重者引起失明，可涂抗生素眼膏或用凡士林纱布覆盖眼睑。
（2）口腔护理　每日做口腔护理 2～3 次，保持口腔的清洁卫生，预防口腔并发症。
（3）皮肤护理　由于危重患者长期卧床，有大小便失禁、出汗、营养不良等情况，易发生压疮，应保持皮肤的清洁干燥、避免局部组织长期受压，做到勤观察、及时翻身、严格床头交接班，加强患者营养，预防压疮的发生。
2. 维持肢体功能位　长期卧床的患者，如病情允许的情况下，要保持关节功能位，协助患者做床上肢体被动活动、按摩等，每天 2～3 次，以促进血液循环，增加肌肉张力，预防肌肉萎缩、关节僵直、足下垂或静脉血栓的形成。

3. 加强营养，补充水分　如协助自理缺陷的患者进食；对不能经口腔进食者，给予鼻饲或胃肠外营养。

4. 维持排泄功能　协助患者大小便，防止泌尿系统感染，保持大小便通畅。

5. 保持各类导管通畅　危重患者身上常安置多种导管，如输液管、导尿管、伤口引流管等，要妥善固定，安全放置，防止导管扭曲、受压、脱落、堵塞，确保管道通畅，防止感染。

（五）加强心理护理

注意观察患者的心理变化，及时关心、安慰、鼓励、尊重并理解患者，进行针对性的心理疏导，缓解患者的恐惧、焦虑、悲伤、敏感等心理压力，使患者以最佳状态配合治疗，早日恢复健康。

【拓展与思考】

长期卧床患者，如何通过安置体位来减少吸入性肺炎、压疮等并发症？

第二节　抢救室的管理和抢救设备

一、抢救管理

抢救工作是一项系统化工作。医护人员对抢救工作的组织管理是抢救工作及时、准确、有效进行的保证。遇到紧急情况，必须争分夺秒。当接到抢救任务时：

1. 立刻指定抢救负责人，建立抢救小组，启动应急反应系统。

2. 制定有效的抢救护理方案。

3. 配合医生抢救、分工明确、听从指挥，做好核对、记录工作。

4. 安排专人参与医生组织的会诊、病例讨论分析等。

5. 抢救时医护人员及器械位置要合理。

6. 抢救结束后及时做好各项记录，整理核对并及时补足物品、药品等。

7. 做好抢救物品的日常维护。

二、抢救室的设备与管理

【重点提示】

抢救物品的五定，常用的抢救药品。

1. 抢救室与物品管理　急诊科和各个病区应设立单独的抢救室，抢救室宜靠近医护办公室。环境要求宽敞、安静、整洁、光线充足。急诊科抢救室内应有"五机"（心电图机、洗胃机、呼吸机、除颤仪、吸引器）、"八包"（腰穿包、心穿包、胸穿包、腹穿包、静脉切开包、气管切开包、缝合包、导尿包）以及各种急救药品、抢救床、环形输液轨道及各种设备等。其他专科根据专科特点配备常用抢救设施和药品。一切抢救物品的管理应做到"五定"，即定数量品种、定点安置、定人保管、定期消毒灭菌、定期检查维修，随时处于备用状态，保证完好率100%。抢救物品未经批准，一律不能外借。护士要熟悉抢救器械的性能和使用方法。抢救室物品应设专人管理，制定严格的管理制度。

2. 抢救床　最好是能升降的多功能床，另备胸外心脏按压板一块，以备使用。

3. 抢救车

（1）各种无菌物品及无菌包　各种规格注射器、输液器、输血器、无菌手套、无菌敷料、吸痰管、吸氧管、棉签、皮肤消毒剂、"八包"等。

（2）其他急救用物　血压计、听诊器、开口器、手电筒、压舌板、舌钳、止血带、多项电源插座、胶布、夹板等。

（3）常用急救药品。（表21-1）

表21-1　常用急救药品

类别	常用药物
心三联	盐酸利多卡因、盐酸阿托品、盐酸肾上腺素
中枢兴奋药（呼二联）	尼可刹米（可拉明）、山梗菜碱（洛贝林）
升压药	盐酸肾上腺素、去甲肾上腺素、间羟胺、多巴胺等
降压药	硝普钠、肼屈嗪等
强心药	毛花苷丙（西地兰）、毛花苷C、毒毛花苷K等
抗心绞痛药	硝酸甘油
平喘药	氨茶碱
促凝血药	垂体后叶素、维生素K1、卡巴克洛、酚磺乙胺（止血敏）等
镇痛、镇静、抗惊厥药	哌替啶、地西泮（安定）、苯巴比妥钠、氯丙嗪、硫酸镁等
抗过敏药	异丙嗪、苯海拉明、阿司咪唑等
激素类药	氢化可的松、地塞米松等
脱水利尿药	20%甘露醇、25%山梨醇、呋塞米、利尿酸钠等
解毒药	阿托品、碘解磷定、氯解磷定、硫代硫酸钠、亚甲蓝等
碱性药物	5%碳酸氢钠、11.2%乳酸钠
其他	0.9%氯化钠溶液、各种浓度葡萄糖、低分子右旋糖酐、10%葡萄糖酸钙、氯化钙等

注：各科室根据专科需要情况进行备用。

4. 急救器械　包括供氧系统及装置、电动吸引器或中心负压吸引装置、心电图机、心脏除颤起搏器、心电监护仪、简易呼吸器、人工呼吸机、电动洗胃机等。

5.抢救方位　临床常有二人法、三人法、多人法抢救患者，患者头位抢救者是抢救的核心人物，负责指挥抢救。

【拓展与思考】

请为呼吸内科的抢救室设计抢救物品清单。

第三节　危重患者的常用抢救技术

护理人员能否熟练掌握急救技术，及时、准确、无误地救治，直接影响危重患者的生命安危和抢救的成败。因此，护士必须掌握急救知识与技能。本节主要介绍常用的抢救技术，包括心肺复苏术、简易呼吸器囊的使用、吸痰法、吸氧法及洗胃法。

抢救原则：先救命，后治病，就地抢救（根据情况选择抢救条件最好、最近的地方），立即给予生命支持。基础生命支持术（basic life support，BLS）称初期复苏或现场急救，BLS、CPR、AED，在4min内建立；生命支持抢救黄金时间为6 min，抢救白金时间为10min；高级生命支持（Advanced Life Support，ALS）：呼吸支持、循环支持、药物支持、止血包扎固定等在8min内建立。

一、心肺复苏术

【重点提示】

心肺复苏操作流程与注意事项。

（一）心肺复苏概述

心肺复苏（cardiopulmonary resuscitation，CPR）是由于各种原因，导致呼吸停止、心脏停搏，必须立即使用胸外心脏按压和人工呼吸，以重建循环、呼吸功能，促进心、脑、肺功能恢复，来挽救患者生命的一种抢救技术。基础生命支持术包括：C人工循环（circulation），A开放气道（airway），B人工呼吸（breathe），CAB是心肺复苏术的三个重要步骤。开始时间越早，成活率就越高。在2015年的国际心肺复苏指南中将美国心脏协会（American Heart Association，AHA）成人生命链分为院内和院外救治体系。院内心脏骤停依赖专门的监控系统来预防心脏骤停，一旦发生，立即启动专业的多学科团队进行救治，进行高质量的CPR；院外心脏骤停需非专业救护人员识别出心脏骤停→呼救→实施CPR→除颤→专业团队接手。

（二）呼吸心脏骤停的原因

1.成人常见原因　冠心病最多见，创伤，溺水，药物过量，窒息，出血，脑卒中等。

2.小儿常见原因　气道梗阻，烟雾吸入，溺水，感染，中毒等

（三）呼吸心脏骤停的临床表现

心搏骤停的典型"三联征"包括：突发意识丧失、呼吸停止、大动脉搏动消失。

心搏骤停后表现：意识突然丧失及大动脉搏动消失。

3～5秒，头晕和黑矇；

5～10秒，意识丧失；

15～30秒，全身性抽搐及大小便失禁等；

45秒，瞳孔散大；

60秒，自主呼吸逐渐停止；

4分钟，开始出现脑水肿；

6分钟，开始出现脑细胞死亡；

10分钟，脑细胞出现不可逆转的损害，进入"脑死亡""植物状态"。

因此，心搏骤停的严重后果以秒计算，"4～6分钟"，黄金救命时间。

【知识链接】

2015年国际心肺复苏指南建议对生存链进行划分，见下图：

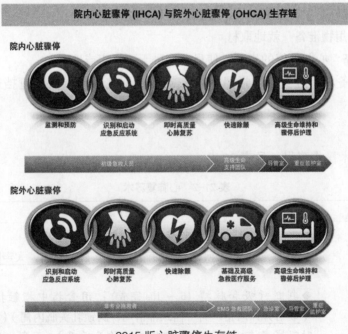

2015版心脏骤停生存链

【拓展与思考】

基本生命支持包括哪些？

【重点提示】

心肺复苏的流程及注意事项。

（四）心肺复苏术

【目的】

1. 恢复猝死患者的循环、呼吸功能。

2. 用人工的方法保证患者重要器官的血氧供应，促进心跳、呼吸的功能恢复。

【评估】

1. 用物　准备齐全。

2. 环境　确保现场对施救者和患者的安全。

【计划】

1. 操作者准备　衣帽整洁、备表。

2. 用物准备

（1）院内用物准备　治疗车上层，治疗盘内放：弯盘、治疗碗（内置纱布2块或人工呼吸膜）、血压计、听诊器、手电筒、快速手消毒液、笔、记录卡。治疗车下层：垃圾桶2个、医用垃圾袋（黄色）、生活垃圾袋（黑色）。有条件者备简易呼吸器、除颤器、心电监护仪。必要时备脚踏板，木板，屏风（拉床帘）等。

（2）院外用物准备　就地取材

3. 患者准备　心跳骤停的患者，使患者仰卧于硬板床或地上。

4. 环境准备　环境安全、通风，就地抢救，不宜搬动，注意遮挡避免影响其他患者。

【实施】

心肺复苏术操作流程，见表21-2。

表21-2　心肺复苏术

操作流程	操作说明
1. 环境评估	◆确保现场对施救者和患者的安全
2. 判断与呼救	◆判断意识：询问患者看有无反应，<u>轻拍双肩，大声呼唤患者左右双耳</u>
	◆判断呼吸和脉搏<u>（5～10s完成）</u>：用食指中指触摸患者大动脉（喉结旁开两指，向一侧颈部滑动，胸锁乳头肌内侧）（图21-1），同时观察患者呼吸（终末叹气应看作无呼吸）、面色、胸廓起伏，迅速判断患者有无呼吸和脉搏（并报告）
	◆确认患者意识丧失，立即呼叫，<u>"来人啊！抢救**床、**，启动应急</u>

（续表）

操作流程	操作说明
	反应系统，带抢救车和除颤仪（AED）及其他急救设备（院外：请旁人帮忙拨打"120"获得救助，说明具体位置）。查看抢救开始时间
3. 安置体位	◆确保患者仰卧在硬板床或坚固平坦的表面，去枕、去被 ◆头、颈、躯干在同一轴线上，双手放于两侧，身体无扭曲（口述）
4. 心脏按压（C）	◆抢救者站或跪于患者右侧，解开衣领、腰带，暴露患者胸腹部，左腿外侧与患者的肩膀在一条平行的直线上 ◆按压部位：胸骨中下 1/3 交界处（图 21-2），两乳头连线的中间交界处或胸部中央，胸骨下半部（图 21-3） ◆按压方法：左手根部置于按压定位部位（图 21-4），五指伸开，右手重叠按压在左手背上，两手手指交叉扣紧，手指翘起（图 21-5），不可接触胸壁，肘关节伸直，用身体力量有节律的垂直下压（图 21-6） ◆按压深度：成人胸骨下陷 5～6cm，儿童和婴儿至少为胸骨前后径的 1/3（儿童大约为 5cm，婴儿大约 4cm） ◆按压频率：成人 100～120 次 / 分钟（15～18s 完成 30 次按压） ◆胸廓回弹：每次按压后使胸廓充分回弹（按压时间：放松时间为1：1） ◆按压中断：按压和人工呼吸首次中断 25s 内，其余均在 10s 内
5. 开放气道（A）	◆判断患者颈部有无损伤，检查口腔有无活动性义齿，明确有分泌物时使患者头偏向一侧，清除口中异物，有义齿取出活动义齿，用纱布（人工呼吸膜，防止交叉感染）覆盖患者口唇 ◆三种开放气道的方法，根据患者情况选择合适的方法，下颌与床面或地上成 90°，充分开放气道（开放气道角度：成人 90°，儿童 60°，婴儿 30°）①仰头提颏法（颈部无损伤患者）（图 21-7）：抢救者左手的小鱼际置于患者前额，用力向后压使其头部后仰，右手示指中指置于患者的下颌骨下方，轻柔的开放气道②仰头抬颈法（颈部无损伤患者）（图 21-8）：抢救者右手抬起患者颈部，左手以小鱼际部位置于患者前额，使其头后仰，颈部上托，轻柔开放气道。③双手托下颌法（颈部有损伤患者）（图 21-9）：抢救者双肘放于患者头部两侧，双手中，示，无名指放在患者下颌角后方，向上或向后轻柔地抬起下颌
6. 人工呼吸（B）	◆立即给予 2 次人工呼吸，①口对口人工呼吸（图 21-10）：用压额的手的拇、食指捏住患者鼻孔，吸一口气，抢救者口唇包住患者的口唇（不留空隙），眼睛看患者胸廓，吹一口气（潮气量500mL～600mL，送气时间为 1s），松开鼻子，侧转换气，再吹一口气，眼睛见胸廓抬起即可，同时观察胸廓复原情况。②口对鼻人工呼吸：用于婴幼儿、口腔严重损伤或牙关紧闭者。③口对口鼻人工

（续表）

操作流程	操作说明
	呼吸法：抢救者双唇包住患者口鼻部吹气（适用于婴幼儿）。有条件的，使用面罩通气或气管插管人工呼吸。尽快使用高级气道通气，可继续进行胸外按压，观察病情。 ◆人工呼吸频率：每 5～6s 一次呼吸（成人每分钟 10～12 次呼吸，儿童婴儿的通气频率为 12～20 次／分）。胸外按压与人工呼吸比：成人 30∶2；儿童和婴儿单人操作时为 30∶2 双人操作时 15∶2；连续操作五个循环观察判断一次效果，直至复苏停止
7. 判断复苏效果	◆效果判断：大动脉搏动出现 ◆自主呼吸恢复 ◆散大的瞳孔缩小，对光反射存在，患者昏迷变浅有反射或挣扎 ◆收缩压在 60 mmHg 以上 ◆面色、口唇、甲床、皮肤黏膜色泽转红润等（穿好衣裤、盖被子、回枕头） ◆复苏成功，实施进一步生命支持，用简易呼吸器或人工呼吸机维持呼吸，加强护理
8. 整理记录	◆整理用物，分类放置 ◆六步洗手，查看抢救结束时间 ◆记录患者病情变化和抢救情况：抢救开始时间、结束时间、脉搏、呼吸、瞳孔、脉搏、血压、面色口唇发绀等情况

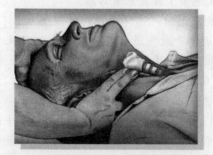

图 21-1　触摸颈动脉

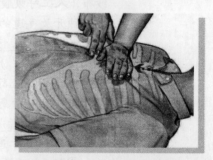

图 21-2　胸骨中下 1/3 交界处

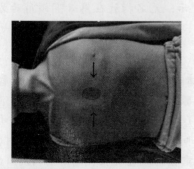

图 21-3　两乳头连线的中点

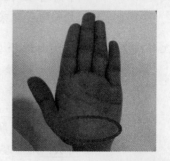

图 21-4　按压为手掌根部

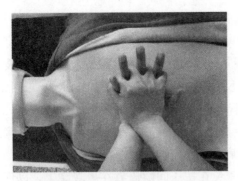

21-5 两手重叠、十指相扣、手指翘起

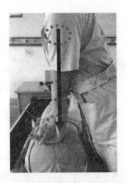

图 21-6 肘关节伸直、手臂垂直

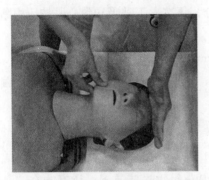

图 21-7 仰头提颏法

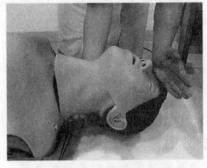

图 21-8 仰头抬颈法

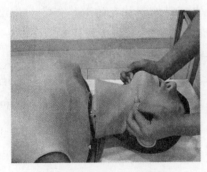

图 21-9 双手托下颌法

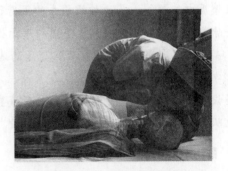

图 21-10 口对口人工呼吸

（包紧唇部、眼看胸廓）

【评价】

1. 抢救及时，操作规范，程序正确，动作迅速。

2. 注意保护患者安全和职业防护。

3. 沟通有效、充分体现人文关怀。

【小结】

1. 操作重点 实施中加下划线的地方为操作重点。

2. 注意事项

（1）"一点、两线、三三制" 基本程序上，可概括为"一点、两线、三三制"。"一点"：只要地点安全，CPR 就在现场进行。"两线"：分为院外、院内两条线。院内这条线，强调"监测和预防"。"三三制"：无论是院内还是院外，基础生命支持都强调三个步骤，即目击者"识别和启动应急反应系统，及时高质量的 CPR 和快速除颤"。

（2）强调 "用力按，快速按，不间断"。

（3）正确按压姿势 按压时上半身前倾，腕、肘、肩关节伸直，以髋关节为支点，垂直向下用力，借助上半身体重和肩臂部肌肉的力量进行按压。

（4）2015 年指南强调 施救者应避免在按压间隙倚靠在患者胸上，以便每次按压后胸廓充分回弹。

（5）按压频率 按压频率 100 ～ 120 次 / 分，每次人工呼吸导致心脏按压中断不超过 10 秒。

（6）按压深度 成人不少于 5cm，不超过 6cm，小儿至少胸部前后径 1/3。

（7）按压位置正确 胸骨中下 1/3 交界处，偏左或偏右可造成肋骨骨折。偏上效果不佳，偏下可引起呕吐。

（8）通气 给患者足够的通气，每次呼吸超过 1 秒，不超过 2 秒。

【知识链接】AED

心源性猝死需要及时专业的救援，除了我们熟知的心肺复苏，还有一个"救命神器"AED 即自动体外除颤器又称自动体外电击器、自动电击器、自动除颤器、心脏除颤器及傻瓜电击器等，是一种便携式的医疗设备，它可以诊断特定的心律失常，并且给予电击除颤，是可被非专业人员使用的用于抢救心源性猝死患者的医疗设备。

AED 通常配置于有大量人群聚集的地方，如购物中心、机场、车站、饭店、体育馆、学校等处及紧急医疗服务。在亚洲，以日本及中国香港等人口稠密的国家及地区比较多设置。在中国内地则仅见于机场、高铁车站、部分地铁车站、消防局救护队和军中卫生队，部分航空公司的客机则全面装设。

【拓展与思考】

1. 胸外心脏按压时，为什么每次按压后要让胸廓充分回弹？

2. 心肺复苏操作过程中有哪些注意事项呢？

二、简易呼吸器

用简易呼吸器进行人工呼吸是抢救时最有效的人工呼吸的方法之一。对通气障碍的患者进行辅助通气，达到增加通气量、改善换气功能、减轻呼吸肌做功的目的。常用于各种原因导致的呼吸停止或呼吸衰竭抢救及麻醉期间的呼吸管理。

【重点提示】

简易呼吸器的操作流程及注意事项。

简易呼吸器使用法

【目的】

1. 维持和增加机体通气和换气的功能。

2. 纠正威胁患者生命的低氧血症。

【评估】

1. 患者年龄、病情、体位、体重、意识状态等。

2. 患者呼吸状况（频率、节律、深浅度）、有无活动性义齿、呼吸道是否通畅。

3. 患者心理状态及合作程度。

【计划】

1. 护士准备　衣帽整洁，必要时修剪指甲，洗手，戴口罩。

2. 用物准备　治疗车上层，治疗盘内放：简易呼吸器（呼吸囊、呼吸活瓣、面罩、氧气衔接管等）（图 21-11）、纱布、弯盘；必要时准备气管切开或气管插管用物、氧气装置、蒸馏水、吸痰用物。治疗车下层：垃圾桶 2 个、医用垃圾袋（黄色）、生活垃圾袋（黑色）、电插板、电源等。

3. 患者准备　患者仰卧位、去枕、仰头、清除口腔异物，有活动义齿应取下，保持呼吸道的畅通。

4. 环境准备　安静、整洁、空气流通、温湿度适宜。

【实施】

简易呼吸器使用法操作流程，见表 21-3。

表 21-3　简易呼吸器使用法

操作流程	操作说明
1. 核对解释	◆携用物至床旁、核对患者床号、姓名、手腕带 ◆与患者或家属说明目的、意义，取得合作
2. 安置体位	◆患者平卧、颈下垫枕，松解衣领、腰带，抢救者站于患者床头
3. 畅通气道	◆清除上呼吸道分泌物或呕吐物，有活动义齿取下义齿
4. 扣紧面罩	◆患者头后仰托起下颌，扣紧面罩，面罩紧扣口、鼻部，避免漏气
5. 挤压气囊	◆①单手挤压呼吸气囊：操作者一手以"CE"手法（图 21-12）手法保持气道打开及固定面罩，另一手挤压呼吸囊；②双手挤压呼吸囊：患者平卧、颈下垫枕，两手捏住呼吸囊中间部分，两拇指相对朝内，四指并拢或略分开，两手用力均压呼吸囊，待呼吸囊重新膨起后开始下一次挤压。有自主呼吸者，应尽量在患者吸气初挤压呼吸囊，达到潮气量后完全松开气囊，使患者自行完成呼气动作。 ◆一次挤压可有 500～600mL 左右空气进入肺内，频率保持在 10～12 次/分，反复、多次有规律地进行

（续表）

操作流程	操作说明
6. 整理记录	◆用物整理、消毒、归位
	◆洗手
	◆记录抢救时间、患者的情况等

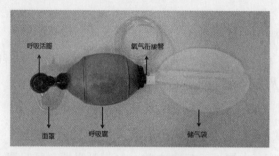

图 21-11 简易呼吸器

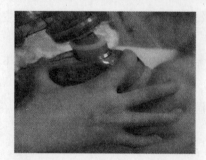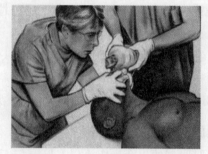

图 21-12 "CE" 手法

【评价】

1. 方法正确，操作得当。

2. 操作过程中体现人文关怀，患者及家属对操作满意。

3. 患者呼吸困难症状消失，缺氧改善，血气分析基本正常。

【小结】

1. 操作重点　实施中加下划线的地方为操作重点。

2. 注意事项

（1）简易呼吸器要定时检测、维修、保养，防止活瓣漏气。呼吸囊不宜挤压变形后放置，以免影响弹性。

（2）使用呼吸气囊时，必须要充分地开放气道。面罩要扣紧口鼻部避免漏气，挤压时胸廓维持超过 1s，胸廓起伏表示潮气量已经足够，通气过大或过度通气容易发生胃膨胀或胀气。

（3）避免损伤肺组织，影响呼吸功能恢复。挤压呼吸囊时，用力不可过猛，每次挤压量为挤压呼吸囊的 1/3 ~ 2/3 为宜，尽量匀速，不可时快时慢，时大时小。

（4）如患者有自主呼吸时，应与患者的自主呼吸同步。对于意识清醒的患者，应对患者讲解使用呼吸气囊的目的和意义，缓解其紧张情绪，再指导患者"吸气""呼气"配合。

（5）简易呼吸器使用后，将呼吸活瓣、接头、面罩拆开，用清洁剂擦拭或清水冲干净，再用含 0.2% 有效氯的消毒液浸泡 30 min 后冲洗晾干、装好、备用。

【拓展与思考】

如何为患者实施简易呼吸器囊？

三、吸痰法

【重点提示】

吸痰的目的，流程（拍背、负压、手法），注意事项。

（一）吸痰

吸痰法是指利用负压吸引的原理，经口、鼻或人工气道将分泌物吸出，保持呼吸道通畅，预防吸入性肺炎、肺不张、窒息等并发症的一种方法。临床上常用中心负压吸引装置和电动吸引器两种。主要适用于不能有效咳嗽、排痰的患者，如新生儿、年老体弱、危重、昏迷、麻醉未清醒、气管切开等各种原因引起的排痰困难的患者。

【目的】

1. 清除患者呼吸道分泌物，保持呼吸道通畅。

2. 防止窒息和吸入性肺炎等并发症。

3. 改善肺通气，促进呼吸功能。

【评估】

1. 患者年龄、病情、生命体征、SpO_2、意识状态、治疗情况。

2. 检查患者有无呼吸道分泌物，肺部听诊痰鸣音（胸骨上窝、左右锁骨中线第二肋间、第四肋间、第六肋间）。如患者有痰：①指导患者有效咳嗽；②翻身叩背（拍背手法：从外向内、自下而上），检查分泌物排出能力；③若无法排出则准备吸痰，吸痰前检查患者鼻腔或口腔情况（鼻中隔有无偏曲，如有活动性义齿要取出）。

3. 患者心理状态及合作程度。

【计划】

1. 护士准备　衣帽整洁、洗手、戴口罩。

2. 用物准备　治疗车上层，治疗盘内放：无菌持物钳装置、无菌持物钳 2 或镊子、有盖无菌容器 2（内盛无菌生理盐水用于试吸和冲洗）、一次性可控吸痰管（12 ~ 14 号内含无菌手套，气管插管患者用直径为导管内径的 1/2 或 1/3 的吸痰管）或吸痰管和无菌手套、治疗巾、无菌纱布数块、弯盘、手电筒、听诊器、剪刀、消毒液。治疗车下层：垃圾桶 2 个、医用垃圾袋（黄色）、生活垃圾袋（黑色）。电动吸引器（图 21-13）、便携式吸痰器（图 21-14）或中心管道负压吸引装置（图 21-15）；必要时备压舌板、张口器、舌钳、标本采集容器、电插板、吸氧装置等。

3. 患者准备　患者和家属了解吸痰的目的、意义和注意事项，积极配合，体位舒适。

4. 环境准备　光线充足，空气流通，温湿度适宜。

【实施】

吸痰法操作流程，见表 21-4。

表 21-4　吸痰法

操作流程	操作说明
1. 核对解释	◆携用物至床旁，核对床号、姓名、腕带、确认患者 ◆解释说明目的，取得患者合作
2. 挂瓶检查	◆把消毒液瓶挂于患者床头 ◆检查：①电动吸引器吸痰法：接通电源，打开开关，检查吸引器性能及连接紧密性；（图 21-13）②中心吸引装置吸痰法：把负压瓶、消毒液瓶挂于患者床旁；把连接胶管分别与负压瓶、压力表相连接；检查负压吸引插孔，把压力表安在负压插孔上，检查管道连接紧密性及负压装置性能。（图 21-15）
3. 调节负压	◆反折连接管前端（或者堵住前端）调节负压：一般成人为 300 ～ 400 mmHg（40 ～ 53kpa）；儿童 <300 mmHg（小于 40kpa）
4. 安置体位	◆协助患者头部偏向操作者
5. 开吸痰管	◆检查并选择大小合适的吸痰管型号（成人 12 ～ 14 号、儿童 6 ～ 10 号）、检查有效期 ◆打开吸痰管包装，戴无菌手套，取出吸痰管
6. 试吸通畅	◆连接吸痰管与连接管连接，在无菌容器中吸少量生理盐水
7. 吸痰	◆一手将吸痰管末端折叠或者打开负压调节阀，阻断负压；另一只戴无菌手套的手取出吸痰管（或用无菌持物钳夹持吸管），先吸鼻腔、其次咽喉部、最后气管（经口腔吸痰的顺序为：先口腔、在咽部、最后气管），鼻腔插至气管长度约 20 ～ 25cm；口腔插至气管长度约 10 ～ 15cm（注意插管到对应长度，有阻力时回退吸痰管 1-2cm） ◆放松折叠处或关闭负压调节阀，吸痰时左右旋转，自深部向上提拉吸净痰液 ◆每次吸痰 < 15s，吸痰过程中密切观察患者痰液情况、生命体征、SpO_2
8. 冲管消毒	◆每次吸痰后，丢弃吸痰管，立即用等渗盐水冲洗导管

（续表）

操作流程	操作说明
9.. 观察	◆判断吸痰效果：肺部听诊痰鸣音是否消失、呼吸是否通畅、SpO_2 上升或正常、患者的生命体征情况 ◆吸出痰的颜色、性质、量、黏稠度 ◆观察鼻腔（口腔）黏膜有无损伤
10 安置体位	◆擦净患者面部及口、鼻腔分泌物， ◆安置患者于舒适体位，放呼叫器于易取处
11. 整理记录	◆整理病床单位、健康宣教、分类处理用物 ◆洗手、取下口罩、记录

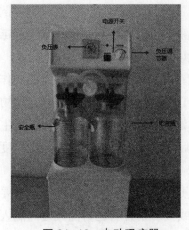

图 21-13　电动吸痰器

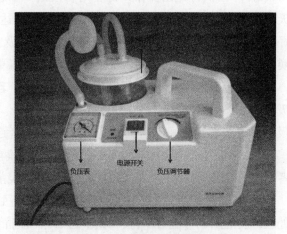

图 21-14　便携式吸痰器

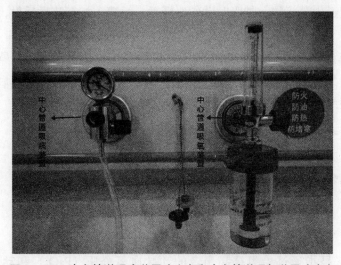

图 21-15　中心管道吸痰装置（左）和中心管道吸氧装置（右）

【评价】

1. 患者及家属知晓吸痰的目的、意义、注意事项，并能积极配合。

2. 操作中注意人文关怀，患者及家属对操作满意。

3. 各项操作正确，符合要求。

4. 患者呼吸道分泌物吸出、血氧饱和度正常。

5. 清醒患者学会有效咳嗽排痰。

【小结】

1. 操作重点 实施中加下划线的地方为操作重点。

2. 注意事项

（1）严格执行无菌操作 每套用物仅供一个患者使用，吸痰管一用一更换，用物每天更换 1 次，做好口腔护理。贮液瓶内的液体达 2/3 时（到达红线），应及时倾倒；做好消毒处理，贮液瓶内应放含氯的消毒液，使吸出液不粘于瓶底，便于清洗、消毒和更换；负压吸引表、负压吸引器、连接管每周消毒更换一次。

（2）插管时 不能有负压，以免损伤黏膜；若有气管切开吸痰，注意无菌操作，先吸气管切开处，再吸口鼻部，从深部左右旋转、向上提拉，以利于呼吸道分泌物充分吸净；每次吸痰时间不超过 15 秒，人工气道者连续吸痰不可超过 3 次，防止发生缺氧；吸痰时观察患者生命体征、SpO_2，必要时吸痰前后给予吸氧；有明显血氧饱和度下降者或使用呼吸机的患者，可根据病情建议在吸痰前 30 ~ 60 秒，提供 100% 的氧。

（3）保持呼吸道通畅 注意观察病情，如听到患者喉头有痰鸣音或排痰不畅要及时处理，痰液黏稠可配合叩背、雾化吸入，气管插管或气管切开者也可向气管内滴入少量等渗盐水或化痰药物，使痰液稀释，便于吸出。

（4）负压调节要准确 过大会损伤呼吸道黏膜，过小起不到吸出的作用。为婴幼儿吸痰时，吸痰管要细、动作要轻、负压要小，以免损伤黏膜。由浅入深，依次吸净口腔、鼻咽部、气道内分泌物，抽吸时动作要轻柔、敏捷，如有咳嗽反射，应轻轻拉出吸痰管。

（5）吸引有困难 若患者口腔手术吸引有困难，用鼻腔吸引；若鼻中隔有偏曲，用经口腔吸痰；为昏迷者吸痰，帮助患者用压舌板、开口器张口，有舌后坠情况，在吸引前将下颌托起或用舌钳将舌头拉出。

【拓展与思考】

1. 如何做到有效吸痰又避免损伤？

2. 如何避免吸痰导致的缺氧？

四、吸氧

氧气吸入法是指通过给氧提高患者的动脉血氧分压（PaO_2）和动脉血氧饱和度

（SpO₂），增加动脉血氧含量，预防和纠正各种原因引起的缺氧状态，促进组织的新陈代谢，维持生命活动的一种治疗方法，是常用的抢救措施。

【重点提示】

各种缺氧的表现，氧疗适应证和副作用，氧浓度的换算公式。

（一）缺氧程度判断

根据患者的临床表现、血气分析的 PaO_2 和 SaO_2 检验结果来确定缺氧程度。

1. 轻度低氧血症　$PaO_2 > 50$ mmHg（6.67kPa），$SpO_2 > 80\%$；无发绀或轻度发绀、神志清、一般不吸氧，如有呼吸困难可给低流量、低浓度吸氧（1 ~ 2L/min）。

2. 中度低氧血症　$PaO_2 30 ~ 50$mmHg（4 ~ 6.67kPa），$SpO_2 60\% ~ 80\%$；有发绀、呼吸困难、神志不清或烦躁，需氧疗。

3. 重度低氧血症　$PaO_2 < 30$mmHg（4kPa），$SpO_2 < 60\%$；明显发绀、呼吸困难、出现"三凹征"、有嗜睡或昏迷情况，是氧疗的绝对适应证。

成人动脉血压分压（PaO_2）正常值为：95 ~ 100mmHg（12.6 ~ 13.3Kpa），动脉血氧饱和度（SpO_2）正常值为：95% 以上。当患者 PaO_2 低于 50mmHg（6.67kPa）时，立即给予吸氧。

（二）氧疗的适应证和氧疗副作用

日常的空气中含有氧气在 20.93%。所以给氧时，浓度低于 25% 是无治疗价值的。一般在常压下吸入 40% ~ 60% 的氧是安全的。

1. 氧疗的适应症

（1）呼吸系统疾病患者　如支气管炎、哮喘、气胸、肺气肿等。

（2）心功能不全的患者　如心力衰竭等。

（3）各种中毒引起的呼吸困难　如一氧化碳中毒（高流量吸氧），巴比妥类药物中毒等。

（4）昏迷患者　如脑血管意外、颅脑损伤所导致的昏迷患者。

（5）其他　如术后患者、大出血患者、分娩异常患者等；对缺氧和二氧化碳潴留并存的慢性呼吸衰竭者，应低流量、低浓度持续给氧。

2. 氧疗副作用

（1）氧中毒　如持续吸入时间超过 24h ~ 48h 氧浓度高于 60% 的氧气，则会发生氧中毒情况，表现为眩晕、烦躁不安、面色苍白、恶心、进行性呼吸困难等。预防措施：避免长时间、高浓度氧疗，进行血气分析，及时了解氧疗的效果。

（2）肺不张　当高浓度吸氧后，一旦发生支气管阻塞，会引起吸入性肺不张，表现为呼吸困难、心跳呼吸增快、血压上升、烦躁、发绀、昏迷等。预防措施：鼓励患者做深呼吸，多咳嗽和经常改变体位、防止分泌物阻塞。

（3）呼吸抑制　常见于低氧血症并伴有二氧化碳潴留Ⅱ型呼吸衰竭的患者，应给予低浓度、低流量持续给氧，维持 PaO_2 在 8kPa 左右。因为患者呼吸中枢兴奋性主要靠缺氧维持，对二氧化碳刺激已不敏感，所以吸入高浓度氧，解除缺氧对呼吸中枢的刺激作用，可使呼吸中枢兴奋性降低，严重者甚至呼吸停止。

（4）晶状体后纤维组织增生　见于早产儿和新生儿。当新生儿吸氧浓度过高时，可引起视网膜血管收缩，发生视网膜组织纤维化导致永久性失明。预防措施：新生儿应控制吸氧的浓度和吸氧的时间。

（5）呼吸道分泌物干燥　常见于气管切开或气管插管的患者。由于这类患者上呼吸道失去了对吸入气体的加湿作用，如果持续吸入未经湿化的高浓度氧气超过 48 小时后，支气管可因氧气这种干燥气体的直接刺激产生损害。主要症状有分泌物变干、黏稠结痂不易咳出。预防措施：应在吸氧前湿化气道，定时做好雾化。

（三）氧气浓度和氧气流量的换算方法

氧气浓度和氧气流量换算公式为：吸氧浓度（％）＝ 21＋4×氧流量（L/min）

（四）供氧装置常用的有中心管道供氧装置和氧气筒供氧装置

1. 中心管道供氧装置（图 21-16）

由医院中心供氧站通过管道把氧气输送到各病区、门诊、急诊室的各病室。供应站有总开关控制，在各个使用的病房配中心管道氧气流出口，装上流量表和湿化瓶，打开氧气表开关，调节流量即可使用，此方法迅速、方便。

（1）装表法　取下中心吸氧管道塞子，将流量表插入中心供氧管道氧口处，接通气管、湿化瓶（一次性供氧装置与氧表连接的可直接插氧气表至中心管道供氧口），打开流量开关，调整流量，检查有无漏气，检查流量的准确性，全套装置无漏气后备用。

（2）卸表法　取下吸氧管，关闭流量开关，取下湿化瓶，氧气表，按上管道塞子，消毒处理。

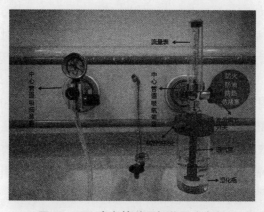

图 21-16　中心管道吸氧装置（右）

2. 氧气筒与氧气表装置

（1）氧气筒（图 21-17）　为圆柱形无缝钢筒，筒内高压达 150 kg/cm²，容纳氧气约 6000 L。气筒的总开关在筒的顶部，可以控制氧气的流出。氧气筒的侧面有一气门与氧气表相连，是氧气自筒中输出的途径。

（2）吸氧表（图 21-18）　由压力表、流量表、减压器、湿化瓶、通气管、安全阀等组成。压力表可测知氧气筒内的压力，以 kg/cm² 或 MPa 表示，筒内压力越大，表明氧气越多。减压器自动将来自氧气筒内压力减低至 2 ～ 3 kg/cm²（0.2 ～ 0.3 MPa），使流量平稳，保证安全。流量表是用来测量氧气每分钟的流出量，锥形流量表以浮标上端平面所指刻度数为标准（圆球形流量浮标以球部中央直径所指刻度为标准），流量单位用 L/min 来表示。当湿化瓶内氧气流量过大、压力过高时，内部活塞自行上推，使过多的氧气通过安全阀到四周的小孔流出，以保证用氧安全。

（3）装表法　将氧气表装在氧气筒上侧面的气门，以备急用。先将有"满"及"四防"标志的氧气筒安置在氧气支架上，打开总开关（逆时针旋转），使少量氧从气门吹出，吹去气门处灰尘，再迅速关上总开关（顺时针），将氧气表接在氧气筒的气门上，稍向后倾斜，用手初步旋紧氧气表上的螺帽，再用扳手旋紧（扳手开口大小提前调整好），使氧气表垂直于地面和氧气筒旁。连接通气管，连接湿化瓶（内盛 1/3 或 1/2 蒸馏水或冷开水），关闭流量表开关（关小开关），打开总开关（开总开关），再开流量表（开小开关），检查氧气流出是否通畅、有无漏气（通畅无漏气后），关闭总开关和流量表，备用。装表法可简单归纳为八个字：一吹（尘）、二上（表）、三紧（拧紧）、四查（检查）。

（4）卸表法　卸表时先关总开关，开流量表开关（开小开关），放出流量表内余氧，再关闭流量表（关小开关），左手持氧表，右手拿扳手松开氧气表螺帽，再用手旋开螺帽，将卸下来的氧气表存放于指定地点，再进行消毒处理。卸表口诀：一关（关总开关再关流量开关）、二持（压力表）、三松（压力表）、四卸（表）。注意：在氧气筒内氧气不能完全用空，应剩余 5kg/cm²，要标明"空"的标志，以防再次充气时灰尘进入筒内引发爆炸。

（5）氧气筒内的氧气供应时间计算公式：

$$可供应时间 = \frac{[压力表压力 - 5(kg/cm²)] \times 氧气筒容积（L）}{1\ kg/cm² \times 氧气流量（L/min）\times 60min}$$

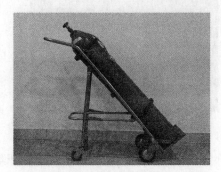

图 21-17 氧气筒和架子

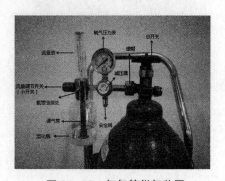

图 21-18　氧气筒供氧装置

（五）氧疗方法

1.鼻导管吸氧法　分双侧鼻导管和单侧导管吸氧法两种：①双侧鼻导管吸氧法（图21-19）：是临床上最常用的方法之一，适用于长时间用氧的患者。把双侧鼻导管插入鼻孔内约1cm，将导管环固定在耳朵上，松紧一、两指为宜，固定稳妥即可；②单侧鼻导管吸氧法：是将一根细氧气鼻导管插入一侧鼻孔，经鼻腔到达鼻咽部，末端连接氧气的供氧方法。鼻导管插入长度为鼻尖至耳垂的2/3。优点：节省氧气；缺点：因插管较深，刺激鼻腔黏膜，且导管容易被鼻腔内的分泌物堵塞，固定用的胶布易引起皮肤反应，长时间吸氧，患者感觉不适，目前临床较少使用。

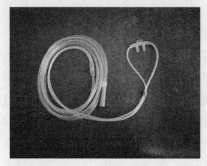

图 21-19　双侧鼻导管

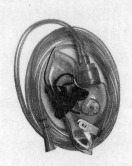

图 21-20　面罩

2.面罩法（图21-20）　是将面罩置于患者的口鼻部进行供氧的方法。适用于病情较重，张口呼吸的患者。先用松紧带固定，氧气自下端输入，呼出的气体从面罩两侧孔排出，吸氧时所需的流量较大，一般为6-8L/min。由于口、鼻部都能吸入氧气，所以效果较好。

3.鼻塞法（图21-21）　是将鼻塞放入鼻前庭内吸氧的方法。适用于长时间吸氧的患者。鼻塞是一种用塑料制成的球状物，有单侧和双侧鼻塞，使用时将鼻塞与橡胶管连接，先调节流量，再擦净鼻腔，最后将鼻塞塞入鼻孔内。鼻塞大小以恰能塞住鼻孔为宜。此法刺激性小，患者感觉舒适。

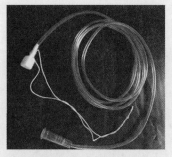

图 21-21　单侧鼻塞吸氧管

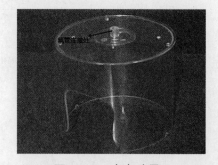

图 21-22　氧气头罩

4.氧气头罩法（图21-22）　是将患者头部置于头罩里面吸氧的方法，适用于婴幼儿。头罩是用无毒有机玻璃制成，罩面上有多个孔，可调节罩内的氧气浓度、温度、湿度。使用时将头罩罩在患儿头部，调节氧流量，注意头罩与颈部之间要保持适当的空隙，防止 CO_2 潴留及重复吸入。此法简便，无刺激性，透明的头罩易于观察病情变化，能根据病情需要调节罩内氧浓度，长期吸氧时不会产生氧中毒。

5. 氧气枕法（图 21-23） 氧气枕是一长方形橡胶枕，枕的一角有橡胶管，上有调节器可调节氧流量。充气时可接上湿化瓶，充入氧气，接上鼻导管或鼻塞，调节流量，即可使用（如充气时氧气未经湿化，则用氧时必须接湿化瓶方可使用）。优点：用于危重患者抢救或转运途中、家庭氧疗等。缺点：氧气量太少，使用时间较短。

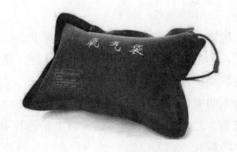

图 21-23 氧气枕头

6. 氧气帐法 如同帐篷一样，是一种特制的氧气帐，大小约为儿科病床的一半，两边开窗镶上透明胶片，下面塞入床垫下。使用时将患儿头部放在紧闭的帐篷内，氧气经过湿化瓶，由橡胶管通人帐内，氧流量需 10 ～ 12 L/min，吸入氧浓度才能达到 60% ～ 70% 左右。每次打开帐幕后，需要将氧流量加大至 12 ～ 14 L/min 持续在 3 min，以恢复帐内氧浓度。此法一般用于儿科抢救时，如皮肤大面积烧伤或头、面、颈部损伤等患儿，可抑制厌氧菌感染，有利于伤口愈合，但因供氧浓度过高，不宜长时间持续使用，以防发生氧中毒等。

【知识链接】高压氧疗法

高压氧疗法是指在超过一个大气压的环境中呼吸纯氧气的方法。具体做法是在特殊的加压舱内，将纯氧在 2 ～ 3 个大气压下供给患者。主要用于治疗全身性或局部性缺氧、急性缺氧（如窒息、溺水、电击、自缢等）或慢性缺氧引起的各种缺氧性疾病都属于高压氧气治疗的对象，如一氧化碳中毒、休克、复苏、脑血管阻塞性疾病、突发性耳聋、眩晕症等患者。与普通吸氧相比，高压氧的力度更大，效果更好，能够直接利用氧量解决缺氧问题，高压氧还具有抗菌等效果。目前高压氧疗已经向康复医学、航空医学、运动医学、高原医学等方面发展。

【拓展与思考】

氧气吸的越多越好吗？

五、吸氧法

【重点提示】

吸氧的目的、流程（大小开关的调节、流量的调节）、注意事项。

【目的】

1. 纠正各种原因造成的缺氧状态，提高动脉血氧分压（PaO_2）和动脉血氧饱和度（SaO_2），增加动脉血氧含量（CaO_2）。

2. 促进组织新陈代谢，维持机体生命活动。

【评估】

1. 患者的缺氧表现、病情、意识状态、缺氧原因、程度。

2. 患者鼻腔黏膜情况，鼻中隔有无偏曲、分泌物、红肿、是否通畅等。

3. 患者心理状态、用氧知识、合作程度。

4. 环境是否安全、有无明火、易燃易爆物品等。

5. 用物及器械是否齐备，性能是否良好，氧气筒上是否挂有"有氧"及"四防"标志（防火、防油、防热、防震）。

【计划】

1. 护士准备　着装整洁，修剪指甲，洗手，戴口罩。

2. 用物准备　治疗车上层，治疗盘内备：氧气筒、吸氧表或中心管道吸氧装置、湿化瓶 1 个（内盛 1/2～1/3 的蒸馏水或冷开水）、无菌换药碗（内盛通气管、无菌纱布 4 块）、一次性双腔鼻导管、小药杯内盛冷开水、弯盘、棉签、剪刀、扳手、防尘罩；输氧卡或用氧记录单、笔。治疗车下层：垃圾桶 2 个、医用垃圾袋（黄色）、生活垃圾袋（黑色）。视情况必要时备胶布、别针、橡胶管 1 根、玻璃接头、单侧鼻导管、氧气管道装置（已连接好的通气管、湿化瓶内盛蒸馏水）等。

3. 患者准备患者及家属理解吸氧的目、意义、注意事项，积极主动配合。

4. 环境准备安全舒适，无易燃易爆物品，无明火，符合用氧操作要求。

【实施】

吸氧法操作流程，见表 21-5。

表 21-5　吸氧法

操作流程	操作说明
1. 核对解释	◆携用物至床旁，核对床号、姓名、腕带、确认患者 ◆解释说明目的（并告诉患者吹尘声音大不要紧张），取得患者合作
2. 安装氧表	◆吹尘（清洁气门，打开总开关放出少量氧气，迅速关好总开关，防灰尘进入氧气表） ◆装氧气表：将氧气表稍向外倾斜接于氧气筒气门上，用手初步旋紧螺帽，再用扳手拧紧，使氧气表直立

（续表）

操作流程	操作说明
	◆接通气管：将通气管接于流量表下方
	◆接湿化瓶：湿化瓶内盛蒸馏水或冷开水 1/3 ~ 1/2 满，旋于流量表下方
	◆检查氧气表装置：关闭流量调节开关（关小开关）、开总开关，管道是否通畅，有无漏气；开流量调节开关（开小开关），检查流量表各部件完好，无漏气，关紧流量调节开关（关小开关），备用
3. 湿润鼻腔	◆用湿棉签清洁并湿润鼻腔
4. 连接管道	◆连接一次性双腔鼻导管，将橡胶管连在湿化瓶的氧气出口上（单侧鼻导管：先接橡胶管、玻璃接头、再接氧管）
5. 调氧流量	◆打开流量调节开关（开小开关），确定氧气流出通畅后，双眼平视调节至所需氧流量（遵医嘱）
	◆鼻导管前端放于冷开水中湿润并检查通畅
6. 插管氧管	◆双侧鼻导管吸氧时将鼻导管插入患者双侧鼻孔 1cm（单侧鼻导管吸氧时，鼻导管插入长度为鼻尖至耳垂的 2/3）；（鼻塞塞入鼻孔，面罩 / 头罩 / 漏斗 / 氧气帐盖住患者的口鼻部或头面部）
7. 固定氧管	◆双侧鼻导管吸氧时将导管环绕患者耳部向下放置，松紧度调节 1 ~ 2 指为宜（单侧鼻导管吸氧时，用胶布固定鼻导管于鼻翼和面颊部，再用安全别针固定橡胶管于患者衣肩部）
8. 记录	◆洗手、脱口罩
	◆记录：上氧时间、流量、签全名；挂输氧卡
9. 安置患者	◆安置患者于舒适体位，放呼叫器于易取处，整理床单位
10. 宣教告知	◆告知患者及家属不可在病房吸烟、使用明火
	◆氧流量是根据病情调节的，不可自行调节流量等，
	◆确保安全用氧，做到四防"防火、防油、防热、防震"
11. 观察	◆氧疗期间经常巡视病房，观察患者缺氧症状有无改善，氧气装置有无漏气，管道是否通畅，有无出现氧疗副作用等
12. 停氧	◆患者缺氧症状改善，遵医嘱停氧：携用物至床旁，核对、解释
	◆松开固定扣，拿纱布包住取下鼻导管、擦干净鼻部（或面颊部）
	◆关氧气筒总开关（关总开关）
	◆开流量开关（开小开关），放出余氧
	◆再关流量开关（关小开关）
	◆卸表，放在治疗车下层，等待消毒处理
	◆取下输氧卡放在治疗车上
	◆盖防尘罩
13. 安置整理	◆安置患者于舒适体位，放呼叫器于易取处，整理床单位
	◆健康宣教
14. 洗手记录	◆洗手
	◆记录：停氧时间、签全名

【评价】

1. 患者及家属知道用氧气目的及相关知识，能够积极配合。

2. 患者发绀消失，皮肤颜色改善或正常。

3. 患者呼吸平稳，缺氧症状得到改善。

4. 操作规范，具有人文关怀。

5. "四防"措施落实到位，氧气装置无漏气，安全用氧，未发生其他意外情况。

【注意事项】

1. 湿化瓶内常用湿化液为灭菌蒸馏水；当患者急性肺水肿时，用 20% ～ 30% 乙醇湿化，降低肺泡泡沫的表面张力，使泡沫破裂消散，改善缺氧状况。

2. 严格遵守操作规程，注意用氧安全，切实做好"四防"工作：①防火，周围严禁烟火和易燃品，至少距火源 5m；②防油，氧气表及螺旋口上勿涂油，避免引起燃烧；③防热，氧气筒应放阴凉处，距离暖气 1m 以上；④防震，搬运时应避免倾倒、撞击，防止爆炸（如是中心管道吸氧"防震"应变成"防堵塞"）。

3. 为保证用氧安全，用氧前检查氧气装置是否通畅、漏气。在使用氧气时，应先调节流量后应用。停用氧气时，应先拔出鼻导管，再关闭氧气开关。中途改变流量时，先将氧气和鼻导管分离，调节好流量后再连接上，以免大量氧气突然冲入呼吸道，损伤肺组织。用氧过程中注意观察患者缺氧改善情况及用氧装置是否完好。

4. 氧气筒内氧气不可用完。当压力表指针降至 $5kg/cm^2$，不可再用，以防灰尘、杂质进入氧气筒内，再次充气时引起爆炸。未用完的氧气筒应悬挂"满"或"可用""四防"标志；已用空的氧气筒应悬挂"空"或"不可用"的标志，并且分开存放，以便抢救患者时提高抢救速度。

5. 湿化瓶每天更换一次，一次性的湿化瓶一人一用。湿化液加 0.1% 的硫酸铜抑菌液，可每 3 天更换一次，减少湿化液带菌量，延长更换时间。一次性用物消毒后集中处理，湿化瓶等定期消毒更换，防止交叉感染。

6. 学会氧疗监护。①缺氧症状临床表现为：患者由烦躁不安变为安静、心率变慢、呼吸平稳、血压上升、皮肤红润、发绀消失，说明缺氧的症状得到改善；②实验室检查主要观察动脉血压分压（PaO_2），动脉血压分压（PaO_2）正常值 95 ～ 100mmHg（12.6 ～ 13.3KPa）；动脉血氧饱和度（SPO_2）正常值 95%；动脉血二氧化碳分压（$PaCO_2$）正常值 35 ～ 45mmHg（4.7 ～ 5.0Kpa）；③氧疗副作用有氧中毒、肺不张、呼吸抑制、晶状体后纤维组织增生、呼吸道分泌物干燥。在其氧疗过程中一定要安全正确用氧并及时观察，避免副作用的出现。

7. 插管时动作要轻柔，插管固定时松紧适宜，注意人文关怀。

【拓展与思考】

氧气管插入患者气道时，能调节流量吗？为什么？

六、洗胃法

【重点提示】

常用洗胃溶液以及禁忌药物

（一）常用洗胃溶液和禁忌药物（表 21-6）

表 21-6　常用洗胃溶液和禁忌药物

毒物种类	常用溶液	禁忌药物
碱性物	5% 醋酸、蛋清水①、牛奶、白蜡	
酸性物	镁乳、蛋清水①、牛奶	
敌敌畏	2% ~ 4% 碳酸氢钠溶液、1% 盐水、1：15 000 ~ 1：20 000 高锰酸钾溶液	
氰化物	3% 过氧化氢溶液②引吐、1：15 000 ~ 1：20 000 高锰酸钾洗胃	
1605、1059、4049（乐果）	2% ~ 4% 碳酸氢钠溶液	高锰酸钾③
敌百虫	清水或 1% 盐水、1：15 000 ~ 1：20 000 高锰酸钾	碱性药物④
DDT（灭害灵）、666	温开水或生理盐水洗胃、50% 硫酸镁导泻	油性药物
酚类	50% 硫酸镁导泻，温开水或植物油洗胃至无酚味为止，洗胃后多次服用牛奶，蛋清保护胃黏膜	液体石蜡
苯酚（石炭酸）	1：15 000 ~ 1：20 000 高锰酸钾	
河豚、生物碱、毒蕈	1% ~ 3% 鞣酸	
发芽马铃薯	1% 活性炭悬浮液	
异烟肼（雷米封）	1：15 000 ~ 1：20 000 高锰酸钾，硫酸钠导泻⑤	
巴比妥类（安眠药）	1：15 000 ~ 1：20 000 高锰酸钾，硫酸钠导泻	硫酸镁
灭鼠药		
磷化锌	0.5% 硫酸铜洗胃⑥口服 0.5% ~ 1% 硫酸铜溶液每次 10mL，5 ~ 10min 一次，配合用压舌板等刺激舌根引吐。1：15 000 ~ 1：20 000 高锰酸钾	鸡蛋，牛奶，脂肪及其他油类食物⑦
抗凝血类（敌鼠钠等）	催吐，温水洗胃，硫酸钠导泻	碳酸氢钠溶液
有机氟类（氟乙酰胺等）	0.2% ~ 0.5% 氯化钙和淡石灰水洗胃，硫酸钠导泻，饮用豆浆，蛋白，水牛奶等	

注意：①蛋清水可黏附在黏膜表面和创面上，从而对胃肠黏膜起到保护作用，并可使患者减轻疼痛；②氧化剂可以把化学性的毒物氧化，改变其性能，可以减轻或去除毒性；③ 1605、1059、4049（乐果）等禁用高锰酸钾洗胃，否则能氧化成毒性更强的物质；④敌百虫遇碱性药物可分解出毒性更强的敌敌畏，其分解随碱性的增强和温度的升高而加速；⑤硫酸钠对心血管和神经系统没有抑制作用，不会加重巴比妥类药物的中毒；⑥磷化锌中毒时，口服硫酸铜可使其成为无毒的磷化铜沉淀，阻止吸收，并促进其排出体外；⑦磷化锌易溶于脂类物质，忌用油性食物，以免促进其溶解吸收。

【重点提示】

洗胃的目的、注意事项。

（二）洗胃法

洗胃法是将胃导管经口腔或鼻腔插入胃内，反复注入和吸出一定量的溶液，以反复冲洗并排除胃内容物，减轻或避免吸收中毒的胃灌洗方法。

【目的】

1.解毒　清除胃内有毒物质或刺激物，减少毒物的吸收。

2.减轻胃黏膜水肿　清除幽门梗阻患者饭后胃内滞留食物，引起腹胀、恶心、呕吐等症状，洗胃后可减轻胃黏膜充血水肿、炎症。

3.为某些检查或手术做准备　如十二指肠、胃部、食管下段术前准备。

【评估】

1.患者的年龄、病情、意识状态、生命体征、瞳孔变化、中毒情况等。

2.口鼻腔黏膜状况、有无活动义齿（如有应取出）、有无洗胃禁忌证等。

3.心理状态、对洗胃的目的、方法、注意事项的了解及合作程度。

【计划】

1.护士准备　着装整洁，修剪指甲，洗手，戴口罩。

2.用物准备　不同洗胃法所需用物不同，洗胃溶液应根据毒物性质来准备（表20–6），当毒物性质不明确时应备温开水或 0.9% 氯化钠溶液。一般用量为10000 ～ 20000mL，洗胃液温度为 25 ～ 38℃为宜。

（1）口服催吐法用物　治疗车上层，量杯（水杯）、压舌板、防水布、水温计、弯盘。治疗车下层：水桶 2 只（用于盛灌洗液和接洗出液）；备好患者洗漱用物；必要时备开口器、舌钳、牙垫。

（2）全自动洗胃机洗胃法用物　治疗车上层，治疗盘内有一次性胃管或无菌洗胃包（胃管、镊子或血管钳、纱布）、治疗巾、塑料围裙或（防水布）、橡胶单、棉签、弯盘、注射器 50mL、胶布、液体石蜡、水温计、量杯、标本容器或试管、压舌板、毛巾、一次性手套、听诊器、手电筒；治疗车下层，水桶 2 只（用于盛灌洗液和洗出

液)、垃圾桶2个、医用垃圾袋(黄色)、生活垃圾袋(黑色);洗胃设备:全自动洗胃机1台(图21-24)

(3) 电动吸引器洗胃(图21-25)设备需添加 电动吸引器、调节夹/血管钳、Y形三通管、输液器、输液瓶。

(4) 漏斗胃管洗胃法洗胃设备需添加 漏斗胃管。

3. 患者准备 患者及家属了解洗胃的目的、方法、注意事项、配合要点。危重患者应取去枕左侧卧位(左侧卧位可减慢胃排空,延缓毒物进入十二指肠的速度)。

4. 环境准备 安静、整洁、宽敞,光线适宜,温度适宜,必要时用屏风遮挡。

【实施】

洗胃法操作流程,见表21-7。

表21-7 洗胃法

操作流程	操作说明
1. 核对解释	◆携用物至床旁,核对床号、姓名、腕带、确认患者 ◆解释说明目的,取得患者及家属合作
2. 洗胃	
★口服催吐法	适用于清醒服毒少量的患者
(1) 摆体位	◆协助患者取坐位
(2) 准备	◆围好围裙,放污物桶至患者身前,有义齿取下活动义齿
(3) 催吐	◆自行呕出或用压舌板压其舌根催吐(必要时留取催吐物送检)
(4) 饮液	◆嘱患者一次自饮300~500mL洗胃液
(5) 结果	◆反复至吐出的液体澄清无味为止
★全自动洗胃机洗胃法	能适应各种患者洗胃,能自动迅速的清除胃内容物
(1) 摆体位	◆清醒合作的患者取坐位或半坐卧位;危重患者取去枕左侧卧位;昏迷患者取平卧位,头偏向一侧
(2) 准备	◆围好围裙或铺好橡胶单及治疗巾,弯盘置于口角旁,放好洗胃溶液桶和污物桶于患者身旁(昏迷者用压舌板,开口器撑开口腔,置牙垫于上下磨牙之间,如有舌后坠,应用舌钳将舌拉出)
(3) 检查	◆检查洗胃机,接通电源,检查机器功能完好,连接各种管道
(4) 定位	◆触摸剑突
(5) 比量长度	◆前额发际至剑突水平,成人插管长度为55~60cm,确定插管长度
(6) 插管固定	◆用石蜡油润滑胃管前段15~20cm,轻柔插管至实际比量的长度 ◆通过三种方法证实胃管在胃内,确认以后,用胶布固定胃管(必要时抽取胃内容物送检)
(7) 连接管道	◆将已配好的洗胃溶液倒入1只水桶内,分别将3根橡胶管与机器的药管(进液管)、污水管(出水管)、患者胃管相连,将药管(进液管)的另一端放入洗胃液桶内,污水管(出水管)另一端放入空水桶内,胃管的另一端与已插好的患者胃管接头处相连,调节药量流速

（续表）

操作流程	操作说明
（8）吸引、灌洗	◆吸出胃内容物：**按"手吸"键，再按"自动"键**，机器即开始自动洗胃（吸引时"吸"灯亮，冲洗时"冲"灯亮；若有食物堵塞管道，水流减慢，不流或发生故障时，可交替按"手冲"和"手吸"键重复冲洗数次，直到管路通畅，再按"手吸"键将胃内残留液体吸出后，按"自动"键，恢复自动洗胃）
（9）结果	◆洗胃机自动反复灌洗，直至洗出液澄清无味为止
（10）清洗管道	◆自动洗胃机洗胃后，将药管、胃管和污水管同时放入清水中，按"清洗"键清洗，洗毕，将各管同时取出，待机器内水完全排尽后，按"停机"键，以免管道被堵塞或腐蚀
★漏斗胃管洗胃法	利用虹吸原理引出胃内溶液
（1）摆体位	◆清醒合作的患者取坐位或半坐卧位；危重患者取去枕左侧卧位；昏迷患者取平卧位，头偏向一侧
（2）准备	◆围好围裙或铺好橡胶单及治疗巾，弯盘置于口角旁，放好洗胃溶液筒和污物桶与患者身旁（昏迷者用压舌板，开口器撑开口腔，置牙垫于上下磨牙之间，如有舌后坠，应用舌钳将舌拉出）
（3）定位	◆确定剑突
（4）比量长度	◆<u>前额发际至剑突水平，成人插管长度为 55～60cm</u>，确定插管长度
（5）插管固定	◆用石蜡油润滑胃管前段 15～20cm，轻柔插管至实际比量的长度 ◆通过三种方法证实胃管在胃内确认以后，用胶布固定胃管
（6）抽洗	◆置漏斗低于胃部水平，挤压橡胶球，抽尽胃内容物（必要时抽取胃内容物送检） ◆<u>举漏斗高过头部 30～50cm，将洗胃溶液缓缓倒入漏斗内约 300～500mL，当漏斗尚余少量溶液时，速将漏斗降低至胃部水平以下，并倒向污水桶内</u>（如引流不畅可挤压橡胶球加压吸引）
（7）灌洗	◆反复灌洗
（8）结果	◆直至洗出液澄清无味为止
★电动吸引器洗胃法	利用负压原理吸出胃内容物
（1）摆体位	◆清醒合作的患者取坐位或半坐卧位；危重患者取去枕左侧卧位；昏迷患者取平卧位，头偏向一侧
（2）准备	◆围好围裙或铺好橡胶单及治疗巾，弯盘置于口角旁，放好洗胃溶液筒和污物桶与患者身旁
（3）检查	◆接通电源，检查吸引器功能完好 ◆<u>调节负压保持在 100mmHg 左右</u>，以免易伤胃粘膜
（4）定位	◆确定剑突
（5）比量长度	◆前额发际至剑突水平，成人插管长度为 55～60cm，确定插管长度
（6）插管固定	◆用石蜡油润滑胃管前段 15～20cm，轻柔插管至实际比量的长度 ◆通过三种方法证实胃管在胃内确认以后，用胶布固定胃管

（续表）

操作流程	操作说明
（7）安装	◆输液管与y形管主管相连，洗胃管末端及吸引器贮液瓶的引流管分别与y型管两分支相连，夹紧输液管，检查各连接处有无漏气，将灌洗液倒入输液瓶内，挂于输液架上
（8）吸引	◆开动吸引器，吸出胃内容物，必要时将吸出物送检
（9）灌液	◆关闭吸引器，夹紧贮液瓶上的引流管，开放输液管，使溶液流入胃内300～500mL
（8）吸液	◆夹紧输液管，开放出贮液瓶上的引流管，开动吸引器，吸出灌入的液体
（9）反复	◆反复灌洗
（10）结果	◆直至洗出液澄清无味为止
★ 注洗器洗胃适用于幽门梗阻和胃手术前的洗胃	
（1）摆体位	◆清醒合作的患者取坐位或半坐卧位；危重患者取去枕左侧卧位；昏迷患者取平卧位，头偏向一侧
（2）准备	围好围裙或铺好橡胶单及治疗巾，弯盘置于口角旁，放好洗胃溶液筒和污物桶与患者身旁
（3）定位	◆确定剑突
（4）比量长度	◆前额发际至剑突水平，成人插管长度为55～60cm，确定插管长度
（5）插管固定	◆用石蜡油润滑胃管前段15～20cm，轻柔插管至实际比量的长度 ◆通过三种方法证实胃管在胃内确认以后，用胶布固定胃管
（6）吸引	◆吸出胃内容物
（7）灌液	◆注入洗胃液约200mL，再抽出弃去至污物桶
（8）反复	◆反复冲洗，直至洗净为止
（9）结果	◆直至洗出液澄清无味为止
3.观察	◆洗胃过程中应随时观察洗出液的性质、颜色、气味、量及患者面色、脉搏、呼吸和血压的变化，有无洗胃并发症的发生（洗胃并发症征象：如腹痛、洗出血性液体、休克等现象，要立即停止洗胃，采取抢救措施）
4.拔管	◆洗胃完毕，反折胃管，拔出胃管（避免管内液体误入气道）
5.安置整理	◆协助患者漱口、洗脸，必要时更衣；协助患者取舒适卧位休息；整理床单位，清理用物
6.洗手记录	◆洗手 ◆记录灌洗溶液名称、量，洗出液的颜色、气味、性质、量，患者的反应

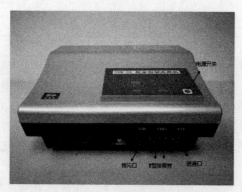

图 21-24 全自动洗胃机

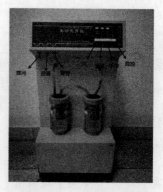

图 21-25 电动洗胃机

【评价】

1. 患者胃内毒物或潴留物被有效清除。

2. 护患沟通良好，患者能积极配合操作。

3. 洗胃过程中患者未出现并发症。

4. 操作规范熟练，有人文关怀，保护患者的自尊和隐私，患者及家属满意。

【小结】

1. 操作重点　实施中加下划线的地方为操作重点。

2. 注意事项

（1）首先了解患者的中毒情况　中毒的时间、途径、毒物的种类、性质、量、是否有呕吐和采取过处理措施等。病情危重先进行呼吸循环的抢救再洗胃。

（2）选择合适的洗胃液　中毒物质不明时应抽取少量胃内容物（洗胃前）送检。洗胃溶液可选用温开水或等渗盐水，待毒物性质明确后，再选用拮抗剂进行洗胃。

（3）洗胃的温度为 25～38℃　过高可使血管扩张，促进毒物吸收；过低可导致胃肌痉挛。

（4）鼻饲插管　长度为 45～55cm，目前经过诸多的研究报道洗胃插管长度为 55～60cm 时，侧孔全部在胃内，胃管顶端可达胃窦部，使洗胃通畅而彻底，洗胃时间缩短，能及时清除毒物，防止再吸收的作用。由于个人身高与消化道相关部位间的距离有关，所以个人插管长度因人而异。

（5）洗胃的禁忌证和适应证　①禁忌证：吞服强酸、强碱等腐蚀性物质、近期有出血、穿孔的消化道溃疡、食管狭窄、食管静脉曲张、胃癌等患者禁忌洗胃。吞服强酸、强碱等腐蚀性物质，洗胃易引起穿孔；昏迷患者洗胃应谨慎；②适应证：非腐蚀毒物中毒，如有机磷农药、生物碱、食物中毒。

（6）急性中毒患者　应立即采取"口服催吐法"进行洗胃，如患者不合作或合作困难者应迅速插管洗胃（插管动作要轻柔、迅速，切勿误入气管或损伤食管黏膜），以减少毒物的吸收。

（7）洗胃过程中注意观察患者的呼吸、脉搏、神志变化、倾听患者主诉，及时发现患者不适。如患者感到腹痛，引出液体呈血性或出现休克，应立即停止洗胃，做好相应的急救处理。每次灌入量以 300 ~ 500 mL 为宜，灌入量与引出量要平衡，并做好记录。

（8）幽门梗阻患者洗胃宜在饭后 4 ~ 6h 或空腹时进行。洗胃时，需记录胃内潴留量（洗出量 – 灌入量 = 胃内潴留量），以了解梗阻情况。

（9）注意洗胃患者的心理状态、合作程度及康复信心　向患者及家属做好解释，取得患者及家属的配合和理解，对自服毒物者，耐心劝导，做好针对性心理护理，帮助其改变认知，为患者保守秘密和隐私，减轻患者的心理负担。

【拓展与思考】

1. 洗胃禁忌证有哪些？

2. 为患者洗胃时插胃管的长度为何要比鼻饲插管长度长？

3. 洗胃液温度是多少？洗胃有哪些注意事项？

【课后检测】

一、选择题

1. 正常成人瞳孔在自然光下直径大小是多少（　　）

A. 大于 5mm　　　　　　B. 小于 2mm　　　　　　C.2 ~ 5cm

D. 2 ~ 5mm　　　　　　E.1 ~ 2mm

2.2015 心肺复苏指南中胸外按压的频率为（　　）

A.80 ~ 100 次 / 分　　　B. 至少 100 次 / 分　　　C. 至少 120 次 / 分

D.100 ~ 120 次 / 分　　　E.80 ~ 120 次 / 分

3.2015 心肺复苏指南中单人胸外按压与人工呼吸的比率为（　　）

A.2 ：30　　　　　　　　B.15 ：2　　　　　　　　C.30 ：2

D.15 ：1　　　　　　　　E.2 ：15

4. 心肺复苏指南中胸外按压的部位错误的为（　　）

A. 胸部中央胸骨下半部

B. 心尖部

C. 两乳头连线的中点

D. 胸骨中下三分之一交界处

E. 胸骨中下三分之一交界处，两乳头连线的中点

5.2015 心肺复苏指南中成人心肺复苏时胸外按压的深度为？潮气量大小为？（　　）

A. 至少胸廓前后径的一半；800 ~ 1000mL

B. 至少 3cm；400 ~ 500mL

C. 至少 5cm；600 ~ 700mL

D.5cm ~ 6cm；500 ~ 600mL

E.5cm ~ 10cm；500 ~ 600mL

6. 成人心肺复苏时打开气道错误的为（　　　）

A. 仰头提颏法　　　　　B. 双手托下颌法　　　　　C. 仰头托颈法

D. 环状软骨压迫法　　　E. 压额抬颏法

7.2015 心肺复苏指南中院外现场救护的"生命链"中第二个环节是（　　　）

A. 早期心肺复苏　　　　B. 及时高级心肺复苏　　　C. 早期心脏电除颤

D. 早期高级生命支持　　E. 早期呼救

8. 现场进行徒手心肺复苏时，伤病员的正确体位是（　　　）

A. 侧卧位

B. 仰卧在比较舒适的软床上

C. 仰卧在坚硬的平面上

D. 俯卧位

E. 侧卧位头偏向一侧

9. 开放气道时，儿童头部后仰的角度为下颌角与耳垂连线与地面成（　　　）

A.90°角　　　　　　　　B.60°角　　　　　　　　C.30°角

D.45°角　　　　　　　　E.75°角

10. 判断心跳骤停，最简便快捷的方法是（　　　）

A. 血压测不到　　　　　B. 神志突然消失　　　　　C. 呼吸突然停止

D. 大动脉搏动消失　　　E. 呼之不应

11. 患者，女性，72 岁，蛛网膜下腔出血 3 天，患者对强烈疼痛刺激有反应，基本生理反应存在，T、P、R、BP 正常，请问患者处于（　　　）

A. 嗜睡　　　　　　　　B. 意识模糊　　　　　　　C. 昏睡

D. 浅昏迷　　　　　　　E. 深昏迷

12. 患者，男性，60 岁，脑出血并发脑疝，请问患者双侧瞳孔的变化是（　　　）

A. 瞳孔缩小　　　　　　B. 瞳孔散大　　　　　　　C. 双侧不等大

D. 无变化　　　　　　　E. 散大固定

13. 患者，张某，男性。处于昏迷状态，观察患者深浅度最可靠的方法是（　　　）

A. 肌张力　　　　　　　B. 皮肤色泽　　　　　　　C. 皮肤温度

D. 咳嗽反射　　　　　　E. 对疼痛刺激的反应

14. 患者，女性，70 岁，呼吸衰竭入院，患者突发呼吸骤停，应用简易呼吸器囊抢救。正确的做法是（　　　）

A. 每次挤压 500mL 气体，有自主呼吸，应在呼气时候挤压气囊，

B. 有规律的挤压、放松呼吸气囊，在 8 次 / 分

C. 协助患者去枕头仰卧，固定活动义齿

D. 护士站患者的头侧，是患者尽量前倾，开放气道

E. 有自主呼吸，应在吸气时候挤压气囊

15. 患者，女性，78 岁，虚弱无力将痰液咳出，下列使用电动吸引器吸痰法的操作哪项错误（　　）

A. 操作前先检查吸引器性能

B. 调节负压小于 40.0kPa

C. 痰液黏稠可叩拍胸背部

D. 每次吸痰时间小于 15 秒

E. 治疗盘内吸痰用物每天更换 1 ~ 2 次

16. 患儿女，7 岁。发热、咳嗽、咳痰 6 天，不易咳出，食欲差。查体：体温 37.5℃，呼吸 24 次 / 分，心率 72 次 / 分，肺部听诊少量湿啰音。护士应首先采取的护理措施是（　　）

A. 立即降温　　　　　　B. 少食多餐　　　　　　C. 雾化吸入

D. 氧气吸入　　　　　　E. 吸痰

17. 患者，女性，因痰液过多无法排出，为患者吸痰时正确的是（　　）

A. 吸痰时先吸肺部的痰液

B. 吸痰时间必须要超过 15s

C. 吸痰时候负压是 300-400KPa

D. 吸痰手法左右旋转、向上提拉，每次吸痰时间不超过 15s

E. 吸痰手法左右旋转、向上提拉，每次吸痰时间超过 15s

18. 患者，男性，76 岁，吸烟史 30 年。大面积脑梗合并坠积性肺炎。咳痰无力，需用电动吸引器吸痰。请问下列方法正确的是（　　）

A. 插管时应带负压

B. 每根吸痰管只用 1 次，不可反复上下提插

C. 先吸气管内，再吸鼻腔，最后吸口腔

D. 每次吸痰时间不超过 20 秒

E. 吸痰时调节负压＜ 40.0kPa

19. 患者，王某，男性，59 岁，慢性支气管炎，遵医嘱鼻导管吸氧，病情好转后，医嘱停氧首先要（　　）

A. 关闭氧气总开关　　　B. 取下湿化瓶　　　　　C. 关闭流量开关

D. 拔出鼻导管　　　　　E. 增大氧流量

20. 患者，刘某，男性，65 岁，诊断为"肺气肿"吸入的氧浓度为 33%，请问我们应该调节的氧流量是多少（　　）

A.1L/min　　　　　　　B.2L/min　　　　　　　C.3L/min

D.4L/min　　　　　　　E.5L/min

21. 患者，女性，72 岁，诊断为"慢性肺源性心脏病"，缺氧和二氧化碳潴留并存，发绀，宜吸入的氧浓度为（　　）

A.21%　　　　　　　　　　B.29%　　　　　　　　　　C.33%

D.37%　　　　　　　　　　E.41%

22. 患儿，2 岁，呼吸困难，给予氧疗，适合的的方法是（　　）

A. 鼻塞法　　　　　　　　B. 鼻导管法　　　　　　　C. 氧气枕法

D. 面罩法　　　　　　　　E. 头罩法

23. 患者，男性，78 岁，诊断为"肺心病"，现在呼吸困难，行气管切开术，术后患者给氧方法应采取（　　）

A. 鼻塞法　　　　　　　　B. 双侧鼻导管法　　　　　C. 漏斗法

D. 面罩法　　　　　　　　E. 头罩法

24. 患者，女性，32 岁，误服敌百虫后需立即洗胃，不能选用的洗胃液是（　　）

A. 碳酸氢钠　　　　　　　B. 高锰酸钾　　　　　　　C.1% 生理盐水

D. 温开水　　　　　　　　E. 清水

25. 患者，女性，28 岁，因使用过量安定由家人送至医院就诊，患者处于昏迷状态。医嘱予洗胃。洗胃时患者正确的体位是（　　）

A. 左侧卧位　　　　　　　B. 俯侧卧位　　　　　　　C. 平卧头偏向一侧

D. 坐位　　　　　　　　　E. 半坐位

（26 ～ 27 题共用题干）

患者，女性，因跟丈夫吵架一气之下口服半瓶敌敌畏，入院时意识模糊。

26. 该患者应该选择什么溶液洗胃（　　）

A. 硫酸镁　　　　　　　　B. 油性药物　　　　　　　C. 碱性药物

D. 碳酸氢钠　　　　　　　E. 酸性药物

27. 洗胃时每次灌入的溶液量为（　　）

A.100 ～ 200mL　　　　　B.400 ～ 500mL　　　　　C.300 ～ 500mL

D.500 ～ 600mL　　　　　E.800 ～ 1000mL

二、案例分析题

1. 患者，男性，60 岁，心绞痛急诊入院，入院后 22：00 突然昏迷，呼之不应，大动脉搏动消失，呼吸深大、缓慢，血压测不出，口唇发绀，心音消失。

（1）应该如何观察患者的病情变化？

（2）此时你应该怎么做？

2. 患者，女性，50 岁，因和家人发生口角之争，一气之下服了大量安眠药，之后被家人发现，立即拨打"120"并送往医院。

（1）作为护士你该做什么？

（2）准备什么溶液？温度是多少？每次注入的量是多少？

（3）在洗胃的过程中，如患者洗出血性液体，你应该怎么做？

（胡茜）

第二十二章　临终关怀与护理

《知识

【学习要点】

【知识目标】

1. 掌握　脑死亡的概念、临终关怀的目标、死亡的分期和对临终患者及家属的护理。

2. 理解　死亡教育的意义和死亡护理的内容。

3. 了解　临终关怀的理念和发展趋势。

【技能、职业能力培养目标】

1. 明确　树立科学的死亡观念。

2. 熟悉　能应用护理程序为临终患者提供身心支持。

3. 学会　能按正确的操作规程对逝者进行尸体料理。

4. 学会　能应用适当的护理措施对处于居丧期的家属进行护理。

【情感、态度等素质培养目标】

1. 明确　培养高尚的护士职业道德和人道主义精神。

2. 熟悉　能灵活运用护理程序解决问题，提高患者生命质量，令患者宁静的面对死亡。

3. 学会　培养临终关怀的服务情怀，推动临终关怀护理事业迅速发展。

【情景导入与任务】

患者林某，男，62岁，某公司退休职员。因车祸致头部重伤，送往医院抢救。经医生检查血压 80/60mmHg，呼吸、心跳不规则且十分微弱，角膜反射、瞳孔对光反射消失，脑电波平坦。医生告知家属：患者处于脑死亡状态，无康复希望，建议停止抢救治疗。而家属不愿接受该事实并表示："患者仍然有呼吸和心跳，没有死亡，并且患者退休不久，辛苦了半辈子，若能抢救过来可以过几天好日子。因此，要求不惜一切代价抢救患者生命。"

请问：

1. 什么是脑死亡？我国是否通过脑死亡立法？

2. 在此情况下医务人员应如何处理？

第一节　临终关怀

每个人的人生都是要经历从生到死的一个自然过程。既然生无法永恒，死亦成为无法抗拒的命运，临终即是人生必然的发展阶段。人在此阶段中最需要的是关爱和帮助，由此慢慢衍生了一种新型的卫生服务项目——临终关怀。临终关怀出现在 19 世纪，它是实现临终健康的一种重要方式。作为一种社会文化现象，越来越被社会认可和重视，享受临终关怀是人的一项基本权利，也是医学人道主义精神的具体体现。护理人员在临终关怀中发挥着重要的作用。

一、临终关怀的概念

【重点提示】
临终关怀的目标。

临终关怀又称善终服务、安宁照顾、终末护理、安息护理等，是指由社会各层次（护士、医生、社会工作者、志愿者以及政府和慈善团体人士等）组成的团队向临终患者及其家属提供的包括生理、心理和社会等方面的一种全面的支持和照料。其目的在于使临终患者的生命质量得以提高，能够无痛苦、舒适地走完人生的最后旅途，并使家属的身心得到维护。

二、临终关怀的意义

（一）对临终患者的意义

通过对临终患者实施全面照料，使他们的生命得到尊重，疾病症状得到改善，生命质量得到提高。使其在临终时能够无痛苦、安宁、舒适地走完人生的最后旅程。

（二）对患者家属的意义

能够减轻患者家属在亲人临终阶段以及亲人死亡带来的精神痛苦，并可以帮助他们接受亲人死亡的现实，顺利度过居丧期，尽快适应失去亲人的生活，缩短悲伤过程。还可以使家属的权利和尊严得到保护，获得情感支持，保持身心健康。

（三）对医学的意义

临终关怀是以医学人道主义为出发点，以人文关怀为服务理念，以提高人的生命质量为服务宗旨的医学人道主义精神和生物－心理－社会医学模式的具体体现。作为一种新的医疗服务项目，是对现行医疗服务体系的补充。

（四）对社会的意义

临终关怀能反映人类文化的时代水平，它是非物质文化中的信仰、价值、伦理道德、审美意识、宗教、风俗习惯、社会风气等的集中表现。从优生到优死的发展是人类文明进步和发展的重要标志。

三、临终关怀的基本原则

（一）以照料为中心

临终关怀是针对各种疾病晚期、治疗不再生效、生命即将结束者进行的照护，一般在死亡前 3 ~ 6 个月实施临终关怀。通过对临终患者全面的身心照料，提供临终前以舒适为目的的治疗，控制症状，减轻痛苦，消除焦虑、恐惧，获得心理、社会支持，使其得到最后的安宁。因此，临终关怀是从以治愈为主的治疗转变为以对症为主的照料。

（二）维护人的尊严和权利

个人尊严不应因生命活力降低而递减，个人权利也不可因身体衰竭而被剥夺。医护人员在临终照料中，应允许患者保留原有的生活方式，尽量满足其合理要求，维护患者个人隐私和权利，鼓励患者参与医护方案的制订等，使其在人生的最后历程同样得到热情的照顾和关怀。始终注意维护和尊重临终患者的价值、尊严和权利。

（三）提高临终患者生命质量

临终关怀"不以延长生命为目的，而以减轻身心痛苦为宗旨"。通过减轻患者的痛苦，满足其未了心愿，超脱其对死亡的恐惧，使生命品质得到提高，与家人共度温暖时光，达到使患者在人生最后阶段能够体验到人间的温情的目的。

（四）加强死亡教育

死亡是一个必然的过程。虽然医务人员已经尽力对患者进行了治疗和护理，但仍有患者因疾病不能治愈而不可避免地死亡。临终关怀强调把健康教育和死亡教育结合起来，从正确理解生命的完整与本质入手，完善人生观，增强健康意识，教育临终患者把生命的有效价值和生命的高质量两者真正统一起来，善始善终，以健全的身心走完人生的旅途。

（五）提供全面的整体照护

提供全面的整体照护也就是全方位、全程服务。包括对临终患者的生理、心理和社会等方面给予关心和照护，为患者提供 24 小时护理服务。照护时也要关心患者家属，既为患者提供生前照护又为患者家属提供居丧照料。

【知识链接】死亡教育

死亡教育是探讨生与死的教学过程，主要是运用与死亡有关的医学、护理学、心理学及精神、经济、法律、伦理学等知识对人们进行教育，帮助人们树立正确的生死观、生命价值观、生命伦理观，使受教育者更加珍爱生命、欣赏生命，减少盲目的轻生和不必要的死亡，并正确对待和接受死亡。死亡教育内容包括一切涉及濒死与死亡问题的知识与领域，分为三大类，即死亡的本质、对待濒死和死亡的态度与情绪、对残疾与濒死的调适处理。死亡教育的对象包括临终患者及其家属。对临终患者进行死亡教育的目的是帮助其消除对死亡的恐惧，学习"准备死亡、面对死亡、接受死亡"。对临终患者家属进行死亡教育的目的是帮助他们适应患者病情的变化和死亡，帮助他们缩短哀伤过程，认识自身继续生存的社会意义和价值。

四、临终关怀的理念和发展趋势

（一）临终关怀的理念

临终关怀并非是一种治愈法，而是一种专注于在患者将要去世前的几个星期甚至几个月的时间内，减轻其疾病的症状、延缓疾病的发展的医疗护理。总之，临终关怀"不以延长生命为目的，而以减轻身心痛苦为宗旨"。

1. 以治愈为主的治疗转变为以对症为主的照料。
2. 以延长患者的生存时间转变为提高患者的生命质量。
3. 尊重临终患者的尊严和权利。
4. 注重临终患者家属的心理支持。

（二）临终关怀的发展趋势

1. 临终关怀的历史和现状

现代的临终关怀创始于 20 世纪 60 年代，创始人是桑德斯。1976 年桑德斯博士在美国创办"圣克里斯多福临终关怀院"，被誉为"点燃了世界临终关怀运动的灯塔"。随后的二十年里，英国的临终关怀机构已发展到 273 所。近二三十年来，临终关怀在世界范围内发展迅速，在世界各国相继建立了现代的临终关怀院。到目前为止，已有 70 多个国家和地区相继成立了临终关怀的医疗机构，当今世界上比较有名的临终关怀院有英国的圣克里斯多弗临终关怀院和威林关怀院、俄罗斯的拉合塔关怀院以及我国的北京松堂关怀医院、香港地区的白普里宁养中心等。

1988 年 7 月，中国第一个研究死亡的机构——天津临终关怀研究中心（现天津医科大学）成立；之后，中国心理卫生协会临终关怀专业委员会和临终关怀基金会相继成立；1988 年 10 月，中国第一个临终关怀机构诞生（上海南汇护理院）；1992 年北京市松堂医院正式成立；2006 年 4 月，中国生命关怀协会在首都人民大会堂宣告成立。我国的临终关怀事业正在朝着理论深入化、教育普及化、实施适宜化和管理规范化方面发展。这些都标志着我国已跻身于世界临终关怀研究与实践的行列。

我国的临终关怀事业的发展大体经历了三个阶段，即理论引进和研究起步阶段、宣传普及和专业培训阶段及学术研究和临床实践全面发展阶段。

【知识链接】桑德斯（D.C.Saunders）与圣克里斯多福临终关怀院

桑德斯女士（D.C.Saunders），1918 年生于英国，1940 年成为护士。1947 年因职业伤害转任社工，50 年代，桑德斯在她长期从事的晚期肿瘤医院中，目睹垂危患者的痛苦（其恋人——David Tasma）死于癌症，临终前捐五百英镑，期望给临终患者"一扇窗"，有感于当时对晚期癌症患者照顾之不足，被医师遗弃。1951 年攻读医学院，1958 年成为医师。决心改变这一状况，1967 年在英国伦敦近郊锡典罕（Sydeaham）设立圣克里斯多福临终关怀机构（ST.Christopher's Hospice），使垂危患者在人生旅途的最后一段过程得到需要的满足和舒适的照顾，成为全世界现代临终关怀的典范。

2. 临终关怀的展望

目前，我国每年有 800 万人死亡，其中，绝大多数是老年人。临终者承受着躯体和精神上的双重痛苦，临终者亲属承受着巨大的经济和精神的拖累与压力。如何使临终者平静地离去，生者心理无憾，唯有大力推行临终关怀事业。

（1）临终关怀应走向制度化发展的道路　临终关怀作为一种医疗服务模式在各级医疗卫生服务机构得到普及和推广。国家和政府应制定出一整套完整的规章制度和给予财政支持，确保临终关怀服务健康、有序、持久地发展。

（2）临终关怀的服务费用需要从多渠道筹集　在临终关怀服务费用上，应坚持国家、集体和社会（团体和个人捐助）投入相结合原则。设置临终关怀基金会，实施医疗保险制度的改革，逐步将临终关怀服务纳入到医疗保险内，扩大临终关怀服务的覆盖面，不断推进临终关怀事业的发展。

（3）临终关怀的服务模式需要多样化　为适应不同临终关怀患者的需求可以建立多种形式的服务机构，如临终关怀医院、在综合医院或专科医院中开设临终关怀病区、临终关怀病房的设立、居家临终关怀服务等。

（4）临终关怀应向专业化发展　临终关怀作为一门新型的医学专业，在医学院校应增设"死亡学"和"临终关怀学"等课程；医疗服务机构或科研机构应设立临终关怀学专业，研究与探索其基本理论，逐步培养临终关怀专业服务人才，全面推进临终关怀事业的发展。

（5）临终关怀的推广需要人们在观念上进行一场革命　一是要逐步改变大众对死亡的传统观念，让濒死患者、家属及医护人员坚持"面对现实，承认死亡，接受死亡"的唯物主义观；二是要改变大众认为对某些濒死患者提供舒适的照料是卫生资源无谓的浪费的传统观念。

【拓展与思考】

分组参观当地的临终关怀机构，谈谈你对临终关怀的理解。

【情景导入与任务】

情景导入：李大爷，69岁，慢支肺心病病人，久病后突然食欲减退，表现为眼眶凹陷，双眼半睁，目光呆滞，答非所问，怕冷，张口呼吸，双下肢水肿，心脏听诊心音低钝，脉搏细数，经抗心衰、抗感染治疗无效死亡。家属悲痛欲绝。

分析：

1. 临终患者的主要临床表现是什么？

2. 如何护理临终患者？

3. 如何对患者家属进行心理支持？

第二节 临终患者及家属的护理

对临终患者及家属的护理应体现出护理的关怀和照顾，用护士的责任心、爱心、细心、耐心、同情心，以尊重生命、尊重患者的尊严及权利为宗旨，了解患者和家属的需求并给予满足，对他们表示理解和关爱，营造安详和谐的环境，使临终患者及家属获得帮助和支持。

【重点提示】

临终患者的身心变化特征，临终患者和家属的身心支持。

一、临终患者的生理变化与护理

（一）临终患者的生理变化

1. 循环与呼吸方面　临终患者都有循环和呼吸功能减退，常表现为脉搏快而弱、不规则并逐渐消失，血压下降或测不出，患者呼吸频率减慢，呼吸表浅，可有潮式呼吸、间断呼吸、出现呼吸困难，多有痰鸣音等。

2. 饮食与排泄方面　患者常表现为恶心、呕吐、食欲缺乏、腹胀、便秘及口干、脱水，可出现大小便失禁、尿潴留等。

3. 皮肤与骨骼方面　患者常表现为皮肤苍白、湿冷、四肢冰凉、发绀、肌张力降低、肢体软弱无力，不能进行自主活动。

4. 面容及感知觉方面　濒死患者常表现为希氏面容，即面容瘦削、面部呈灰色、嘴微张、下颌下垂、眼眶凹陷、双眼半睁呆滞、瞳孔固定。患者视力逐渐减退，视力模糊至丧失。语言逐渐混乱、发音困难，而听觉通常最后消失。

5.神经系统方面　患者常有意识改变，表现为嗜睡、意识模糊、昏睡、昏迷等。

6.临近死亡的体征　患者各种反射逐渐消失，肌张力减退甚至丧失，脉搏快且弱，血压逐渐降低甚至测不到，呼吸困难、气促，出现潮式呼吸、间断呼吸、点头样呼吸等，皮肤湿冷，瞳孔散大。通常患者呼吸先停止，随后心跳停止。

（二）护理措施

1.改善循环和呼吸功能　严密观察体温、脉搏、呼吸、血压的变化以及皮肤颜色、温度等。如患者四肢冰冷，应注意保暖，提高室温，必要时用热水袋；如患者呼吸困难，应立即吸氧，以纠正缺氧状态，并保持呼吸道通畅，必要时吸痰。如病情允许，可采取半坐卧位或抬高头及肩，以扩大胸腔容量，减少回心血量，从而改善呼吸困难；对昏迷者，可采取卧位或仰卧位头偏向一侧，以利呼吸道分泌物的引流，防止窒息或发生肺部并发症。

2.促进食欲，增进营养　护士应了解患者的饮食习惯，注意食物的色、香、味，少量多餐，以增进食欲；给予流质、半流质饮食，以利于吞咽；适当喂食、喂水，必要时通过鼻饲或全胃肠外营养，以保证营养供给。

3.促进舒适　协助患者漱口，必要时做好口腔护理，2～3次/日，以保持口腔清洁。加强皮肤护理，防止发生压疮。如患者不能活动，应帮助其采取舒适体位，定时翻身，避免局部长期受压；按摩受压部位，以促进血液循环；保持皮肤及床单位的整洁、干燥，如患者大小便失禁，应注意会阴、肛门部的清洁干燥，如大量出汗，应及时擦洗，勤换衣裤；帮助患者保持头发清洁、发型美观。

4.减轻感知觉改变的影响　提供安静、空气新鲜的环境，保持适宜的光照，以增加安全感；注意眼部的清洁，及时拭去眼部分泌物，如患者双眼半睁，应定时涂金霉素、红霉素眼膏，并用生理盐水湿纱布覆盖，以防发生角膜溃疡或结膜炎；因听觉通常最后消失，故护理中应注意语言亲切柔和、清晰、避免在患者床旁讨论病情以减少不良刺激；如患者视力减退，可配合触摸等非语言性交流。

【知识链接】临终关怀的四全照顾

临终关怀强调为患者提供"四全照顾"，即全人、全程、全家、全队照顾。全人：患者身、心整体照顾；全程：照顾患者直至逝世以及逝后家属的悲伤辅导；全家：照顾患者及家属的身、心、伤等问题；全队：由完整的专业团队共同照顾。

二、临终患者的心理变化与护理

（一）临终患者的心理变化

临终患者接近死亡时会产生十分复杂的心理和行为反应，护士应及时评估临终患者的心理需求，同情和关爱患者，倾听其诉说，满足临终患者的心理需求。多年来，人们最常引用美国医学博士布勒·罗斯对身患绝症患者的心理反应五个过程作为对临终患者心理状态进行评估，这五个心理反应过程是：

1. 否认期　患者不接受所面对的死亡，认为"不可能""弄错了"。有的患者得知自己病重将面临死亡，其心理反应是"不，这不会是我，那不是真的！"他们常常怀着侥幸的心理到处求医以期推翻诊断。此期持续时间因人而异，大部分患者能很快度过，也有些人会持续否认直到死亡。

2. 愤怒期　当病情趋于危重，患者否认无法再持续下去时，常表现为生气与激怒，对任何事情都不合意、不满足，往往将愤怒的情绪向医护人员、朋友、家属等接近他的人发泄，或对医院的制度、治疗等方面表示不满，以弥补内心的不平。

3. 协议期　患者期盼能延长生命，认为许愿或做善事能扭转死亡的命运，提出种种要求。如有的患者为了尽量延长生命，做出许多承诺作为交换条件，出现"请让我好起来，我一定……"的心理。此期患者变得和善，对自己的病情抱有希望，能配合治疗。

4. 忧郁期　患者已不得不面对所患疾病的现实，身体状况日益恶化，症状愈加明显，因而产生绝望。如有的患者当发现身体状况日益恶化，协商无法阻止死亡来临，产生很强烈的失落感"好吧，那就是我"，出现悲伤、退缩、情绪低落、沉默、哭泣等反应，要求与亲朋好友见面，希望有他喜爱的人陪伴照顾。

5. 接受期　这是临终的最后阶段。患者对自己即将面临死亡有所准备，极度疲劳衰弱，常处于嗜睡状态，情感减退，表现平静。如有的患者在一切的努力、挣扎之后变得平静，产生"好吧，既然是我，那就去面对吧"的心理，接受即将面临死亡的事实，喜欢独处，睡眠时间增加，情感减退，静等死亡的到来。

布勒·罗斯认为临终患者心理发展过程的五个阶段并非完全按顺序发生和发展，而是存在着较大个体差异性。有的可以提前，有的可以推后，甚至有的可以重合，各阶段持续时间长短也不同。因此，在实际工作中，护士应根据个体的实际情况进行具体地分析与处理。

（二）护理措施

1. 否认期

（1）护士应具有真诚、忠实的态度，不要轻易打破患者的防御机制，也不要欺骗患者。应坦诚、温和地回答患者对病情的询问，并注意保持与其他医护人员及家属对患者病情说法的一致性。

（2）注意维持患者适当的希望，应根据患者对其病情的认识程度进行沟通，耐心倾听患者的诉说，在沟通中注意因势利导，循循善诱，实施正确的人生观、死亡观教育，使患者逐步面对现实。

（3）经常陪伴在患者身旁，注意非语言交流技巧的使用，多利用身体触摸去表达关怀和亲密的感觉，如轻抚面部、拍拍肩膀等。合理应用倾听技巧，尽量满足患者心理方面的需求，使他们感受到护理人员给予的温暖和关怀，有时只静静地守在身边也是关爱。

2. 愤怒期

（1）护士此期一定要有爱心、耐心，认真地倾听患者的倾诉。应将患者的发怒看成是一种有益健康的正常行为，允许患者以发怒、抱怨、不合作行为来宣泄其内心的不满、恐惧，同时应注意预防意外事件的发生。

（2）给患者提供表达或发泄内心情感的适宜环境，并加以必要的心理疏导，帮助其渡过心理难关，避免其过久地停留于否认阶段而延误必要的治疗。

3. 协议期

（1）护士应积极主动地关心和指导患者，加强护理，尽量满足患者的需要。使患者更好地配合治疗。

（2）为了不让患者失望，对于患者提出的各种合理要求，护士应尽可能地予以答应，以满足患者的心理需求。最重要的还是给予患者更多的关爱。

（3）护理人员应鼓励患者说出内心的感受，尊重患者的宗教信仰，积极教育和引导患者减轻心理压力。

4. 忧郁期

（1）护士应多给予患者同情和照顾、鼓励和支持，使其增强信心。

（2）护士应经常陪伴患者，允许其以不同的方式发泄情感，如忧伤、哭泣等。

（3）创造舒适环境，鼓励患者保持自我形象和尊严。

（4）尽量取得社会方面的支持，给予精神上的安慰，安排亲朋好友见面，并尽量让家属多陪伴在其身旁。密切观察患者的心理动态，做好心理疏导和合理的死亡教育，预防患者自杀倾向。

5. 接受期

（1）护士应尊重患者，不强迫与其交谈，积极主动地帮助患者了却未完成的心愿，继续给予关心和支持。

（2）给予临终患者安静、舒适的环境，减少外界干扰。认真、细致地做好临终护理，使患者平静、安详、有尊严地离开人间。

三、临终患者家属的安抚与护理

在临终关怀中，患者家属不仅承担着照顾患者的角色，而且也是医护人员的服务对象。医护人员在做好临终患者护理的同时，也要做好对临终患者家属的关怀照顾工作。

1. 满足家属照顾患者的需要　要让家属陪伴在患者身边，护士为其提供必要的信息和指导。1986 年，费尔斯特（Ferszt）和灌克（Houck）提出临终患者家属主要有以下七个方面的需要：

（1）了解患者病情、照顾等相关问题的发展。

（2）了解临终关怀医疗小组中，哪些人会照顾患者。

（3）参与患者的日常照顾。

（4）确认患者受到临终关怀医疗小组良好照顾。

（5）被关怀与支持。

（6）了解患者死后的相关事宜。

（7）了解有关资源：经济补助、社会资源、义工团体等。

2.鼓励家属表达情感　护士要与家属积极沟通，建立良好关系，取得家属的信任，鼓励家属表达内心的感受，容忍和谅解家属的过激言行。

3.指导家属对患者的生活照料　鼓励家属参与护理计划制定和对患者生活照料，耐心指导家属照料患者的有关护理技术，使家属在此过程中获得心理慰藉，让患者感到亲情温暖。

4.协助维持家庭的完整性　协助家属在医院环境中，营造家庭生活氛围，如共同进餐等，维持家庭完整性。

5.满足家属生理、心理和社会方面的需求　护士要关心理解家属，帮助其解决实际困难，合理安排陪伴期间的生活。

【拓展与思考】

1.如何对濒死患者实施临终关怀？

2.你如何看待我国大众"忌讳死"的态度？

第三节　死亡后的护理

临终护理应以死亡学的知识为基础。护士要熟悉和掌握死亡的概念、死亡过程的分期及各期不同特征，更好地对临终患者在感情上支持、行为上关怀，提供优质的护理服务。

【重点提示】

脑死亡的概念，濒死患者的临床表现和死亡护理。

一、濒死和死亡的概念

（一）濒死

即临终，指患者已接受治疗性和姑息性的治疗后，虽然意识清楚，但病情加速恶化，各种迹象显示生命要结束。濒死是生命活动的最后阶段。

（二）死亡

死亡是指个体生命活动的永久终止。传统的死亡概念是把呼吸和心跳停止作为判断死亡的唯一标准。

二、死亡的标准

死亡是指机体作为一个整体的功能的永久停止，但这并不意味着各器官组织均同时死亡。随着现代医学科学的进展和科学实践的进一步开展，近年来，医学专家提出了新的死亡概念，即脑死亡，又称全脑死亡，包括大脑、中脑、小脑和脑干的不可逆死亡，即"脑功能不可逆性丧失"作为新的死亡标准，20 世纪 90 年代末，中华医学会组织召开了我国脑死亡标准（草案）专家研讨会，提出了脑死亡的判断标准。脑死亡应该符合以下 6 个标准：

1. 自主呼吸停止　自主呼吸停止需要不停地进行人工呼吸。由于脑干是心跳呼吸的中枢，脑干死亡以心跳呼吸停止为标准。但脑干死亡后的一段时间里还有微弱的心跳，而呼吸必须用人工维持。

2. 不可逆性深昏迷　不可逆性深昏迷，无自主性的肌肉活动；对外界刺激毫无反应，但此时脊髓反射仍可存在。

3. 脑干神经反射消失　包括瞳孔对光放射、角膜反射、咳嗽反射及吞咽反射等均消失。

4. 脑电图呈平直线

5. 脑血液循环完全停止　经脑血管造影或经颅脑多普勒超声诊断呈脑死亡图形。

6. 脑死亡的诊断必须持续 12 小时以上　如果符合以上各条标准，而且这种状态经过 12 小时的反复检查都相同，就可以诊断脑死亡。

【知识链接】世界脑死亡的诊断标准

世界上第一个脑死亡的诊断标准有四点：

1. 无感受性和反应性　对刺激完全无反应，即使剧痛刺激也不能引出反应。

2. 无运动、无呼吸　观察 1 小时后撤去人工呼吸机 3 分钟仍无自主呼吸。

3. 无反射、瞳孔散大、固定　对光反射消失，无吞咽、角膜、咽反射和跟腱反射。

4. 脑电波平坦　上述四条标准 24 小时内多次复查后结果无变化且在排除两种情况：体温过低（＜32℃）和刚服用过巴比妥类中枢神经抑制药物的影响，其结果才有意义，即可宣告死亡。

三、死亡过程的分期

死亡不是生命的骤然结束，是一个逐渐进展的过程，一般分为三期。

（一）濒死期

濒死期又称临终状态，是生命活动的最后阶段。此期由于疾病末期或意外事故而造成人体主要器官功能趋于衰竭，脑干以上的神经中枢功能处于抑制或丧失状态，死亡即将发生。此期若得到及时、有效地治疗及抢救，生命仍可复苏。

（二）临床死亡期

临床死亡期又称躯体死亡期或个体死亡期，此期中枢神经系统的抑制过程由大脑皮质扩散至皮质下部位，延髓也处于深度抑制状态。临床表现为心跳、呼吸停止，各种反射消失，瞳孔散大，但各种组织细胞仍有短暂而微弱的代谢活动。此期持续时间一般为 5～6min，若时间过长，则大脑将发生不可逆的变化，此期若得到及时、有效地治疗及抢救，生命仍有复苏的可能。

（三）生物学死亡期

生物学死亡期是死亡过程的最后阶段，此期整个中枢神经系统和机体各器官的新陈代谢相继终止，出现不可逆变化，整个机体已不可能复活。而且，随着此期的进展，会相继出现一些尸体现象，如尸冷、尸斑、尸僵、尸体腐败等。

1. 尸冷　尸冷是死亡后最先发生的变化。由于产热停止，散热不受调节，尸体温度逐渐降至室温，称尸冷。24 h 左右，尸体与周围环境温度一致。

2. 尸斑　由于血液循环停止，重力作用使血液向身体最低部位积聚，皮肤呈现紫红色斑块或条纹，称尸斑。一般死亡后 2～4 h 开始出现，12h 后便发生永久性变色。故尸体料理时，应注意仰卧，头下置枕，以防面部变色。

3. 尸僵　尸体肌肉僵硬，关节固定称为尸僵。ATP 学说认为死后肌肉中 ATP 不断分解而不能再合成，致使肌肉收缩，尸体变硬。尸僵首先从小块肌肉开始，表现为先从咬肌、颈肌开始，向下至躯干、上肢和下肢。尸僵一般在死后 1～3 小时开始出现，4～6 小时扩展到全身，12～16 小时发展至最硬，24 小时后尸僵开始减弱，肌肉逐渐变软称为尸僵缓解。

4. 尸体腐败　机体组织内的糖、蛋白、脂肪在细菌作用下而分解的过程称腐败。表现为尸臭、尸绿，一般在死后 24 h 先在右下腹部出现，逐渐扩展至全腹，最后波及全身。气温高低可影响尸体腐败的时间和快慢。

四、尸体护理

死亡护理包括死亡后的尸体护理和死亡后家属的护理。做好尸体护理既是对死者的同情和尊重，也是对家属最大的心理安慰。尸体护理是对临终患者实施整体护理的最后步骤，也是临终关怀的重要内容之一。尸体护理应在确认患者死亡，医生开具死亡诊断书后尽快进行,这样既可减少对其他患者的影响,又可防止尸体僵硬。在尸体护理过程中,应尊重死者和家属的民族习惯和要求,护士应以唯物主义的死亡观和严肃认真的态度做好尸体料理和对死者家属的心理疏导和支持工作。

【目的】

1.使尸体清洁,维护良好的尸体外观,易于辨认。

2.安慰家属,减少哀痛。

【评估】

1.接到医生开出的死亡通知后,进行再次核实。评估患者的诊断、治疗、抢救过程、死亡原因及时间;尸体清洁程度、有无伤口、引流管等;死者家属对死亡的态度。

2.通知死者家属并向丧亲者解释尸体护理的目的、方法、注意事项及配合要点。

【计划】

1.护士准备 衣帽整洁,洗手,戴口罩、手套。

2.用物准备

(1)治疗车上层 血管钳、剪刀、松节油、绷带、不脱脂棉球、梳子、尸袋或尸单、衣裤、鞋、袜、尸体识别卡3张等;有伤口者备换药敷料,必要时备隔离衣和手套等;擦洗用具、手消毒液。

(2)治疗车下层 生活垃圾桶、医用垃圾桶。

3.环境准备 安静、肃穆、必要时屏风遮挡。

【实施】

尸体护理操作流程,见表22-1。

表22-1 尸体护理

操作流程	操作说明
1.操作前准备	
(1)填写尸体识别卡	◆填写尸体识别卡3张,携用物至床旁
(2)屏风遮挡	◆保护死者隐私,减少对同病室其他患者情绪的影响
2.劝慰家属	◆请家属暂离病房或共同进行尸体护理,若家属不在,应尽快通知家属来院
3.撤除治疗用物	◆撤去一切治疗用品(如输液管、氧气管、导尿管等),便于尸体护理
4.整理遗容	
(1)体位摆放	◆将床支架放平,使尸体仰卧,头下置一软枕,防止面部瘀血变色,留一层大单遮盖尸体
(2)整理遗容	◆洗脸,有义齿者代为装上,闭合口、眼。若眼睑不能闭合,可用毛巾湿敷或于上眼睑下垫少许棉花,使上眼睑下垂闭合。嘴不能闭紧者,轻揉下颌或用四头带固定

（续表）

操作流程	操作说明
（3）填塞孔道	◆用血管钳将棉花垫塞于口、鼻、耳、肛门、阴道等孔道，棉花勿外露，防止体液外溢
5. 清洁尸体	◆脱去衣裤，擦净全身，更衣梳发。用松节油或酒精擦净胶布痕迹，有伤口者更换敷料，有引流管者应拔出后缝合伤口或用蝶形胶布封闭并包扎
6. 包裹尸体	◆为死者穿上尸衣裤，上衣别上第一张尸体识别卡，把尸体放进尸袋里拉上拉锁，也可用尸单包裹尸体，须用绷带在胸部、腰部、踝部固定，在腰部别上第二张尸体识别卡
7. 移交尸体	◆协助转移尸体于停尸箱内，递交第三张尸体识别卡与殡仪服务中心或殡仪馆的工作人员，做好交接
8. 操作后处理	
（1）床单位终末处置	◆非传染病患者按一般出院患者方法处理；传染病患者按传染病患者终末消毒方法处理
（2）整理遗物	◆当面清点患者遗物交家属或单位，若家属不在，应由两人清点后，列出清单交护士长妥善保管
（3）办理出院手续	◆整理病历，完成各项记录，按出院手续办理结账，体温单上记录死亡时间，注销各种执行单（治疗、药物、饮食卡等）

【评价】

1. 尸体整洁、表情安详、位置良好、易于辨认。

2. 对死者家属使用真诚、恰当、有效的劝慰语。

3. 护士严肃认真，减少对同病室患者的叨扰。

【注意事项】

1. 必须先由医生开出死亡通知，并得到家属许可后，护士方可进行尸体护理。

2. 在向家属解释过程中，护士应具有同情心和爱心。沟通的语言要体现对死者家属的关心和体贴，安慰家属时可配合使用体态语言，会收到良好的效果。

3. 患者死亡后应及时进行尸体护理，以防尸体僵硬。

4. 护士应以高尚的职业道德和情感，尊重死者，严肃认真地做好尸体护理工作。

5. 传染病患者的尸体应使用消毒液擦洗，并用消毒液浸泡的棉球填塞各孔道，尸体用尸单包裹后装入不透水的袋中，并做出传染标识。

五、丧亲者的护理

死者家属即丧亲者，主要指失去父母、配偶、子女者（直系亲属）。丧亲者在居丧期的痛苦是巨大的，持续时间较长，可能在患者去世后相当的一段时间都存在。这种悲伤的过程对其身心健康、生活、工作均有很大的影响，因此做好居丧者的护理是护士的重要工作之一。

（一）做好死者的尸体护理

做好死者的尸体护理，体现护士对死者的尊重，也是对丧亲者心理的极大抚慰。

（二）心理疏导

安慰丧亲者面对现实，鼓励其宣泄情感，陪伴他们并认真聆听他们的倾诉。哭泣是死者家属最常见的情感表达方式，是一种很好的疏解内心忧伤情绪的途径，可以协助其表达愤怒情绪和罪恶感，所以应该给予丧亲者一定的时间，并创造适当的环境，让他们能够自由痛快地将悲伤的情感宣泄出来。

（三）尽量满足丧亲者的需要

丧亲是人生中最痛苦的经历，护士应尽量满足丧亲者的需求，对于无法做到的需善言相劝，耐心解释，以取得其谅解与合作。

（四）鼓励丧亲者之间相互安慰

需通过观察发现死者家属中的重要人物和"坚强者"，鼓励他们相互安慰，相互支持和帮助。协助丧亲者勇敢面对失去亲人的痛苦，引导他们发挥独立生活的潜能。

（五）协助解决实际困难

患者去世后，丧亲者会面临许多需要解决的家庭实际问题。临终关怀中医护人员应了解家属的实际困难，并积极地提供支持和帮助，使家属感受到人世间的温情。提出合理的建议，帮助家属做出决策去处理所面对的各种实际问题。但在居丧期不宜引导家属作出重大的决定及生活方式的改变。

（六）协助建立新的人际关系

劝导和协助死者家属对死者做出感情撤离，逐步与他人建立新的人际关系，例如再婚或重组家庭等。这样可以弥补其内心的空虚，并使家属在新的人际关系中得到慰藉，但要把握好时间的尺度。

（七）对丧亲者的访视

对死者家属要进行追踪式服务和照护。一般临终关怀机构可以通过信件、电话、访视等方式对死者家属进行追踪随访，以保证死者家属能够获得来自医务人员的持续性的关爱和支持。

【拓展与思考】

请谈谈如何维护临终患者和家属的尊严？

【课后检测】

选择题

1. 目前医学界多以下列哪项作为判断死亡的依据（　　）

A. 脑死亡 　　　　　　B. 心跳停止 　　　　　　C. 呼吸停止

D. 各种反射消失 　　　E. 瞳孔散大，对光反射消失

2. 下列哪项不是临终关怀的目的（　　）

A. 帮助患者认识死亡是一种自然过程

B. 帮助患者处于舒适、安详状态

C. 帮助患者提高生命质量

D. 帮助患者延长寿命

E. 帮助患者平静地接受死亡

3. 生物学死亡期的特征是（　　）

A. 呼吸停止 　　　　　B. 心跳停止 　　　　　　C. 各种反射消失

D. 神志不清 　　　　　E. 尸斑出现

4. 进行尸体护理，下列错误的做法是（　　）

A. 撤去治疗用物 　　　B. 填好尸体识别卡 　　　C. 放平尸体去枕仰卧

D. 一次擦净躯体，必要时填塞孔道 　　　E. 穿上尸衣裤用尸单包裹

5. 下列哪项不符合协议期临终患者表现（　　）

A. 患者的愤怒逐渐消退 　　　　　　B. 患者很和善和合作

C. 患者有侥幸心理，希望是误诊 　　D. 患者认为做善事可以死里逃生

E. 患者开始接受自己患了不治之症的事实

6. 下列关于尸体护理的操作方法哪项是错误的（　　）

A. 填好尸体识别卡备用 　B. 去治疗用物 　　C. 脱衣擦净胶布痕迹

D. 放平尸体，去枕仰卧 　E. 用不脱脂棉球填塞身体孔道

7. 患者王某，女性，35 岁，患乳腺癌广泛转移，病情日趋恶化，患者情绪不稳定，经常生气、愤怒、抱怨、与家属争吵，你认为该患者的心理反应处于哪期（　　）

A. 否认期 　　　　　　B. 愤怒期 　　　　　　C. 协议期

D. 忧郁期 　　　　　　E. 接受期

8. 患者胡某，肝癌晚期，治疗效果不佳，处于濒死期，出现神志模糊、恶病质、大量腹水、呼吸困难等，患者一般不会有（　　）

A. 心肌收缩无力，心脏搏出量少，血压下降

B. 血液循环迟缓，微循环障碍

C. 体温调节功能紊乱

D. 呼吸深而慢，瞳孔缩小

E. 重要器官灌注不足出现脑缺氧的一系列症状

9. 患者，59 岁，车祸致重型颅脑外伤、脑疝，处于濒死期，张老师提问护生刘芳什么情况下为患者进行尸体护理，刘芳的回答正确的是（　　）

A. 患者的心跳呼吸停止后

B. 患者的意识丧失之后

C. 抢救工作效果不显著之后

D. 在家属的请求之后

E. 医生做出死亡诊断之后

10. 王先生，69 岁，诊断恶性淋巴瘤，病情日趋恶化，患者出现悲哀、情绪低落，要求见一些亲朋好友，并给予交代后事，此时患者心理反应属于（　　）

A. 否认期　　　　　　　　　B. 愤怒期　　　　　　　　　C. 协议期

D. 忧郁期　　　　　　　　　E. 接受期

11. 患者，男，70 岁，肝癌晚期全身转移，极度衰竭，对其护理应考虑（　　）

A. 让患者有尊严地度过余生

B. 提供根治疗法

C. 放弃特殊治疗

D. 延长生命过程

E. 实施安乐死

（12 ~ 14 题共用题干）

洪先生，56 岁，肺癌骨转移第三次入院，疗效不佳，呼吸困难显著，疼痛剧烈，患者感到痛苦、悲哀，并试图自杀。

12. 患者心理反应属于（　　）

A. 否认期　　　　　　　　　B. 愤怒期　　　　　　　　　C. 协议期

D. 忧郁期　　　　　　　　　E. 接受期

13. 对此期患者的护理中，不妥的一项是（　　）

A. 多给患者同情和照顾

B. 允许家属陪伴

C. 尽量不让患者流露出失落、悲哀的情绪

D. 尽可能满足患者的需要

E. 加强安全保护

14. 随着病情进展，患者出现意识模糊，进而昏迷，护士采取的措施中哪项不妥（　　）

A. 使用床档
B. 躁动不安时可使用约束具
C. 必要时使用牙垫
D. 为防止口腔并发症应定时漱口
E. 作好皮肤清洁护理

（王莉）

第二十三章　医疗与护理文件记录

【学习要点】

【知识目标】

1. 熟悉　医疗护理文书书写的方法、意义和管理要求。

2. 了解　病案书写的意义及病案的排列顺序。

3. 掌握　能说出体温单各部分的书写要求，医嘱处理的原则，医嘱的种类与处理方法，理解长期、临时、备用医嘱的区别。

4. 掌握　病室报告和护理记录单的书写内容和方法。

【技能、职业能力培养目标】

1. 明确　能准确、规范、完整的绘制体温单。

2. 熟悉　学会正确的处理各种医嘱以及书写病室交班报告。

3. 熟悉　能准确记录患者出入液量以及正确书写特别护理记录单。

4. 学会　能完成入院病历准备。

【情感、态度等素质培养目标】

工作中保持认真、负责、细心、严谨的态度。

【情景导入与任务】

患者，男，58 岁，因高处坠落伤致颈部疼痛并活动受限 4 小时于 2018 年 5 月 11 日 10：55 入院。患者伤后即昏迷，5min 后自行苏醒，自觉颈部剧烈疼痛并活动受限，颈以下运动、感觉丧失，伴头昏，急送入院。查：T37.1℃，P87 次 / 分，R22 次 / 分，BP101/60 mmHg。神清，双侧瞳孔圆形等大，光反射灵敏。颈椎 CT 示："颈椎骨折"。入院后紧急术前准备，行颈前路减压植骨融合内固定术。医嘱：病危，一级护理，留置导尿，记 24h 出入量，监护仪监测 BP、P、R、SpO_2 q1h，20% 甘露醇 125mL 快速静滴 st，青霉素皮试 st，0.9% 氯化钠 + 美洛西林 1.5g 静滴 BID，术后医嘱：吸氧 2L/min prn，盐酸布桂嗪注射液 50mg im sos。

1. 为患者绘制体温单。

2. 该患者医嘱有哪些种类？如何正确执行？

3. 请为该患者书写完整的护理病历。

4. 你如何书写该患者的病室交班报告？

5. 为该患者建立住院期间病历，并进行排序及保管。

6. 为患者出院病历排序，出院病历该如何保管？

医疗和护理文件又叫病案，是医院和患者的重要档案资料，记录了患者疾病的发生、诊断、治疗、护理、发展、转归的全过程，是现代医学的法定文件。病案记录由医生和护士共同完成，为医疗、护理、教学、科研提供宝贵的基础资料，同时也是结算收费的依据和处理医疗纠纷的法律证据。其中，护理记录是护士对病人进行病情观察和护理措施的真实记录，是护理工作的重要部分。因此，病案必须书写规范，妥善保管，以保证其正确性、完整性和原始性。目前全国各地医院医疗和护理文件记录的方式不尽相同，但遵循的原则是一致的。

第一节 病案的概述

病历是医疗护理文件的组成部分，归档以后形成病案。病案包括门急诊和住院病历、医嘱单、检查报告、特别护理记录单、体温单等。护士在病案记录和保管中，要认真负责，明确记录的目的与意义，必须严格遵守专业技术规范的要求。

一、病案记录的意义

1. 病案记录的主要目的是为各班医护人员提供患者的各种信息，加强医护之间、护士之间信息的沟通与交流，保证诊疗、护理工作的连续性、完整性。

2. 提供诊断治疗及护理依据 医护人员可利用记录的资料为患者做出正确诊断、选择治疗方案、制定护理计划及实施护理措施。当患者出现意外情况或再次入院治疗时，都需要根据既往的病案资料加以综合分析判断，才能做出正确的处理。

3. 提供教学及科研资料 客观而完整的病案记录能正确反映患者疾病、治疗的全过程和影响疾病转归的因素，可为护理教学提供病历讨论和个案分析的素材，也可为科研工作提供有价值的资料，尤其在回顾性的研究、流行病学调查等方面具有重要的参考价值。

4. 提供质量评价依据 医疗与护理文件可在一定程度上反映一个医院的医疗护理服务质量、学术及技术水平。它既是衡量医院医疗护理管理水平的关键指标之一，又是医院等级评定、医护人员考核评定的参考资料。

5. 提供法律依据 各种医疗与护理文件是法律认可的证据性文件，可作为医疗纠纷、人身伤害事故、保险索赔、遗嘱及伤情查验的证明。及时、准确、完整的病案记录不仅可以有效地维护医护人员的合法权益，也可为患者及其家属提供处理以上相关事件的证明。

二、病案记录的原则

1. **及时** 医疗和护理记录必须及时完成，不得拖延或提早，更不能漏记，以保证记录的时效性。

2. **准确** 记录的内容和时间必须真实、准确、无误。字迹清楚，易于辨认，医护的记录需保持一致。若有写错，应在错误处划双横线并签全名和时间，以示删除。记录的时间为实际给药、治疗、护理的时间，而不是事先安排的时间。

3. **客观** 护理记录是护士所观察和测量到的客观信息，记录患者的主诉和行为应是患者原始自诉内容，而不是护士的主观看法，同时补充相应生命体征等客观资料。

4. **完整** 完整医疗护理的记录应按照格式要求逐页填全各栏项目。增加新的一页，眉栏、页码、各项记录内容须按要求逐项填写，不留空行或空白，以防添加。如果有空白，在空白处画线。每项记录都要有处理者签全名，以示对该记录负责。

5. **简要** 记录的内容应尽量简洁、语句通顺、重点突出，以便医护人员快速获取所需信息，节约时间。护理文书可以采取表格的形式，节约书写时间，把护士还给病人。

6. **规范** 记录使用医疗机构所规定颜色的钢笔书写，使用医学术语、通用的中文和外文缩写、符号、计量单位，字迹清晰、表述准确、书面清洁，不得任意涂改、刮擦、使用修正液或剪贴等方法掩盖原来的字迹，不能滥用简化字或者中英文夹杂。如果是电子病历，按要求打印后由该打印者在页面签名处手写签名。

【知识链接】病历资料时间上的缺陷

患者林某在住院时因突发心律失常抢救无效死亡，家属对治疗过程存在异议，后诉至法院。在法院审理过程中，家属对病历中的心电图报告单提出异议，抢救时所打印的心电图日期为 2014 年 × 月 × 日，与实际日期 2018 年明显不符，差了几年的时间，认为医院伪造病历资料，要求医院承担全部责任。医院称心电图报告确实为患者当时抢救时的监护仪所打印，日期是由于那台监护仪日期设置错误，医护人员在抢救时根本无暇顾及监护仪的时间设定问题。最后法院判定该心电图无效，医院承担与之相关的不利责任。

病历资料，不仅是检查衡量医疗护理质量的重要资料，也是医生观察诊疗效果、调整治疗方案的重要依据。在法律上，有其不容忽视的重要性。不认真记录，不严谨、不准确或漏记、错记、对原始记录进行添删或随意篡改等，都是非法的。

三、病案的管理

（一）管理要求

病案记录是医疗护理工作的原始记录，是法律认可的证据性文件，作用非常重要。因此，医疗机构必须建立严格的管理制度，护理人员必须认真遵循管理要求。

1. 各种医疗和护理文件按规定放置，记录或使用后必须放回原处。

2. 保持医疗和护理文件的清洁、整齐、完整，防止污染、破损、拆散及丢失。

3. 严禁任何人涂改、伪造、隐匿、销毁、抢夺、窃取医疗护理文件。

4. 患者、家属及非工作人员不得随意翻阅医疗和护理文件，不得擅自将医疗和护理文件带出病区。因医疗活动需要将病历带离病区，需由病区指定专人负责携带与保管。

5. 因教学、科研需要查阅病案的，须经医疗机构有关部门同意，阅后立即归还，不得泄露患者的隐私。

6. 患者及其家属需借阅或复印病历，须根据有关证明材料提出申请，经相关部门批准同意后，由医院指定专门人员在申请人在场的情况下负责复印，并经申请人核对无误后，医疗机构加盖证明印记或单位专用章。

7. 患者出院或死亡后的病案，按出院病历排列顺序整理后交病案室统一保管，体温单、医嘱单、特别护理记录单，随病案放病案室长期保存，一般不少于 30 年。病室交班报告本等由病区保存 1 年，以备查阅。

（二）病案排列顺序

为了便于查阅和管理患者的病案资料，方便统计、医疗质量检查等工作，通常按规定的顺序对病案进行排列，独立分放，按要求保存。

1. 住院期间患者病历的排列顺序

（1）体温单（按时间逆序排列）。

（2）医嘱单：长期医嘱和临时医嘱单（按时间逆序排列）。

（3）入院记录。

（4）病程记录：查房记录、病情记录（按时间顺序排列）。

（5）手术记录或是分娩记录单。一次手术排在一起。顺序：术前讨论、手术同意书、麻醉同意书、麻醉术前访视记录、手术安全核查记录、手术清点记录、麻醉记录、手术记录、麻醉术后访视记录、术后病程记录等。

（6）知情同意书。

（7）会诊记录。

（8）各种检验和检查报告单。

（9）特别护理记录单。

（10）住院病历首页和入院单。

（11）门急诊病历。

2. 出院患者病历排列顺序　出院患者病历归档后形成病案，由病案室负责装订后统一保管，门急诊病历手册交还患者或家属。

（1）住院病历首页。

（2）出院或死亡记录。

（3）入院记录。

（4）病程记录（查房记录、病情记录）。

（5）手术记录或是分娩记录。

（6）各类知情同意书。

（7）会诊记录。

（8）各种检验和检查报告单。

（9）特别护理记录单。

（10）医嘱单（按时间先后顺排）。

（11）体温单（按时间先后顺排）。

（12）入院单。

第二节　护理相关文件的书写

护理各类文书是护士交接班核对的依据，客观地填写各类护理文书，是护士须掌握的技能。目前，医疗与护理病历书写有手工和电子病历两种方法，由于医院信息技术的发展，大部分医院已经采用了电子病历。随着人们对医疗保健需求和维权意识的日益增长，护理人员必须客观、认真、准确地书写各类护理文书。

一、体温单

【重点提示】

体温单各部分的书写要求。

体温单主要记录患者体温、脉搏、呼吸及其他情况，如：出入院、手术、分娩、转科或死亡的时间以及大小便次数、出入液量、引流量、血压、体重等情况。体温单项目分为眉栏、一般项目栏、体温脉搏描记栏、底栏。眉栏、一般项目栏和底栏均使用蓝色、蓝黑色或黑色水笔正楷字体填写；数字除特殊注明外，均使用阿拉伯数字表述、不写计量单位。

（一）眉栏和一般项目填写方法与要求

1.眉栏　包括姓名、年龄、性别、科室、床号、入院日期、住院病历号，按要求逐项填写清楚。

2.住院日期　首页第1日及跨年度第1日需填写年–月–日（如2019–01–23），其余6天只需填写日。如果遇到新的月份，则填写月–日（如05–01）。

3.住院天数　自入院当天起写至出院日，用数字1、2、3……表示。

4.手术（分娩）后天数 手术（分娩）次日为术后第一日，连续填写 7d，如果在术后 7d 内患者行第二次手术，则将第一次手术后天数作分母，第二次手术后天数作分子，依次填写至第二次手术后第 7d 为止。

（二）体温、脉搏描记栏

1.40℃ ~ 42℃ 之间填写

（1）根据患者的具体情况 用红色墨水笔在 40℃ ~ 42℃ 之间相应日期和时间栏内纵向顶格填写下列各项：入院、手术、分娩、转科、出院和死亡等的时间。除手术不写具体时间外，其余均按 24h 制，汉字书写精确到分钟。

（2）填写方法与格式 纵行，如：入院九时三十分、分娩十六时。转入时间由转入科室填写。时间与体温单整点时间不符合时，就近填写。比如：入院十三时，填写在 15 栏里。

（3）患者拒测、外出或请假 用红色墨水笔在 40℃ ~ 42℃ 之间相应日期和时间栏内纵向顶格填写"拒测""外出""请假"，前后两次体温断开不相连。患者外出返回后可补测并记录在补测时间栏内。

注意：①凡需要写时间的地方一律用中文书写 × 时 × 分；②顶格书写；③入院、分娩、死亡时间记录具体到分钟；④用 24 小时制中文竖写。

2.体温曲线的绘制

（1）体温 从 35 ~ 42℃，每一大格为 1℃，每小格为 0.1℃，在 37℃ 处以红横线明显标出，以便辨识。

（2）绘制 用蓝笔将所测体温绘于体温单上相应坐标处，口温用蓝圆点"●"表示，腋温用蓝叉"×"表示，肛温用蓝圆圈"○"表示，相临两次体温以蓝线相连。

（3）降温标记 物理降温 30min 后复测的体温用红圈"○"表示，画在降温前的同一纵格内，并用红虚线与降温前的体温相连，下次的体温与降温前的体温连线。如患者行物理降温后，体温不降或上升者，可不绘复测后的体温，只记录在护理记录单上。

（4）患者体温不升 将"不升"二字写在 35℃ 线以下，相临两次体温不连线。

3.脉率、心率曲线的绘制

（1）脉率从 40 次 / 分 ~ 180 次 / 分，每一大格为 20 次，每小格为 4 次（有的地区为每一大格为 10 次，每小格为 2 次），80 次 / 分处与 37℃ 重叠以红横线明显标出，以便辨别。

（2）脉率心率标记 脉率红圆点"●"表示，心率用红"○"表示，相邻两次脉率用红线相连。

（3）脉博、体温绘制 如脉搏与体温重叠时，应先绘制体温，再绘制脉搏。具体方法在口温蓝圆点或腋温蓝叉外画一红圆圈，在肛温蓝圆圈内画一红圆点。

（4）脉搏短绌的患者 同一时间内的心率和脉率绘制在同一纵格内，相邻的两次心率和脉率分别用红直线相连。

注意：①所测体温、脉搏超过体温单设置范围，可在上下界描记后用同色笔标上"↑""↓"记号；②患者因病情需要连续多次测量体温或体温过高过低时，应将体温变化情况及时记录在护理记录单上。

4. 呼吸的记录　患者的自主呼吸的次数，用蓝钢笔或蓝黑墨水笔（有的地区用红笔）以阿拉伯数字记录在相应的时间栏内，相邻的两次呼吸次数要上下错开书写，先上后下。使用呼吸机的患者的呼吸以"A"表示，填写在呼吸栏相应的时间栏内，上下错开。

（三）底栏的填写方法及要求

底栏的内容包括大小便次数、出入液量、血压、体重、药物过敏等，用蓝钢笔或蓝黑墨水笔记录，用红笔记录药物过敏情况，一律免写计量单位。

1. 血压　单位为 mmHg，新入院患者应当日测量后记录，以分数形式（收缩压/舒张压）记录，每日记录不超过 2 次，即上、下午均可写在体温单上，每日测量次数大于 2 次以上，则将结果记录在护理记录单上。住院患者无特殊情况每周至少测量 1 次，如为下肢血压应注明"下"，7 岁以下儿童一般不测血压，手术当天术前常规测量 1 次。

2. 出入量　每日在规定时间总结 24h 入量和出量。每日填写，为前一天入量和出量，分别写在前一天的日期的入量和出量栏。

3. 大便　大便次数均于下午测体温时询问前一日的大便次数，结果记录于当天的大便次数栏内。大便已解，填写次数，如 1.2.3.4 等，未解记录 0。大便失禁、肠瘘用来 ※ 表示，人工肛门用 ☆ 表示。清洁灌肠用 E 表示。分子记录排便次数，灌肠后未解大便记 0/E，1，2/E 表示清洁灌肠前有 1 次大便，清洁灌肠后又有 2 次大便。

4. 小便　小便已解用 + 表示，未解用 0 表示，小便失禁用"※"表示。若需记录小便量时，用数字记录，计量单位为 mL，每 24 h 填写前一日的小便。注意：询问患者大小便情况，一定要问从前一天到现在的大便次数和小便情况。

5. 体重　单位 kg，只填写数据，不写单位。新入院患者当日测量并记录相应栏内，住院期间每周需测量并记录 1 次。因危重或特殊原因不能测量体重时，分别"平车"或"卧床"表示。

6. 药物过敏栏　患者如有药物过敏，应在体温单首页相应栏内用红笔填写过敏药物的名称，多种药物过敏时可依次填写。入院后药物过敏（含皮试阳性）时应在相应日期栏内用红笔填写药名。

7. 空格栏　作为机动，根据患者病情需要填写，如记录痰量、引流量、腹围。

8. 页码　用蓝钢笔或蓝黑墨水笔逐页用阿拉伯数字填写。

【知识链接】电子体温单

目前医院信息化逐渐普及，大部分医院陆续开始使用临床信息系统。护士凭个人账号和密码登录护理病历，可以点击生成某位患者的电子体温单。电子体温单可自动生成患者的姓名、年龄、住院号、入院日期等眉栏内容以及住院天数、术后天数等表格内容。护士打开录入界面，将测得的生命体征分项目在录入后保存，即可自动生成体温单。该法录入和修正均便捷，版面清晰、美观、完整，准确性高，而且具有预警系统，比传统的手工描记省时省力，避免了错误后重复描绘，查阅和打印也很方便。但是电子体温单也面临打印成本、数据安全性、保密性、程序设计缺陷等方面的问题，还需要不断的改进和完善。

【拓展与思考】

1. 患者的大便次数何时填入，该如何询问患者？

2. 经过物理降温后，体温不降反升的体温应怎样绘制？

3. 25 日 8：00 医嘱：记录 24 小时尿量。26 日 N 班护士 7：00 统计尿量为 1500mL。请问应该记录在体温单 25 日底栏还是 26 日底栏？

二、医嘱单

【重点提示】

医嘱单的分类，医嘱的处理原则。

医嘱是医生根据患者的病情需要，为患者拟定的治疗计划和护理措施的书面嘱咐。医嘱必须由医师开具，实习、规陪医生或无执照研究生开具医嘱须带教老师审核签名方才有效。医嘱单分为长期医嘱单和临时医嘱单。目前，各医院医嘱的书写方法不尽一致，有手写医嘱和电子医嘱两种方式。

（一）医嘱的内容

医嘱的内容有日期、时间、床号、姓名、护理常规、护理级别、隔离种类、饮食、体位、药物（名称、浓度、剂量、用法及时间）、各种检查、治疗、术前准备和医生、护士签名等。

（二）医嘱的种类

1. 长期医嘱　有效时间 24h 以上，要求护士定期执行，至医生开具停止医嘱才失效。如一级护理、半流饮食、0.9% 氯化钠 100mL+ 头孢拉定 1.5g 静滴 q8h。此外，出院、转科、死亡等均列入长期医嘱。

2. 临时医嘱　有效时间在 24h 内，必须立即执行（st）或在短时间内执行的医嘱，一般只执行一次。有的需要立即执行如地塞米松 5mg im st；有的需要在限定时间内执行，如手术、会诊、特殊检查等。需要一天连续使用多次的也可以开具临时医嘱，如：测血压、脉搏、呼吸、血氧饱和度 q1hx6 次。

3. 备用医嘱　分为长期备用医嘱（prn）和临时备用医嘱（sos）两种。

（1）长期备用医嘱（prn）　有效期在 24h 以上，在病情需要时执行，由医生开具停止时间后才失效。如：氧气吸入 2L/min prn，有的长期备用医嘱有时间间隔，如：吗啡注射液 50mg im q6h prn。

（2）临时备用医嘱（sos）　仅在 12h 以内有效，只能执行 1 次，未执行 12h 后则自动失效。如盐酸布桂嗪注射液 100mg im sos。

（三）医嘱的处理

医嘱执行应准确无误，并在有效时间内完成。

1. 纸质医嘱处理

（1）长期医嘱由医生开在长期医嘱单上，注明日期和时间并签全名。护士将长期医嘱分别转抄或转录至各种执行单上，如护理单、饮食单、治疗单、口服给药单等，并注明具体执行时间、频次，然后在医嘱单护士签名栏签全名。长期医嘱处理后须经第二人核对并在执行单上签名。

（2）临时医嘱　由医生开在临时医嘱单上，注明日期和时间并签全名。需要立即执行的医嘱，护士在执行后写上执行时间并签全名。有限定执行时间的临时医嘱，护士应转抄至临时治疗本或交班记录本上。会诊、手术、检查等申请单应及时转送到有关科室。

（3）备用医嘱　长期备用医嘱按长期医嘱处理，但在执行单上须注明"prn"字样，无须注明执行的具体时间。每当必要时执行后，在临时医嘱记录单内记录 1 次，注明执行时间并签全名，供下一班参考。每次执行前须先了解上一班次的执行时间。临时备用医嘱医生开在临时医嘱单上，待患者需要时执行，执行后按临时医嘱处理。过时未执行，护士用红笔在该项医嘱执行时间栏内写"未用"两字，并签名。

（4）停止医嘱　医生在长期医嘱单上相应医嘱后写上停止时间和签全名，护士在各种执行单或各种卡片上注销相应项目，注明停止日期和时间，签全名，然后在医嘱单原医嘱内容的停止日期和时间栏内注明停止日期和时间，并在执行者栏内签全名。

（5）重整医嘱　凡长期医嘱单超过 3 页者或医嘱调整项目较多时都需要重整医嘱。重整医嘱时，在最后一行医嘱下面划红色横线，在红线下正中用红笔写上"重整医嘱"，再将有效的长期医嘱按日期时间排顺，抄录在红线以下。抄录完毕需经两个人核对无误后，抄写、核对者在相应栏内签上全名（有的地区由医师重整医嘱）。

（6）手术、分娩、转科医嘱　手术分娩、转科后由医生重新开医嘱，原医嘱最后一行下面用蓝笔划一竖线封口，表示停止以上所有医嘱（按停止医嘱处理相应执行单），并另起一页写上手术后医嘱、分娩后医嘱、转科医嘱，然后按病情开出相应医嘱，核对后签名，护士按新开医嘱处理。

2.CIS 医嘱的处理　目前，很多医院使用 CIS（临床信息系统）对患者的诊疗和护理信息进行电脑管理。医嘱系统是 CIS 的重要组成部分。医生凭个人账号和登录密码登录医生工作站系统，将医嘱按长期医嘱（见附录）临时医嘱（见附录）、辅助检查、化验等分类录入系统，护士也是凭个人账号和密码登录护士工作站系统进行处理。主要包括以下内容：

（1）审核医嘱　重点审核医嘱录入是否正确、规范，包括医嘱的内容、分类及关联项目。医嘱审核无误确认后，方可进入执行医嘱环节。

（2）执行医嘱　护士凭个人账号和密码登录 CIS 医嘱处理系统，浏览审核通过的医嘱，点击"医嘱执行"按钮，完成医嘱的生成执行，并向各相应科室发出有关请求。如：药房、医技科室等。医嘱执行后，可以生成各种相关的汇总表单和执行表单，常用的表单如：输液卡、治疗卡（注射、雾化、理疗等）、服药单、床头卡等。

（3）打印表单和医嘱单　主班护士打印各种执行表单，护士执行后，在相应的表单上签上名字和时间。如需打印患者的长期医嘱和临时医嘱单，CIS 具备续打印功能。当再次打印医嘱时，可以续前页进行，打印出的医嘱自动带有执行护士的电子签名和医嘱处理时间。

目前信息系统可以录入医生护士的手写签名，与自己的个人账号对应，在相应的医嘱执行、核对签名栏内点击即可生成自己的手写签名。

使用 CIS 处理医嘱，不仅避免了纸质医嘱处理时存在的因手工转抄各种执行单时字迹不清、查对不严密等造成的差错，更重要的是通过规范化的录入界面、格式化的数据形式以及系统内部的质量控制，设置错误提示警告，保证了医嘱录入以及医嘱处理的正确性、安全性、及时性，有助于提高医疗护理质量，防止差错事故的发生。

（四）医嘱的处理原则和注意事项

1.先急后缓　处理多项医嘱时，应先判断需要执行的医嘱的轻重缓急，再合理、及时地安排执行顺序。一般先执行临时医嘱，后执行长期医嘱。需即刻执行的临时医嘱，应先执行。

2.先执行后签名　医嘱执行者必须在医嘱单上签全名。

3.医嘱　必须经医生签名后才有效，一般不执行口头医嘱，除非在抢救、手术过程中，执行时护士应先将医嘱向医生大声复述一遍，双方确认无误后方可执行，抢救或手术结束后及时补开医嘱。对有疑问的医嘱应查询清楚后执行。

4.护士　在处理医嘱前有责任核查医嘱的正确性，对医嘱有疑问，需与医生沟通确认无误方可执行。医嘱单上的内容若有错误或医嘱不需执行时，不得贴盖、涂改，应由医生在需要取消的医嘱上用红笔写"取消"，并在该医嘱的右下角用红墨水笔签全名。

5.时间　医嘱执行和记录时间按 24h 计。

6.严格执行查对制度　抄写及处理医嘱要认真、细致、准确、及时。字迹清楚，不得涂改。医嘱经转抄、整理后，须经另一人核对、签名后方可执行。

7.医嘱　应每日查对，每周总对，参与查对者应签名。

8.凡需下一班执行的临时医嘱和临时备用医嘱需交班，并在交班记录上注明。

【拓展与思考】

紧急情况下，医生来不及开写医嘱，护士如何配合抢救？

三、出入液量记录单

当患者出现休克、严重腹泻、肾病、腹水、大面积烧伤等情况，体液调节失衡，常需记录24h液体出入量，以帮助医生动态掌握病情变化、更好的调整治疗方案。因此，护士必须及时、准确地记录24h出入液量。

（一）记录内容与要求

1. 摄入量　包括每日的饮水量、食物中的含水量、输入的液体量以及输血量等。患者饮水或进食时，应使用量杯或使用已测定过容量的容器，以便测量准确。凡是固体的食物除必须记录固体单位量外，还需要换算出食物的含水量。

2. 排出量　主要为尿量，必要时须单独记录，其次包括汗液、大便量、呕吐量、咯血量、痰量、胃肠减压抽出液量、胸腹腔抽出液量、各种引流液量及伤口渗出液量等。除大便记录次数外，液体均以毫升为单位记录。为准确记录尿量，对昏迷患者或需密切观察尿量的患者，最好留置导尿，婴幼儿尿量，可先测定干尿布重量，然后称湿尿布重量，两者相减为尿量。难以收集的出量，可根据规定量液体浸湿棉织物的状况进行估计。

【知识链接】　食物的含水量表格

食物	单位	重量（g）	含水量（mL）
米饭	1小碗	100	70
大米粥	1小碗	200	180
面条	1大碗	100	250
馒头	1个（大）	100	30
油饼	1个	100	20
菜包	1个（大）	150	50
水饺	1个	30	20
蛋糕	1块	50	20
饼干	1块	10	2
油条	1根	50	10
煮鸡蛋	1个	50	20
藕粉	1小碗	200	160
馄饨	1大碗	100	350
牛奶	1杯	200	170

（续表）

食物	单位	重量（g）	含水量（mL）
豆浆	1 杯	200	180
蒸鸡蛋	1 小碗	100	80
豆腐		100	50
冬瓜		100	55
青菜		100	50

（二）记录方法

1. 用蓝（黑）墨水笔填写表格的眉栏项目及页码。

2. 记录数据均以毫升为单位，但免记计量单位。

3. 记录同一时间的摄入量和排出量，应自同一横线上开始，记录不同时间的摄入量或排出量均应各自另起一行。

4. 日间（7 时～19 时）用蓝墨水笔记录，夜间（19 时到次晨 7 时）用红墨水笔记录。

5. 出入量一般分别于 12h、24h 总结一次，12h 小结用蓝钢笔书写、24h 总结用红钢笔书写，并用蓝（黑）墨水笔将 24h 总出入量填写到体温单的相应栏内。

四、特别护理记录单（见附录）

特别护理记录是指护士根据医嘱和病情对危重、大手术后或接受特殊治疗须严密观察病情的患者所做的客观记录，目的是及时了解患者病情变化，记录处理的措施，观察治疗或抢救后的效果。

（一）记录内容

包括患者基本的人口统计学资料，如姓名、年龄、病室、床号、住院号等一般情况及患者生命体征、意识水平、出入液量、病情动态变化、护理措施、用药情况、治疗护理效果等。危重患者的记录内容应根据相应专科的特点进行书写。

（二）记录方法及要求

1. 用蓝（黑）墨水笔填写眉栏各项及页码。

2. 日间（7 时～19 时）用蓝（黑）墨水笔记录，夜间（19 时～次晨 7 时）用红墨水笔记录（也有医疗机构采取全部蓝墨水笔记录的方式）。

3. 记录应及时准确，以反映患者的病情变化，时间记录应具体到分钟。因抢救患者未能及时记录的，应在抢救结束后 6h 内据实补记所有内容。

4. 每 8h 或 12h、24h 就患者的总入量、总出量、病情、治疗进行小结。在每班或 19

时记录的下面一栏上下各画一横线，将8或12h小结内容用蓝色水笔填入该行相应格子内。在次晨7时记录的下面一栏上下各画一横线，将24h总结内容用红色水笔填入该行相应格子内。

5. 记录真实、客观，简明扼要。

【拓展与思考】

把时间还给护士，把护士还给病人。为简化护理文书的书写，表格式护理文书应怎样体现专科特点？如何体现写所做的，做所写的。

【知识链接】没有记录，等于没有执行

某患儿因麻疹住院，入院后病情比较稳定，第四天凌晨患儿反复发热，最高体温达40.2℃，期间护士多次为患儿测量体温，并报告值班医生，医生口头医嘱口服布洛芬3mL，物理降温等处理。凌晨6点多患者突然呼吸心跳骤停，经抢救1个多小时后患儿死亡。

孩子死亡后，患儿家属难以接受，提出医院管理、对患儿的诊治以及一级护理巡视处理不到位等一系列问题。其中患儿家属特别指出，一级护理的病人从当天凌晨2点到6点期间，孩子一直发烧，没有医护人员到场检查处理，只在0点多要患儿口服退烧药，之后没有进一步检查和措施。护士说其多次巡视患者，并反复监测了体温，而且报告了医生。但是当场封存的病历资料中，护理记录上2点到6点没有任何记录。该病房也是病区监控的盲区，没有客观证据证明医生护士该段时间按规定对患者的进行了巡视、监测以及正确的处理。最后患方胜诉。

由此可见，在临床护理工作中，护士及时准确的记录病人的病情变化、相应的处理措施以及护理活动显得尤为重要。

五、病室交班报告（见附录）

病室交班报告是值班护士书写，主要体现了病室情况和患者病情动态变化的报告。护士通过阅读病室报告，能够全面了解本病区全天的工作动态、患者的情况、工作重点、继续观察的问题和应实施的护理措施等，使护理工作能准确无误地连续进行。

（一）病室交班报告的内容

1. 病室报告一般均采用表格形式，内容如下：

（1）病区总体情况，如患者总数和入院、出院，转出、转入、手术、分娩、病危、病重死亡人数、一级护理人数。

（2）患者病情动态。

（3）特殊交班，如外出、手术、发热等还需特殊交班。

2. 正式交班的患者　要求在左栏内写明床号、姓名、诊断，然后根据不同的患者有所侧重地书写具体内容。

（1）出院、转科、死亡的患者　注明离开时间，转出患者应注明转出原因及去向，死亡者应交代病情变化及抢救的扼要经过，以及死亡时间。

（2）新入院、转入的患者　需写明入院时间、主诉、既往史、过敏史、主要症状及治疗、护理措施及效果等；目前的病情，下一班须观察及注意的事项；患者特殊心理状况，如自杀倾向。

（3）危重患者、有病情变化以及需做特殊检查的患者　应报告患者的生命体征、神志、意识、重要病情变化的具体经过；特殊的抢救治疗、护理措施与效果，特殊检查准备情况等。

（4）手术患者　对准备手术者应交术前准备和术前用药、生命体征、特殊要求以及心理状况。已手术的患者应报告在何种麻醉下行何种手术，简要报告手术经过，清醒时间以及返回科室后的生命体征、伤口敷料有无渗血、引流管是否通畅、引流液的性质、颜色、量，是否排尿排气、镇痛药物的应用等情况，输液、输血是否顺利通畅等。

（5）产妇　应报告胎次、产程、分娩时间、分娩方式、会阴切口和恶露等情况，何时自行排尿；新生儿性别及评分。

（6）老年、婴幼儿及生活不能自理的患者　应交代生活护理情况，如口腔护理、压疮护理、饮食护理等。

病室交班报告还应报告上述患者的心理状态和需要接班者重点观察的项目及完成的事项，夜间值班应增加报告患者的睡眠情况，不同患者交班内容应该有符合患者特点的侧重点。

（二）病室交班报告的格式与要求

1. 蓝（黑）墨水笔填写　眉栏各项，病室、日期、页码等。

2. 病区情况填写　患者总数、出入院、转出、转入、手术、分娩、病危重、死亡、一级护理人数。

3. 根据以下顺序按床号先后书写报告：

（1）先写离开病室的患者　即出院、转出、死亡的患者。

（2）然后写进入病室的患者　即入院、转入的患者。转入的患者注明由何处转来。

（3）之后写当日重点患者　即手术、分娩、危重、病情突然发生变化、特殊治疗以及有精神异常或特殊心理问题的患者。

（4）次日工作交代　如手术、检查、留取标本等。同一项目中有多个患者，按床号先后顺序书写。

4. 对新入院、转入、手术、分娩及危重患者　在诊断栏目下用红笔分别注明"新入""转入""手术""分娩"，危重患者应作特殊红色标记※，或用红笔注明"危"，每个患者的交班之间应留有适当空格。

5. 书写内容　应全面、真实、简明扼要、重点突出、无遗漏。

6.字迹清楚、端正、不随意涂改 按要求使用蓝黑墨水或碳素墨水笔书写（有的地区要求日间用蓝钢笔，夜间用红笔）。

7.应在经常巡视和了解病情的基础上书写 交班报告填写时间应在各班（白班、晚班、夜班）下班前完成，注明页数并签全名。

8.护士长 应对每班病室交班报告进行检查，符合质量后签全名。

六、护理病历

护理病历是护理人员运用护理程序为服务对象解决健康问题的过程，书面记录了患者的健康资料、护理诊断、护理措施、护理记录和效果评价，组成一个完整的护理过程。完整的护理病历包括入院护理评估单、护理诊断项目表、护理计划单、护理记录单、健康教育计划单、出院指导等。具体书写方法详见本书第五章。

【知识链接】移动护士工作站

移动护士工作站是以医院信息系统为支撑，在无线局域网络的基础上，通过一个手持设备PDA在床旁工作的系统。可以对医院信息系统的数据资源充分的利用，全面实现信息系统扩展和延伸至病房，同时也将无纸化、无线网络化办公延伸至院内。

移动护士工作站能够快速调取病人信息、医嘱、查询以及录入体温单、护理单，表格打印等功能，在简化工作流程的同时也降低了出错的概率，始终保持医生和护士之间信息的一致性和同步性。责任护士可以很方便快捷的在PDA上查看自己所分管病人的基本信息。移动护士站使临床各项护理工作无线移动到床边，也极大地推动了医院的信息化建设和数字化发展。①护理人员通过手持终端随时随地采集、查询、核对、录入患者信息。为患者做各项治疗和护理操作前，护士使用PDA扫描患者腕带、输液瓶上的二维码进行身份识别与确认，提高了患者身份识别的安全性，杜绝了在治疗护理过程中的"张冠李戴"。②对需要定时巡视的危重病人，护士在巡视病人时，点击"护理巡视"，扫描患者腕带上的二维码，巡视者和巡视时间都有准确的记录，这也方便护士对自己应完成工作的检查核对。③PDA还会自动对患者的生命体征采集时间进行提示，护理人员随身携带PDA，在床头可以及时的录入采集的护理数据，并且将其保存，经过保存的信息可以直接在医生以护理工作站呈现出来；④条码扫描检验标本。将PDA引入后，抽血前护理人员在床旁借助PDA对患者的腕带进行扫描，对需要检验的医嘱进行查看，根据提示选取合适的试管进行采血，方便高效；⑤责任护士可以随身携带PDA，需要特殊时间进行治疗和护理的可以将其设置为提示音，方便了护理人员可以随时对患者进行检查和实施护理工作；⑥PDA可以对录入项目中的体重、腹围、大便次数、尿量、呕吐物等进行记录。如有补充可以随时在补充项目中进行添加，然后将相关数据输入其中进行保存；⑦PDA中可以对医嘱进行查询、执行以及统计；⑧护理质量查房移动记录，移动护士工作站有本病区质量检查和院内质量记录表，护理人员在实施质量检查的过程中，手持 PDA 发现病区的问题后，应该对检查内容中的不合格项进行点击，将其信息记录在数据库中；⑨ PDA 还可以对患者的费用进行显示，提示需要耗材，并且对其种类、数量、规格等进行记录，避免了遗漏事件的发生。

移动护士站的建立，能有效规范、监督、纠正护士的操作流程，实现医院护理工作的标准化管理，可为繁忙的临床护理工作提供科学有效的保障，减少医护、护患语言沟通中的信息传递失误，及时有效的为患者提供各种治疗护理信息，提高护理人员的工作效率，有利于建立良好的护患关系，使护理工作更人性化、合理化，真真正正做到将护士还给病人。

【课后检测】

选择题

1. 下列不符合护理文件书写要求的是（　　）

A. 文字生动、形象　　　B. 记录及时、准确　　　C. 内容简明扼要

D. 医学术语准确　　　　E. 记录者签全名

2. 下列有关医疗与护理文件管理要求的描述正确的一项是（　　）

A. 患者不得复印医嘱单

B. 未经护士同意，患者不得随意翻阅

C. 患者出院后，特别记录单送病案室保存 2 年

D. 医疗与护理文件按规定放置，用后必须放回原处

E. 发生医疗事故纠纷时，封存的病历资料不可以是复印件

3. 住院病历不包括（　　）

A. 病程记录　　　　　　B. 护理记录　　　　　　C. 交班报告

D. 会诊记录　　　　　　E. 检验记录

4. 关于出院归档病历，排列顺序正确的是（　　）

A. 住院病案首页→入院记录→病程记录→辅助检查报告单→知情同意书→出院记录

B. 住院病案首页→入院记录→辅助检查报告单→知情同意书→病程记录→出院记录

C. 住院病案首页→辅助检查报告单→知情同意书→入院记录→病程记录→出院记录

D. 住院病案首页→出院记录→入院记录→病程记录→知情同意书→辅助检查报告单

E. 住院病案首页→出院记录→辅助检查报告单→知情同意书→入院记录→病程记录

5. 下列患者中，护士在书写交班报告时首先应写（　　）

A.4 床，患者甲，上午 10 时转呼吸科

B.18 床，患者乙，上午 9 时入院

C.21 床，患者丙，上午 8 时手术

D.25 床，患者丁，下午行胸腔穿刺术

E.41 床，患者戊，医嘱特级护理

6. 护士处理医嘱时，应先执行（　　）

A. 停止医嘱　　　　　　　B. 临时医嘱　　　　　　　C. 临时备用医嘱

D. 长期备用医嘱　　　　　E. 新开的长期医嘱

7. 因抢救危重患者而未及时书写的记录应由有关人员在（　　）小时及时据实补记。

A.10　　　　　　B.8　　　　　　C.7　　　　　　D.6　　　　　　E.5

8. 出院后医疗护理文件应保管于（　　）

A. 出院处　　　　B. 住院处　　　　C. 医务科处　　　　D. 护理部　　　　E. 病案室

9. 对于产妇的交班内容一般不包括（　　）

A. 自行排尿时间　　　　　　B. 分娩前的准备　　　　　　C. 新生儿性别及评分

D. 会阴切口及恶露情况等　　E. 产式、产程、分娩时间

10. 病室交班报告书写顺序正确的是（　　）

A. 新入院—转入—出院—手术—危重　　　B. 手术—危重—新入院—转入—出院

C. 转入—新入院—出院—手术—危重　　　D. 出院—新入院—转入—手术—危重

E. 出院—转入—手术—危重—新入院

11. 以下护理文书书写基本要求叙述错误的是（　　）

A. 记录内容应与实际执行时间一致，与其他医疗文件内容一致

B. 护理文书书写字迹工整，清晰，护士签名能辨认，不能模仿或代签名

C. 为避免记忆错误或遗漏，应在事件发生后及时记录，如果因各种原因未及时记录，应由下一班护士及时完成补记

D. 记录内容的表述应清晰准确

E. 抢救记录应该在 6 小时内据实补记

12. 下列叙述错误的是（　　）

A. 入院当天应有血压、体重的记录

B. 血压、体重应当按照医嘱或护理常规进行测量，住院期间每周至少 1 次

C. 入院时或住院期间因病情不能测体重时，分别用"平车""卧床"表示

D. 手术当日应在术后常规测血压 1 次，并记录

E. 血压按实际测量的值写在护理记录单上面

13. 体温单上，关于大便记录，下列说法正确的是（　　）

A. 询问患者当天的大便次数　　　　　B. 已解用"+"表示

C. 大便失禁用"#"表示　　　　　　D. 人工肛门用☆表示

E. 灌肠用 F 表示

14. 患者张某，因甲型病毒性肝炎，须行消化道隔离，此项内容属于（　　）

A. 长期医嘱　　　　　　　B. 临时医嘱　　　　　　　C. 长期备用医嘱

D. 临时备用医嘱　　　　　E. 即刻执行的医嘱

15. 患者谢某，肠道术前行清洁灌肠。灌肠前自行排便 1 次，灌肠后排便 5 次，正

确的记录方法是（　　　）

A.1/E　　　　B.5/E　　　　C.6/E　　　　D.1/5E　　　　E.1，5/E

16. 患者刘某，肺炎，体温 39.5℃，行物理降温，物理降温后将所测得的体温绘制在体温单上，下列选项中表述正确的是（　　　）

A. 红圈，以红实线与降温前体温相连　　B. 红圈，以红虚线与降温前体温相连

C. 红点，以红实线与降温前体温相连　　D. 蓝圈，以红虚线与降温前体温相连

E. 蓝圈，以蓝虚线与降温前体温相连

17. 患者李某，胆结石术后感到疼痛，为减轻患者疼痛，10am 医生开出医嘱：强痛定 100mg im sos，此项医嘱失效时间为（　　　）

A. 当天 2pm　　　　　　B. 当天 10pm　　　　　　C. 第二日 10am

D. 第二日 10pm　　　　　E. 医生开出停止时间

18. 急性胰腺炎伴意识模糊患者入住 ICU。其特护记录单记录的内容不包括（　　　）

A. 护理措施　　　　　　B. 生命体征　　　　　　C. 出入液量

D. 神志、瞳孔　　　　　E. 患者社会关系

（21 ~ 23 题共用题干）

患者王某，10am 在硬膜外麻醉下行胆囊切除术，12am 安返病房。患者一般情况好，血压平稳，7pm 患者主诉伤口疼痛难忍，医嘱：哌替啶 50mg im q6h prn.

19. 此医嘱属于（　　　）

A. 长期医嘱　　　　　　B. 临时医嘱　　　　　　C. 长期备用医嘱

D. 临时备用医嘱　　　　E. 即刻执行的医嘱

20. 护士处理此项医嘱时，不正确的是（　　　）

A. 执行前了解上一次的执行时间

B. 前后两次的执行时间应间隔 6h 以上

C. 将其转抄与治疗单上，注明 "prn" 字样

D. 每次执行后，在临时医嘱单内记录执行时间并签名

E.24h 内有效，过时未执行，护士用红笔在该项医嘱栏内写 "未用"

（张丹丹）

《护理学基础》课后检测试题参考答案

第一章　　1. D　　2. C　　3. E　　4. C　　5. B　　6. D　　7. E　　8. B　　9. A　　10. C

第二章　　1. D　　2. D　　3. D　　4. D　　5. C　　6. A　　7. B　　8. E　　9. E　　10. E

　　　　　11. A　　12. C　　13. C　　14. C　　15. D　　16. B　　17. C　　18. C　　19. B　　20. E

第三章　　A1 型题　1. B　　2. C　　3. B　　4. C　　5. C

　　　　　A2 型题　1. E　　2. B　　3. A

　　　　　A3 型题　1. D　　2. A

第四章　　1. B　　2. D　　3. C　　4. B　　5. D　　6. E　　7. D　　8. B　　9. A　　10. A

　　　　　11. D　　12. A　　13. A　　14. C　　15. D　　16. C　　17. C　　18. D　　19. C　　20. E

第五章　　1. E　　2. A　　3. E　　4. D　　5. C　　6. D　　7. B　　8. C　　9. B　　10. C

　　　　　11. A　　12. D　　13. E　　14. A　　15. D　　16. D　　17. D　　18. D　　19. E　　20. B

第六章　　1. A　　2. A　　3. E　　4. B　　5. D　　6. A　　7. B　　8. B　　9. C　　10. D

　　　　　11. D　　12. B　　13. D　　14. C　　15. A　　16. D　　17. D　　18. A　　19. B　　20. C

　　　　　21. C　　22. E　　23. B　　24. C　　25. B　　26. D　　27. A　　28. B　　29. C　　30. A

第七章　　1. D　　2. D　　3. D　　4. E　　5. E　　6. E　　7. C　　8. C　　9. B　　10. B

　　　　　11. B　　12. C　　13. B　　14. E　　15. C　　16. D　　17. E　　18. B　　19. B　　20. A

第八章　　1. D　　2. B　　3. D　　4. D　　5. B　　6. D　　7. A　　8. D　　9. B　　10. E

　　　　　11. E　　12. A　　13. C　　14. A　　15. C　　16. B

第九章　　1. C　　2. C　　3. D　　4. A　　5. B　　6. B　　7. B　　8. C　　9. B　　10. D

　　　　　11. E　　12. C　　13. E　　14. C

第十章　　1. B　　2. A　　3. B　　4. E　　5. D　　6. D　　7. D　　8. B　　9. E　　10. B

　　　　　11. A　　12. E　　13. E　　14. C　　15. C　　16. A　　17. C　　18. D　　19. C　　20. D

　　　　　21. A　　22. E

第十一章　A1 型题　1. C　　2. C　　3. B　　4. E　　5. B　　6. C　　7. B　　8. E　　9. A　　10. A

　　　　　11. B　　12. E　　13. E　　14. E　　15. D　　16. D　　17. D　　18. C　　19. D　　20. C

　　　　　21. C　　22. C　　23. E　　24. D　　25. A　　26. D　　27. D　　28. A　　29. E　　30. B

　　　　　A2 型题　31. E　　32. D　　33. C　　34. D　　35. A

　　　　　A3/A4 型题　　36. E　　37. D

第十二章　A1 型题　1. E　　2. D　　3. D　　4. B　　5. E　　6. D　　7. C　　8. A　　9. C

　　　　　10. C　　11. B　　12. C　　13. B　　14. C　　15. E

　　　　　A2 型题　16. E　　17. B　　18. D　　19. A　　20. C　　21. C　　22. D　　23. D　　24. D

　　　　　25. D

　　　　　A3 型　26. D　　27. A　　28. C　　29. D　　30. C　　31. C　　32. C

第十三章　1. E　　2. D　　3. A　　4. D　　5. A　　6. E　　7. B　　8. A　　9. A　　10. A

	11. C	12. A	13. C	14. E	15. D	16. E	17. D	18. B	19. B	20. A
第十四章	1. A	2. B	3. A	4. D	5. B	6. D	7. D	8. C	9. B	10. A
	11. D	12. B	13. C	14. A	15. B	16. A	17. C	18. A	19. D	20. D
	21. A	22. B	23. D	24. D	25. B	26. D	27. A	28. C	29. A	30. C
	31. C	32. D	33. C							

第十五章　A1 型题　1. A　2. E　3. E　4. C　5. C　6. A

　　　　　A2 型题　1. B　2. A　3. A　4. B　5. B　6. B　7. B　8. B　9. D

　　　　　A3 型题　1. D　2. A　3. C

第十六章	1. B	2. E	3. C	4. C	5. B	6. C	7. C	8. C	9. E	10. A
第十七章	1. C	2. C	3. B	4. E	5. E	6. E	7. E	8. C	9. C	10. B
	11. E	12. E	13. E	14. A	15. D	16. D	17. C	18. E	19. A	20. A
	21. C	22. C	23. B	24. C	25. B	26. D	27. E	28. C	29. E	30. D
	31. E	32. D	33. C	34. C	35. D	36. A	37. C	38. C	39. B	40. E
第十八章	1. E	2. C	3. A	4. C	5. A	6. A	7. C	8. D	9. B	10. D
	11. A	12. A								

第十九章　A1 型题　1. E　2. D　3. E　4. C　5. E　6. B　7. B　8. B　9. B

　　　　　10. A　11. C　12. C

A2. 型题　1. A　2. B　3. E　4. E　5. A　6. A

A3. 型题　1. A　2. D　3. E　4. C　5. E　6. B　7. C　8. D

第二十章	1. B	2. C	3. D	4. E	5. E	6. A	7. B	8. C	9. D	10. B
	11. E	12. D	13. E	14. A	15. A	16.（1）A　（2）B　（3）D				
	17. C	18. D	19. C	20. C						

第二十一章　A1 型题　1. D　2. D　3. C　4. B　5. D　6. D　7. A　8. C　9. B　10. D

　　　　　A2 型题　1. D　2. E　3. E　4. E　5. B　6. E　7. D　8. B　9. D

　　　　　　　　　10. C　11. B　12. E　13. C　14. A　15. C

　　　　　A3 型题　1. D　2. C

第二十二章　A1 型题　1. A　2. D　3. E　4. C　5. E　6. D

　　　　　A2 型题　1. B　2. D　3. E　4. D　5. A

　　　　　A3/A4 型题　　1. C　2. C　3. D

第二十三章	1. A	2. D	3. C	4. D	5. A	6. B	7. D	8. E	9. B	10. D
	11. C	12. D	13. D	14. A	15. E	16. B	17. B	18. E	19. C	20. E

附录

一、日常生活能力评定推荐量表（Barthel 指数量表）

姓名：_____ 性别：____ 年龄：____ 科别：____ 床位：____ 住院号：_____

项目	完全独立	需部分帮助	需极大帮助	完全依赖	日 期				
进食	10	5	0	—					
洗澡	5	0	—	—					
修饰	5	0	—	—					
穿衣	10	5	0	—					
控制大便	10	5	0	—					
控制小便	10	5	0	—					
如厕	10	5	0	—					
床椅转移	15	10	5	0					
平地行走	15	10	5	0					
上下楼梯	10	5	0	—					
总 分									
护士签名									

自理能力分级：

自理能力等级	等级划分标准
重度依赖	总分 ≤ 40 分
中度依赖	总分 41~60 分
轻度依赖	总分 61~99 分
无须依赖	总分 100 分

评估护士：_____ 评估时间：____ 年 ____ 月 ____ 日 ____ 时

二、跌倒 / 坠床危险因素评估推荐量表（Morse 量表）

姓名：_____ 性别：____ 年龄：____ 科别：_____ 床位：_____ 住院号：_____

评估内容	评分	评估日期				
1. 跌倒 / 坠床史						
无	0					
有	25					
2. 有超过 1 项医学诊断						
1 项	0					
1 项以上	15					
3. 使用助行器具						
无 / 卧床且不能主动转移	0					
使用拐杖 / 手杖 / 助行器 / 轮椅	15					
可以行走但须扶靠家具	30					
4. 有静脉注射治疗或留置套管针						
无	0					
有	20					
5. 步态						
正常 / 卧床且不能主动转移	0					
虚弱无力 / 慢行 / 跛行	10					
功能受损（残疾或功能障碍）	20					
6. 认知 / 意识状态						
意识正常 / 量力而行	0					
高估自己或忘记自己受限制 / 躁动不安、谵妄	15					
总分（满分）125 分						
跌倒危险分级：评分 0 ~ 24 分 低度危险；25 ~ 44 分 中度危险；≥ 45 高度危险。						

评估护士：_____ 评估时间：____ 年 ____ 月 ____ 日 ____ 时

三、体温单

三 测 单

姓名 李某　　性别 男　床号 +19　科别 感染科　　　　入院日期 2019-×-×　住院号 ××××

日　　期			2019-01-18		19		20		21		22		23		24	
住 院 天 数			1		2		3		4		5		6		7	
术 后 天 数							1		1/2		2/3		3/4		4/5	
时　　间			3 7 11 15 19 23		3 7 11 15 19 23		3 7 11 15 19 23		3 7 11 15 19 23		3 7 11 15 19 23		3 7 11 15 19 23		3 7 11 15 19 23	

脉搏（次/min）	体温 ℃															
	41															
	40															
180	39															
170																
160	38															
150																
140	37															
130																
120	36															
110																
100	35															
90																
80																
70																
60																
50																
40																

呼吸（次/分）		18 20	18	18 18	18 18	24 22 22 22	20	A A A A	A A	24 22 23 22	20	20 19 20	20	20 20 20	20
大　便（次/日）		2		0		1,2/E		*		2/2E		0		☆	
小　　便		0		+		*		2000		+		+			
体　重（Kg）		平车		卧床											
身　高（cm）		170													
血　压（mmHg）		122/70		125/74											
入　量（ml）				18h 2350		2050		2530							
出　量（ml）				18h 2450		1500									
药物过敏		青霉素		碘		头孢他啶									
胸腔闭式引流				500		200		拔管							

四、长期医嘱单

姓名 张三   科室 呼吸内科   床号 8 床   住院号 11042568

开始					停止			
日期	时间	医嘱	医生签名	护士签名	日期	时间	医生签名	护士签名
18-05-02	10：52	呼吸内科护理常规						
		一级护理						
		陪护						
		注意咯血情况						
		氯化钠注射液 100mL ¬ 静滴						
		酚磺乙胺注射液 3000mg ¬ QD	李丽	王兰	18-05-05	10：30	李丽	刘琦
18-05-02	10：55	清淡饮食						
		吸痰 prn	李丽	刘琦				

五、临时医嘱单

姓名 张三　科室 消化内科　　床号 22 床　　　住院号 18041758

日　期	时　间	医　嘱	医生签名	护士签名	执行时间	执行签名
2016-2-15	9：40	粪便常规＋隐血			2016-2-16 8：00	张文
		尿常规（住院）			2016-2-16 8：00	张文
		痰培养及鉴定（细菌＋真菌）			2016-2-16 8：00	张文
		多功能心电图				
		血常规（五分群）			9：55	李笑
		凝血常规检查			9：55	李笑
		氧气吸入 2L/min　12h	张平	刘梅	9：45	李笑
2016-2-15	9：45	头孢他啶　皮试　（-）	张平	刘梅	10：20	李笑　王蓉
2016-2-15	10：00	氯化钠注射液　250ml ┐ ivgtt				
		氯化钾注射液　0.5g ┘ goon	张平		11：15	李笑
2016-2-16	8：30	50% 葡萄糖　20ml　iv　st	刘亮	王蓉	8：40	刘梅
2016-2-16	21：00	安定　2.5mg　po　prn	张平	李笑	未执行	张文

六、护理记录单

XX医院院护理记录单

科室 传染科　　姓名 刘一　　床号 12　　住院号 ____　　第 1 页

日期	时间	病情	体温℃	心率次/分	脉搏次/分	呼吸次/分	血压mmHg	SpO₂%	神志	瞳孔(mm)右 直径	右 反射	左 直径	左 反射	吸氧方式	流量	血管置管名称	护理	管道名称	情况	入量名称	量(mL)	出量尿	出量其他	护理措施	受压皮肤	体位	签名
2018-10-21	14:40	危	36.5	83		20	128/85	99	清楚	3	+	3	+	1	2									1	完好	平	
		患者男，51岁，门诊以"肺结核并咯血"收治入院。诉病后有阵发性剧烈串咳伴咯嗽，咳嗽时感气促，痰液黏稠，痰中混有鲜红色血液，每次2~5口不等。现暂无嗽咳痰，无不适主诉。																									刘思
	15:00	患者寒战不止，诉怕冷、气促，引流液色浓黄，遵医嘱予复方氨林巴妥2ml肌注。	39.5	100		22								2	5	1	√	5	-	0.9%NS	100		胸水200				刘思
	15:50	患者咯血一次，为暗红色，且有凝血块，通知张三医生。	37.5	95		20														10%GS	500	100	血液300				刘思
	15:52	遵医嘱予止血敏组静滴，并禁食，予留置胃管。																2	-	0.9%NS	250			2			刘思
	16:30	患者寒战停止，诉怕冷症状消失，但感头晕，测随机末梢血糖为3.0mmol/L，告知张三医生。	36.5	90		20	90/65	99												50%GS	20				完好	左	刘思
	17:00	气促缓解，但感头晕，遵医嘱予50%GS20ml胃管注射。	36.8	85		20														B型红细胞	300						刘思
	18:00	患者诉头晕症状消失，排尿困难，予诱导排尿。查膀胱轻度充盈，予诱导排尿，并告知张三医生。		92		22	110/70										1	-	√			500					刘思
	18:20	危 患者诉腹胀加重，查膀胱中度充盈，遵医嘱予留置导尿，尿色深黄，输血顺利进行中，暂无不良反应，请继续观察输血情况。	36.8	88		20	108/68																		完好	右	余庆
	19:00	患者诉腹胀症状消失，暂无特殊不适。	36.8	85		20	100/65	99																			余庆

说明：吸氧方式：1.鼻导管，2.面罩，3.气管插管，4.气管切开，5.其他。血管内置管：1.颈内静脉，2.锁骨下静脉，3.股静脉，4.PICC，5.动脉，6.输液港，7.镇痛泵，8.其他。

管道名称：1.导尿管，2.胃管，3.伤口引流管，4.T管，5.胸腔闭式引流管，6.气管插管，7.气管切开套管，8.腹腔引流管，9.VSD，10.其他。

护理措施：1.口腔护理，2.会阴护理，3.足部护理，4.特殊检查指导，5.术前指导，6.术后指导，7.康复指导，8.心理疏导，9.出院指导，10.其他。

护理指导：1.入院指导，2.饮食指导，3.用药指导，4.特殊检查指导，5.术前指导，6.术后指导，7.康复指导，8.心理疏导，9.出院指导，10.其他。

打印人签名 ____

XX 医院护理记录单

日期	时间	病情	体温℃	脉搏 次/分	呼吸 次/分	血压 mmHg	SpO₂ %	神志	瞳孔右 直径	瞳孔右 反射	瞳孔左 直径	瞳孔左 反射	吸氧 方式	吸氧 流量	血管置管 名称	血管置管 护理	管道 名称	管道 情况	管道 护理	入量(mL) 名称	入量(mL) 量	出量(mL) 尿	出量(mL) 其他	护理措施指导	受压皮肤	体位	签名
2018-10-21	19:00																			4 小时小结	950	600	500				余庆
	19:01																			余液	220						
	19:40		36.7	82	20	104/70																					余庆
		尿色淡黄，暂无不良反应。输血顺利完毕，暂无不良反应。																									
2018-10-22	7:00		36.5	85	20	110/75	99	清楚	3	+	3	+	2	5	1	√	1/2/5	-/-/-	√/√/√						完好	平	余庆
	7:00																			16小时总结	1170	600	500				余庆

七、病室交班报告

XX 病室交班报告

17 年 10 月 21 日　第 1 页

班次	原有	现有	出院	转出	死亡	入院	转入	手术	分娩	病危	病重	特护	一级护理	跌倒高危：1.3.5.7.9.12.15.18.19.25.30
白（A）班	45	47	1	1		2		1		1	6		25	压疮高危：25.30
晚（P）班	47	47			1		1				6		24	心理行为障碍：25
夜（N）班	47	47									6		24	陪护数：10

项目	时间	床号	姓名	诊断	白（A）班	晚（P）班	夜（N）班
出院	9：00	22	李斯	肺结核	1床李毅于9：00在手术室行胃大半切除术，术程顺利，带伤口引流管2根，可见鲜红色血液流出，固定妥当，防止脱出。30床董楠10：05告病重，予多参数监护仪监测及吸氧，予奥曲肽	25床唐丽19：00气促，神志模糊，HR200次/分，报告值班医生，遵嘱NS20mL+西地兰0.4mg缓慢静注，面罩吸氧6L/min，急查BNP、血气分析等，19：50突发心跳骤停，予胸外按压、电除颤、遵医嘱用药等一系列措施，	1床李毅3：00诉伤口疼痛难忍，遵医嘱予盐酸哌替定100mg肌注后缓解。30床董楠未见血便及呕血现象。外出：56床、32床均已于7：00安返病房。
转出	11：00	11	宋青璃	肺部感染			
入院/病重	10：00	30	董楠	肝硬化			
入院	12：00	05	李松	结核性胸膜炎			
病危		25	唐丽	肺部感染合并心衰			
病重/手术		1	李毅	胃Ca			
病重		5	刘洋	COPD合并呼衰			
病重		11	王力	上消化道出血			
病重		25	林欢	肺部感染并心衰			
病重		30	李元	肝硬化			
死亡	21：00	25	唐丽	肺部感染合并心衰2型糖尿病			

（续表）

班次	原有	现有	出院	转出	死亡	入院	转入	手术	分娩	病危	病重	特护	一级护理	跌倒高危：1.3.5.7.9.12.15.18.19.25.30		
项目	时间		床号		姓名		诊断			白（A）班			晚（P）班		夜（N）班	
死亡	21：00		25		唐丽		肺部感染合并心衰 2型糖尿病			0.6 mg 以20mL/h 泵入。			21：00抢救无效，医生确认患者死亡。			
转入	19：00		04		李工		矽肺、肺结核			5床李松于17：00 在局麻下行胸腔闭式引流术，术程顺利，置入管腔 10cm，引流出淡黄色液体约500mL，伤口敷料干洁。			4床李工于19：00 由呼吸内科转入我科继续治疗。 外出：56床32床均已电话确认患者在家。			

护士长：张丽　　白班签名：余紫莹　　晚班签名：尹棠　　夜班签名：吴龙娟

八、《护理学基础》课程教学大纲

一、课程的性质和任务

《护理学基础》是集护理基本理论、基本知识、基本技能、护理方法和护理艺术于一体的课程，是护理专业学生必须掌握的一门专业基础课和专业主干课。通过本课程的学习，学生要掌握护理学基础的基本理论、基本知识和基本技能，同时培养良好的职业态度和职业情感。本课程的教学宗旨在于促进护理人员学习和提高运用护理学基本理论、基本知识和基本技能的能力，培养学生关怀和照顾患者的能力，发现问题、分析问题和解决问题的能力以及临床思维能力，为服务对象提供整体护理打下坚实的基础。

二、教学目的与要求

通过本课程的教学，力求使学生理解护理学基础的概念和学习这门课程的意义，帮助其树立热爱生命，立志从护的信念。掌握护理学的基本理论和知识，确立以护理对象为中心的整体护理观，学会运用护理程序的思想和工作方法指导护理实践。在学习护理学基础知识时，应与基础医学、临床医学知识进行有机的联系。能刻苦练习护理技术，熟练掌握各项基础护理技术操作。在实践中体验职业情感，培养良好的职业行为规范。在整体护理观的指导下，能够运用所学知识和技能为护理对象服务。

三、教学内容安排

本课程总学时158学时，其中理论课74学时，实验课84学时。

各章学时分配如下：

内　容	理论	实践	总课时
第一章 绪论	2	0	2
第二章 护士素质与行为规范	2	0	2
第三章 护理学的基本概念	2	0	2
第四章 护理学理论与相关理论	2	0	2
第五章 护理程序	2	0	2
第六章 护理法规和护理管理	2	0	2

（续表）

内　容	理论	实践	总课时
第七章 医院与住院环境	2	0	2
第八章 患者入院和出院的护理	6	8	14
第九章 休息与活动	2	0	2
第十章 舒适与安全	4	2	6
第十一章 医院感染的预防与控制	8	8	16
第十二章 患者清洁的护理	6	8	14
第十三章 生命体征的评估及护理	4	6	10
第十四章 饮食与营养	2	4	6
第十五章 排泄护理	4	8	12
第十六章 冷热疗法	2	2	4
第十七章 药物疗法	6	12	18
第十八章 药物过敏试验法	2	2	4
第十九章 静脉输液与输血	4	8	12
第二十章 标本采集	2	2	4
第二十一章 危重患者的护理及抢救技术	4	12	16
第二十二章 临终护理	2	0	2
第二十三章 护理相关文件记录	2	2	4
总计	74	84	158

四、教学中应注意的问题

为适应护理学的发展变化，使学生及时了解和掌握护理学基础理论、技术和方法的最新动态以更好地适应未来工作的要求，教师在教学过程中既要注重基础，又要反映学科发展的新动态；要渗透专业思想教育，注重素质教育。以导、思、练、评、练为教学主线，创设情景，以启发式讲授和情景模拟、角色扮演法进行实例示范，教师技能示教，学生分组讨论后进行项目实训。实现"做中学，学中做"，注重培养学生分析、解决问题的能力，激发学生学习兴趣，提高教学效果。

五、考核办法

实训考核采取综合考核形式做为护生的实训成绩。其中过程性考核占 60%，终结性考核占 40%。采用百分制考核，60 分为合格。具体见下表：

（续表）

项 目	考 核 内 容	考核比重%
过程性考核（60%）	学习态度（到课率）；作业完成情况（实训报告）；课堂参与情况等	20
	项目实操评价考核	40
终结考核（40%）	综合情景模拟考核	40

第一章 绪 论

【重点和难点】

重点：护理的概念和基本任务。

难点：护理工作方式。

【教学要求】

1. 掌握 护理学的概念，说出国内外护理发展的重要事件。

2. 理解 现代护理学发展三个阶段的主要特点；护理学的基本任务，明确护理专业工作者的责任；各种护理分工方式的优、缺点。

3. 了解 护理学的形成与发展、南丁格尔对现代护理的贡献。

4. 能够依据护理学的实践范畴，识别护理岗位。

5. 能够举例说明护理学的基本任务所涉及的护理活动。

6. 通过实地调研一家医院，了解护理分工方式，并写出调查报告。

第二章 护士的素质与行为规范

【重点和难点】

重点：护士行为规范。

难点：护士的非语言行为。

【教学要求】

1. 掌握慎独的概念、护士素质的要求；护士行为规范。

2. 能够运用所学知识分析自身素质，取长补短。

3. 护患沟通中能够运用恰当的语言进行沟通。

4. 具备良好的职业素质和行为习惯，体现人文关怀的精神和专业素养。

5. 护理工作中能够正确运用体态语言，并能在日常生活规范自己的行为举止。

第三章　护理学的基本概念

【重点和难点】

重点：人、环境、健康、护理的概念内涵。

难点：护理与健康的关系。

【教学要求】

1.掌握关于人的概念，关于健康的概念，关于环境的概念。

2.掌握影响健康的因素。

3.掌握健康的定义。

4.熟悉疾病的概念。

5.能描述并解释环境的概念。

6.能理解健康、护理与环境的关系。

第四章　护理学理论与相关理论

【重点和难点】

重点：需要层次理论。

难点：奥瑞姆自理理论。

【教学要求】

1.掌握系统的分类；马斯洛需要层次论的主要内容；压力源的种类，压力反应的过程，适应的层次；自理、自理能力、治疗性自理需要的定义。

2.熟悉马斯洛需要层次论的主要观点；塞里的压力与适应学说；影响自理能力的因素。

3.了解系统的基本属性；需要的基本特征；压力的防卫；环境理论的基本内容。

4.能正确识别患者的需要，找出影响需要满足的因素，应用马斯洛的需要层次论为患者解决最迫切的需要。

5.学会应用压力与适应理论，识别压力源，学会为自己解压。

6.学会运用奥瑞姆自理理论识别护理对象的自理需要，提供相应的护理系统。

7.学会系统分析的方法，体会系统分析在生活中的作用，树立系统分析问题的观念，理解系统优化的意义。

第五章　护理程序

【重点和难点】

重点：护理程序的定义；护理诊断的陈述方式。

难点：护理诊断的排列顺序；评判性思维在护理程序中的应用。

【教学要求】

1. 掌握护理程序的概念，护理诊断的概念、陈述方式和类型。

2. 理解护理程序的基本步骤及其关系，识别主观资料与客观资料，区分护理诊断与合作性问题医疗诊断，依据护理诊断排序的原则找出首优问题，明确护士在合作性问题中的责任。

3. 了解护理程序的特点和意义。

4. 学会正确的护理诊断排序，找出首优问题，明确护理的重点。

5. 学会将护理评价贯穿于护理的全过程。

6. 能够正确的收集资料，并对资料进行整理分析，完成入院护理评估单的书写。

7. 能够根据预期目标制定合适的护理措施，正确实施。

8. 能够运用护理程序相关知识进行临床案例分析。

第六章　护理法规和护理管理

【重点和难点】

重点：护理实践中法律问题的防范。

难点：侵权责任法。

【教学要求】

1. 掌握护士的权利和义务，护士的法律责任。

2. 熟悉护理实践中的法律责任，医疗事故和护理差错的预防和处理。

3. 了解护理立法的意义、护理立法的种类。

4. 能够明确护理人员自身的法律责任（可以做什么），法定义务（应该做什么），权利（禁止做什么），懂得如何运用法律保护好患者和自己。

5. 懂得如何运用法律处理好医疗工作中遇到的纠纷。

6. 具有良好的护理法规观念，保证护理工作合法、规范进行。

第七章 医院与住院环境

【重点和难点】

重点：病区的环境管理。

难点：急诊护理工作。

【教学要求】

1. 掌握门诊、急诊和病区的护理工作内容。

2. 熟悉医院门诊、急诊及病区的设置与布局。

3. 能够正确完成门诊、急诊和病区护士的工作职责。

4. 能够陈述良好的医院环境应具备的特点。

5. 能够运用本章知识，为患者创造安全、舒适的治疗环境。

第八章 患者入院和出院的护理

【重点和难点】

重点：患者入院和出院的程序；运送患者时的操作要点及注意事项。备用床、暂空床、麻醉床的操作要点及注意事项。

难点：护理工作中的力学原理；备用床、暂空床、麻醉床的操作程序。

【教学要求】

1. 掌握分级护理的级别、适用对象及相应的护理要点。

2. 熟悉患者入院护理和出院护理的目的、入院程序。

3. 能够运用铺床方法为新患者、暂时离床患者、麻醉手术后患者或长期卧床患者准备安全、整洁、舒适的床单位。

4. 能够使用轮椅或平车搬运不能行走、不能起床的患者入院、出院、检查、治疗或进行室外活动。

5. 在临床护理工作中，能够正确运用人体力学原理减轻护士工作中力的付出，提高工作效率。

6. 能够正确处理各种入出院时的护理、医疗文件。

第九章　休息与活动

【重点和难点】

重点：影响休息和睡眠的因素、促进睡眠的护理措施、活动受限的原因及对机体的影响。

难点：评估患者活动能力、协助患者活动。

【教学要求】

1. 能够运用正确的方法收集患者的睡眠资料，并保证收集的资料全面、准确。

2. 能够运用正确的方法评估患者的活动情况，并保证评估的内容全面、准确。

3. 能够判断患者的肌力和机体活动能力的级别。

4. 能够判断活动受限的原因及对机体的影响。

5. 能够采取有效的护理措施促进患者的睡眠。

6. 能够采取适当的护理措施协助患者休息。

7. 能够采取恰当、有效的护理措施协助患者活动。

第十章　舒适与安全

【重点和难点】

重点：疼痛的评估；常用卧位姿势和适用范围；轴线翻身；常见护理职业损伤的防护。

难点：疼痛的护理；去枕仰卧位、中凹卧位、半坐卧位、端坐卧位的姿势要点、适应范围和临床意义。

【教学要求】

1. 掌握临床上常用卧位的适用范围及临床意义。

2. 掌握轴线翻身的方法、要点及目的。

3. 熟悉医院常见的不安全性损伤及预防。

4. 熟悉保护具的目的及操作中的注意事项。

5. 能够根据病情、治疗和患者的实际需要，选择合适卧位和翻身的能力。

6. 能够根据锐器伤的情况，正确处理锐器伤，并采取有效的、针对性的防护措施。

第十一章　医院感染的预防和控制

【重点与难点】

重点：清洁、消毒、灭菌概念；煮沸消毒、压力蒸汽灭菌法的注意事项；无菌技术基本操作方法；隔离概念和隔离技术操作方法。

难点：无菌技术基本操作方法；穿脱隔离衣操作法。

【教学要求】

1. 掌握医院感染、清洁、消毒、灭菌、无菌技术、无菌区、无菌物品等概念。

2. 掌握无菌技术操作的原则、能够正确使用无菌物品、正确完成各项无菌技术操作。

3. 熟悉医院感染的形成、类型及管理措施。

4. 了解物理、化学消毒灭菌法的原理、适用范围、注意事项；常用的隔离种类及隔离要求。

5. 能够根据临床各科特点做好物品的准备、消毒、灭菌、回收等工作。

6. 能够自觉遵守无菌原则、隔离原则。

7. 具备按照要求准备隔离衣，完成洗手、手的消毒、穿脱已经使用过的隔离衣的能力。

第十二章　患者的清洁护理

【重点与难点】

重点：

1. 常用漱口液及其临床作用及特殊患者口腔护理的注意事项。

2. 活动受限对患者身心和社会方面产生的影响。

3. 压疮发生的原因、危险因素及预防措施。

4. 压疮各期的临床表现，各期特点及治疗和护理的重点。

难点：压疮的分期及护理措施。

【教学要求】

1. 掌握特殊口腔护理、头发护理、皮肤护理及会阴部护理的目的和操作注意事项。

2. 掌握压疮发生的原因、高危人群、易患部位及预防措施。

3. 熟悉口腔护理、头发护理、皮肤护理及会阴部护理的评估内容。

4. 熟悉常用的口腔护理溶液及其作用。

5. 能够正确比较压疮各期的临床表现。

6. 能够运用所学知识为患者进行口腔护理、头发护理、皮肤护理、会阴部护理及晨晚间护理。

7. 能够正确指导患者采取有效措施预防压疮的发生，能运用所学知识，正确实施压疮的治疗和护理措施。

第十三章　生命体征的评估与护理

【重点与难点】

重点：

1. 影响体温、脉搏、呼吸、血压的因素。

2. 体温、脉搏、呼吸、血压的测量。

3. 异常体温、脉搏、呼吸、血压的评估和护理。

4. 体温、脉搏、呼吸、血压的正常值、异常变化及意义。

难点：异常体温的观察与护理；异常脉搏的观察与护理；异常血压的观察与护理；异常呼吸的观察与护理。

【教学要求】

1. 掌握体温、脉搏、呼吸及血压的正常值及评估方法；几种常见的热型特点。

2. 熟悉体温的产生与调节，正常呼吸及其生理性变化；常见的异常脉搏的特点及其临床意义。

3. 了解异常呼吸的特点及其临床意义，血压的生理性变化及其影响因素。

4. 能够为患者正确测量体温、脉搏、呼吸、血压，且态度认真、操作规范、数值准确、关心患者。

5. 能够对体温过高和体温过低的患者进行护理。

第十四章　患者饮食的护理

【重点与难点】

重点：

1. 影响饮食与营养的因素和营养评估的方法。

2. 几种特殊饮食的适应证、禁忌证、使用方法和护理要点。

难点：营养的评估，鼻饲法的适应证，注意事项及操作。

【教学要求】

1. 掌握患者饮食的种类、适用范围、原则及要求；管饲饮食的目的、方法及注意事项。

2. 理解影响饮食的因素；饮食与营养对人体健康的重要性。

3. 了解饮食与营养状况评估；饮食与营养指导。

4. 能够规范地进行鼻饲法操作。

5. 能初步判断患者营养状况，进行各类人群的膳食指导。

6. 具有良好的语言表达能力和人际沟通能力，能对一般饮食护理的人群进行饮食与营养指导。

第十五章　排泄护理

【重点与难点】

重点：便秘、腹泻、大便失禁、尿潴留、尿失禁的概念；异常排便、异常排尿活动的观察及护理；大量不保留灌肠、小量不保留灌肠、保留灌肠、导尿术的物品准备、实施及注意事项。

难点：大量不保留灌肠、小量不保留灌肠、导尿术的操作方法及注意事项。

【教学要求】

1. 掌握多尿、少尿、无尿、尿失禁、尿潴留的概念。

2. 掌握尿失禁、尿潴留的护理措施，留置导尿管患者的护理。

3. 掌握便秘、腹泻、排便失禁患者的护理措施。

4. 熟悉影响正常排尿的因素；尿液观察的主要内容及临床意义。

5. 熟悉粪便观察的主要内容及临床意义。

6. 能规范完成导尿术、留置导尿术、大量不保留灌肠和保留灌肠的操作技术。

7. 能选择恰当的护理措施对排尿异常及排便异常患者进行护理。

8. 能用所学知识对留置导尿术、保留灌肠患者进行健康教育，能用所学知识对排尿异常和排便异常患者进行健康教育。

9. 具有尊重、关爱、体贴患者的工作态度，注意保护患者的隐私。

第十六章　冷热疗法

【重点与难点】

重点：

1. 冷热疗法的作用机制。

2. 冷、热疗各种方法及禁忌。

难点：冷热疗法的作用机制，各方法在应用时的效果判断及注意事项。

【教学要求】

1. 掌握冷、热疗法的作用、适用证、禁忌证和注意事项。

2. 熟悉各种冷疗法的目的和方法，各种热疗法的目的和方法。

3. 了解影响冷、热疗法效果的因素，冷、热疗法的生理效应和继发效应。

4. 能运用所学知识，正确选择并实施冷、热疗法，操作规范、正确。

5. 操作过程中，能始终保护患者隐私，关心患者。

第十七章　药物疗法

【重点与难点】

重点：药物治疗原则、注射原则，各种注射术的目的、常用部位、定位方法、各种注射操作要点。

难点：药物治疗原则、注射原则，药物抽吸方法，肌内注射定位方法、各种注射操作要点。

【教学要求】

1. 掌握药物治疗原则、给药途径、给药次数和时间间隔。

2. 掌握注射原则，严格执行查对制度，无菌操作原则。

3. 掌握皮内、皮下、肌内、静脉注射的注意部位、定位方法、操作方法及注意事项。

4. 熟悉雾化吸入法的目的、方法。

5. 能按医嘱完成给药操作，做到正确的人，正确的药物、正确的途径、准确的剂量、准确地给药时间和方法。

6. 能够按药物性能对患者作用药指导。

7. 树立爱伤观念，具备认真、严谨、一丝不苟的工作态度，方法正确、解释合理、严格三查八对。

第十八章　药物过敏试验法

【重点与难点】

重点：青霉素过敏反应的临床表现、过敏性休克的抢救措施；青霉素过敏反应的预防措施；链霉素、破伤风抗毒素、氨苄西林皮试液的配制和皮试结果的判断标准；TAT过敏试验阳性者脱敏注射法。

难点：青霉素过敏反应的机制；TAT 过敏试验阳性者脱敏注射法；各药物皮试结果的判断标准。

【教学要求】

1. 掌握常用过敏试验液的配制浓度、注入剂量和试验结果判断。

2. 掌握青霉素过敏反应的原因、预防措施及过敏性休克的抢救措施。

3. 熟悉链霉素、破伤风抗毒素、普鲁卡因、细胞色素 C 过敏反应的临床表现及处理措施。

4. 能为 TAT 过敏试验阳性的患者进行脱敏注射。

5. 能正确识别青霉素过敏性休克的临床表现并配合抢救。

第十九章　静脉输液和输血法

【重点与难点】

重点：静脉输液法及其常见输液故障的排除和输液反应的护理；静脉输血的方法和输血反应及护理。

难点：静脉输液法及其常见输液故障的排除和输液反应的护理；静脉输血的方法和输血反应及护理。

【教学要求】

1. 掌握静脉输液、输血的目的和原则；静脉输液常用溶液的种类及作用；周围静脉输液操作要点；常见的输液、输血反应发生的原因、症状及处理措施。

2. 熟悉静脉留置针的维护内容与方法。

3. 了解输血的目的。

3. 能够正确维护留置针，冲、封管有效。

4. 能够正确、合理地选择穿刺部位，并能有意识地保护静脉。

5. 能正确计算静脉输液的速度和时间。

6. 能识别并排除输液过程中出现的各种障碍。

7. 能及时发现输液反应和输血反应，处理正确、及时。

8. 能养成认真严谨的工作态度，操作中严格遵守无菌操作原则，认真查对，严防差错事故的发生。

第二十章　标本采集

【重点与难点】

重点：

1.标本采集的原则，各种标本采集的方法及注意事项。

2.血液标本的采集 方法及注意事项。

3.尿液标本的采集方法。

难点：标本采集的原则，不同血标本容器的选择

【教学要求】

1.掌握血液标本、尿液标本、粪便标本、痰液标本及咽拭子标本采集的目的及注意事项。

2.掌握静脉血标本采集的目的、采血量、方法及标本容器选择的不同点。

3.熟悉标本采集的基本原则。

4.了解留取 12 小时或 24 小时尿标本常用防腐剂的种类、作用与用法。

4.能正确理解标本采集的意义。

5.能熟练进行各种标本的采集，方法正确、操作规范。

6.能严格执行查对制度，耐心、细致地为患者服务，尊重、关心患者。

第二十一章　病情观察和危重患者的抢救

【重点与难点】

重点：病情观察的内容；正确判断心跳、呼吸停止的技术；心肺复苏的步骤及方法；洗胃法、吸痰法、氧疗的操作步骤和注意事项。

难点：心搏骤停的主要判定依据、基础生命支持技术实施的程序和方法和注意事项，不同毒物中毒洗胃液的选择。

【教学要求】

1.掌握病情观察的意义、内容与方法。

2.掌握吸氧、吸痰技术及心肺复苏术。

3.熟悉心跳、呼吸骤停的原因；评价心肺复苏的标准。

4.熟悉洗胃的目的、各种药物中毒的灌洗溶液及禁忌药物、洗胃方法。

5.熟悉危重患者的护理及简易呼吸器的使用。

6.了解抢救工作的组织管理与抢救设备。

7.学会正确判断心跳、呼吸停止及复苏效果。

8.具有快速、及时、严谨抢救患者的态度，做好危重患者的抢救与护理。

第二十二章　临终关怀与护理

【重点与难点】

重点：

1. 临终关怀的概念；濒死及死亡的定义。

2. 死亡过程的 3 个阶段及其特征性表现。

3. 临终患者心理变化。

难点：临终关怀的基本原则

【教学要求】

1. 掌握临终患者家属的压力及护理。

2. 掌握丧亲者的心理反应及护理措施。

3. 熟悉临终关怀、濒死及死亡的概念；死亡过程的分期。

4. 熟悉尸体护理的目的和操作程序。

5. 能正确识别临终患者的各个心理反应期。

6. 能应用护理程序为临终患者及家属提供身心支持。

7. 具有严谨、认真的服务态度，能尊重、体贴患者和家属。

第二十三章　医疗与护理文件记录

【重点与难点】

重点：护理文件的记录和管理；体温单；医嘱单。

难点：体温单的记录；医嘱单的种类、处理；护理记录的书写要求。

【教学要求】

1. 掌握护理文件记录的意义、原则。

2. 掌握出入液量记录单、特别护理记录单的记录要点与方法。

3. 熟悉护理文件的管理要求。

4. 了解病案管理的要求。

5. 正确规范填写体温单。

6. 能按照病室交班报告的书写要求、书写顺序和交班内容书写交班报告。

7. 能列举医嘱的种类，规范的处理医嘱。

8. 具有认真、仔细、严谨的工作态度，正确收集资料并填写及时、准确、规范。

(王冬梅)

参考文献

[1] 周更苏,刘莉华,秦淑英.护理学基础 [M].西安:第四军医大学出版社,2016

[2] 方海云,成守珍.护士形象与礼仪规范 [M].北京:人民军医出版社,2010.

[3] 王燕,丁宏伟.护士人文修养 [M].北京:人民卫生出版社,2015.

[4] 李小妹,冯先琼.护理学导论 [M].北京:人民卫生出版社,2018

[5] 王瑞敏.护理学导论 [M],第二版.北京:人民卫生出版社,2011.7.

[6] 林崇德.心理学大辞典(上卷).上海:上海教育出版社,2003.

[7] 饶晓玲.马斯洛人类基本需要层次论的应用及启示 [J].中华现代护理杂志,2013,19(20):2463-2464.

[8] 李晓松.护理学导论 [M],第三版.北京:人民卫生出版社,2014.

[9] 王红红,陈嘉.护理学导论 [M].长沙:中南大学出版社,2014.

[10] 周更苏,夏立平.护理学导论 [M].北京:人民军医出版社,2011.

[11] 全国护士执业资格考试用书编写专家委员.2019 年全国护士执业资格考试指导 [M].北京:人民卫生出版社,2018.

[12] 李小寒,尚少梅.基础护理学 [M].北京:人民卫生出版社,2012.

[13]WS/T 431-2013 中华人民共和国卫生行业标准.护理分级 [S],中华人民共和国国家卫生和计划生育委员会,2013.

[14]WS/T 433-2013 中华人民共和国卫生行业标准.静脉治疗护理技术操作规范 [S].中华人民共和国国家卫生和计划生育委员会,2013.

[15] 吴晓俊,周小菊.护理学基础 [M].北京:人民卫生出版社,2011.

[16] 李玲,蒙雅萍.护理学基础 [M].北京:人民卫生出版社,2018.

[17] 吴玉斌.护理心理学 [M].北京:高等教育出版社,2003.

[18] 黄希庭.人格心理学 [M].杭州:浙江教育出版社,2005.

[19] 刘义星,王桂兰,任小英等.住院患者对护理行为关怀评估的调查研究 [J].中华护理杂志,2005,37(4):357.

[20] 邓崔珍.护理学基础 [M].郑州:郑州大学出版社,2011.

[21](英)尼克.利特尔黑尔斯.睡眠革命 [M].北京:北京联合出版社,2017.

[22] 郑英杰.医院感染学 [M].上海:复旦大学出版社有限公司,2017.

[23] 余正香,刘　美.医院消毒供应中心实用指南 [M].湖南科学技术出版社,2012.

[24]WS/T311-2009 中华人民共和国卫生行业标准.医院隔离技术规范 [S].中华人民共和国卫生部,2009.

[25] 周淳,张凌云.经口气管插管患者口腔护理的研究进展 [J].护理研究 2017,31(19):2314-2316.

[26] 刘成林.ICU 经口气管插管口腔护理研究现状 [J].安徽卫生职业技术学院学报,

2015, 14（2）：53-54.

[27] 付晓娅. 口腔护理方法探析 [J]. 世界最新医学信息文摘, 2018, 18（82）： 267-268.

[28] 褚万立, 郝岱峰. 美国国家压疮咨询委员会 2016 年压力性损伤的定义和分期解读. 中华损伤与修复杂志（电子版）2018, 13（1）：64-68.

[29] 姜安丽. 新编护理学基础 [M]. 北京：人民卫生出版社, 2006.

[30] 周芸. 临床营养学 [M]. 北京：人民卫生出版社, 2017.

[31] 蔡东联, 糜漫天. 营养师必读 [M].. 北京：人民军医出版社, 2014.

[32] 吴永琴. 任务导向的基础护理实验教程 [M]. 杭州：浙江大学出版社, 2010.

[33] 蒙雅萍. 李玲护理学基础实训与学习指导 [M]. 北京：人民卫生出版社, 2015.

[34]WS/T433-2013 静脉治疗护理技术操作规范. 中国质检出版社中国标准出版社, 2014.

[35] 宋葆云. 临床护理技术操作规范（上册）[M]. 河南：河南科学技术出版社, 2015。

[36] 贺莲香, 张京慧, 高红梅. 静脉治疗护理操作技术与管理 [M]. 湖南：中南大学出版社, 2014.

[37] 王建荣. 输液治疗护理实践指南与实施细则 [M]. 北京：人民军医出版社, 2010.

[38] 张波, 桂莉. 急危重症护理学 [M]. 北京. 人民卫生出版社, 2017.

[39] 宋岳涛, 刘运湖. 临终关怀与舒缓治疗 [M]. 北京：中国协和医科大学出版社, 2016.

[40] 张玉仕. 安宁疗护社会工作服务的内容与角色 [J]. 中国社会工作, 2012(19:):16-17.

[41] 李建光. 护士执业法律制度. 卫生法律法规 [M]. 人民卫生出版社, 2007.

[42] 林静, 孟发芬, 陈雪霞. 护理学基础实训教程 [M]. 华中科技大学出版社, 2011.03.

[43] 戴肖松, 高占玲. 护理学导论 [M]. 中国医药科技出版社, 2009.

[44] 石玉, 秦军. 护理学导论 [M]. 第四军医大学出版社, 2007.

[45] 赵洁, 陈质雅. 举证倒置对解决护理行为中存在法律问题的影响及对策 [J]. 中国实用医药, 2014, 9(17):251-253.

[46] 冯贺强. PDA 与移动护士工作站在临床护理工作的应用与发展 [J]. 中国医疗器械信息, 2018, 04:7-8.